TRAITÉ

DES MÉTHODES TECHNIQUES

DE

L'ANATOMIE MICROSCOPIQUE

HISTOLOGIE, EMBRYOLOGIE & ZOOLOGIE

PAR MM.

ARTHUR BOLLES LEE

F. HENNEGUY
Préparateur du cours d'embryogénie au
Collège de France.

AVEC UNE PRÉFACE

DE M. RANVIER

Professeur au Collège de France.

PARIS

OCTAVE DOIN, ÉDITEUR

8, PLACE DE L'ODÉON, 8

—

1887

Tous droits réservés.

PRÉFACE DE M. RANVIER

Les auteurs de ce livre m'ont demandé de les présenter au public. Ils sont trop modestes, car ils sont parfaitement connus de tous ceux qui s'occupent de sciences biologiques.

Ils diront comment ils ont fait leur ouvrage, comment ils ont été conduits à collaborer. J'ajouterai que cette collaboration a été heureuse et que l'œuvre qui en est sortie rendra de grands services.

La technique histologique, depuis quelques années, a fait de notables progrès et a beaucoup étendu son domaine. Les zoologistes et les embryologistes lui ont emprunté ses méthodes et les ont modifiées quelquefois pour les mettre en rapport avec la nature de leurs recherches. Leur but, en effet, est un peu différent de celui que poursuivent les histologistes ; ils sont intéressés moins par la structure des tissus qui composent les animaux complètement formés ou en voie de développement que par la disposition et la signification morphologique de leurs organes. Or les

embryons, et souvent les plus intéressants parmi les animaux sans vertèbres, sont trop petits, trop délicats, trop
mous ou trop friables pour que l'on puisse les anatomiser
utilement par la simple dissection. Il a fallu, par des procédés ingénieux et à l'aide d'instruments perfectionnés,
faire violence à la nature pour lui arracher ses secrets.
Les biologistes, à l'exemple de Prométhée, le sublime voleur,
doivent pénétrer dans le sanctuaire pour y dérober le feu
sacré. Ils peuvent y aller sans crainte : Jupiter n'est plus là
pour les clouer sur le rocher, et MM. Bolles Lee et Henneguy leur serviront de guides.

Paris, le 21 novembre 1886.

L. RANVIER.

AVANT - PROPOS

L'année dernière, M. Arthur Bolles Lee publiait en Angleterre un excellent livre ayant pour titre : « The Microtomist's
Vade-Mecum » (1), renfermant la plupart des méthodes tech-
niques employées en anatomie microscopique et principalement les méthodes modernes en usage à la Station zoologique
de Naples et dans les laboratoires d'Allemagne et d'Angleterre. Heureux de trouver réunis dans ce petit volume, et
intelligemment groupés, les renseignements que j'avais été
obligé de chercher laborieusement dans les nombreux mémoires où ils se trouvent disséminés, je pensai qu'il serait utile
de faire profiter les histologistes français du travail consciencieux de M. Bolles Lee, et je proposai à l'auteur de faire tra-
duire son ouvrage.

La réponse de M. Bolles Lee fut des plus aimables. Non seulement il consentait à laisser publier une édition française de
son Vade-Mecum, mais encore il voulait bien en faire lui-même
la traduction, en modifiant plusieurs parties de l'ouvrage, et
me demandait de me charger de la rédaction de quelques chapitres trop peu développés dans l'édition anglaise, chapitres

(1). *The Microtomist's Vade-Mecum, a handbook of the methods of micros-
copic Anatomy*, by ARTHUR BOLLES Lee, London, J. and A. Churchill, 1885

que mes études spéciales me permettaient de traiter avec une certaine expérience. Dans de semblables conditions, ma tâche devenait aussi facile qu'agréable.

Le présent volume n'est donc pas une simple traduction du « Microtomist's Vade-Mecum ». L'ouvrage a été mis au courant des acquisitions les plus récentes de la technique microscopique. Certaines méthodes surannées et plusieurs formules de réactifs infidèles ont été supprimées. Il en a été de même du chapitre relatif à la bactériologie, qui, pour être complet, aurait comporté un développement hors de proportions avec celui des autres parties. Cette suppression était du reste tout indiquée, l'étude des Microbes étant du domaine de l'anatomie pathologique, et ses méthodes se trouvant maintenant exposées dans des traités spéciaux. Plusieurs chapitres ont été, au contraire, entièrement remaniés et très étendus, tels que ceux relatifs à l'embryologie, à la cytologie, aux centres nerveux, etc.

Notre traité n'est pas destiné aux débutants qui n'ont jamais manié le microscope ; il ne renferme pas, en effet, la description des instruments ni la manière de s'en servir, description qui tient une large place, trop large peut-être, dans la plupart des traités de micrographie publiés jusqu'à ce jour. Il s'adresse aux travailleurs, à tous ceux qui font des préparations microscopiques, soit pour l'étude, soit pour des recherches originales. Sa place est sur la table de travail, comme celle du Formulaire de thérapeutique est sur le bureau ou dans la poche du praticien. Il renferme à la fois la grammaire et le dictionnaire de la technique microscopique. Des tables très détaillées permettent de trouver facilement et rapidement le renseignement cherché.

La première partie comprend les méthodes générales de l'anatomie microscopique applicables aux tissus animaux : fixation, durcissement, coloration, inclusions, coupes, injections, macérations, etc. A chacune de ces opérations correspondent les réactifs employés, leur action, leur formule et leur mode de préparation. J'ajouterai que toutes les citations ont été prises, autant que possible, aux sources mêmes ; que celles-ci sont indiquées avec le plus grand soin, afin que le lecteur puisse, en cas de besoin, recourir au texte original ; que beaucoup des méthodes que nous donnons ont été en outre vérifiées expérimentalement par nous-mêmes, et qu'enfin plusieurs sont nouvelles ou encore inédites.

La seconde partie est consacrée à l'exposé de quelques méthodes spéciales, embryologiques et histologiques, pouvant servir de guides pour les recherches à entreprendre aussi bien sur les Invertébrés que sur les Vertébrés. Nous avons insisté surtout sur les méthodes nouvelles, renvoyant le lecteur, pour tout ce qui est classique, au remarquable *Traité* de notre éminent maître M. le professeur Ranvier.

Je tiens à remercier M. Bolles Lee de l'honneur qu'il m'a fait de vouloir bien me considérer comme son collaborateur, quoique mon rôle se soit borné, en somme, à la rédaction des méthodes relatives à l'embryologie, à la cytologie et aux protozoaires, et à la revision de la traduction faite par l'auteur. Cette faible part de collaboration me permet de dire que M. Bolles Lee aura rendu un grand service aux histologistes en codifiant, pour ainsi dire, la technique moderne.

L.-F. Henneguy.

Paris, e 26 novembre 1886.

TRAITÉ DES MÉTHODES TECHNIQUES
DE L'ANATOMIE MICROSCOPIQUE

PREMIÈRE PARTIE
MÉTHODES GÉNÉRALES ET RÉACTIFS

CHAPITRE PREMIER

INTRODUCTION

1. Après un examen superficiel des pages qui vont suivre, le lecteur novice pourrait bien éprouver un moment d'embarras à la vue des nombreuses méthodes et formules que nous nous proposons de lui faire connaître. Qu'il se rassure! Nous allons essayer, moyennant un groupement rationnel de nos matériaux, d'introduire un peu d'ordre dans ce dédale apparent. En effet, la plupart de ces procédés, qui paraissent être faits pour effrayer par leur nombre et leur désordre, ne sont que des procédés accessoires, destinés à élucider des détails très spéciaux; beaucoup d'entre eux s'emploient très rarement, et tous viennent se grouper naturellement autour de deux ou trois méthodes normales, typiques.

Nous distinguons d'abord une méthode d'importance capitale, dont l'emploi est obligatoire dans l'étude de toutes les questions d'anatomie microscopique où il s'agit de rapports topographiques, et qui peut également être employée avec avantage dans beaucoup d'autres recherches; c'est la méthode dite des *coupes en séries*. Quoique les détails de l'application de cette méthode puissent varier beaucoup, elle consiste toujours essentiellement en ceci, qu'on *fixe* d'abord avec soin les objets à étudier, qu'on les *colore* avec un *colorant nucléaire*, qu'on les *déshydrate* soigneusement à l'alcool, qu'on les *enrobe* dans une *masse d'inclusion*, et qu'on les débite en *séries de coupes* qu'on monte dans le *baume de Canada* ou dans quelque milieu semblable.

Il y a unanimité parmi les zootomistes modernes pour reconnaître l'importance capitale de cette méthode, dont les points principaux sont les suivants :

1° La fixation soigneuse des tissus — détail qui était généralement négligé par les anciens anatomistes;

2° L'avantage qu'il y a à travailler avec des préparations déshydratées au lieu de préparations faites dans les liquides aqueux, moins favorables à la conservation permanente des tissus et qu'on préconisait dans les premiers temps;

3° L'emploi non seulement de coupes, mais encore de coupes faites en séries parfaitement régulières à l'aide d'un microtome — pratique qui a, surtout pour les problèmes d'embryogénie, une importance sur laquelle on ne saurait trop insister.

Viennent ensuite les procédés s'appliquant à l'étude d'objets qu'il n'y a pas avantage à examiner par coupes microtomiques; nous les ramenons à deux méthodes normales et typiques : la méthode de préparation *par déshydratation*, et la méthode de préparation *par la voie humide*. La première de ces méthodes est d'application générale; la seconde s'applique surtout à l'examen de tissus frais, dans le but de connaître leur structure avant qu'elle ait été altérée par l'effet de réactifs qui leur enlèvent leur eau naturelle. Dans la pratique de l'une ou de l'autre de ces méthodes, on a soin de ne pas négliger la fixation préalable des tissus, si l'on désire les soumettre à une préparation ultérieure quelconque; et, dans la majorité des cas, on les colore avec un colorant nucléaire. Mais, suivant la première méthode, on déshydrate les objets pour les étudier dans le baume ou quelque milieu semblable, qui sert également à les conserver en préparations permanentes; suivant la seconde, les colorations, les lavages, et toutes les opérations préliminaires, de même que la conservation définitive, se font avec des milieux aqueux.

Par l'une ou l'autre de ces méthodes, l'anatomiste ébauche son travail, et souvent même l'achève. Ensuite vient, s'il y a lieu, l'étude de points spéciaux à l'aide de méthodes spéciales, telles que l'examen des éléments des tissus à l'état vivant et *in situ*, ou bien dans des « liquides indifférents »; telles aussi que l'emploi de colorants divers, ou la dissociation par des procédés mécaniques ou par la macération.

Nous allons essayer de donner dans ce chapitre une description suffisante de ces méthodes générales, et nous réserverons pour des chapitres spéciaux la discussion des points de détail et des procédés auxiliaires.

2. Plaçons-nous maintenant à .un autre point de vue, et demandons-nous ce que peuvent avoir de commun les trois sortes de méthodes que nous venons de distinguer, — nous effectuerons encore une simplification importante. Dans la technique de n'importe quel genre de recherche microtomique on peut distinguer deux étapes : — la préparation préalable; — et la préparation ultérieure. Or, la préparation préalable est essentiellement identique dans toutes les méthodes; les divergences se montrent surtout dans les détails de la préparation ultérieure. Par préparation préalable nous entendons cet ensemble de manipulations que les naturalistes allemands appellent *Conservirungsmethoden*, et qui a pour but effectivement de rendre les tissus propres à se conserver à travers toutes les opérations ultérieures auxquelles ils doivent être soumis. Cette étape comprend : 1° l'opération de tuer d'une manière appropriée l'animal à étudier; 2° la fixation des tissus; 3° les lavages et autres manipulations ayant pour but de les débarrasser de l'agent fixateur et de remplacer ce dernier par un liquide conservateur ou par tout autre réactif qu'on désire employer.

Nous renvoyons à un paragraphe spécial (n° 12) la considération des diverses manières de tuer les animaux à étudier, — sujet qui est, du reste, très important, — et nous passerons à la description générale des autres opérations de la préparation préalable.

3. La préparation d'un organisme ou d'un tissu quelconque doit toujours débuter par la fixation de ses éléments. Le mot *fixation* implique deux choses : les éléments doivent être tués avec une rapidité suffisante pour ne pas leur laisser le temps de changer de forme ou de quitter l'attitude qui leur est propre pendant la vie; — et ils doivent en même temps acquérir, par l'effet du réactif, un degré de durcissement qui les mette en état de résister à toutes les manipulations subséquentes et à l'action des réactifs les plus divers, sans se déformer. On ne saurait trop insister sur ce point, qui est d'une importance capitale. Sans une bonne fixation, les objets ne sauraient fournir ni de bonnes colorations, ni de bonnes coupes, ni aucune autre sorte de préparations ayant de la valeur.

L'objet ayant été soumis à l'action de l'un des agents fixateurs que nous allons étudier dans le chapitre suivant, il est, en général, nécessaire de lui faire subir un lavage soigné, dans le but d'éloigner des tissus jusqu'aux moindres traces de l'agent fixateur. Cela est nécessaire d'abord parce qu'une action trop prolongée des substances coagulantes dont on se sert pour fixer serait préjudiciable à la conservation des éléments, puis aussi parce qu'il est en général nécessaire de le faire dans l'intérêt des procédés de coloration et d'imbibition avec des milieux d'une réfringence voulue dont on se servira plus tard. La manière dont ces lavages doivent se faire n'est point indifférente. Si l'on a fixé à l'acide osmique ou à l'acide chromique, le lavage se fait généralement à l'eau. Mais si l'on a fixé avec l'acide picrique, il est nécessaire d'éviter de laisser agir l'eau sur les tissus, et on la remplace par l'alcool. La pratique se fonde ici non seulement sur des considérations relatives aux diverses solubilités des réactifs en question, mais aussi sur des considérations d'un tout autre ordre, et qui sont les suivantes. Les acides que nous avons mentionnés en premier lieu, de même que tous les composés des métaux lourds dont on se sert comme agents fixateurs, paraissent former des combinaisons chimiques avec les éléments des tissus, qu'ils rendent insolubles dans l'eau; de sorte que le durcissement opéré par ces réactifs peut résister au traitement par l'eau. L'acide picrique, au contraire, ne paraît nullement entrer en une combinaison semblable avec les éléments des tissus, et ne leur donne pas de durcissement persistant. Si on fait le lavage à l'eau, l'acide se laisse entièrement enlever, tout en laissant les tissus dans un état mou dans lequel ils subissent l'action nuisible de l'eau qui les gonfle et les désagrège. Heureusement, l'alcool sert à enlever l'acide et à durcir les éléments en même temps. Nous aurons soin d'indiquer la manière dont il convient de faire les lavages pour chacun des réactifs fixateurs dont nous traiterons.

4. C'est maintenant que, dans la plupart des cas, on procède à la coloration des tissus. On peut bien ajourner cette opération, et colorer en détail après que les coupes ou les dissections nécessaires auront été faites. Cela peut même être rendu nécessaire par certaines considérations, telles que le trop grand volume de l'objet, qui peut faire obstacle à la coloration en masse; ou bien la nécessité de contrôler de près la coloration et la décoloration, ainsi qu'il faut le faire si l'on désire pratiquer des colorations nucléaires selon la méthode Bœttcher-Hermann, avec des couleurs d'aniline. Mais, toutes les fois que ces considérations n'existent pas, nous recommandons de colorer en masse, et aussitôt que possible après que le réactif fixateur aura été enlevé par le lavage. C'est d'abord beaucoup plus commode, puis il y a d'autres raisons, plus sérieuses, en faveur de cette manière de procéder. Nous ferons remarquer qu'en général les colorations donnent des résultats beaucoup plus précis avec des objets qui n'ont

subi que peu ou point l'action de l'alcool; puis, qu'en colorant à ce moment-ci nous pouvons employer des solutions aqueuses ou faiblement alcooliques avec beaucoup moins d'inconvénients que si nous opérions sur des objets ayant séjourné dans de l'alcool. Car, si l'on remet dans de l'eau des tissus qui ont séjourné dans de l'alcool, on y détermine des courants de diffusion dont la violence est quelquefois assez grande pour détacher et emporter des groupes entiers d'éléments; on y provoque des gonflements qui déforment les tissus délicats; et, pour peu que l'immersion dans le milieu aqueux soit prolongée, on détermine la macération des tissus. Cet inconvénient se fait surtout sentir lorsqu'on veut colorer des coupes faites dans la paraffine et collées en série sur le porte-objets. Les coupes s'imbibent d'eau, se gonflent, et se soulèvent en formant des plis qui peuvent rendre la préparation parfaitement inutile. Et l'emploi des teintures alcooliques ne suffit pas pour parer à cet inconvénient.

Nous ne voulons pas maintenant nous étendre davantage sur le sujet des colorations, sujet qui sera traité *ex professo* dans le chapitre VIII. Mais les considérations précédentes nous amènent cependant à placer ici un mot d'explication au sujet de l'emploi de solutions alcooliques pour les colorations. On comprendra facilement que pour colorer en masse des objets volumineux, ou bien des objets qui par suite de leur composition histologique ne se laissent pénétrer qu'avec peine par des solutions aqueuses, tels que sont par exemple les organes chitineux, il y a grand avantage à se servir de solutions alcooliques, à cause de leur puissance supérieure de pénétration. Ces solutions permettent de colorer en masse des objets dont l'intérieur ne pourrait en aucun laps de temps être atteint par des solutions aqueuses; elles agissent pour la même raison, en tout cas, beaucoup plus vite; et si l'on veut colorer lentement, ce qui est souvent très désirable, quelquefois nécessaire, on peut y laisser les tissus les plus délicats, pendant un temps aussi long que l'on veut, sans crainte de les voir souffrir.

En règle générale, donc, il convient d'employer des teintures alcooliques toutes les fois que le traitement par l'alcool a fait partie de la préparation préalable. Ce cas se présente souvent, puisque l'on fait un usage fréquent de réactifs fixateurs (tels que l'acide picrique ou l'acide nitrique) qu'il faut enlever par l'alcool.

Il est cependant certains cas exceptionnels dans lesquels l'emploi de solutions aqueuses paraît indiqué, même après l'alcool. Ainsi, Paul Mayer fait observer que pour certains animaux il est nécessaire de faire gonfler leurs tissus par la réimbibition avec l'eau pour obtenir l'effet voulu du réactif colorant. Lang a trouvé qu'il était impossible de colorer les Turbellariés autrement qu'avec le mélange aqueux de picro-carmin et d'éosine qu'il a indiqué. L'action de l'eau ne paraît pas être sérieusement nuisible à des tissus qui ont été bien durcis à l'acide chromique. De plus, certaines solutions aqueuses paraissent être sous ce rapport moins préjudiciables que d'autres. Mayer trouve que le picro-carmin est moins nuisible que les autres colorants aqueux, ce qu'il attribue à l'acide picrique contenu dans ce réactif; et bien des anatomistes ont trouvé que le carmin à l'alun peut s'employer après l'alcool avec des résultats excellents. Nous aurons soin d'indiquer ces cas, lorsqu'ils se présenteront, dans la partie spéciale de notre ouvrage.

5. La coloration une fois faite, il se peut que la préparation se trouve bien près d'être achevée. Si l'on ne désire faire ni coupes, ni dissections, il ne reste plus qu'à transporter l'objet dans le liquide « additionnel » ou conservateur dans lequel on veut l'étudier ou le conserver, et le monter sur porte-objets en préparation permanente ou temporaire. Nous parlerons au long de ces liquides dans les chapitres XXV et XXVI, mais ici nous croyons devoir faire une remarque très importante sur la manière dont ce transport doit se faire. Toutes les fois que l'on désire transporter un objet dans un liquide d'une densité différente de celle du liquide où il se trouve, il est important que le changement se fasse aussi graduellement que possible. C'est la seule manière d'éviter la production de ces osmoses et de ces violents courants de diffusion contre lesquels nous avons mis plus haut le lecteur sur ses gardes.

S'il s'agit de porter l'objet dans un liquide moins dense que celui où il se trouve, il faut, autant que possible, le faire passer par des bains successifs de mélanges des deux liquides qui contiennent une proportion toujours croissante du deuxième liquide. Veut-on passer de l'eau à l'alcool fort, il est bon de passer par des bains successifs d'alcool au tiers, d'alcool à 70 p. 100, d'alcool à 90 p. 100 et finalement d'alcool à 95 p. 100 (cela vaut mieux que d'ajouter par petites quantités de l'alcool fort à l'eau où se trouve la préparation, procédé qui donne lieu à un dégagement de bulles d'air dans le liquide, ce qui est à éviter). Veut-on transporter dans de l'alcool à 70 ou à 90 p. 100 un objet qu'on vient de fixer avec l'acide picro-sulfurique, on aura soin d'y porter l'objet au moyen d'une pipette ou d'une petite cuillère, de sorte qu'il se trouve enveloppé dans une petite

atmosphère de liquide aqueux à laquelle l'alcool ne se mêlera
que lentement. Si, au contraire, il s'agit de porter l'objet dans un
liquide plus dense que celui où il se trouve, on emploiera, selon les
cas, soit la méthode de bains successifs de liquides mélangés, ou
bien l'élégante méthode de Giesbrecht, que nous expliquons au
n° 307.

6. Après cette digression, revenons un moment sur nos pas. Il
était question, au commencement du paragraphe précédent, de
l'achèvement de la préparation d'objets qui ne demandent pas à être
débités en coupes. Nous avons déjà fait observer que ces sortes de
préparations se font selon deux principes essentiellement opposés.
Nous distinguons des préparations faites par la voie humide, et des
préparations faites par déshydratation. Un objet conservé dans la
glycérine diluée est un exemple de la première de ces méthodes;
un objet monté dans le baume, un exemple de la deuxième. On doit
nécessairement employer la méthode de préparation par la voie
humide toutes les fois qu'il s'agit d'étudier l'objet dans un milieu
n'ayant pas la très haute réfringence des résines que nous sommes
obligés d'employer pour la conservation des préparations déshydratées, et même toutes les fois qu'il est indispensable d'éviter autant
que possible le ratatinement des éléments qui accompagne toujours,
nonobstant toutes les précautions, la déshydratation des tissus. Mais,
toutes les fois qu'il n'existe pas de semblables raisons pour préférer
la voie humide, il convient d'employer la méthode de déshydratation. Nous voulons dire que, dans la technique moderne, la méthode
de préparation par déshydratation est la méthode principale, et la
méthode de préparation par la voie humide, la méthode accessoire.
Et il en est ainsi pour deux motifs. On trouve en général, à part les
exceptions que nous avons indiquées, que les préparations au baume,
convenablement faites, montrent mieux les rapports des éléments et
donnent des vues d'ensemble plus instructives que les préparations
faites dans les milieux aqueux; et l'on trouve en tout cas et sans
aucune exception qu'elles se conservent infiniment mieux en préparations permanentes. Il est aujourd'hui reconnu que l'éloignement
aussi complet que possible de l'eau des tissus est essentiel pour la
permanence de la conservation.

7. Nous renvoyons aux chapitres XXV et XXVI l'examen détaillé
des divers liquides et autres milieux employés pour l'étude et la
conservation des préparations, et au chapitre XXI (« MÉTHODES D'IN-

CLUSION ») l'exposition générale et détaillée de la pratique normale des coupes.

Les coupes une fois obtenues, il ne reste plus qu'à en éloigner la paraffine au moyen d'un dissolvant convenable, et à les monter dans le baume. Cela se fait en général à l'aide du *collage des coupes en séries sur le porte-objets*. Les coupes ayant été faites à sec, c'est-à-dire sans que le rasoir ait été mouillé pendant qu'elles se faisaient, sont rangées en ordre sur un porte-objets enduit de collodion ou de l'une des autres substances qui ont été préconisées à cet effet, de la façon que nous expliquerons au chapitre XXIV. On porte alors le tout à la température de fusion de la paraffine, on chasse la paraffine fondue avec une goutte d'un dissolvant convenable (du xylol, par exemple), on ajoute une goutte de baume du Canada et un couvre-objets; la préparation est alors terminée.

On peut également colorer sur le porte-objets les coupes qui y ont été fixées par ce procédé, comme nous le dirons plus tard. C'est là une méthode qui peut rendre de grands services pour les cas de coupes dont on désire conserver l'ordre successif, et qui ont été faites sur un objet qu'on n'a pas pu colorer en masse. Nous ne la recommandons toutefois pas comme méthode générale; car elle a ce grand inconvénient, que les coupes s'imbibent de l'eau des solutions colorantes, se gonflent, et se soulèvent souvent en des plis qui ne disparaissent pas par le traitement subséquent avec de l'alcool.

CHAPITRE II

MÉTHODES DE FIXATION

8. Par le mot *fixation* des tissus, on a coutume d'entendre les diverses opérations qui ont pour effet de tuer d'une façon instantanée les éléments anatomiques, tout en leur conservant la forme qu'ils possédaient pendant la vie, et en leur prêtant un degré de durcissement artificiel qui leur permet de subir sans se déformer l'action des substances colorantes, durcissantes, éclaircissantes, isolantes, enrobantes — en un mot, toutes les manipulations chimiques et physiques qu'on désire mettre en œuvre pendant le cours de la préparation ultérieure.

Voici un exemple qui servira à faire comprendre l'utilité des agents fixateurs. Si l'on traite une portion de rétine vivante soit avec de l'humeur aqueuse de l'œil, soit avec du sérum, soit avec n'importe lequel des liquides dits *indifférents* des micrographes, ou avec l'une ou l'autre des liqueurs *conservatrices* qu'on emploie pour la conservation permanente des pièces histologiques, on trouve invariablement que les cônes et bâtonnets ne conservent que pendant un temps très court l'apparence qu'ils ont pendant la vie: après quelques minutes au plus, on voit commencer une série de changements *post mortem*, à la suite desquels les segments externes soit des cônes soit des bâtonnets se brisent en un certain nombre de disques et deviennent à la fin désintégrés au point d'être entièrement détruits. Puis encore, dans la même préparation, on observera qu'en un temps tout aussi court les fibrilles nerveuses, de lisses qu'elles étaient pendant la vie, deviennent variqueuses, présentant un grand nombre de nœuds fusiformes, pour ne point parler des autres altérations *post mortem* qu'elles subissent. Si, au contraire, nous traitons une rétine vivante avec une solution concentrée d'acide osmique, nous trouverons, après vingt-quatre heures, que la totalité des cônes et des bâtonnets est parfaitement conservée, et que les fibrilles nerveuses ne montrent que peu ou point de varicosités. Et après ce durcissement préliminaire nous pouvons traiter la rétine avec de l'eau (procédé qui ruinerait entièrement une rétine non fixée), nous pouvons même la laver dans de l'eau pendant des jours entiers, sans qu'elle en souffre ; nous pouvons la colorer, la durcir, la déshydrater, l'enrober, la couper au microtome, et monter les coupes dans un milieu résineux ou aqueux, sans que ses éléments aient éprouvé d'altération sérieuse par suite de ces manipulations.

Il résulte de tout ce que nous venons de dire que la fixation des tissus est la condition *sine qua non* de toute préparation à laquelle on veut donner une valeur scientifique (nous parlons de préparations normales de parties molles, cela va de soi). « On a proposé depuis longtemps des liquides qui auraient la propriété de conserver indéfiniment les tissus qu'on y a mis à l'état frais ; mais, en réalité, aucun de ces liquides ne possède ces avantages. Il n'est pas à dire pour cela qu'on ne puisse avoir des préparations persistantes des éléments de l'organisme même les plus délicats ; pour atteindre ce but, il convient d'employer non pas un seul liquide conservateur, mais une série de réactifs, dont les uns servent à fixer les éléments dans leur forme et à les rendre plus ou moins inaltérables, d'autres à les colorer, d'autres enfin à les mettre à l'abri de modifications ultérieures. » (Ranvier.)

9. Tout agent fixateur devrait posséder les propriétés suivantes : tuer aussi rapidement que possible ; ne pas exercer sur les tissus d'action chimique nuisible ; causer le moins possible le ratatinement des tissus ; et ne pas avoir des effets qui puissent nuire aux opérations ultérieures, comme cela arrive par exemple lorsqu'on pratique la fixation avec des substances qui noircissent les tissus, ou les rendent cassants, ou bien qui les empêchent de donner les réactions voulues avec les solutions colorantes. Nous croyons qu'aucun des fixateurs connus n'est exempt de la totalité de ces défauts ; on en est réduit à choisir pour chaque cas particulier la méthode dont les imperfections sont les moins gênantes pour le but que l'on se propose.

10. Classification des agents fixateurs. — Les agents fixateurs sont, ou bien un agent physique — la chaleur — ou des substances qui, agissant apparemment d'une façon chimique, probablement en déshydratant les tissus, produisent une coagulation rapide de leurs principes constituants albuminoïdes, gélatineux ou muqueux. Au point de vue chimique, ces substances se trouvent être certains oxydes, des acides minéraux et organiques, certains sels des métaux lourds, certains chlorures, l'iode, l'alcool. Au point de vue pratique, il conviendra de grouper ces substances de diverses façons. S'agit-il d'obtenir une bonne fixation, ce sont l'acide osmique, l'acide chromique, et surtout les mélanges de ces deux substances, puis le chlorure d'or et le perchlorure de fer, qui tiennent le premier rang. S'agit-il, au contraire, d'une grande puissance de pénétration, telle que le demande la fixation des pièces très volumineuses, on préférera dans beaucoup de cas à tous ces réactifs un mélange picrique. S'agit-il enfin, comme c'est en général le cas, de pouvoir produire ensuite de belles colorations, sans trop de peine, par les méthodes ordinaires, on trouvera que ces réactifs se groupent à peu près comme suit (nous ne citons ici que les réactifs qui sont d'un emploi général) :

Fixateurs qui ne gênent pas les colorations.	*Fixateurs qui gênent les colorations.*
Chaleur.	Acide chromique.
Alcool.	Chromate d'ammoniaque.
Sublimé corrosif.	Bichromate de potasse.
Acide nitrique.	Perchlorure de fer.
Nitrate d'argent en solution faible.	Nitrate d'argent en solution forte.
Osmium en vapeur.	Osmium en solution.
Acide picrique et mélanges picriques.	Chlorure de palladium.
Solution de Merkel.	Chlorure d'or.
Sels d'uranium.	

En donnant cette liste, nous ne voulons nullement donner à entendre que l'emploi des réactifs mentionnés dans la liste de droite porte atteinte à la *qualité* des colorations qu'on peut obtenir ensuite par les procédés ordinaires; mais uniquement qu'ils rendent les procédés de coloration plus ou moins incertains, et quelquefois, comme dans le cas de fixation prolongée par l'acide chromique suivie de coloration par le carmin, tellement difficiles que l'opérateur se voit obligé de renoncer à la coloration, ou à se rabattre sur les couleurs d'aniline, qui ne conviennent cependant qu'à une classe très limitée d'objets.

L'acide osmique est, de tous points, l'un des meilleurs fixateurs qui soient connus; mais, outre qu'il a l'inconvénient de s'attacher obstinément aux éléments des tissus d'où l'on ne peut le déloger que difficilement par des lavages répétés et où il a une grande tendance à se réduire et à noircir les préparations; il a aussi le défaut d'avoir une très faible puissance de pénétration, ce qui fait qu'il ne convient en aucune façon pour des objets tant soit peu volumineux. Le chlorure d'or a le même défaut de se réduire dans les tissus de la façon la plus capricieuse, et de nuire aux colorations à un degré qui en rend l'emploi impossible pour le travail ordinaire.

Dans la plupart des cas, il convient donc, pour des raisons de ce genre, de choisir un réactif qui n'a peut-être pas les éminentes qualités de fidélité de fixation que possèdent l'osmium et l'acide chromique, mais qui, en ne mettant pas d'obstacle aux opérations ultérieures, donne en définitive des préparations plus généralement utiles. Tels sont les mélanges picriques et l'acide nitrique, qui se laissent entièrement enlever des tissus par le lavage à l'alcool, et permettent d'obtenir facilement les colorations les plus précises; tel est le sublimé corrosif, qui, loin de gêner les colorations, les facilite en agissant comme mordant. L'alcool est un réactif des plus agréables à employer, et peut rendre des services dans des cas qui ne demandent pas une fidélité minutieuse de fixation. La solution de Merkel est un excellent réactif pour les pièces petites et délicates, mais son action est trop peu énergique pour que nous puissions la recommander pour le travail ordinaire. Les sels chromiques sont quelquefois excellents, et sont tout spécialement indiqués pour la préparation des centres nerveux des Vertébrés. Le perchlorure de fer a une action des plus énergiques et rend de grands services pour l'étude des Infusoires et pour tous les cas où il est important de conserver fidèlement des cils ou des structures pseudopodiales. Le nitrate d'argent est excellent pour l'étude des épithéliums, mais n'est guère susceptible d'autre emploi comme fixateur.

L'osmium en vapeur, également, ne peut guère être employé que pour des structures membraneuses ou, du moins, très petites. La chaleur donne des résultats qui laissent un peu à désirer sous le rapport de la conservation des détails délicats; on ne s'en sert donc qu'en cas de nécessité absolue.

On hésite à formuler des règles générales en une matière où il y a tant d'exceptions obligées. Nous dirons cependant qu'il y a quatre de ces réactifs qui sont généralement employés pour les travaux ordinaires d'anatomie microscopique et d'embryologie : ce sont l'acide osmique pour les petits objets; et, pour les pièces plus volumineuses, l'acide picrique (sous forme de liqueur de Kleinenberg), le sublimé corrosif, et l'acide nitrique d'Altmann. Nous ajouterons que, pour notre part, nous mettrions volontiers dans cette catégorie le mélange chromo-acéto-osmique de Flemming (formule modifiée de Fol, n° 19); c'est un réactif qui mérite toute confiance.

11. Pratique des fixations. — Les agents fixateurs s'emploient soit à l'état de liquides, soit à l'état de vapeurs. Nous ne connaissons que l'osmium qui soit généralement employé de cette dernière façon; cependant l'alcool et l'acide sulfureux ont été récemment employés à l'état de vapeur avec fruit par Gilson et Carnoy, et nous ne serions nullement étonné de trouver que d'autres substances peuvent être utilisées avec avantage de cette façon (chlorure d'or, acide formique).

Pour fixer un objet avec la vapeur d'un de ces réactifs, on procède comme nous le disons au n° 13.

Pour fixer un objet dans une solution quelconque, il va sans dire qu'on le plonge dans le liquide et qu'on l'y laisse jusqu'à ce que la réaction soit accomplie. Nous indiquons ici quelques précautions à prendre.

Il faut veiller avec soin à ce que les tissus, les éléments ou les organismes soient parfaitement vivants au moment de les fixer; si on les laisse mourir avant de les exposer à l'action de l'agent fixateur, on ne fixe que des états pathologiques, ou des altérations *post mortem.*

Il faut veiller à ce que les objets à fixer soient aussi petits que possible, pour que l'agent fixateur puisse les pénétrer rapidement et d'une façon égale. Des organes ou organismes entiers doivent être largement ouverts, si cela est possible.

On jettera les objets dans une quantité de solution fixatrice *très grande* par rapport au volume des objets; il s'agit, en effet, d'empêcher que la composition de la solution fixatrice ne se trouve changée par l'addition des liquides ou des substances solubles des tissus.

En cas de nécessité, on facilitera l'action du fixateur en l'employant *à chaud.* La chaleur de l'étuve d'incubation sera souvent suffisante, mais quelquefois il faudra employer des liquides bouillants (sublimé bouillant pour quelques Coralliaires et Hydrozoaires, alcool absolu bouillant pour certains Arthropodes à téguments très imperméables).

On ne laissera les objets dans le liquide que *juste le temps nécessaire* pour que la fixation s'accomplisse; si on les y laisse séjourner trop longtemps, les tissus deviennent souvent cassants, et les colorations sont gênées.

On aura soin de faire ensuite les lavages nécessaires pour enlever le réactif fixateur avec le liquide *approprié;* il n'est, par exemple, nullement indifférent de prendre l'eau ou l'alcool après tel ou tel réactif. Quelquefois l'eau défait toute l'œuvre de la fixation, quelquefois l'alcool donne lieu à des précipités qui ruinent les préparations. Nous tâcherons d'indiquer pour chaque cas le liquide de lavage qu'il convient d'employer.

Dans certains cas, on facilitera l'enlèvement de l'agent fixateur en faisant les lavages à chaud. L'acide picrique, par exemple, est presque deux fois aussi soluble dans l'alcool à la température de 40° qu'à la température ordinaire des appartements. (Fol.)

Les liquides soit de fixation, soit de lavage, doivent être renouvelés aussitôt qu'ils deviennent troubles.

Les objets une fois fixés et convenablement lavés peuvent être conservés indéfiniment dans de l'alcool (de 70 à 90 p. 100) ; mais il vaut toujours mieux les y laisser le moins longtemps possible. Nous avons toujours observé que nos meilleures préparations ont été faites avec des sujets qui nageaient dans nos bocaux le matin, et qui étaient montés en coupes avant le soir.

Nous voudrions mettre en garde contre la pratique commune de la surfixation, que nous regardons comme erronée. Nous croyons que la plupart des zootomistes prennent leurs solutions fixatrices trop concentrées, et les laissent agir trop longtemps. C'est pour ce motif que nous préférons la solution moins forte d'acide chromoacéto-osmique indiquée par Fol, à la formule originelle de Flemming.

En fait de considérations plus spéciales, nous ferons observer que : l'acide osmique est à éviter pour les structures peu perméables ; — l'acide picro-sulfurique est à éviter pour les structures qui contiennent une proportion notable de tissu conjonctif, vu qu'il fait gonfler ce tissu ; il est donc, en général, peu propre à l'étude des organes des Vertébrés.

Il faut éviter l'emploi d'instruments métalliques pour manier les objets qu'on a mis dans des solutions de sublimé corrosif, d'acide acétique ou de chlorure d'or, vu que les solutions de ces sels se précipitent au contact des métaux.

On remarquera que les tissus des animaux marins sont en général plus réfractaires envers les agents chimiques que ceux des animaux terrestres ou d'eau douce des mêmes groupes. Il convient donc d'employer pour les animaux marins des solutions plus fortes (selon Langerhans, deux ou trois fois plus fortes que pour les animaux terrestres).

11 *bis*. Fixation des animaux marins. — Outre la précaution indiquée plus haut, à savoir, d'employer les réactifs en solutions plus fortes pour les animaux marins que pour les animaux terrestres ou d'eau douce, il en est une autre, indiquée par Paul Mayer, qu'il est bon de ne pas perdre de vue. Ce naturaliste insiste avec raison sur la nécessité qu'il y a à débarrasser les animaux de leur eau de mer avant de les mettre dans de l'alcool ou dans un réactif qui soit capable de précipiter les sels contenus dans l'eau de mer. Si l'on néglige cette précaution, ces sels se précipitent autour de l'animal et à la surface de ses organes en une croûte qui forme un obstacle, beaucoup plus sérieux qu'on ne le croirait à première vue, à la pénétration d'abord de l'alcool lui-même, puis des solutions colorantes. Comme résultats, on a des macérations des tissus et des colorations défectueuses.

On évitera donc de se servir d'alcool pour la fixation des animaux marins; on n'emploiera pas non plus, comme nous avons vu proposer de le faire, dés solutions faites avec l'eau de mer comme menstrue; mais on emploiera des solutions faites avec l'eau distillée, et de nature à maintenir en dissolution, et finalement à enlever, les sels dont nous parlons. Ces conditions se trouvent admirablement réalisées dans la liqueur de Kleinenberg, par exemple.

12. Précautions préliminaires. — **Manière de tuer les animaux très contractiles.** — Dans la grande majorité des cas, on commence la préparation d'un objet en soumettant l'organe ou l'organisme à étudier à l'action aussi complète et aussi immédiate que possible de l'un des agents fixateurs que nous allons passer en revue. Pour cela, il faut prendre l'organe ou l'organisme à l'état vivant et normal; on se fie alors à l'agent fixateur pour produire, avec la rapidité voulue, en même temps la mort de l'organisme et la mort des éléments des tissus. On ne peut cependant pas agir ainsi dans tous les cas. Il est bon nombre d'animaux, de consistance molle, manquant de squelette rigide, et doués d'une puissance considérable de contractilité — les Cœlentérés, les Bryozoaires, les Serpulides en fournissent assez d'exemples — qui, si on les traite ainsi, se contractent avec violence, retirent leurs tentacules ou leurs branchies, et meurent dans un état de recoquillement qui fait de l'objet conservé une caricature de la vie et l'opprobre du préparateur. En pareil cas, il peut être extrêmement utile d'avoir recours à la narcotisation graduelle avant d'en venir à la fixation. Mentionnons d'abord la fumigation de tabac, méthode très connue, due aux frères HERTWIG (*Die Actinien*, 1879). Voici de quelle manière on la pratique.

On place les animaux dans une cuvette avec de l'eau, et on les recouvre d'une cloche de verre ou d'un cristallisoir, destiné à confiner la fumée de tabac. On fait alors passer de la fumée sous la cloche par le moyen d'un tube de verre courbé. Après y avoir introduit une quantité suffisante de fumée, on abandonne les animaux pendant quelques heures, afin que la narcotisation puisse se compléter. On constate le progrès de l'anesthésie en irritant l'animal de temps à autre ; aussitôt qu'on observe qu'il ne réagit plus que lentement, que, par exemple, si l'on touche un tentacule avec une aiguille, cet organe ne commence à se rétracter qu'après un laps de temps considérable, on peut estimer que le sujet est suffisamment engourdi. On verse alors dans l'eau une dose de liquide fixateur suffisante pour le tuer avant qu'il ait eu temps de changer d'attitude ; et, une fois qu'il est parfaitement mort, on peut changer à volonté le liquide où il se trouve.

Si l'on nous demande notre avis quant à l'utilité de cette méthode, nous dirons qu'elle peut rendre de réels services, et nous conseillerons de l'essayer toutes les fois qu'on n'est pas arrivé au but par une voie plus commode. La fumigation produit, par exemple, chez les Actinies, une bien véritable intoxication qui sert parfaitement à les maintenir étalées ; mais cet état ne s'établit que lentement : il faut plusieurs heures pour produire l'immobilité voulue chez une Actinie.

ANDRES (*Atti R. Acad. dei Lincei*, V. 1880, p. 9 ; *Journ. Roy. Mic. Soc.* (N. S.) II, 1882, p. 884) a imaginé d'employer la nicotine en solution aqueuse, au lieu de l'administrer sous forme de fumée de tabac. Il se sert d'une solution d'un gramme de nicotine dans un litre d'eau de mer. Il place l'animal à narcotiser dans un bocal contenant un demi-litre d'eau, et il y conduit la solution de nicotine très graduellement par le moyen d'un fil faisant siphon. La grosseur du fil doit être telle qu'il puisse vider le litre de solution de nicotine en douze heures.

D'autres substances anesthésiques peuvent être ajoutées par petites quantités à l'eau qui contient les animaux à endormir. Le chloroforme donne quelquefois de très bons résultats quand il est employé de cette manière ; nous avons vu de belles Méduses très bien chloroformées dans une attitude parfaitement étalée, en une heure ou deux de temps. Il convient de projeter le chloroforme, par quantité de quelques gouttes à la fois, vigoureusement dans l'eau avec une petite seringue ou une pipette munie d'une poire de caoutchouc, l'une ou l'autre ayant l'orifice assez petit pour que le chloroforme soit pulvérisé à la sortie. On répète la dose toutes les cinq minutes, jusqu'à ce que l'animal soit immobilisé. Notons ici que Andres a trouvé que cette méthode ne convient pas pour les Actinies, car chez ces animaux la macération des tissus survient avant que l'insensibilité soit établie.

Pour obtenir de bonnes coupes de la tige très contractile des Siphonophores, KOROTNEFF *(Mitth. Zool. Stat. Neapel,* V, Hft 2, 1884, p. 229. *Zeit. f. wiss. Mikroskopie,* 2, 1885, p. 230) commence par anesthésier les animaux avec la vapeur de chloroforme. On attend que les animaux se montrent un peu tranquilles dans le bocal qui les contient. On fait flotter alors sur l'eau un verre de montre contenant du chloroforme, et l'on couvre le tout avec une cloche. Le chloroforme endort les Siphonophores, qui demeurent étalés. On enlève alors la cloche, et l'on fixe les animaux en les inondant subitement d'acide chromique ou de sublimé chaud.

FOETTINGER (*Archives de Biologie,* VI, 1885, p. 115) a obtenu des résultats très complets avec l'hydrate de chloral. Il opère en laissant tomber au fond du vase qui contient les animaux quelques cristaux de chloral. Pour des Alcyonelles, il emploie 25 à 50 centigrammes de chloral pour 100 grammes d'eau. Au bout de trois quarts d'heure, la colonie est devenue insensible, ne réagit plus, et peut être fixée. Foettinger a ainsi obtenu de bons résultats avec des Bryozoaires aquatiques et marins, des Annélides, des Mollusques, des Némertiens. Ces derniers deviennent insensibles sans avoir craché leur trompe. L'expérience n'a pas réussi avec les Hydroïdes. Les résultats obtenus avec les Actinies étaient assez satisfaisants. Des Astérocanthions ont pu être endormis.

L'alcool et l'éther peuvent s'employer de la même manière que le chloroforme. Pour les Actinies, Andres a obtenu de bons résultats avec le mélange suivant (dû à S. Lo Bianco): glycérine, 20 parties; alcool (70 degrés), 40 parties; eau de mer, 40 parties. Il faut verser ce liquide avec précaution sur l'eau qui contient les animaux, et attendre qu'il s'y soit mêlé lentement par diffusion. Il faut pour cela souvent plusieurs heures. C'est ainsi que Eisig emploie l'alcool.

J. RICHARD *(Zool. Anzeig.,* n° 196, 1885, p. 332) a récemment

préconisé la *cocaïne*. Il se sert d'une solution de chlorhydrate de
cocaïne au centième. Les animaux à narcotiser (Bryozoaires) sont
placés dans un verre de montre avec 5 centimètres cubes d'eau. On
ajoute, peu à peu, de la solution de cocaïne. Après cinq minutes les
animaux ne réagissent plus que faiblement ; on ajoute encore un
demi-centimètre cube de la solution, et, un instant après, il faut
exciter directement les tentacules, à l'aide d'une aiguille, assez
fortement pour les voir se contracter. Dix minutes plus tard, les
animaux doivent être morts, épanouis, et peuvent alors être traités
par les procédés ordinaires de fixation. Cette méthode convient pour
les Bryozoaires, les Hydres et certains Vers.

Des expériences faites par H. Fol (*Zool. Anzeig.*, n° 128, 1885, p. 698.
Aussi, *Bulletin de la Société Belge de Microscopie*, t. IV, 1882, p. 85) sur
divers animaux pélagiques, il résulte que pour le but que cet observateur
s'était proposé, à savoir, immobiliser les animaux sans les empoisonner,
les substances narcotiques telles que celles que nous avons indiquées n'ont
pas l'effet désiré ; car, à de petites doses elles ne rendent pas les animaux
immobiles ; et à des doses plus fortes elles agissent comme des poisons.
Il en a été ainsi du chloroforme, des solutions aqueuses d'éther ou de
bromure d'éthyle, et de la fumée de tabac. L'acide carbonique, au contraire, a donné des résultats excellents. Il faut saturer d'acide carbonique
l'eau dans laquelle nage l'animal à immobiliser ; celui-ci devient bientôt
complètement insensible et immobile, tout en conservant son aspect
naturel. Il reste sans changement pendant des heures et même des jours
entiers ; mais il reprend toute sa vivacité aussitôt que l'eau chargée d'a-
cide carbonique est remplacée par de l'eau pure. Le procédé ne réussit ni
avec les Poissons ni avec les Mollusques, mais il réussit avec la plupart
des animaux dont le système nerveux conserve son caractère épiblas-
tique, c'est-à-dire, par exemple, avec la plupart des Cœlentérés et des
Echinodermes. Quoique ce procédé n'ait été imaginé que pour permettre
de photographier des animaux mobiles, comme les Méduses, nous pensons
cependant qu'il est capable de rendre des services pour faciliter la fixation
de certains organismes.

On obtient quelquefois de fort bons résultats en empoisonnant les
animaux avec de petites doses d'un liquide fixateur. L'acide osmique
et la liqueur de Kleinenberg s'emploient souvent à cet effet. Nous
avons vu tuer des Méduses d'une manière très satisfaisante par le
sublimé corrosif en nature, ajouté par pincées à l'eau contenant les
Méduses. Voici une méthode pour conserver les Ascidies avec leurs
orifices naturellement ouverts, due à Salvatore Lo Bianco, l'habile
préparateur de la Station Zoologique de Naples. On ajoute, peu à

peu et très doucement, à l'eau qui contient les animaux, une solution d'acide chromique à 1 p. 100, additionnée d'acide acétique, en faisant en sorte que ce liquide nage à la surface de l'eau de mer et ne s'y mêle que lentement. Il faut quatre à cinq jours pour mener l'opération à bonne fin. (Garbini, *Manuale per la Technica Moderna del Microscopio*, p. 163.)

On sait que, pour faire mourir étendus les Gastéropodes pulmonés terrestres, il est d'usage de les mettre dans un bocal rempli d'eau qui a été privée d'air par l'ébullition et hermétiquement clos. On trouve les animaux morts étendus après douze à vingt-quatre heures. Nous ajouterons qu'on nous a assuré que cet effet s'obtient plus promptement si l'on a soin d'ajouter à l'eau du bocal un peu de tabac.

Certains Vers meurent lentement et étendus si on les met dans de l'eau chaude.

Le lecteur comprendra sans doute que nous ne recommandons ces expédients que dans les cas où l'on ne peut pas arriver au but par une fixation foudroyante.

CHAPITRE III

AGENTS FIXATEURS

13. Osmium ; tétroxyde d'osmium (acide osmique). — La substance connue dans les laboratoires sous le nom d'*acide osmique* n'est pas, strictement parlant, un acide, car elle ne contient pas de H, et ne rougit pas le papier de tournesol. C'est le tétroxyde d'osmium, $Os\,O^4$; seul composé un peu stable de ce métal, à ce que nous croyons. Elle est extrèmement volatile, et sa solution aqueuse se réduit facilement par le contact avec des substances organiques (1). Il faut donc avoir soin de conserver cette substance dans des flacons parfaitement bouchés à l'émeri et de veiller à ce qu'il n'y tombe pas de poussières organiques. Il sera prudent de ne pas puiser dans les flacons avec une pipette. Nous recommandons de préparer une solution aqueuse à 1 p. 100, ce qui permet de préparer facilement les solutions plus diluées et les mélanges, à mesure qu'on en a besoin. Il est bon aussi d'avoir une petite provision de tétroxyde en nature ; cela est commode pour les fixations par les vapeurs. On sait que les vapeurs d'osmium ont une action très irritante sur les muqueuses ;

---

(1) On croit généralement que la lumière seule suffit à réduire les solutions d'acide osmique. C'est là une erreur ; nous avons vu maintenir un flacon de cette solution pendant six mois exposé au soleil du Midi, sans qu'il s'y fût produit le moindre précipité. Mais le moindre grain de poussière organique suffit à déterminer la réduction.

elles ont la réputation de provoquer facilement de sérieux catarrhes, irritations des bronches, catarrhes laryngiens, conjonctivites, etc. Nous croyons qu'il y a un peu d'exagération dans ce qui a été dit à ce sujet, mais on fera bien de ne pas oublier que ces vapeurs possèdent certainement plus ou moins ces propriétés irritantes.

C'est la fixation par les vapeurs osmiques qui est à la fois le procédé le plus commode et, en général, le plus efficace. Ainsi employé, l'osmium se montre beaucoup plus pénétrant, et donne des fixations beaucoup plus égales que quand on l'emploie en solution. Pour les cas où, comme pour les recherches sur les noyaux, on désire combiner l'action d'un acide organique avec celle du fixateur, il est facile d'employer les vapeurs dégagées d'un mélange d'osmium et d'acide formique ou d'acide acétique glacial (1). Les objets très petits (Infusoires, cellules isolées) peuvent être placés sur un porte-objets qu'on renverse au-dessus du goulot d'un flacon contenant l'osmium ou le mélange. Il suffit de quelques instants pour fixer de pareils objets. Des membranes ou des organes plus volumineux peuvent être fixés avec des épingles au fond d'un bouchon fermant le flacon qui contient le réactif. On les enlève aussitôt qu'ils commencent à brunir ; cependant, pour fixer des parties profondes, on peut prolonger la réaction pendant plusieurs heures. Il est bon de laver les pièces à l'eau avant de procéder à la coloration, mais ces lavages n'ont pas besoin d'être poussés aussi loin que pour les pièces fixées dans les solutions. Nous recommandons, comme colorants, le vert de méthyle pour les pièces destinées à être étudiées dans un milieu aqueux ; puis, pour les préparations au baume, le carmin à l'alun, le picro-carmin, ou l'hématoxyline préparée selon la formule que l'on préfère.

Lorsqu'on se sert de l'osmium en solution, on emploie des concentrations variant de 0,05 à 2 p. 100. On s'est beaucoup servi de solutions de 0,5 à 1 p. 100, mais la tendance de la pratique récente paraît être d'employer des concentrations plus faibles. On prend, par exemple, pour les Infusoires, une solution de 0,5 p. 100, qu'on laisse agir pendant quelques secondes seulement; pour les Porifères, 0,05 à 0,10 p. 100, pendant quelques heures ; pour les organes des Mollusques, 1 à 2 p. 100 jusqu'à vingt-quatre heures, selon le volume des pièces ; pour les épithéliums en général, 0,1 à 0,5 p. 100, pendant une heure (nous donnons des généralisations de la pratique telle que nous la trouvons rapportée dans la littérature ;

(1) Gilson, *La Cellule*, 1, 1885, p. 96.

— pour notre part, nous trouvons que c'est là une fixation tout à fait exagérée) ; — pour les œufs méroblastiques, 0,1 p. 100, pendant vingt-quatre heures (nous pensons qu'ici il n'en faut pas moins) ; — pour les tubes nerveux à myéline, 0,1 à 1 p. 100, pendant vingt minutes ou jusqu'à deux heures, selon les cas ; — pour les corpuscules tactiles, 0,33 à 1 p. 100, vingt-quatre heures ; — rétine, 0,25 à 2 p. 100, dix minutes à vingt-quatre heures (selon l'état de division des pièces, et les éléments qu'on désire étudier) ; — pour les noyaux en général, 0,1 à 2 p. 100, pendant deux ou trois heures (pour des cellules isolées, cela nous paraîtrait exagéré). Nous tâcherons de donner des détails plus précis alors que nous traiterons spécialement de la préparation des divers organes et tissus.

Les pièces fixées dans les solutions osmiques doivent être très-soigneusement lavées à l'eau. On peut prolonger les lavages aussi longtemps qu'on veut, l'eau n'étant nullement nuisible aux pièces ainsi fixées. On peut également employer la glycérine diluée. Nonobstant les soins les plus minutieux apportés au lavage, il n'arrive que trop souvent qu'il reste des traces de la solution osmique dans les tissus ; alors les préparations noirciront sûrement avec le temps. On peut plus ou moins prévenir ce noircissement en traitant les tissus avec des liquides légèrement alcalins. Schultze préconisait à cet effet l'acétate de potasse, qu'il employait comme milieu conservateur ; nous croyons cependant que cette méthode n'est nullement infaillible. Fol recommande de laver avec une solution très faible de carbonate d'ammoniaque. La simple immersion, pendant le temps voulu pour la coloration, dans du carmin à l'ammoniaque, ou même dans le picro-carmin, produit un effet semblable. Enfin, une méthode excellente est de mettre les pièces pendant vingt-quatre heures, ou plus, dans une solution de bichromate de potasse (soit dans la solution de Müller ou celle d'Erlicki), ou dans une solution faible (0,5 p. 100) d'acide chromique, ou dans la solution de Merkel, ou enfin dans une solution faible de ferrocyanure de potassium ou de cyanure de potassium. Le traitement par les solutions bichromiques a l'avantage de faciliter beaucoup la coloration par les carmins ou l'hématoxyline. Les pièces déjà noircies peuvent être décolorées par l'une ou l'autre des méthodes que nous exposons au chapitre XXX, n°s 495 et suivants.

Si la fixation demande une immersion prolongée, elle doit être pratiquée dans un récipient bien clos, et tenu à l'abri de la lumière.

L'osmium colore en un noir des plus intenses toutes les substances graisseuses; il convient donc de s'en servir avec beaucoup de précaution dans la préparation de pièces qui contiennent beaucoup de tissu adipeux.

Nous recommandons les mêmes colorants que nous avons recommandés pour les objets fixés à la vapeur d'osmium, plus le carmin ammoniacal, qui peut rendre de véritables services pour les tissus fortement fixés par l'osmium. Pour les fixations légères, le carmin à l'alun, surtout combiné avec l'osmium lui-même (n° 109), est excellent ; mais pour les tissus un peu brunis il est souvent nécessaire d'avoir recours à un colorant plus énergique.

Il est très-souvent avantageux d'ajouter aux solutions d'acide osmique un peu d'acide acétique ou formique (0,5 à 1 p. 100).

13 bis. Acide osmique et alcool (RANVIER et VIGNAL). — (RANVIER, *Leçons d'Anat. Gén.*, App. term. des muscles de la vie organique, p. 76. VIGNAL, *Archives de Physiol.*, 1884, p. 181). — On fait un mélange, à volumes égaux, d'acide osmique à 1 p. 100 et d'alcool à 90 p. 100.—On le laisse agir, pour des objets pas trop gros — des embryons de quelques millimètres — pendant une heure ou deux. On lave pendant quelques heures dans de l'alcool à 80 p. 100, pour que la réduction de l'osmium continue. Puis on peut laver à l'eau et colorer (quarante-huit heures) dans le picro-carmin ou l'hématoxyline. Cette méthode donne d'excellents résultats. Viallanes l'a appliquée avec fruit à l'histologie des Insectes.

14. Acide chromique. — L'anhydride chromique, CrO^3, se trouve dans le commerce sous forme de cristaux rouges qui se dissolvent dans l'eau en formant de l'acide chromique, H^2CrO^4. Ces cristaux étant extrèmement déliquescents, il est nécessaire de les conserver dans des flacons parfaitement bouchés à l'émeri. Il faut également avoir soin d'en tenir éloignées jusqu'aux moindres poussières organiques, le CrO^3 étant une substance qui se réduit très rapidement en sesquioxyde au contact des matières organiques. Nous recommandons d'en faire une solution à 1 p. 100, qui permet de préparer rapidement les mélanges et solutions plus *allongées* à mesure qu'on en a besoin.

Pour les fixations, on emploie en général des solutions de 0,1 p. 100, ou moins, jusqu'à 1 p. 100. On peut prolonger l'immersion pendant plusieurs heures (objets embryologiques, quelques cellules). Les solutions très fortes, 2 à 3 p. 100, ne doivent agir que pendant très peu de temps. Pour les tissus nerveux, on prend des solutions très diluées, 0,02 à 0,125 p. 100, et on les laisse agir pendant plusieurs heures. (Nous ne traitons ici que de la fixation proprement dite; pour ce qui est du *durcissement* des pièces volumineuse par l'acide chromique, voir au chapitre AGENTS DURCISSANTS et dans les paragraphes spéciaux de la deuxième Partie.)

On lave à l'eau, et avec grand soin. L'eau doit être souvent renouvelée. Il peut être bon de mettre les objets pendant vingt-quatre heures au-dessous d'un robinet. Des lavages même beaucoup plus prolongés ne nuisent pas aux objets fixés par l'acide chromique. Pendant l'été il peut être utile d'ajouter un antiseptique quelconque (un morceau de camphre ou un cristal de thymol) à l'eau, pour prévenir le développement d'Infusoires.

Au besoin, on peut également laver à l'alcool au tiers, et même avec des alcools plus forts. Nous n'admettons pas la nécessité absolue d'employer l'eau dans tous les cas.

Les meilleurs colorants sont l'hématoxyline, et les anilines employées selon la méthode Hermann-Bœttcher.

Les solutions d'acide chromique ne sont pas très pénétrantes, il convient donc d'employer des objets aussi petits que possible. Et pour cette raison aussi, il conviendra le plus souvent de ne pas employer l'acide chromique pur, mais l'un des mélanges avec l'acide acétique, l'acide osmique, l'acide picrique, l'acide nitrique, que nous allons décrire plus bas.

C'est surtout sous forme de ces mélanges que l'acide chromique se montre comme étant peut-être le fixateur le plus fidèle que nous connaissions. Il a le grand défaut de gêner beaucoup les colorations. Ce défaut est moins sensible avec les mélanges qu'avec l'acide pur. Ces mélanges ont aussi l'avantage d'atténuer un autre défaut de ce réactif, défaut qui consiste en ce qu'il précipite certains principes constituants, liquides, des tissus sous forme de filaments ou de réseaux. Ces réseaux sont souvent d'une régularité remarquable, et ont été plus d'une fois décrits comme étant des structures cellulaires normales.

On sait que l'action de l'acide chromique sur les éléments des tissus est tout à fait particulière ; il ne les coagule pas simplement, mais forme avec certaines de leurs substances constituantes des combinaisons chimiques insolubles. C'est une sorte de tannage. On comprend donc l'impossibilité de l'éloigner entièrement par les lavages, et la difficulté qu'on éprouve à obtenir de bonnes colorations par les méthodes ordinaires.

14 *bis*. Action de la lumière sur l'alcool contenant des objets chromiques. — On sait que lorsqu'on met dans l'alcool, pour la conservation ou pour le durcissement, des tissus qui ont été traités par l'acide chromique ou par un chromate, il se forme toujours, au bout de peu de temps, dans l'alcool un fin précipité qui se dépose à la surface des préparations et forme sans doute un obstacle plus ou moins grand à la pénétration de l'alcool. Le lavage préalable à l'eau n'empêche pas la formation de ce précipité; et le renouvellement de l'alcool ne l'empêche pas de se reformer à plusieurs reprises. Hans Virchow a trouvé (*Arch. f. mik. Anat.*, 24 Bd, 1885, p. 117) qu'on en évite entièrement la formation en prenant la précaution bien simple de maintenir les préparations dans l'obscurité. L'alcool s'y colore comme d'habitude en jaune, mais aucun précipité ne se forme. Virchow pense, d'après ses expériences, qu'en prenant cette précaution on peut sans inconvénient omettre, ou du moins abréger de beaucoup, le lavage à l'eau auquel on soumet habituellement les objets avant de les transporter dans l'alcool. Mais il ne faut pas pour cela négliger l'ancienne règle de renouveler l'alcool à mesure qu'il prend la coloration jaune.

15. Acide chromique et alcool (E. KLEIN; *Quart. Journ. Mic. Science*, 1879, pp. 126-7). — A deux volumes de solution d'acide chromique à 1.6 p. 100, on ajoute 1 volume d'alcool ordinaire. Klein s'est beaucoup servi de ce mélange dans ses recherches cytologiques, et a trouvé qu'il donnait souvent de meilleurs résultats que les fixateurs ordinaires (y compris l'osmium). Colorer à l'hématoxyline.

Nous pensons qu'il peut y avoir souvent utilité d'ajouter de l'alcool aux solutions d'acide chromique, pour en augmenter la puissance de pénétration. Nous avons été un peu surpris en ne trouvant pas que de pareils mélanges aient été employés par aucun autre observateur que Klein.

16. Acide chromo-acétique (FLEMMING; *Zellsbz., Kern.-u-Zellth.*, p. 381). — Il est reconnu qu'il y a très souvent avantage à ajouter aux solutions d'acide chromique un peu d'acide acétique ou formique. Cela est favorable à la démonstration des structures nucléaires en général, et surtout à la démonstration des figures achromatiques de la caryokinèse. Flemming recommande (surtout pour ce dernier objet) l'addition de environ 0,1 p. 100 d'acide acétique à une solution d'acide chromique de 0,2 à 0,25 p. 100. Colorer à l'hématoxyline. Ce mélange ne donne pas de préparations favorables pour la coloration avec la safranine ou d'autres couleurs d'aniline. (*Loc. cit.*, p. 382.

16 *bis*. Acide chromo-formique (RABL; *Morphol. Jahrb.*, X Bd., 1884, pp. 215-6). — A 200 grammes d'une solution d'acide chromique de 0,33 p. 100, ajoutez 4 ou 5 gouttes d'acide formique concentré. Le mélange doit être fraîchement préparé au moment de s'en servir Fixer pendant douze à vingt-quatre heures, laver à l'eau, durcir ensuite graduellement dans l'alcool. Colorer à l'hématoxyline ou à la safranine. Rabl préfère cette méthode (pour les recherches cytologiques) à toute autre, excepté celle du chlorure de platine.

17. Mélange chromo-osmique (MAX FLESCH ; *Arch. f. mik. Anat.*, XVI, 1878, p. 300). — Nous devons à Max Flesch la découverte d'un réactif des plus importants. Ce savant a trouvé qu'en combinant les solutions d'osmium et d'acide chromique, on produit un mélange qui est stable (ne se réduisant pas à la lumière), qui fixe en général mieux que l'une ou l'autre de ces solutions employée seule, et qui permet d'y laisser des tissus pendant vingt-quatre à trente-six heures sans qu'ils se noircissent par l'osmium d'une manière excessive. Ce mélange a aussi l'avantage d'être d'une utilité très générale ; il peut être employé avec toute sorte d'objets. On remarquera qu'il permet de combiner d'une manière utile l'action foudroyante de l'osmium avec l'action durcissante plus lente, mais plus égale, et pour cela peut-être plus fidèle, de l'acide chromique.

Max Flesch recommande un liquide composé de 0,1 partie d'osmium et 0,25 partie d'acide chromique pour 100 parties d'eau.

18. Mélange chromo-acéto-osmique. — *Mélange de* FLEMMING, *Liquide de* FLEMMING (*Zellsubstanz., Kern-u.-Zelltheilung*, 1882, p. 381). — A la suite d'une étude approfondie des propriétés du mélange de Max Flesch, Flemming trouva qu'il était susceptible d'amélioration, surtout pour les études cytologiques. Il reconnut que l'addition d'un peu d'acide acétique ou formique a pour effet non seulement de mieux différencier les structures achromatiques des noyaux, mais, ce qui est encore plus important, de favoriser beaucoup les colorations avec l'hématoxyline, les carmins, ou les couleurs d'aniline. Il recommande donc d'ajouter au mélange de Max Flesch 0,1 p. 100 d'acide acétique glacial, soit la formule :

Acide chromique. . .	0,25 p. 100	
Acide osmique. . . .	0,1 —	dans de l'eau (1)
Acide acétique glacial	0,1 —	

(1) Pour fabriquer ce mélange avec les solutions normales, on n'a qu'à prendre

Acide chromique à 1 p. 100.	25 volumes
Acide osmique à 1 p. 100.	10 —
Acide acétique à 1 p. 100.	10 —
Eau	55 —

Flemming fait observer qu'il obtient les meilleurs résultats, comme fidélité de fixation des structures cellulaires, avec des immersions de peu de durée, une demi-heure au maximum. Il lave à l'eau, et colore à l'hématoxyline ou avec une couleur d'aniline.

18 *bis.* FLEMMING (*Zeitschr. f. wiss. Mikroskopie*, 1, 1884, p. 349) a récemment préconisé un mélange beaucoup plus fort, à savoir :

Acide chromique à 1 p. 100. . .	15 parties.
Acide osmique à 2 —. . .	4 —
Acide acétique glacial.	1 —

Ce mélange n'ayant été imaginé que dans le but très spécial de faciliter les recherches ayant pour objet de constater la présence de mitoses dans les tissus (et non d'étudier la structure intime de ces figures, ni pour servir aux recherches générales d'histologie), nous renvoyons pour de plus amples détails au chapitre des MÉTHODES CYTOLOGIQUES, n° 559.

19. Mélange chromo-acéto-osmique (H. FOL; Fol, *Lehrb. d. vergl. mik. Anat.*, 1884, p. 100). — C'est un mélange beaucoup plus faible en osmium que celui de Flemming. Fol prend :

Acide chromique à 1 p. 100 . . .	25 volumes
Acide osmique à 1 p. 100	2 —
Acide acétique à 2 p. 100	5 —
Eau	68 —

Soit en centièmes :

Acide chromique.	0,25 p. 100	
Acide osmique. .	0,02 —	dans l'eau.
Acide acétique. .	0,1 —	

Nous avons institué des expériences comparatives avec la formule de Flemming et celle de Fol. C'est cette dernière qui nous a donné les meilleurs résultats, tant pour les tissus des Vertébrés que pour ceux des Arthropodes. Nous avons trouvé la fixation tout aussi bonne, ou meilleure; les pièces brunissent beaucoup moins qu'avec le mélange de Flemming, ce qui est à nos yeux un avantage considérable; les lavages sont plus faciles; et nos pièces présentaient une consistance plus favorable pour les coupes. De plus, les colorations se faisaient bien plus facilement.

On peut laisser les tissus des jours entiers, voire même des semaines ou des mois, dans l'un ou l'autre de ces mélanges, sans

crainte de les voir s'altérer d'une manière notable. Mais plus on
prolonge l'immersion, et plus les colorations ordinaires deviennent
difficiles; de sorte que les couleurs d'aniline sont presque le com-
plément obligé des fixations prolongées. La pratique ordinaire est
de laver longuement à l'eau et de colorer à l'hématoxyline ou avec
une couleur d'aniline. Mais les pièces bien lavées peuvent être colorées sans peine par les moyens ordinaires. Nous employons par
exemple souvent le carmin à l'alun (étendu, avec une trace d'osmium), réactif peu énergique, mais que nous estimons être le plus
fidèle de tous les carmins. Nous employons aussi avec un parfait
succès les carmins au borax.

Les mélanges chromo-acéto-osmiques prennent certainement rang
parmi les meilleurs fixateurs qui aient été imaginés.

20. Acide nitrique (ALTMANN; *Arch. Anat. u. Phys.*, 1881, p. 219).
— Altmann se sert d'une solution aqueuse titrée à environ 3 à
3,5 p. 100 d'acide pur. Une solution de cette concentration possède
une densité de 1.02 environ, ce qui permet de titrer les solutions
d'une façon aussi commode qu'exacte en se servant d'un aréomètre.
(Une densité de 1.0201 correspond exactement à 3 de l'échelle de
Baumé; le titrage est donc des plus simples.) On peut se servir de
solutions plus concentrées, mais elles ne donnent pas de résultats
définitifs aussi bons.

On prend les objets à fixer aussi petits que possible. On les laisse
dans le liquide juste le temps nécessaire pour qu'ils se trouvent
fixés, — les blastodermes ou les petits embryons, un quart d'heure
à une demi-heure, — les gros, deux à quatre heures. Il est bon
d'employer des solutions refroidies jusqu'à 0°; le froid arrête de
suite les processus moléculaires, et permet à l'acide d'achever la
fixation avant qu'il se soit produit aucune altération dans les tissus.
On lave les pièces à l'alcool, et on les transporte ensuite dans de
l'alcool pur pour achever de les durcir et pour les conserver. On
colore, avec le colorant que l'on veut. Altmann préfère une coloration lente par l'hématoxyline diluée.

Cette méthode est l'une des meilleures que nous connaissions.
Elle a la grande qualité de fixer les structures cellulaires avec une
admirable perfection. Elle fixe les figures caryokinétiques avec une
fidélité parfaite, tout en laissant les tissus dans un état très favorable pour les colorations qu'elle rend aussi précises que faciles
à réaliser. Les tissus restent incolores après lavage; c'est-à-dire
que l'acide nitrique ne leur communique point de ces colorations

jaunes ou brunâtres que laissent après eux l'acide chromique et
l'osmium.

L'acide nitrique peut être employé avec avantage dans l'étude des
tissus les plus délicats (rétine, par exemple). Altmann le considère
comme le fixateur le plus fidèle des structures protoplasmiques, et
Flemming, après avoir étudié son action sur les figures caryokinétiques, en parle avec éloge. La méthode est éminemment une
méthode embryologique; nous ne serions pas étonné qu'elle devînt
la méthode embryologique par excellence, à cause de la propriété,
qu'elle possède à un plus haut degré qu'aucune autre méthode, de
durcir le vitellus sans le rendre cassant. Les œufs des Batraciens
Anoures, si désespérants par la facilité avec laquelle ils deviennent
cassants sous l'action coagulante des fixateurs, se laissent mieux
préparer pour les coupes par cette méthode que par toute autre.
Notons encore une qualité de l'acide nitrique : il est l'un des meilleurs des décalcifiants.

Ce réactif a cependant des défauts dont il faut tenir compte. D'un
côté, il ne pénètre qu'assez lentement, et, d'un autre, il ne permet
pas d'employer des immersions très prolongées, car dans ces conditions il rend les objets cassants. Nous pensons que pour ces raisons
il sera de peu d'utilité pour des sujets très difficilement pénétrables,
tels que les Arthropodes.

Les solutions plus concentrées d'acide nitrique ont été l'objet d'études
sérieuses. Uskoff recommande pour des objets embryologiques une solution de 5 p. 100, qu'il laisse agir pendant dix à trente minutes. Wolff a employé avec de bons résultats une concentration de 10 p. 100 (œuf de la
Poule).

Pour des préparations extemporanées de l'œuf des Astérides, Flemming
a obtenu de bons résultats avec une solution de 40 p. 100. His aussi a
recommandé une solution de 10 p. 100. Altmann a essayé cette concentration, et a trouvé qu'elle ne permettait pas de démontrer les figures
nucléaires. Il pense que les solutions concentrées coagulent trop fortement
les albuminoïdes solubles des tissus, ce qui a pour effet de nuire à la
différenciation optique des structures.

Pour les lavages, on peut prendre, au lieu d'alcool, une solution aqueuse
d'alun de 1 à 2 p. 100. (Uskoff, Rabl.).

On peut aussi employer l'alcool pour préparer le liquide fixateur On
mélange à cet effet 3 volumes d'acide nitrique avec 97 volumes d'alcool
à 70 p. 100. (Fol; inédit. Nous devons cette indication à l'obligeance de
M. le professeur Fol.)

21. Acide chromo-nitrique (*Liquide de* PERENYI; *Zoologischer Anzeiger*, V, 1882, p. 459).

> Acide chromique à 0,5 p. 100. . . 3 parties.
> Acide nitrique à 10 p. 100. . . . 4 —
> Alcool.. . . . . 3 —

On mêle ces liquides, et au bout de peu de temps on obtient une solution d'un beau violet.

On y laisse les objets (du moins si ce sont des œufs) pendant quatre à cinq heures; on les met ensuite pendant vingt-quatre heures dans de l'alcool à 70 degrés, puis pendant quelques jours dans de l'alcool fort; et finalement pendant quatre à cinq jours dans de l'alcool absolu. Au bout de ce temps ils ont acquis la meilleure consistance pour être coupés au microtome. Des œufs ainsi préparés se coupent comme du cartilage; ils ne sont pas le moins du monde poreux, et les blastomères et leurs noyaux se trouvent parfaitement bien conservés.

On peut combiner des réactifs colorants avec ce liquide, et fixer et colorer en même temps. (En ce cas, avoir soin d'éloigner avec soin les enveloppes albumineuses des œufs, car autrement les colorants ne pénétreraient pas.) Quelques-uns, comme la fuchsine ou le rouge d'aniline, peuvent être dissous directement dans le liquide. D'autres, comme l'éosine, la purpurine, le violet d'aniline, doivent être d'abord dissous dans 3 parties d'alcool, puis ajoutés au liquide, mais ils donnent lieu à un précipité qu'il faut éloigner par la filtration. Après coloration, on traite les œufs comme suit : alcool à 50 p. 100, cinq heures; alcool ordinaire, dix heures; alcool absolu.

Ce réactif est excellent, et paraît être en voie d'être très employé pour les recherches embryologiques.

21 *bis*. Acide chromo-nitrique avec bichromate de potasse. (KOLLMANN.) — Kollmann recommande beaucoup pour fixer les œufs de Téléostéens un mélange contenant :

> Bichromate de potasse . . . . . . 5 p. 100
> Acide chromique. . . . . 2 —
> Acide nitrique concentré. . . . . 2 —

(Nous citons textuellement. Nous supposons qu'il faut entendre un mélange de 5 parties de bichromate, 2 d'acide chromique, 2 d'acide nitrique, et 91 d'eau; et non point un mélange à volumes égaux de solutions de ces substances aux titres indiqués.) Les œufs doivent y rester douze heures. On les lave à l'eau pendant douze heures. On enlève alors le chorion, et on les met dans de l'alcool à 70 degrés. Kollmann fait observer qu'il est important que ces œufs soient fixés très rapidement. Voyez l'*Arch. f. Anat. u. Physiol.*, de His et Du Bois-Reymond, 1885, p. 296.

22. Bichromate de potasse. — Chromate d'ammoniaque. — Le bichromate de potasse s'emploie en solutions de 1 à 2 p. 100. On peut augmenter la concentration des solutions peu à peu, jusqu'à 4 ou 5 p. 100; mais il faut toujours avoir soin de commencer par des solutions faibles. Altmann recommande beaucoup une solution de 2 p. 100, contenant un peu d'acide chromique libre, et refroidie à zéro. On lave en général à l'eau. Altmann lave à l'alcool fort. Si l'on prend l'alcool, il faut le renouveler très souvent. Les objets qui ont été traités par ce réactif demeurent colorés en jaune. Ils fournissent d'excellentes colorations par le carmin.

Les solutions de bichromate de potasse pénètrent très lentement. Elles ont une action très douce et égale sur les tissus. Elles ont beaucoup perdu de la vogue dont elles jouissaient autrefois, depuis que Flemming a démontré qu'elles ne conservent pas les structures nucléaires. Nous croyons la polémique de Flemming parfaitement fondée ; mais nous rappellerons, ce que Flemming a lui-même fait observer, que ce défaut n'est pas une raison pour négliger l'emploi de cet excellent réactif dans des recherches où il n'est pas question de structures nucléaires. C'est un réactif qui a beaucoup de bonnes qualités, surtout pour l'étude des organes nerveux.

Le chromate d'ammoniaque possède à peu près les mêmes propriétés que le bichromate de potasse, mais son action est encore plus douce. On prend en conséquence des solutions plus concentrées, par exemple 5 p. 100, qu'on laisse agir pendant au moins vingt-quatre heures. Laver à l'eau et colorer au picro-carmin. Ce sel, comme le dernier, ne doit pas être employé pour fixer les noyaux.

Le bichromate de potasse s'emploie avec avantage en combinaison avec des sulfates ; voyez, au chapitre des « Réactifs durcissants », le *Liquide de Müller* et le *Liquide d'Erlicki.*

23. L'acide sulfurique possède quelques-unes des propriétés d'un réactif fixateur. « A une dilution d'environ 1/300 ou 1/400 dans de l'eau, il coagule les substances albumineuses et éclaircit les substances collagènes sans les gonfler, et peut être pour cela d'un effet utile dans l'étude des centres nerveux, des glandes lymphatiques, et autres organes, pour la démonstration des éléments de soutènement (Fol; *Lehrbuch de vergl. mik. Anat.*, p. 98. Fol cite ici M. Schultze). » Il ne sert cependant guère comme fixateur que combiné avec l'acide picrique pour former le liquide picro-sulfurique.

CHAPITRE IV

AGENTS FIXATEURS

CHLORURES.

24. Chlorure de platine, PtCl⁴. — Ce sel étant extrêmement déliquescent, il vaut mieux se le procurer en solution. On trouve en effet dans le commerce des solutions à 10 p. 100. La solution aqueuse simple de ce sel a jusqu'à présent peu servi. Fol (*Lehrb.*, p. 106) dit qu'elle fixe rapidement, mais d'une manière peu égale, et n'offre pas d'avantages spéciaux. Rabl (*Morphol. Jahrb.*, X Bd., 1884, p. 216) s'en est servi dans ses recherches récentes sur la cytodiérèse, et dit qu'elle lui a donné de meilleurs résultats qu'aucun autre réactif, à l'exception de l'acide chromo-formique. Elle a une action semblable à celle du chlorure d'or, avec l'avantage de ne pas être réduite par la lumière ou la chaleur.

Rabl se sert d'une solution de 1/300. Il y laisse les objets pendant vingt-quatre heures. Il lave à l'eau, durcit ensuite à l'alcool, fait des coupes, et les colore avec l'hématoxyline de Delafield, nº 130, ou la safranine. Cette méthode est la meilleure pour démontrer les granulations de Pfitzner dans les mitoses, et la division longitudinale des filaments nucléiniens.

25. Mélange chromo-platinique *(Solution de* Merkel; Merkel, *Ueber die Macula lutea*, etc., 1870, p. 19; — *Mitth. Zool. Stat. Neapel*, 2, 1881, p. 11). — Combiné avec l'acide chromique, le chlorure de platine forme un mélange qui devient de plus en plus à la mode. Ce mélange se compose de volumes égaux d'acide chromique à 1/400 et de chlorure de platine à 1/400, soit :

Acide chromique à 1 p. 100. . . . . . 1 volume.
Chlorure de platine à 1 p. 100 . . . 1 volume.
Eau . . . . 6 volumes

Ce mélange ne pénètre pas avec une très grande rapidité, mais, comme il a une action très douce, on peut y laisser les objets très longtemps. Merkel y laissait des portions de rétine pendant trois ou quatre jours; Eisig y laisse des Annélides pendant trois à cinq heures; Whitman trouve que pour de petites Sangsues il suffit d'une heure.

On lave à l'alcool. Eisig prend l'alcool à 70 degrés; Whitman celui à 50 degrés. Outre son action très douce, qui fait que cette solution est particulièrement propre à la fixation d'objets délicats, elle a le grand avantage de ne pas gêner les colorations avec les teintures ordinaires, nonobstant la présence de l'acide chromique. Elle rend des services en prévenant le noircissement d'objets qui ont été fixés dans l'osmium (à cette fin, il convient de les laisser plusieurs heures dans la solution).

26. **Le chlorure de palladium** a été employé en solutions aqueuses de 1/300, 1/600, ou 1/1000. La fixation se fait en une ou deux minutes, pour les petits objets. Cattaneo le recommande comme étant le meilleur fixateur pour les Infusoires.

Ce sel se trouve à l'état sec dans le commerce. Pour le dissoudre, il est nécessaire d'employer de l'eau acidulée avec de l'acide chlorhydrique. Il faut prendre, pour 10 grammes du chlorure sec, un litre d'eau et 4 à 6 gouttes de HCl. Il faut vingt-quatre heures pour que la dissolution soit complète.

On se rappellera que ce chlorure imprègne les tissus en les colorant en brun. Voyez les chapitres des « IMPRÉGNATIONS MÉTALLIQUES » et des « RÉACTIFS DURCISSANTS. »

27. **Chlorure d'or** — Le chlorure d'or se trouve dans le commerce sous forme de jolis cristaux jaunes. Ces cristaux se conservent parfaitement à l'état sec, tandis que leur solution aqueuse n'est stable que dans l'obscurité. On gardera donc sa provision principale de chlorure en nature, mais il sera commode de préparer aussi une petite quantité de solution à 1 ou 2 centièmes, qu'on aura soin de tenir à l'abri de la lumière.

Pour les fixations (nous ne parlons pas ici des imprégnations), on prend des solutions de 0,5 p 100 ou moins fortes (0,2 p. 100), ou quelquefois plus fortes (1 à 2 p. 100). On retire les objets aussitôt qu'ils sont pénétrés, ce qui se reconnaît à la coloration jaunâtre qu'ils prennent. On lave à l'eau.

Ce réactif est probablement le fixateur le plus fidèle qui soit connu. Il sert cependant peu, à cause de la façon capricieuse dont il se réduit dans les tissus. Les éléments imprégnés par le métal ne sont plus susceptibles de coloration. Pour les Infusoires, il se montre plus utile que pour les cellules des tissus.

Les chlorures doubles, d'or et de potassium, d'or et de sodium, d'or et de cadmium, ont la même action et s'emploient de la même manière.

28. Perchlorure de fer (H. FOL; *Zeit. wiss. Zool.*, XXXVIII, 1883, p. 491; Fol, *Lehrb. d. vergl. mik. Anat.*, p. 102). — Le perchlorure de fer, $Fe^2 Cl^6$, se trouve dans le commerce sous forme d'écailles brunes ou de cristaux jaunes ou rougeâtres. Il vaut mieux toutefois se procurer la teinture alcoolique de perchlorure de fer de la pharmacopée anglaise (*Tinctura Ferri Perchloridi P. B.*) qui permet de titrer plus facilement les solutions dont on se sert. Pour s'en servir, on la dilue avec de l'alcool (les solutions aqueuses de perchlorure donnent des résultats bien inférieurs). Au commencement, Fol s'était servi de solutions très étendues (jusqu'à 2 p. 100 de la teinture); mais de nouvelles expériences l'ont conduit à recommander de prendre pour un volume de la teinture seulement de 5 à 10 volumes d'alcool à 70 degrés. (Si, avec le temps, il se forme un fin précipité, ajouter une goutte de HCl et agiter.)

On prend les objets aussi petits que possible, car la solution n'est pas très pénétrante. On les laisse peu de temps (quelques minutes seulement) dans la solution. On les lave dans une solution de 0,5 à 1 p. 100 d'acide oxalique dans de l'alcool à 50 degrés, jusqu'à ce que la coloration jaune du fer ait disparu. On peut colorer alors comme on veut.

Si l'on désire éviter de traiter les tissus par l'alcool, on peut employer pour les laver une solution aqueuse d'oxalate de potasse, au lieu de la solution alcoolique d'acide oxalique.

Ces lavages doivent être faits avec les soins les plus minutieux, car, s'il reste des traces de fer dans les tissus, ceux-ci se colorent d'une façon trop intense, et ne se laissent pas débarrasser de leur excédent de couleur, le fer agissant comme mordant. Si l'on désire aller plus vite, on peut obtenir une coloration moins belle, il est vrai, mais utile pour l'étude, en traitant les objets avec de l'acide pyrogallique. Fol les met pendant vingt-quatre heures dans de l'alcool contenant une trace seulement d'acide pyrogallique (une goutte de solution à 1 p. 100 pour tout l'alcool contenant les objets). Nous nous servons quelquefois de solutions beaucoup plus concentrées, jusqu'à 2 p. 100, qui nous donnent de bons résultats; nous enlevons nos objets aussitôt que nous voyons que la réaction s'est faite; ce qui revient à dire, aussitôt que l'acide a pénétré les pièces, car la réaction elle-même est instantanée.

Le perchlorure de fer tue et durcit toutes les structures protoplasmiques avec une rapidité foudroyante; aussi convient-il tout spécialement pour la conservation de structures très délicates et en même temps très

rétractiles, telles que les flagellums, les pseudopodes, les cils des Infusoires. Fol a trouvé que les *Tintinnodea* ne peuvent se conserver pour
l'étude que de cette manière.

Ce réactif a quelques défauts, qui empêchent de généraliser son emploi. Fol trouve qu'il pénètre avec peu de rapidité; et, d'autre part, on
ne peut pas le laisser agir longtemps sur les tissus, sous peine de les
voir devenir cassants.

Il faut se rappeler qu'en le mêlant à l'eau de mer on donne lieu à des
précipités abondants.

29. Bichlorure de mercure (Sublimé corrosif). — Ce sel se trouve
dans le commerce sous forme de poudre cristalline parfaitement
stable. Sa solution aqueuse saturée à froid contient environ 5 p. 100
du chlorure. Il est plus soluble dans l'alcool que dans l'eau, et en
employant de l'alcool de 50 à 60 degrés on obtient des solutions
bien plus fortes.

Pour les fixations nous recommandons (et nous croyons que c'est
la pratique générale) de prendre des solutions aussi concentrées
que possible. La solution aqueuse saturée à froid suffira le plus souvent ; mais pour les Arthropodes il faudra souvent prendre une solution *alcoolique*, et pour les animaux très contractiles (Coralliaires,
Planaires) il faudra souvent avoir recours à des solutions chaudes,
même bouillantes.

Il faut avoir soin de *ne laisser les objets dans la solution que juste le
temps nécessaire pour qu'ils en soient pénétrés.* La pénétration se
constate facilement à la vue de l'opacité blanchâtre qui se produit
dans les tissus. Elle est très rapide; les petits objets (et l'on ne doit
pas en prendre de gros) sont fixés en quelques minutes; nous avons
trouvé que pour pénétrer une glande salivaire de *Chironomus* il ne
faut pas plus de trois secondes.

On lave à l'eau ou à l'alcool. Nous pensons que l'alcool vaut presque toujours mieux.

Nous ajouterons qu'il est souvent important de ne pas prendre
l'alcool trop faible, mais de commencer les lavages par l'alcool
d'au moins 70 degrés. On peut y ajouter un peu de camphre, ce qui
facilite l'extraction du sublimé. La croyance qu'il est nécessaire de
laver par l'eau les objets qui ont été traités par le sublimé est une
erreur. Il importe que les lavages soient scrupuleusement faits,
autrement les tissus deviendront granuleux et cassants. Il fau
aussi ne pas laisser les objets pendant plus de deux ou trois jours
dans l'alcool, autrement ils peuvent devenir cassants.

On peut colorer avec n'importe quel colorant. Il n'est pas même toujours nécessaire que le sublimé soit enlevé des pièces avant de les mettre dans la solution colorante. Ainsi, dans la pratique, il arrive souvent qu'on lave pendant quelques minutes ou une demi-heure dans l'eau, qu'on passe alors les pièces pendant une demi-heure dans du carmin au borax, du picro-carmin, ou du carmin à l'alun ou de l'hématoxyline, et que l'on achève l'extraction du sublimé par les mêmes lavages qui servent à débarrasser les pièces de l'excès de matière colorante. On les passe alors aussi rapidement que possible à travers des alcools successivement plus forts, et après vingt-quatre heures on peut les enrober, couper, ou monter en préparations permanentes, selon la méthode que l'on préfère.

Nous pensons que le sublimé corrosif est un fixateur de *premier ordre*, pourvu toutefois que l'on observe la précaution que nous avons indiquée, de ne le laisser agir que pendant quelques instants sur les tissus, et de l'en éloigner ensuite rapidement et complètement. Il est d'un emploi très commode, et permet d'aller très vite. Il fournit des colorations superbes.

Il est très souvent avantageux, surtout dans les études cytologiques, d'ajouter au sublimé un peu d'acide acétique (environ 1 p. 100). Frenzel y ajoute de l'acide nitrique, voyez n° 728, et Braun de l'acide osmique, voyez n° 763.

Le lecteur se souviendra qu'il ne doit pas employer d'instruments métalliques pour manipuler les objets contenus dans les solutions mercuriques, ces solutions se précipitant immédiatement au contact des métaux. Pour ces objets, il faut se servir d'instruments de verre, d'ivoire, de corne, de caoutchouc, de bois, de piquants de Hérisson ou de Porc-épic.

Les solutions de sublimé pur, de même que les mélanges mercuriques qui vont suivre, paraissent convenir pour la grande majorité des organismes, excepté les Arthropodes à squelette un peu fort, le sublimé ne pénétrant pas la chitine avec beaucoup d'énergie.

Mélanges mercuriques.

Sous ce titre nous réunissons quelques formules assez compliquées qui ont été recommandées par des anatomistes autorisés; tout en avertissant qu'à part l'addition d'un peu d'acide acétique, nous doutons qu'il y ait aucun avantage à se départir du sublimé pur, du moins pour le travail ordinaire.

30. Liqueur de LANG (*Zool. Anzeiger*, 1878, p. 14). — On prend :

Eau distillée . . . . 100 parties.
Chlorure de sodium . . . . . . 6 à 10 —
Acide acétique . . . . 5 à 8 —
Bichlorure de mercure. . . . . . 3 à 12 —
Alun (dans certains cas). . . . . 0,5 —

Pour des Planaires. On couche les animaux sur le dos et on les inonde du mélange versé brusquement. Ils meurent étendus. On les laisse une demi-heure dans le liquide, et on les passe à travers des alcools d'abord à 70 degrés, puis à 90 degrés, enfin on les met dans l'alcool absolu. Après deux jours dans ce dernier, ils sont suffisamment durcis, et l'on doit colorer et faire les coupes.

Nous avons trouvé ce mélange excellent pour fixer des animaux pélagiques mous, tels que *Salpa, Doliolum*.

31. CARNOY (*La Biologie cellulaire*, p. 95) recommande les deux mélanges suivants, selon qu'on désire employer un liquide alcalin ou acide.

Liquide alcalin :

Eau distillée. . . . . 100 parties.
Bichlorure de mercure. . . . . 5 —
Chlorure de sodium.. . . . . 3 —

Liquide acide :

Eau distillée . . . . 100 parties.
Bichlorure de mercure. . . . . . 5 —
Acide acétique. . . . . 5 —

32. Les liquides de HARTING (*Micro. Diction.*, art. *Preservation*) et de PACINI (*Journal de Micrographie*, IV, 1880; *Journ. Roy. Mic. Soc.*, N. S. II, 1882, p. 702), doivent être cités ici, quoiqu'ils ne constituent que des fixateurs peu énergiques et d'une application très restreinte.

Harting prend :

Sublimé. . . . . 1 partie.
Eau distillée. . . . . 200 à 500 parties.

(Pour corpuscules du sang et quelques autres éléments. Voyez au chapitre XXVI.)

Pacini prend :

1º Sublimé. . . . . , . . . 1 partie.
Sel de cuisine. . . . . 2 parties.
Eau. . . . . 200 —

(Pour Infusoires, globules du sang, spermatozoïdes.)

2° Sublimé. . . . .   1 partie.
   Sel de cuisine. . . . .   4 parties.
   Eau. . . . . 200 —

(Corpuscules du sang des Vertébrés.)

3° Sublimé. . . . .   1 partie.
   Acide acétique.. . . . .   2 parties.
   Eau. . . . . 300 —

Noyaux des tissus des animaux. Ne conserve pas les corps cellulaires.
(Pour l'emploi de ces mélanges comme liquides conservateurs, voyez
chap. XXVI.)

33. Bichlorure de mercure et acide picro-sulfurique (*Formule de*
Lang; *Zool. Anzeiger*, 1879, p. 46). — Solution saturée de sublimé corrosif
dans de l'acide picro-sulfurique auquel on a ajouté 5 p. 100 d'acide acétique.

CHAPITRE V

AGENTS FIXATEURS

34. Acide picrique. — Cet acide se trouve dans le commerce sous forme de beaux cristaux d'un beau jaune serin. Ces cristaux stables, hexagonaux, peuvent commodément être conservés en nature. Ils se dissolvent dans l'eau et dans l'alcool.

Pour les fixations, on emploie la solution aqueuse. On prend en général la solution saturée à froid. On doit toujours avoir soin d'employer des solutions fortes toutes les fois qu'il s'agit de faire des coupes ou de préparer des organes avec les éléments *in situ*, parce que les solutions faibles macèrent les tissus. Pour l'étude d'éléments cellulaires isolés, on peut prendre des solutions faibles. En ce cas, le degré de concentration n'a pas une grande importance; Flemming a trouvé que les mitoses se fixent également bien dans les solutions faibles et dans les solutions fortes.

On peut laisser les objets à fixer très longtemps — jusqu'à vingt-quatre heures, par exemple — dans cet acide, sans qu'ils en souffrent. Il est cependant extrêmement pénétrant, et peut fixer de petits objets en quelques instants.

On lave toujours à l'alcool. Cette règle ne souffre pas d'exception pour l'acide picrique pur, et s'applique également à l'acide picro-sulfurique, l'acide picro-nitrique et l'acide picro-chlorhydrique. Car tous ces liquides ont la propriété de tuer les éléments des tissus avec une grande rapidité, mais de les coaguler très peu et d'une façon tout à fait passagère ; *l'eau est extrêmement nuisible aux tissus qui ont été fixés dans ces liquides.* (Seul l'acide picro-chromique permet un court lavage à l'eau (Fol). On en comprendra facilement la raison en se reportant à ce que nous avons dit de l'action de l'acide chromique sur les tissus.) Pour la même raison, on doit éviter l'emploi des liquides aqueux pendant tout le cours de la préparation ultérieure ; on colore donc avec des teintures alcooliques. (On peut à la rigueur se servir de certaines teintures aqueuses, à condition qu'elles contiennent une proportion suffisante de quelque réactif durcissant pour leur permettre de ne pas déformer les cellules ; et l'on a cité a ce propos le picro-carmin, qui remplirait cette condition en vertu de l'acide picrique qu'il contient ; nous conseillons toutefois de s'en tenir aux teintures alcooliques.)

C'est avec l'alcool à 70 degrés que l'on commence les lavages en général. Il faut le renouveler aussitôt qu'il devient trouble, et continuer les lavages jusqu'à ce que les tissus soient bien débarrassés de la coloration jaune que leur a donnée l'acide picrique. Les lavages seront facilités de beaucoup si l'on emploie l'alcool à chaud ; à la température de 40° l'acide picrique est en effet presque deux fois aussi soluble dans cet alcool qu'à la température normale (Fol).

C'est l'un des grands avantages de l'acide picrique, qu'il se laisse entièrement extraire par l'alcool et laisse les tissus dans un état où ils sont susceptibles des plus belles colorations. On peut colorer par tous les colorants ordinaires. Toutes ces colorations se faisant avec une grande précision, nous pensons qu'il est rarement utile d'avoir recours aux couleurs d'aniline.

Une qualité très précieuse de l'acide picrique, c'est sa grande puissance de pénétration. Cette propriété, jointe à cette autre, qu'il ne nuit nullement aux éléments des tissus lors d'une immersion prolongée, fait des liquides picriques les fixateurs par excellence des Arthropodes.

L'acide picrique laisse à désirer sous quelques rapports. Les lavages nécessaires pour l'éloigner des tissus n'opèrent que très lentement ; il faut souvent des semaines entières pour les mener à bonne fin. Il faut aussi reconnaître que l'acide picrique est un fixateur peu énergique : on lui souhaiterait souvent une action coagulante plus prononcée. On arrive à parer en quelque mesure à ces deux inconvénients en combinant l'acide picrique avec d'autres réactifs, comme dans les mélanges qui vont suivre.

35. Acide picro-sulfurique (*Liqueur de* KLEINENBERG ; *Quart.
Journ. Mic. Science,* April 1879, p. 208. — *Formule de* PAUL MAYER ;
Journ. Roy. Mic. Soc., N. S., 2, 1882, p. 867. D'après Whitman). —
Nous supprimons la formule originelle donnée par Kleinenberg pour
la préparation de ce liquide classique, celle que nous donnons étant
beaucoup plus commode. Prenez :

> Eau distillée. . . . . 100 volumes.
> Acide sulfurique concentré. . .   2   —.

Mêlez, et ajoutez de l'acide picrique autant qu'il s'en dissoudra.
Filtrez, et ajoutez 3 volumes d'eau (excepté pour les Arthropodes, pour lesquels on emploie la solution non diluée). (N'y aurait-
il pas avantage à réserver le nom d'« acide picro-sulfurique » à la
solution non diluée, et à appeler « Liqueur de Kleinenberg » la
solution étendue? La solution non diluée est indispensable pour les
Arthropodes, et nous paraît mériter une désignation propre.)

Kleinenberg avait recommandé d'ajouter au liquide de la créosote à saturation. Cette addition avait pour but de parer à un inconvénient que
présente l'acide picro-sulfurique (comme aussi l'acide osmique), à savoir
de causer souvent un gonflement des blastomères. Il a été constaté à la
Station zoologique de Naples que cette addition ne produit pas de différence perceptible dans les résultats et on l'a généralement abandonnée.

On laisse les objets dans ce liquide, selon leurs dimensions, pendant trois ou quatre heures, ou même jusqu'à vingt-quatre heures
(les immersions prolongées ne nuisent nullement aux objets). On
les porte alors dans de l'alcool à 70 degrés, ou on les lave comme
nous l'avons dit pour l'acide picrique. Nous croyons devoir répéter
ce que nous avons déjà dit à la page 39 — que les objets fixés dans
les liquides picriques *ne doivent jamais être lavés à l'eau.*
On colore comme nous l'avons dit pour l'acide picrique.

Il y a quelques précautions à prendre avec l'acide picro-sulfurique.
Quoiqu'il se diffuse assez rapidement à travers les cuticules, il va sans
dire que la chitine épaisse s'oppose à son passage. Les Arthropodes
un peu gros, les Insectes et les Isopodes de grande taille, doivent être ouverts et injectés largement avec le liquide à l'aide d'une pipette. De plus,
et ceci est un point très important, on emploiera des quantités très grandes de liquide, et on aura le plus grand soin de renouveler le liquide
aussitôt qu'il sera devenu trouble. On ne doit jamais laisser les objets pendant un temps considérable dans un liquide qui n'est pas parfaitement
limpide.

Ce liquide est un fixateur plus énergique que l'acide picrique pur. Il a en outre l'avantage de se laisser enlever au lavage bien plus facilement. Pour la zoologie marine, il a la propriété très précieuse de débarrasser les organismes des sels de l'eau de mer en même temps qu'il les fixe. Il est en général un fixateur très fidèle ; du reste, nous n'avons pas besoin de recommander un réactif qui depuis si longtemps est employé généralement plus qu'aucun autre fixateur.

Il a quelques désavantages qui lui sont particuliers. A cause de la présence de l'acide sulfurique, ce réactif gonfle le tissu conjonctif; c'est assez dire que pour les Vertébrés il n'est que d'une application restreinte. Emery trouve cependant qu'il peut servir pour les Poissons et pour les embryons de Vertébrés, à condition de ne pas les laisser plus de trois ou quatre heures dans le liquide (1). Puis, pour les objets qui contiennent des éléments calcaires, il n'est pas à recommander, car il dissout la chaux et la laisse ensuite précipiter dans les tissus sous forme de cristaux insolubles de gypse. Pour de tels objets, il est préférable d'employer un des liquides suivants, acide picro-nitrique, ou acide picro-chlorhydrique.

36. Acide picro-nitrique. (PAUL MAYER; *Mitth. Zool. Stat. Neapel*, 1881, p. 5.)

> Eau distillée . . . . 100 volumes
> Acide nitrique (de 25 p. 100 Az²O⁵). 5 —
> Acide picrique, autant qu'il s'en dissoudra.

On ne dilue pas.

Propriétés très semblables à celles de l'acide picro-sulfurique, avec l'avantage de prévenir la formation de cristaux de gypse, et l'inconvénient d'être beaucoup plus difficile à éloigner des tissus par le lavage. Whitman (*Journ. Roy. Mic. Soc.*, N. S., 2, 1882, p. 868) rapporte que Paul Mayer le recommande beaucoup, et trouve qu'avec des œufs qui contiennent beaucoup de deutoplasme, comme ceux de *Palinurus*, il donne de meilleurs résultats que l'acide nitrique, l'acide picrique ou l'acide picro-sulfurique.

37. Acide picro-chlorhydrique. (PAUL MAYER ; *Mitth. Zool. Stat. Neapel*, 1881, p. 5.)

(1) Il produit également des gonflements et des macérations des tissus chez les Crustacés parasitaires, comme l'a observé Fraisse pour l'*Entoniscus Cavolini;* — voyez *Arbeiten Zool.-Zoot. Inst.*. Würzburg, 1877-78, IV, p. 383.

Eau distillée. . . . . 100 volumes
Acide chlorhydrique (à 25 p. 100 HCl) . .   8   —
Acide picrique, autant qu'il s'en dissoudra.

On ne dilue pas.
Propriétés semblables à celles de l'acide picro-nitriqne.

(Nous citons l'opinion de P. Mayer. Quoique nous n'ayons que peu
d'expérience de ce réactif, qu'il nous soit permis de faire observer que
l'acide chlorhydrique a des propriétés histologiques très différentes de
celles de l'acide nitrique. En particulier, il exerce une action dissolvante
sur la nucléine; ce qui nous fait douter qu'on puisse avoir confiance
dans ce mélange pour la conservation des noyaux.)

38 . *Note sur la décalcification au moyen de l'acide picro-nitrique ou
l'acide picro-chlorhydrique.* — Il vient naturellement à l'esprit que ces deux
liquides pourraient être très utiles pour les décalcifications. Paul Mayer
fait observer à ce sujet que l'action en est extrèmement rapide et que le
dégagement de l'acide carbonique est souvent assez abondant pour produire des lésions dans les tissus par une action mécanique; de sorte qu'il
est souvent préférable d'employer l'acide chromique, d'autant plus que ce
durcissant énergique sert d'une façon très efficace à agir contre l'affaisse-
ment des tissus qui peut résulter de la disparition de leur charpente
calcaire.

39. **Acide picro-chromique.** (Fol; *Lehrb.*, p. 100.) — Nous n'avons pas
d'expérience personnelle de ce réactif, et nous ne savons pas à qui nous
en devons l'introduction dans la technique. Voici ce qu'en dit Fol, *loc. cit.* :
« Ce réactif durcit les tissus d'une manière admirable, sans gêner en aucune façon les colorations; mais il a peu de puissance de pénétration et
fixe lentement, et pour cela ne peut être recommandé que pour des objets peu volumineux. »

La formule est :

Acide picrique, sol. concentrée dans l'eau. 10 volumes
Acide chromique à 1 p. 100 25   —
Eau 65   —

Au moment de s'en servir, on peut ajouter environ 0,005 d'acide
osmique, ce qui en rend l'action plus énergique. Laver légèrement à l'eau
(qu'il vaut mieux prendre chaude, presque bouillante), puis à fond avec de
l'alcool.

40. **Mélanges picro-osmiques.** — Flemming (*Zells. Kern-u.-Zellth.*,
p. 381) a essayé des mélanges faits en substituant à l'acide chromique

(Max Flesch et Flemming) de l'acide picrique à 30 p. 100 (1). Ces mélanges donnent des résultats identiques à ceux des mélanges chromo-osmiques, si ce n'est qu'ils rendent les colorations encore plus difficiles.

41. **L'acide acétique et l'acide formique** sont surtout employés comme fixateurs pour les noyaux. La concentration à employer est différente pour les diverses sortes de noyaux. On peut dire d'une manière générale que les meilleures concentrations se trouvent entre les limites de 0,2 à 1 p. 100. Des concentrations supérieures, 5 p. 100 et plus, fixent bien les structures nucléaires pendant un moment, mais ensuite les font gonfler et pâlir, ce qui n'arrive pas avec les solutions très diluées. Voyez, à ce sujet, Flemming, *Zellsubstanz*, etc., pp. 102-103 et 380.

L'action de ces deux acides est à peu près la même. Nous croyons que l'acide formique se montre plus pénétrant et plus énergique. L'acide acétique a sur l'acide formique le grand avantage d'être cristallisable, ce qui permet de titrer facilement les solutions, en prenant pour point de départ l'*Acidum aceticum glaciale*.

L'acide acétique concentré est employé quelquefois, mais rarement, pour tuer et fixer en même temps des organismes extrêmement contractiles, tels que certains Vers et Cœlentérés. Il a la précieuse qualité de tuer avec une rapidité foudroyante, son action étant peut-être plus rapide que celle d'aucun fixateur connu, sans excepter le sublimé bouillant. Il a aussi l'avantage de ne pas causer d'opacité dans les tissus, qu'il laisse aussi transparents que pendant la vie. La raison pour laquelle on ne l'emploie que rarement, c'est que son action laisse à désirer sous le rapport de la bonne conservation des fins détails histologiques et cytologiques. Le *modus operandi* est d'inonder brusquement les organismes à fixer avec de l'acide acétique cristallisable; les y laisser le temps nécessaire pour qu'ils en soient pénétrés — temps qui ne doit pas dépasser cinq à six minutes; puis les transporter dans l'alcool à 50 ou 70 degrés qu'on a soin de renouveler fréquemment jusqu'à ce que l'acide ait été éloigné. Voyez l'exemple de l'emploi de ce fixateur que nous donnons au n° 702.

(1) *Sic*. Flemming veut dire, sans doute, 0,50 p. 100, ou peut-être 5,0 p. 100.

CHAPITRE VI

AGENTS FIXATEURS

CHALEUR, ALCOOL ET AUTRES

42. Fixation par la chaleur. — Dans certains cas, cette méthode, qui est due, croyons-nous, à BOBRETZKY, est non seulement utile, mais donne de meilleurs résultats que toute autre. On comprendra facilement qu'elle soit précieuse pour le cas de structures contenues dans des capsules ou enveloppes de chitine ou autre substance imperméable aux liquides, et trop petites pour qu'il soit possible d'ouvrir ces enveloppes à l'aiguille. Or nous pouvons fixer en un instant par la chaleur des objets de cette nature qui ne se laissent absolument pas pénétrer avec une rapidité suffisante par aucun des fixateurs liquides que nous connaissons. Citons les œufs de certains Arachnides, des Pycnogonides, les œufs et même les larves de certains Bryozoaires, qui se fixent mieux par ce moyen que par tout autre. Puis il y a un autre avantage, qui peut quelquefois être d'une grande importance. C'est que, comme le fait observer avec raison Carnoy (*La Biologie cellulaire*, 1884, p. 103), cette méthode n'introduit dans les objets aucun élément étranger, ce qui est une considération des plus importantes au point de vue des réactions microchimiques qu'on peut désirer pratiquer par la suite. Il en est naturellement de même des colorations usuelles. L'application de la méthode est des plus simples. On met les objets dans l'eau contenue dans un verre de montre, et on chauffe avec la flamme d'une lampe à alcool, de façon à porter le tout aussi rapidement que possible à la température voulue. Ou bien, si cela peut se faire, on les jette d'emblée dans de l'eau qui a été préalablement portée à la température qu'on désire employer. Nous ne sommes pas en mesure d'indiquer avec quelque précision les températures convenables, qui doivent naturellement varier selon les objets. Nous pensons qu'une chaleur de 80° à 90° suffira le plus souvent, et que même quelquefois on n'aura pas besoin d'aller au delà de 60°. D'autre part, on pourra souvent employer de l'eau bouillante sans que des objets même très délicats en souffrent. Il va sans dire qu'il ne s'agit que d'une immersion de quelques secondes dans de l'eau bouillante ou presque bouillante.

Il peut être quelquefois bon (par exemple, pour des objets dont on désire faire des coupes) de faire suivre la fixation ainsi obtenue par un durcissement supplémentaire. On peut prendre à cet effet, par exemple, le bichromate de potasse, un mélange chromique, ou, selon les cas, l'alcool. On se gardera naturellement de traiter les objets par l'eau pure, s'ils n'ont pas reçu d'autre durcissement que la coagulation par la chaleur.

43. Les alcools. — Sous ce titre nous comprenons les divers mélanges d'alcool éthylique avec de l'eau dont on se sert en histologie. De tous ces mélanges, il n'y a guère que les alcools dilués, au tiers environ, d'un côté, et, de l'autre, l'alcool absolu, qui puissent être considérés comme des agents fixateurs. L'alcool absolu a l'effet d'un fixateur parce qu'il tue et coagule les éléments avec une telle rapidité qu'ils sont fixés dans leur forme avant que l'action déshydratante, pourtant si énergique, de cet alcool, ait en le temps de déformer les structures molles. Il y a bien déshydratation et ratatinement, mais c'est l'action coagulante rapide qui l'emporte, et l'on obtient des fixations qui peuvent quelquefois compter parmi les meilleures. L'action des alcools dilués repose sur un principe opposé. Dans ce cas, on choisit une dilution telle que l'alcool, tout en gardant une propriété coagulante suffisante, contienne cependant en même temps une proportion suffisante d'eau pour que son action déshydratante soit pratiquement nulle ou du moins insignifiante. C'est l'alcool au tiers qui réalise le plus complètement ces conditions. Dans les alcools intermédiaires entre celui-ci et l'alcool absolu, c'est l'action déshydratante qui a le dessus, de telle sorte qu'on ne peut pas les employer seuls comme fixateurs. Nous ferons observer cependant qu'on peut très bien les employer comme véhicules d'un fixateur foudroyant, et qu'il est quelquefois même avantageux de le faire.

Nous pouvons ainsi augmenter la puissance de pénétration du sublimé corrosif. On peut également combiner avec l'alcool l'acide chromique ou l'acide nitrique; et le perchlorure de fer donne des résultats bien meilleurs lorsqu'on l'emploie en dissolution purement alcoolique que lorsqu'on le mélange à de l'eau. C'est en général l'alcool à 70 degrés qu'il convient d'employer pour ces sortes de mélanges.

44. Alcool au tiers (*allemand:* Drittelalcohol; Ranviersche Alcohol dilutus; *anglais :* One-third alcohol; *italien :* Alcool al terzo). — Cet alcool est composé de deux parties d'eau et d'une partie d'alcool à 36 degrés Baumé. Puisque l'alcool à 36 degrés contient 89,6 p. 100 d'alcool absolu, il s'ensuit que l'alcool au tiers contient environ 29,9 p. 100 d'alcool absolu. Nous recommandons de le titrer soigneusement, car les effets peuvent dépendre en grande partie du degré de dilution. Cette formule, aujourd'hui devenue classique, est due à RANVIER, qui en indiqua les applications si diverses. (Voir le *Traité technique d'Histologie* de ce savant, p. 241 et *passim.*)

L'action de ce réactif est très peu énergique et partant laisse beaucoup à désirer sous le rapport de la conservation des structures. Les noyaux surtout sont conservés d'une façon tout à fait insuffisante par ce réactif. Il ne durcit même pas toujours suffisamment pour permettre aux tissus de résister au ratatinement causé par l'emploi subséquent d'alcools plus forts. C'est donc surtout pour les préparations extemporanées, et comme moyen commode de préparer des organes pour la dissociation, qu'il peut rendre des services. On peut laisser les objets jusqu'à vingt-quatre heures dans cet alcool, mais pas davantage, à moins qu'on ne désire produire la macération des tissus. On peut colorer au picro-carmin, ou avec le carmin aluné ou le vert de méthyle.

45. Alcools plus faibles et intermédiaires. — On a trouvé que pour certains cas, d'ailleurs très spéciaux (par exemple, pour la rétine), des alcools plus faibles, au quart et même au cinquième, donnent de meilleurs résultats que l'alcool au tiers. Mais ces cas sont tout à fait exceptionnels.

Nous en dirons autant de l'emploi de l'alcool à 50 degrés que nous avons trouvé recommandé pour l'étude des muscles lisses.

46. Alcool absolu. — Se trouve dans le commerce. Difficile à préparer, il est également difficile à conserver, parce qu'il est très hygrométrique. Fol recommande de le conserver dans des flacons à double fermeture, et d'y ajouter quelques morceaux de chaux vive. L'addition de cette substance est utile non seulement pour maintenir le titre de l'alcool en absorbant à mesure l'eau qui peut s'y introduire, mais aussi pour neutraliser les acides qui se trouvent presque toujours présents dans l'alcool du commerce.

Ranvier a introduit dans son laboratoire la méthode suivante pour pré-parer soi-même un alcool suffisamment « absolu » pour tous les usages pratiques. On prend un flacon à large goulot et de la contenance d'un litre, et on le remplit aux trois quarts d'alcool ordinaire fort. On y verse alors une certaine quantité de sulfate de cuivre calciné, en poudre, on ferme vite le flacon et l'on agite. On laisse en contact pendant un jour, en agitant de temps à autre. Puis on décante et l'on répète l'opération avec une nouvelle dose de sulfate de cuivre. Dès qu'en ajoutant une nouvelle portion de sulfate de cuivre calciné, on n'obtient pas de bleuissement de ce sel, et qu'en mêlant une goutte de l'alcool à une goutte de térébenthine on n'obtient pas de gouttelettes d'eau visibles au microscope, on peut estimer que l'alcool est suffisamment anhydre pour tous les usages ordinaires.

Pour préparer le sulfate de cuivre, on prend du sulfate de cuivre ordinaire ($CuSO^4 + 5Aq$), on le réduit en poudre, et on le chauffe au rouge pour chasser l'eau de cristallisation.

Nous faisons observer que pour les fixations on fait bien d'être extrême-ment exigeant quant au titre de l'alcool.

Ce réactif est d'une utilité incontestable. On l'emploie beaucoup dans les recherches cytologiques, pour lesquelles il a le grand avan-tage de ne gêner en aucune façon les colorations. D'après notre ex-périence, il fixe bien les structures nucléaires, mais cause en général un ratatinement considérable du cytoplasma. Il peut donner quelque-fois des préparations très passables d'organes entiers, mais celles-ci auront toujours subi un ratatinement plus considérable que les pré-parations faites avec un des bons fixateurs aqueux. Il faut avoir soin d'employer une proportion très grande d'alcool. Les pièces fixées ne doivent pas être conservées dans l'alcool absolu, qui les rendrait cassantes, mais dans l'alcool à 90 p. 100 environ. Et il est même bon de ne pas les laisser trop longtemps dans ce dernier, si l'on veut obtenir de bonnes colorations nucléaires. Comme colorant des objets traités par l'alcool absolu, le carmin à l'alun est très vanté.

Ce réactif est naturellement très pénétrant. Cette propriété fait qu'il est très précieux pour la conservation de certains organismes qui se trouvent être parmi les plus imperméables. Ainsi Mayer trouve que l'alcool absolu et bouillant est le seul réactif qui permette de fixer certains Arthropodes assez rapidement pour éviter la macération des parties internes, macération qui a lieu lorsqu'on emploie l'alcool ordinaire et froid, qui pénètre avec une trop grande lenteur (surtout chez les Trachéates). Pour les Spongiaires et les larves de ce groupe, c'est apparemment l'alcool absolu qui fournit les pièces le mieux conservées. On l'a préconisé pour la conservation de certains Vers (*Magelona*).

Nous avons déjà dit que Gilson s'est dernièrement servi de la vapeur d'alcool pour fixer des objets délicats. On trouvera plus loin, n° 582, l'exposé de la méthode de cet anatomiste.

47. Alcool acidulé (*Méthode de* Paul Mayer). — On ajoute 3 volumes d'acide chlorhydrique pur à 97 volumes d'alcool à 90 degrés dans lequel on a préalablement fait dissoudre un peu d'acide picrique. On ne doit y laisser les objets que juste le temps nécessaire pour assurer la pénétration de l'alcool. Ensuite on lave dans de l'alcool pur à 90 degrés jusqu'à ce que la coloration jaune de l'acide picrique ait disparu, ce qui est un signe que l'acide chlorhydrique a également été éloigné.

Ce mélange ne remplit pas l'office d'un fixateur histologique proprement dit, vu qu'il ne conserve pas suffisamment bien les éléments ; il sert pour la préparation des pièces qu'on désire conserver dans l'alcool pour l'étude et la dissection macroscopiques. L'addition de l'acide chlorhydrique a pour but de prévenir le collage des organes par les liquides périviscéraux qui est la suite si ordinaire de l'action de l'alcool pur ; et aussi de prévenir la précipitation à la surface des organes des sels de l'eau de mer, circonstance qui met obstacle à la pénétration de l'alcool lui-même, puis à celle des liquides destinés à la coloration.

Whitman fait observer que ce mélange perd ses propriétés après avoir été gardé quelque temps, la présence de l'acide donnant lieu à la formation de certains éthers. Il ajoute qu'on peut prendre de l'alcool à 70 degrés pour les lavages.

48. Liqueurs aux sels de cuivre (*Liqueur de* Ripart et Petit). (Carnoy, *La Biologie cellulaire*, p. 95.)

Eau camphrée.	75 gr.
Eau distillée.	75 gr.
Acide acétique cristallisé.	1 gr.
Acétate de cuivre.	0 gr. 30
Chlorure de cuivre..	0 gr. 30

Pour éviter le dépôt de cristaux de camphre dans les préparations, on emploie de l'eau camphrée non saturée.

Carnoy trouve que cette liqueur est un réactif excellent. Elle ne fixe que très modérément, mais conserve néanmoins d'une manière admirable les structures cellulaires. Cette formule a le grand avantage de « permettre à l'observateur d'y ajouter, sans amener de précipité, divers corps dont les circonstances lui dictent l'emploi. Ainsi, on peut y ajouter impunément une goutte d'acide osmique, seul ou additionné d'eau de brome, pour fixer davantage les cellules riches en protoplasma. La coloration du noyau s'obtient instantanément au sein de cette liqueur par le vert de méthyle, et elle s'y conserve sans altération pendant longtemps. » (*Loc. cit.*, p. 127.)

49. **Le vert de méthyle** seul est un agent fixateur, très délicat, il est vrai, mais qui rend de grands services en cytologie, comme nous avons pu nous en assurer. On l'emploie sous forme d'une solution un peu forte dans l'eau. On peut l'additionner d'acide acétique, ou d'acide osmique et de certains autres agents fixateurs. Voyez au chapitre des « MÉTHODES CYTOLOGIQUES ». (CARNOY ; *La Biologie cellulaire*, p. 107, *et passim*.)

50. **L'iode** est un réactif durcissant, qui pénètre rapidement, et qui, quoiqu'il ne conserve pas les cellules avec une grande fidélité, peut cependant rendre des services pour des préparations extemporanées. On s'en sert en solution aqueuse dans l'iodure de potassium. Voici, d'après Fol la formule de la solution de LUGOL.

Eau.	100	parties.
Iodure de potassium.	6	—
Iode.	4	—

FOL prend une solution saturée d'iode dans une solution aqueuse concentrée d'iodure de potassium et l'étend selon les cas de 100 à 500 volumes d'eau (FOL ; *Lehrb.*, p. 103).

S. KENT a trouvé ce réactif souvent meilleur que l'acide osmique pour fixer les Infusoires.

Nous faisons observer qu'il fonctionne comme fixateur dans le « Sérum iodé ».

51. **L'alun** est un agent fixateur que nous croyons indûment négligé. Ranvier n'a-t-il pas trouvé que de tous les réactifs c'est l'alun qui fixe le mieux les cellules du cartilage? (*Traité technique*, p. 279).

Pour la conservation des Méduses, PAGENSTECHER recommande de prendre une partie d'alun et deux parties de sel cuisine, et d'en faire une forte solution. Nous avons vu employer avec succès une solution saturée d'alun dans l'eau de mer, pour la fixation et la conservation de Salpes, de Méduses, de Cténophores et autres animaux pélagiques. Cette solution sert en même temps de liqueur conservatrice. Les détails histologiques sont conservés dans ce liquide mieux qu'on ne le penserait; mais il présente un inconvénient, c'est que l'alun s'attache aux tissus avec une, ténacité très grande, ne se laisse enlever qu'à grand'peine par le lavage

et cristallise dans les tissus aussitôt qu'on porte les pièces dans l'alcool.
C'est là un inconvénient grave pour les fixations.

52. Nitrate d'argent. — On s'en sert dans l'étude des épithéliums, non
seulement pour imprégner les tissus dans le but de démontrer les con- .
tours des cellules par le noircissement des espaces intercellulaires, mais
aussi comme fixateur des cellules. On prend des solutions de 0,5 à 2 p. 100
et on les laisse agir pendant quelques instants seulement. En prenant des
solutions plus faibles (0,3 p. 100), on peut les laisser agir plus longtemps
(une heure).

On lave à l'eau. Employé, comme nous l'avons dit, en solutions faibles
pendant peu de temps, le nitrate d'argent ne gêne pas les colorations. Il
donne quelquefois de fort bons résultats, mais les conditions dans lesquelles
ils se produisent ne sont pas encore suffisamment connues pour que l'on
puisse obtenir ces résultats d'une manière certaine. C'est à cause de cet
élément d'incertitude que ce réactif ne peut pas prendre rang parmi les
fixateurs habituels.

53. Permanganate de potasse. — D'après G. Du Plessis, cette substance aurait les propriétés de l'acide osmique. Elle lui serait même supérieure pour des objets délicats, tels que les Infusoires. On s'en sert en solution saturée dans de l'eau. On y laisse les objets trente minutes à une
heure, puis on les met dans l'alcool. Voyez « *Bulletin de la Société Vaudoise
des Sciences Naturelles* 2e sér., XV, p. 278 (1878) ». Cette méthode aurait
donné d'excellents résultats avec des Echinodermes, des Cœlentérés, des
Vers et des Arthropodes marins.

Nous rappelons que le permanganate macère énergiquement; on ne
peut donc l'employer que là où on ne tient pas à conserver les rapports
des éléments.

54. L'acétate d'uranium a été employé récemment par Schenk (voyez
Mitth. aus. d. embryol. Inst. Wien, 1882, p. 95). Il convient d'employer
une solution saturée dans l'eau. C'est un réactif qui, d'après Gilson, donne
quelquefois (pas toujours) de fort bons résultats, surtout pour des tissus
d'Arthropodes. « Il a l'avantage sur bien d'autres agents fixateurs de ne
pas précipiter le vert de méthyle, et de fixer les cellules modérément, sans
les contracter. Il a aussi la propriété, signalée par Schenk, de diffuser
assez facilement à travers les cuticules. Toutefois il est des enveloppes qui
lui résistent aussi bien qu'aux autres réactifs; telle est, par exemple, la
cuticule des Rotateurs; ceux-ci peuvent, en effet, y vivre assez longtemps.
Néanmoins ce réactif nous paraît destiné à rendre des services surtout
dans l'étude des tissus des Arthropodes. » (Gilson; « *Spermatogenèse des
Arthropodes* » dans « *La Cellule* », I, 1885, p. 141.)

Ajoutons que les sels d'uranium sont des mordants pour le carmin,
comme l'a démontré Gierke (« *Færberei* », etc., *Zeit. f. wiss. Mikroskopie*,
1, 1884, p. 92.)

55. Le molybdate d'ammoniaque, qui a été recommandé par Merkel et par Krause pour la coloration du système nerveux par imprégnation, et dont nous parlerons à cet égard plus loin, paraît devoir être cité parmi les agents fixateurs. Fol dit qu'une solution à 5 p. 100 de ce sel suffit pour fixer les tissus, et, si elle est exposée à la lumière, les colorer en même temps en vingt-quatre heures (Fol, *Lehrbuch*, etc., p. 180. Pour plus de détails, voyez plus loin, au chapitre des « Imprégnations métalliques »).

CHAPITRE VII

RÉACTIFS DURCISSANTS

56. Nous avons expliqué que dans la marche normale de la préparation des objets pour l'inclusion dans la paraffine ou dans la celloïdine, ou pour le montage direct dans le baume, les pièces passent à travers des alcools successivement plus forts, pour se trouver à la fin complètement déshydratées par l'alcool absolu. Dans beaucoup de cas, ce traitement suffit pour communiquer aux tissus la consistance voulue pour les coupes ou pour les dissections. Mais il est des objets qu'il ne suffit pas de traiter selon cette méthode. Pour des objets très volumineux, tels que l'encéphale humain, ou les embryons humains de trois mois et plus, il ne saurait être question de fixation dans les règles. Ces objets n'arrivent en général entre les mains de l'anatomiste que plusieurs heures après la mort du sujet qui les fournit. Et d'ailleurs, des pièces aussi volumineuses ne se laissent pénétrer par aucun réactif avec une rapidité qui suffirait à assurer la fixation précise des éléments dans l'état où ils se trouvent pendant la vie. De plus, pour ces pièces très volumineuses nous sommes souvent forcés de renoncer à l'inclusion par infiltration; on comprend facilement que l'encéphale humain ne saurait être infiltré de paraffine en un laps de temps raisonnable. Et même parmi les petits objets nous en trouvons qui n'acquièrent pas une bonne consistance pour les coupes par le simple passage à travers les alcools. Dans tous ces cas on a recours à l'action de réactifs durcissants.

Ces réactifs sont en général essentiellement de même nature que ceux que nous employons pour la fixation ; seulement on les emploie pour le durcissement sous forme de solutions beaucoup plus étendues, et l'on met à profit surtout ceux d'entre les fixateurs dont l'action est la plus douce et la plus égale. Ce sont principalement des sels de chrome et des chlorures. Pour chacun de ces réactifs nous renvoyons au chapitre précédent pour les explications relatives à son action sur les tissus au point de vue des colorations.

Il importe beaucoup que le volume du liquide durcissant soit considérable relativement à celui de l'objet à durcir, ou du moins qu'il soit très fréquemment renouvelé. Car autrement, les substances des tissus, qui viennent à en sortir par diffusion, se mélangent au liquide durcissant, et, si celui-ci n'est pas en volume suffisant, en altèrent la composition à tel point qu'il n'agit plus de la manière voulue ; il peut même, en se chargeant de ces substances, exercer une action macérante, résultat directement opposé à ce que l'on désire réaliser par le durcissement. De plus, on observera qu'aussitôt qu'en se chargeant de ces substances le liquide extérieur est devenu d'une composition semblable, sous le rapport de la proportion de substances colloïdes et cristalloïdes qu'il contient, à celle du liquide qui baigne les tissus, la diffusion doit nécessairement cesser, l'équilibre osmotique étant établi ; et le liquide durcissant ne pénètre plus. D'autre part, il paraît que la présence d'une faible proportion de colloïdes dans le liquide durcissant est favorable à la bonne consistance des tissus, en les empêchant de devenir friables. Il faut trouver par l'expérience les proportions qui conviennent pour chaque objet et pour chaque réactif ; tout ce que nous pouvons faire ici, c'est d'insister sur l'importance de l'emploi d'une quantité convenable de réactif.

Il est bon d'employer, pour les durcissements, des récipients cylindriques, et d'y suspendre les objets avec un fil, de telle sorte qu'ils se trouvent maintenus vers le haut du liquide. De cette façon, ils se trouvent entourés d'une atmosphère de liquide durcissant aussi pure que possible, les substances extraites des tissus s'y répandant par diffusion plus librement, et les précipités qui peuvent se former dans le liquide allant gagner le fond.

On prend pour règle générale de commencer toujours le durcissement avec des réactifs dilués ; on en augmente la concentration à mesure que les tissus se trouvent, par suite du durcissement qu'ils ont acquis, en état de supporter une action plus énergique.

On veille avec soin à ce que l'action du réactif durcissant ne soit pas prolongée au delà du temps qui est strictement nécessaire pour donner aux tissus une consistance suffisante ; autrement les tissus deviennent friables, et les colorations deviennent de plus en plus difficiles.

Les formules qui vont suivre sont distribuées dans l'ordre que nous avons employé pour les agents fixateurs : Acides minéraux, leurs Sels, Chlorures, Acides organiques, Alcool, et Iode.

ACIDES MINÉRAUX

57. Acide chromique. — On l'emploie, en général, en solutions de 0,2 à 0,5 p. 100, dans l'eau. La durée de la réaction est de quelques jours à quelques semaines, selon la nature de l'objet. En général, on peut dire de l'acide chromique qu'il agit avec une très grande rapidité. Il permet d'obtenir en quelques jours un degré de durcissement qu'on n'obtiendrait pas en plusieurs semaines, par exemple, avec le bichromate de potasse. Les membranes muqueuses s'y durcissent d'une manière satisfaisante en deux ou trois jours, le cerveau en six semaines environ. D'après RANVIER, il faut prendre, pour des fragments de tissu de 1 centimètre de côté, 200 grammes de liquide. Cet auteur dit en outre qu'on ne doit jamais employer des fragments ayant plus de 3 centimètres de côté, si l'on veut obtenir les meilleurs résultats. Pour durcir une moelle épinière d'Homme, il faut prendre deux litres de liquide, et le renouveler au bout de quelques jours. Il faut six semaines à deux mois pour compléter le durcissement.

Ainsi que nous l'avons déjà dit, on commencera par des solutions très faibles, dont on augmentera graduellement la concentration, si cela est nécessaire ; et l'on veillera surtout à enlever les objets de la solution aussitôt qu'ils ont acquis une consistance suffisante. Cela est particulièrement important dans le cas de l'acide chromique, qui a le défaut de rendre les objets très cassants pour peu que son action soit prolongée. On doit les laver à l'eau, et les mettre pour la conservation dans l'alcool à 90 degrés.

Nous appelons l'attention du lecteur sur ce que nous avons dit plus haut (14 *bis*) à propos de l'action de la lumière sur l'alcool qui contient des pièces chromiques ; il est bon de les tenir complètement à l'abri de la lumière. Il faut renouveler l'alcool à mesure qu'il prend une coloration jaune. Ces deux observations s'appliquent également à la conservation des pièces traitées par les sels de l'acide chromique, ce dont nous prions le lecteur de prendre note.

L'acide chromique est un durcissant de premier ordre ; son grand défaut est la facilité avec laquelle il rend les tissus cassants.

58. Acide chromique et alcool. (*Liquide de* Urban Pritchard.) — Acide chromique, 1 partie ; eau, 20 parties ; esprit-de-vin, 180 parties. — On fait dissoudre l'acide chromique dans l'eau, et on ajoute l'esprit-de-vin. (Si l'on ajoute directement l'alcool à l'acide chromique, il se produit une réaction d'une grande violence.) La solution prend bientôt une coloration brunâtre. Si, au bout de quelques jours, elle prend une consistance un peu gélatineuse, il faut la renouveler.

Ce liquide est particulièrement propre, selon Pritchard, au durcissement d'organes tels que la rétine, le limaçon. La durée de la réaction pour ces objets est de sept à dix jours. (Voyez *Quart. Journ. Mic. Science*, 1873, p. 427.)

59. Acide osmique. — Employé seul, l'acide osmique est bien moins utile comme durcissant que comme fixateur. Il a les grands défauts de noircir les tissus et de les rendre friables. On l'emploie sous forme de solution de 0,2 à 1 p. 100 ; on y laisse rarement les tissus plus de vingt-quatre heures. (Voyez plus haut, n° 13.)

60. Mélange chromo-osmique. (Max Flesch.) — **Mélange chromo-acéto-osmique.** (Flemming.) — On peut laisser les objets très longtemps dans ces mélanges, sans qu'ils en souffrent beaucoup, et obtenir ainsi le durcissement de pièces volumineuses. (Voyez plus haut, n°s 17-19.)

61. Acide nitrique. — Il est également beaucoup plus employé comme fixateur que comme durcissant. Pour les durcissements on l'emploie cependant quelquefois, à une concentration de 3 à 10 p. 100. On le laisse agir pendant deux ou trois semaines. Employé de cette manière (10 à 12 p. 100), il fournit des préparations de l'encéphale qui sont en même temps très dures et flexibles.

SELS CHROMIQUES

62. Bichromate de potasse. — Probablement le plus important de tous les agents durcissants proprement dits. Ce sel se trouve dans le commerce sous forme de beaux cristaux de couleur orange, parfaitement stables. Il est très soluble dans l'eau, mais les solutions ne sont pas parfaitement stables, et (comme celles de l'acide chromique) se détruisent plus ou moins à la lumière, et (moins cependant que celles de l'acide chromique) se laissent envahir par des moisissures.

Il est donc bon de les tenir dans l'obscurité et d'y ajouter quelques morceaux de camphre.

On prend pour les durcissements des solutions de 2 à 5 p. 100. Comme pour l'acide chromique, il est urgent d'employer d'abord les concentrations faibles, et de passer graduellement aux plus fortes. Il est également important que la quantité de la solution soit très abondante. Le durcissement est extrêmement lent ; il faut des semaines pour arriver au degré de consistance qu'on obtient en quelques jours avec l'acide chromique. Mais la consistance qu'on obtient est irréprochable, et le procédé a sur celui de l'acide chromique le grand avantage qu'il n'est pas nécessaire de guetter aussi minutieusement le moment où il faut faire cesser la réaction. Les pièces peuvent rester presque indéfiniment dans les solutions sans devenir friables. Nous avons trouvé qu'il faut environ trois semaines pour durcir un œil de Mouton dans des solutions graduellement augmentées de concentration de 2 à 4 p. 100. Pour durcir une moelle d'Homme, il faut trois à six semaines ; pour un cerveau, au moins autant de mois.

A la sortie de la solution, il est urgent de laver les pièces à fond dans l'eau avant de les mettre dans l'alcool. Si l'on néglige cette précaution, il se forme un précipité finement granuleux, qui s'attache aux tissus, et dont il est très difficile de se débarrasser en renouvelant l'alcool. *Si l'on veut avoir de belles colorations au carmin, surtout au carmin à l'ammoniaque, qui est si excellent pour le système nerveux central, il ne faut pas mettre les tissus dans l'alcool ; il faut même éviter avec un soin minutieux tout contact des tissus avec l'alcool.* A part cela, on peut les conserver dans l'alcool (de 70 à 90 degrés) jusqu'à ce que l'on désire les utiliser.

On peut colorer au carmin ou à l'hématoxyline.

Le traitement par le bichromate communique aux tissus une couleur de rouille qui est très désagréable à l'œil et dont il est impossible de les débarrasser par le lavage à l'eau. On a dit que les pièces peuvent être décolorées par le lavage, pendant quelques minutes, dans une solution à 1 p. 100 d'hydrate de chloral. Nous ne savons à qui cette recommandation est due. Gierke dit que le traitement par le chloral empêche la conservation des préparations.

63. Liquide de Müller.

Bichromate de potasse . . . . . 2 à 2 1/2 parties
Sulfate de soude. 1   —
Eau 100   —

S'emploie de la même manière que la solution simple de bichromate. Ce liquide fut recommandé par Müller pour le durcissement
de la rétine, et, pour cet objet et d'autres semblables, a joui pendant longtemps d'une grande vogue dans les laboratoires. Nous
avouons que nous ne nous rendons pas bien compte du rôle que
peut jouer le sel de soude dans ce mélange, et que nous n'avons
pas pu nous apercevoir que ce mélange donnât des résultats sensiblement différents de ceux du bichromate pur. Flemming a trouvé
que son action sur les noyaux est identique à celui du bichromate
pur. Fol dit que pour les embryons, pour lesquels on l'a beaucoup
préconisé, il est absolument sans valeur.

64. Liquide d'Erlicki.(*Warschauer Med. Zeit.*, XXIII, nᵒˢ 15 et 18.)

Bichromate de potasse. . . . . . .   2,5 parties
Sulfate de cuivre.   1,0   —
Eau.   100,0   —

On comprend facilement l'utilité de l'addition du sulfate de
cuivre au bichromate de potasse. Ce sulfate est lui-même un durcissant énergique, et sert ici à renforcer l'action un peu trop lente
du bichromate; et effectivement le liquide d'Erlicki durcit incomparablement plus vite que celui de Müller ou que le bichromate
simple. Avec ce mélange on peut durcir la moelle en quatre jours à la
température d'un incubateur, en dix jours à la température normale
(Fol). Cette formule est très usitée en Allemagne, et nous croyons
qu'elle constitue l'un des meilleurs durcissants qui soient connus
pour les objets volumineux. Nous l'avons vu largement employer
au Laboratoire de Morphologie de l'Université de Genève pour les
embryons humains âgés de plusieurs mois.

On observe souvent, dans des portions des centres nerveux qui
ont été durcis par le liquide d'Erlicki, des taches foncées, avec des
prolongements, qui simulent des cellules ganglionnaires. On les a
considérées comme des productions pathologiques, mais il est
maintenant démontré que ce ne sont que des dépôts formés par
l'action du liquide durcissant. On peut les faire disparaître par l'eau
chaude, ou mieux par l'eau légèrement acidulée par l'HCl, ou bien
en traitant les pièces par l'acide chromique à 0,5 p. 100 avant de
les mettre dans l'alcool. (Edinger; *Zeit. f. wiss. Mik.*, 1885, p. 245;
Lœwental; *Rev. méd. de la Suisse romande*, 6ᵒ année, I, p. 20.)

65. Bichromate d'ammoniaque. — Ce sel a une action sensible-

ment identique à celle du bichromate de potasse. Nous avons constaté, en compulsant la littérature, qu'il devient maintenant fort à la mode, mais nous ne saurions trop dire pour quel motif. Fol dit qu'il pénètre plus rapidement que le sel potassique, et durcit en même temps plus lentement, ce qui fait qu'il est bon de l'employer à des doses un peu plus fortes, à savoir 5 p. 100 au lieu de 4 p. 100.

66. **Chromate neutre d'ammoniaque.** — Quelques anatomistes ont trouvé que ce sel offrait des avantages pour le durcissement de certains organes. Klein l'a recommandé pour l'intestin, qu'il durcit en vingt-quatre heures, à une concentration de 5 p. 100. ¡Fol trouve qu'il ne présente pas d'avantage sur les bichromates.

67. **Sulfate de cuivre.** — Nous avons dit que ce sel est par lui-même un durcissant énergique. On ne l'emploie cependant guère seul, vu qu'il ne donne pas aux tissus une consistance suffisante. Nous empruntons à Fol (*Lehrbuch*, p. 106) la formule d'un mélange dû à Remak et modifié par Gœtte, qui rendrait des services pour le durcissement des œufs d'Amphibiens.

Sulfate de cuivre, sol. aq. à 2 p. 100   50 cc.
Alcool à 25 p. 100. . . . .   50 —
Vinaigre de bois rectifié. . . . . . .   XXXV gouttes.

CHLORURES

68. **Chlorure de platine.** — **Solution de Merkel.** — Nous croyons que le chlorure de platine n'a pas été employé seul comme durcissant. Mélangé à l'acide chromique, il forme un liquide durcissant dans lequel des tissus peuvent rester assez longtemps pour que nous ayons à citer ce mélange parmi les réactifs durcissants. (Voyez « Solution de Merkel », plus haut, n° 25.) Ajoutons à ce qui y est dit, que Whitman prend pour le durcissement des œufs pélagiques de Poissons un mélange plus fort en acide chromique, dû à Eisig, à ce que nous croyons, à savoir : chlorure de platine, 0,25 p. 100, 1 volume; et acide chromique, 1 p. 100, 1 volume. Les œufs y restent un ou deux jours.

Répétons que la solution de Merkel est très recommandable à cause de son action excellente, et parce qu'elle permet d'obtenir de très belles colorations, le chlorure de platine étant un mordant pour les teintures.

69. Chlorure de palladium (F. E. Schultze; *Arch. f. mik. Anat.*, III Bd. 1867, p. 477). — Le chlorure simple de palladium, Pd Cl, se trouve dans le commerce. Pour le dissoudre, il faut prendre pour dix grammes de chlorure, un litre d'eau, et 4 ou 5 gouttes d'acide chlorhydrique. Il faut vingt-quatre heures pour que la dissolution soit complète. On peut garder en réserve la solution ainsi faite, et l'allonger selon les besoins. La solution à 1 p. 100 doit être d'un brun rouge foncé, celle de 1/800 d'un jaune clair, comme la solution d'acide chromique à 0,2 p. 100. La présence d'un peu d'acide libre dans la solution est nécessaire pour la production de la réaction voulue.

Pour durcir des organes riches en tissu conjonctif, comme par exemple le corps ciliaire, on prend une solution de 1/800. On peut mettre un fragment de tissu de la grosseur d'un haricot dans 30 cc. de la solution, en ayant soin d'éloigner toutes les structures qui pourraient faire obstacle à la pénétration de la solution, qui a beaucoup moins de puissance de pénétration que l'acide chromique. Il en est spécialement ainsi pour les organes qui ne sont pas riches en tissu conjonctif, tels que certains nerfs, l'encéphale, la moelle et l'épiderme. Il ne faut donc employer que de très petits fragments de pareils tissus; — si l'on désire étudier l'histologie des nerfs, il convient de choisir ceux qui sont riches en tissu conjonctif, tels que le trajet antérieur du nerf optique. Ce réactif est remarquable par la facilité spéciale avec laquelle il pénètre le tissu conjonctif.

Le durcissement est en général achevé, à la température normale, au bout de deux ou trois jours; cependant les tissus peuvent rester des semaines ou des mois dans la solution sans souffrir. Ils acquièrent une consistance beaucoup plus favorable pour les coupes que celle qui est donnée par l'acide chromique ou la solution de Müller, et les détails délicats de structure sont également bien conservés. Certains éléments des tissus se colorent en jaune, en brun, ou en noir, tandis que d'autres demeurent incolores. Le protoplasma est en général d'un jaune foncé, les muscles striés sont d'un jaune brun, les muscles lisses d'un jaune pur, les nerfs à myéline d'un noir d'encre. Les membranes anhistes et les fibres élastiques demeurent presque incolores. La substance collagène intermédiaire du tissu conjonctif ne se colore pas, ce qui permet de distinguer immédiatement des cellules musculaires au milieu du stroma de tissu conjonctif.

Les éléments colorés par le chlorure ne se colorent plus par le carmin ou autres teintures.

On monte les préparations à la glycérine. Il faut avoir soin de les débarrasser soigneusement du chlorure, autrement elles noirciraient par la suite.

70. Le chlorure de zinc n'est employé que pour l'encéphale. Voyez la *Méthode de* Giacomini, p. 663.

ACIDES ORGANIQUES

71. L'acide picrique est un durcissant faible, et peu usité. Si l'on s'en sert, il faut toujours l'employer en solution saturée.

72. L'acide acétique et l'acide pyroligneux ont été employés pour durcir certains organes, comme les centres nerveux. On se sert alors de solutions très fortes (parties égales d'acide et d'eau). Mais leur emploi n'est pas à recommander, et nous ne les citons que pour mémoire.

ALCOOL ET IODE

73. L'alcool qu'on emploie le plus souvent pour les durcissements est soit à 90, soit à 95 degrés. L'alcool absolu est en général moins avantageux sous le rapport de la bonne conservation des tissus. L'alcool à 70 degrés est souvent suffisant. Il est bon de ne pas employer des degrés plus forts que ce qui est absolument nécessaire. Il est bon aussi de ne laisser les pièces dans l'alcool (surtout s'il est fort) que juste le temps nécessaire pour produire le degré de durcissement voulu; les séjours trop prolongés dans l'alcool fort nuisent beaucoup à la précision des colorations. Il faut faire usage de quantités d'alcool très considérables par rapport au volume des pièces, et il est bon d'y suspendre celles-ci vers le haut du vase. Il ne faut pas négliger de commencer par des alcools faibles, pour passer ensuite graduellement aux degrés plus forts. Pour des objets bien fixés, l'alcool à 70 p. 100 est un excellent liquide à employer en premier lieu. De petits fragments de tissus perméables, comme les muqueuses, peuvent être durcis suffisamment en vingt-quatre heures; la moelle et le cerveau demandent de longues semaines.

Nous pouvons dire de l'alcool que, employé seul, il est en général de beaucoup inférieur à la plupart des autres réactifs durcissants; mais que, employé pour faire suite à un bon fixateur et en compléter l'action, il rend des services inappréciables.

74. L'iode peut être employé en combinaison avec l'alcool, et rendre des services en vertu de sa grande puissance de pénétration. Voyez, pour la manière de s'en servir, la méthode de BETZ, au chapitre des « CENTRES NERVEUX ».

CHAPITRE VIII

DES TEINTURES

75. Les colorations histologiques sont de deux sortes : des teintures, ou des imprégnations. Ces dernières consistent en la production dans les éléments des tissus, par voie chimique, de précipités très fins et colorés qui sont en général des métaux réduits de la solution de leurs sels. Nous étudierons ce genre de colorations dans des chapitres spéciaux ; ici nous nous bornons à traiter d'une manière générale des teintures proprement dites.

Le but principal qu'on se propose lorsqu'on emploie les réactifs colorants dans l'anatomie microscopique des animaux, c'est la production d'une coloration nucléaire des tissus, c'est-à-dire d'une coloration localisée sur les noyaux, la substance différenciée des tissus restant incolore. En général, ce n'est qu'en vertu de leurs propriétés d'élection pour la substance nucléaire que les teintures peuvent rendre des services à l'anatomiste. Il s'en sert quelquefois à titre de réactifs chimiques, comme cela arrive, par exemple, lorsqu'il fait usage du vert de méthyle pour déceler la présence de la nucléine, ou pour constater son absence, dans une structure quelconque ; de semblables réactions jouent un rôle considérable dans les études cytologiques. Mais, le plus souvent, le point de vue chimique est relégué à l'arrière-plan, et tout ce que l'anatomiste demande aux teintures, c'est, ordinairement, de lui fournir des jalons indiquant les centres histologiques des tissus. Ces jalons, qui sont des noyaux vivement colorés, attirent le regard, qui peut ensuite déchiffrer avec aisance les contours et les rapports des éléments auxquels ces centres appartiennent ; et l'on préfère en général que tout ce qui est en dehors des noyaux reste incolore pour ne rien enlever à la transparence des préparations. Les colorants à action diffuse, c'est-à-dire ceux qui se portent sur la totalité des éléments des tissus aussi bien que sur les noyaux, sont aujourd'hui de plus en plus abandonnés. Ainsi, l'éosine, qui fut jadis un colorant extrêmement en vogue, ne s'emploie guère plus comme réactif normal, parce qu'elle fournit des colorations diffuses et inadmissibles. De pareils réactifs ne s'emploient plus que pour des fins tout à fait spéciales, telles que de teindre fortement des membranes qui resteraient invisibles par suite de leur grande ténuité si on ne les colorait pas ; ou, quelquefois, en combinaison avec un colorant nucléaire, pour rendre le même service à l'égard d'autres éléments des préparations.

76. *Les fixations* ont tout autant d'importance pour la réussite des colorations que pour la conservation des tissus. Les éléments des tissus (à part quelques exceptions) ne se colorent pas du tout dans les teintures à l'état vivant. Les tissus récemment morts et non fixés s'y colorent, mais mal, et ne prennent guère qu'une coloration fugitive. Seuls les tissus convenablement fixés prennent dans les teintures des colorations à la fois énergiques et stables.

On comprendra facilement que la nature chimique des substances que nous employons pour la fixation et pour la préparation ultérieure est d'une grande importance sous le rapport des colorations. Quelques-unes de ces substances produisent des modifications dans les tissus qui s'opposent à leur coloration avec certaines couleurs ; d'autres, au contraire, facilitent la teinture en jouant le rôle de mordants. Telles sont (pour certaines couleurs) le chrome et ses sels, puis le sublimé corrosif, les aluns, les sels de fer, de platine, de palladium, et d'uranium. On cherchera donc à tirer parti de cette propriété de ces substances lorsque l'occasion s'en présentera ; et l'on ne perdra pas de vue l'utilité que peut souvent avoir la présence d'une substance agissant comme mordant dans les teintures elles-mêmes. On n'oubliera pas surtout l'importance de *l'alun* pour les teintures histologiques. C'est une subtance qui pénètre facilement les tissus et s'y attache avec énergie, et qui, d'autre part, se combine facilement avec beaucoup de couleurs. De plus, comme le fait observer Gierke, il s'attache à certains éléments des tissus avec beaucoup plus d'énergie qu'à d'autres ; il a surtout une très grande affinité pour la substance des noyaux. Par suite de ces propriétés, il sert non seulement à rendre certaines couleurs plus stables, mais aussi à leur faire fournir des colorations plus électives que celles qu'elles donnent employées seules. C'est bien là le rôle que joue l'alun dans les solutions d'hématoxyline et dans le carmin aluné. Rappelons enfin que le rôle de mordants est quelquefois joué par des substances qui se trouvent dans les teintures d'une manière accidentelle. Ainsi, il paraît établi que l'énergie et l'électivité supérieures que possèdent les solutions *vieilles* de carmin ammoniacal sont dues à la présence de traces de carbonate d'ammonium, substance qui s'y forme à la longue par suite de l'absorption par la solution de faibles quantités de l'acide carbonique de l'air. Le carbonate de lithium dans le carmin lithique de Orth paraît agir de la même manière (GIERKE). (Voyez sur ces points son important mémoire dans *Zeit. f. wiss. Mik.*, 1884).

Il sera bon de se rappeler le rôle important que jouent les courants de diffusion dans les processus de teinture histologique. D'après des expériences ayant pour but l'étude de ce phénomène, Gierke a été conduit à conclure que plus les courants de diffusion entre la solution colorante et le tissu à colorer sont rapides, plus la teinture est énergique et rapide. On sait, par exemple, que la chaleur augmente l'énergie des courants de diffusion; et, effectivement elle sert souvent dans la pratique à rendre moins lentes les colorations difficiles. Des coupes, surtout du système nerveux central, qui demanderaient des jours ou des semaines pour se colorer dans le carmin ammoniacal employé à froid, prennent la coloration voulue en quelques heures dans la même teinture chauffée au bain-marie.

Il est souvent avantageux d'ajouter aux teintures une faible proportion d'un acide organique, qui se trouve être le plus souvent l'acide acétique ou l'acide formique. Il est probable que, outre l'avantage d'assurer que la teinture employée n'ait pas une réaction alcaline (qualité peu propice à la conservation des tissus), ces acides aident à la coloration en produisant un léger gonflement de la substance des cellules, ce qui facilite la pénétration de la teinture.

77. Dans la pratique, on cherche à réaliser les colorations électives de deux manières qui reposent sur des principes opposés. Dans l'une, on fait usage de teintures électives, c'est-à-dire de couleurs qui ont une affinité spéciale pour les éléments qu'on désire mettre en relief et les colorent plus rapidement que les autres éléments de la préparation; on interrompt la coloration et on procède au lavage et à la

fixation de la couleur au moment où celle-ci a été suffisamment absorbée par les éléments à colorer sans avoir encore envahi les autres. C'est la méthode ordinaire des colorations histologiques. Elle présente deux grands avantages : elle permet de colorer en bloc des pièces volumineuses, car le progrès de la teinture n'exige pas un contrôle minutieux ; et elle permet l'emploi des couleurs les plus stables. C'est la méthode des colorations ordinaires par le carmin et l'hématoxyline ; on pourrait l'appeler la méthode de la teinture aux couleurs stables. Nous indiquerons plus loin les couleurs dont l'emploi rentre dans cette catégorie ; ici, il nous suffira d'appeler l'attention du lecteur sur une généralisation qui nous paraît avoir de l'importance. D'après Ehrlich, les couleurs dans lesquelles la substance colorante joue le rôle de base combinée avec un acide incolore, possèdent une tendance à se localiser d'elles-mêmes et directement dans les noyaux, tandis que les couleurs dans lesquelles la substance colorante proprement dite joue le rôle d'un acide dans la combinaison, colorent d'une manière diffuse, ou se localisent principalement dans le cytoplasma et les substances intercellulaires. Nous devons cependant ajouter de suite que cette règle paraît souffrir beaucoup d'exceptions.

Dans l'autre manière de réaliser des colorations électives, on ne cherche pas à produire une localisation directe de la couleur sur les éléments à colorer, en faisant usage de couleurs qui teignent ces éléments plus rapidement que ceux que l'on désire épargner ; mais on produit d'abord une coloration générale de tous les éléments et l'on cherche ensuite à enlever par des lavages la couleur absorbée par les éléments que l'on désire épargner. C'est la méthode de coloration suivie de décoloration, que nous pratiquons si souvent sous forme de teinture au carmin boracique ; c'est aussi la méthode connue sous le nom de procédé de Böttcher et de Hermann. C'est le contre-pied exact de la première méthode ; dans celle-ci, on interrompt *la teinture* avant qu'elle ait intéressé les éléments à épargner ; dans l'autre, on interrompt *les lavages* avant qu'ils aient intéressé les éléments dont on désire conserver la coloration. On peut appeler la première la méthode de coloration interrompue ; la seconde, la méthode de décoloration interrompue. Un autre point de différence est que la méthode de décoloration interrompue, quoiqu'elle permette d'employer des couleurs stables, met cependant à profit le plus souvent des couleurs fugitives. Elle ne s'applique que dans quelques cas rares (carmin boracique) aux pièces volumineuses, car elle exige en général que la décoloration soit surveillée de près ; elle trouve son application la plus importante dans les recherches cytologiques. Elle a l'avantage de fournir des colorations nucléaires d'une extrême précision, et, ce qui est encore plus important, de permettre d'utiliser des couleurs produisant leur effet sur des tissus qui ont été fixés par des réactifs tels que l'acide chromique, qui font obstacle à la coloration directe par les colorants ordinaires.

Ces deux méthodes peuvent se combiner. Si, par exemple, nous avons cherché à arriver à une coloration nucléaire par voie directe avec le picro-carmin, et que, n'ayant pas interrompu la coloration à temps, nous avons laissé s'établir une coloration diffuse, nous pouvons cependant arriver à la localisation voulue en procédant à la décoloration des éléments extra-nucléaires par le lavage avec une solution faible d'acide chlorhydrique, lavage que nous aurons soin d'interrompre avant qu'il ait intéressé les noyaux.

En règle générale, pour obtenir des colorations nucléaires par la méthode directe, il est bon d'employer des solutions colorantes très diluées, et de colorer lentement. Les solutions concentrées colorent presque toujours d'une manière moins élective, et il vaut mieux éviter la nécessité de corriger une coloration diffuse par la décoloration. Les résultats qu'on obtient de cette manière sont en général moins bons que ceux qu'on obtient par la voie directe.

78. Précautions à prendre dans la pratique des teintures. — Nous avons déjà insisté sur l'importance de la préparation préalable pour la réussite des colorations. Pour avoir de bonnes colorations nucléaires par la voie directe, il est en général urgent que les tissus à colorer aient été débarrassés par de soigneux lavages de toutes traces des acides avec lesquels ils peuvent avoir été traités. Les solutions colorantes elles-mêmes doivent au contraire avoir plutôt une réaction acide ou neutre. Il est essentiel d'éviter autant que possible l'emploi de solutions à réaction alcaline, et surtout celles qui contiennent même des traces d'ammoniaque libre. Les alcalis dissolvent la nucléine; ou du moins si, étant très dilués, ils ne la dissolvent pas, ils la gonflent et déforment ainsi les structures nucléaires. Ils exercent également une action défavorable à la conservation des structures extra-nucléaires des tissus.

Nous avons également fait observer dans notre Introduction qu'il y a utilité à éviter le traitement par des solutions aqueuses des objets qui ont été préparés dans l'alcool. Si cependant on décide de colorer des objets alcooliques dans une solution aqueuse, nous recommandons de faire en sorte que celle-ci contienne une proportion d'un agent durcissant suffisante pour entraver l'action ramollissante de l'eau. Le picro-carmin en contient, par exemple. On peut souvent aussi en ajouter aux solutions qui n'en contiennent pas. C'est ainsi qu'on peut ajouter une trace d'acide osmique, avec les résultats les plus heureux, au carmin aluné et au vert de méthyle, et probablement à bien d'autres solutions que nous ne pouvons pas pour le moment indiquer avec confiance. L'acide acétique, que l'on sait être un fixateur pour les noyaux, peut être ajouté (quelquefois jusqu'à 1 p. 100) au carmin aluné, au vert de méthyle, à la safranine, au violet de gentiane, au brun Bismarck, à la nigrosine, et à bien d'autres couleurs. Nous croyons qu'on peut additionner de sublimé corrosif les solutions aqueuses d'hématoxyline ; mais nos observations sur ce point sont trop incomplètes pour nous permettre de nous exprimer d'une façon plus précise. Du reste, nous insistons de nouveau sur ce point que, quoiqu'il puisse être quelquefois désirable d'employer un colorant aqueux pour des objets alcooliques au point de vue uniquement de la qualité de la coloration qu'on veut réaliser, cependant, au point de vue plus synthétique de la bonne conservation de tous les détails histologiques de tels objets, surtout s'ils sont un peu volumineux, les teintures alcooliques sont préférables. Pour les objets très peu perméables (Hexapodes parmi les Arthropodes), elles sont souvent absolument nécessaires, à cause de leur plus grande puissance de pénétration. Le zoologiste doit être toujours muni d'un bon colorant nucléaire en solution alcoolique.

79. Classification et choix des teintures. — On pourrait croire que nous rendrions un grand service au débutant en lui dressant des listes des teintures histologiques classées selon leurs diverses électivités. Nous pensons que cette idée est un peu illusoire. Car ces teintures donnent des résultats fort divers sous le rapport de l'électivité, selon la manière dont on les emploie. Nous ferons probablement une œuvre plus utile en nous bornant à indiquer quelques colorants dont il nous paraît indispensable de connaître les propriétés. Citons d'abord quelques colorants avec lesquels il est très facile d'obtenir de belles localisations nucléaires. Le *vert de méthyle* est bien certainement le réactif le plus absolument précis que nous connaissions pour la coloration de la nucléine par coloration directe. C'est le réactif par excellence des cytologistes. Malheureusement le vert de méthyle est une couleur fugitive, et pour cette raison nous ne le recommandons pas pour les travaux ordinaires d'anatomie microscopique. Le *carmin aluné* est le plus électif de toutes les teintures faites de couleurs stables et employées pour la méthode de coloration directe. Malheureusement c'est une teinture aqueuse, ce qui en limite l'application ; cependant, comme elle peut se combiner à l'acide osmique et à l'acide acétique, elle peut encore servir pour la coloration de pièces assez volumineuses. Nous la recommandons particulièrement. Le *carmin au borax alcoolique* de Grenacher est un réactif qui, pour les travaux ordinaires d'anatomie microscopique, rend peut-être de plus grands services qu'aucune autre teinture. C'est un colorant des plus énergiques et des plus précis, et le plus facile de tous à employer. Pour les objets chromiques nous recommandons, en outre du carmin au borax, l'*hématoxyline*, qu'on peut employer en solution aqueuse selon la formule de Delafield (coloration extrêmement énergique), ou selon celle de Bœhmer, pour les coupes ; tandis que pour les objets volumineux il faut employer l'excellente solution alcoolique de Kleinenberg. Comme colorant diffus, nous recommandons l'*acide picrique*, qu'on peut employer en coloration double avec l'un des réactifs que nous avons cités, et qui rend des services en mettant en évidence le cytoplasma des cellules. Le *carmin à l'ammoniaque* est tout spécialement indiqué pour la coloration de coupes du système nerveux central ; il y déploie une électivité très délicatement nuancée. La *safranine* et les autres couleurs d'aniline ne s'emploient guère que pour la coloration, par la méthode Bœttcher-Hermann, des coupes destinées aux études cytologiques.

On pourrait encore s'attendre à ce que nous donnions un triage des teintures d'après leurs diverses compatibilités avec les substances employées dans le cours de la préparation préalable. Mais cela aussi nous paraît une demande illusoire, les teintures ne fonctionnant nullement sous ce rapport d'une manière simple et égale ; la réussite dépend trop largement des détails de la manipulation. Nous nous contenterons de renvoyer pour les détails aux paragraphes spéciaux, et de donner ici deux ou trois indications qui peuvent servir à guider le commençant en cas d'embarras. Les difficultés les plus sérieuses surgissent pour les objets qui ont été durcis dans l'acide chromique pur. En ce cas, c'est l'hématoxyline qui est indiquée pour les objets à colorer en masse, et surtout la formule de Delafield, à moins que pour avoir une solution plus pénétrante on ne soit forcé d'avoir recours à la solution alcoolique de Kleinenberg. La teinture alcoolique de cochenille colore aussi les objets traités par l'acide chromique pur d'une manière précise, et souvent assez énergique. S'agit-il de colorer des coupes de ces objets, on peut employer les couleurs d'aniline selon la méthode Bœttcher-Hermann ; on doit même le faire s'il s'agit de recherches sur la structure des noyaux. On doit consulter à ce sujet le chapitre des « Couleurs de la houille », et celui des « Méthodes cytologiques ». Il y a en général moins de difficulté avec les objets fixés par les mélanges chromiques (liqueur de Flemming); nous nous en tirons souvent avec le carmin au borax, et quelquefois même avec le carmin aluné ; mais ici aussi l'hématoxyline est bonne. (Voir ce que nous disons à ce sujet au paragraphe du Mélange chromo-acéto-osmique, formule de Fol, et du Carmin au borax alcoolique de Grenacher). — Après l'acide osmique pur, le carmin aluné peut être employé, mais ne donne pas des colorations assez brillantes pour tous les besoins. On peut recommander, pour ce cas, l'hématoxyline. Mais il arrivera souvent que les objets osmiques ne se laisseront bien colorer qu'après blanchiment par le chlore ; voir les paragraphes consacrés au Blanchiment, n°s 495 et suivants. Les objets durcis dans les mélanges des sels chromiques se colorent bien, avec des précautions spéciales, dans le carmin ammoniacal ; voir aux paragraphes consacrés à ce réactif, et le chapitre des « Méthodes pour la préparation des centres nerveux ».

Un point de vue très important pour le choix d'une méthode de coloration, c'est celui de la stabilité des couleurs. L'agent colorant qui tient le premier rang pour la stabilité des teintures est sans contredit le carmin. Toutes les solutions ordinaires (1) de carmin donnent des colorations absolument permanentes soit dans le baume, soit dans les milieux aqueux. La cochenille est stable dans le baume ; nous ne saurions dire jusqu'à quel point elle l'est dans la glycérine. L'hématoxyline est une couleur qui peut passer pour être stable, surtout pour les préparations montées dans une résine ; mais il faut pour assurer la permanence des préparations qu'elles aient été très soigneusement débarrassées de toute trace d'acide et d'humidité. Malgré toutes les précautions, elles finissent toujours par pâlir plus ou moins. Les couleurs de la houille sont en général fugitives ; il y en a cependant qui paraissent avoir au moins autant de stabilité que l'hématoxyline. Tels sont la safranine (dans le baume), le brun Bismarck, le violet de gentiane, le rose de naphtaline (ces deux derniers dans le baume).

80. La classification employée dans ce livre pour la distribution des méthodes de coloration que nous allons rapporter repose sur un

(1) L'acéto-carmin fait exception ; il donne des colorations tout à fait fugitives.

principe entièrement empirique. Son but est uniquement de faciliter au lecteur la recherche de la méthode sur laquelle il désire avoir des renseignements. Nous avons d'abord séparé les Imprégnations des Teintures proprement dites. Nous avons alors divisé l'une et l'autre de ces coupes dans des chapitres distribués selon la nature chimique de la matière colorante. Et nous avons distribué les formules dans ces chapitres d'après la réaction acide, alcaline ou neutre des solutions, caractère qu'il nous semble très utile de ne pas perdre de vue; et aussi, d'après le caractère aqueux ou alcoolique des solutions, autre caractère qui nous paraît avoir en pratique une importance capitale. Comme ailleurs, nous mettons en petits caractères les formules qui nous paraissent être d'ordre secondaire.

CHAPITRE IX

DU CARMIN

81. Le carmin, matière colorante extraite de la cochenille, n'est pas une substance chimique définie. Il consiste, selon BETZ (1), essentiellement en un mélange variable d'acide carminique, qui en représente le principe colorant, avec de la coccine, de la stéarine, de l'oléine, et d'autres composés organiques, du carbonate et du phosphate de potasse, du chlorure de calcium, et de plus, selon Betz, deux corps albuminoïdes, qui seraient la paralbumine et l'ichtydine. Le carmin du commerce est préparé par des procédés qui passent pour être des secrets industriels, et qui en tout cas diffèrent pour les détails pour chaque fabrique. Il en résulte qu'il est d'une composition très variable. Selon GIERKE, il contient très communément des traces de l'alun employé dans sa fabrication; et il en contient des proportions d'autant plus grandes qu'il est d'une qualité plus inférieure.

La meilleure espèce de carmin est, d'après Gierke, celle qui est connue dans le commerce sous le nom de Carmin Nakarete. Elle coûte au détail environ 100 fr. le kilo. On peut se procurer des carmins inférieurs à partir de 18 fr. le kilo; mais on ne devrait se servir pour les teintures histologiques que du meilleur carmin qu'on puisse se procurer.

On a proposé (2) d'employer en histologie, au lieu de carmin, l'acide car-

(1) *Arch. f. mik. Anat.*, IX, 1873, p. 101 et suiv.

(2) Dimmock, dans *Amer. natural.*, XVIII, 1884, p. 324. *Journ. Roy. Mic. Soc.*, N. S., 1884, p. 471.

minique pur. On a fait valoir que cette substance aurait sur le carmin l'avantage d'être soluble dans l'eau pure, ou dans l'alcool pur; de donner facilement des solutions exactement titrées, et d'une composition définie et connue; et de fournir des teintures aqueuses beaucoup plus stables que celles qui sont faites avec le carmin. Elle permet également de préparer aussi rapidement que possible des solutions pures de carminate d'ammoniaque ou de picro-carminate. Le carminate d'ammoniaque se prépare en ajoutant de l'ammoniaque goutte à goutte à une solution d'acide carminique jusqu'à ce que la solution passe du rouge brillant au rouge pourpre. Le picro-carminate peut se faire naturellement en traitant cette solution avec de l'acide picrique selon la méthode connue. On peut aussi préparer un « picro-carmin » alcoolique en ajoutant de l'acide picrique en faible quantité à la solution alcoolique d'acide carminique.

Nous n'avons pas essayé ces teintures. Nous pensons que les teintures à l'acide carminique pur doivent donner des colorations diffuses rendant nécessaire la décoloration par l'acide chlorhydrique pour effectuer la localisation de la couleur sur les noyaux. Et nous conservons des doutes sur la stabilité de la couleur. Dimmock rapporte que des préparations colorées avec la teinture alcoolique d'acide carminique et conservées dans la glycérine s'y étaient décolorées au bout de quelques mois; tandis que de pareilles préparations conservées au baume s'y étaient parfaitement conservées. Nous n'avons pas pu trouver que d'autres naturalistes aient suivi la recommandation de Dimmock; cependant, comme nous pensons que l'acide carminique est effectivement capable de rendre des services, surtout en permettant de préparer des solutions de carminate et de picro-carminate d'ammoniaque parfaitement pures, nous donnons ici une méthode pour la préparation de cet acide.

82. Acide carminique (*Méthode de préparation d'après* W. DE LA RUE; *Cooley's Cyclopædia*, 6th ed., art. *Carminic acid*). — On prend de la cochenille pulvérisée qu'on traite par l'éther, pour enlever les matières graisseuses. On la fait digérer dans de l'eau bouillante. On précipite l'extrait de cochenille ainsi obtenu par l'addition d'une solution de sous-acétate de plomb légèrement acidulée par l'acide acétique; il faut avoir soin de ne pas employer un excès de cette solution. Le précipité consiste en du carminate de plomb impur. On le lave avec de l'eau distillée jusqu'à ce que l'eau de lavage ne donne plus de précipité avec le chlorure de mercure. On le décompose alors en le suspendant dans de l'eau à travers laquelle on fait passer de l'acide sulfhydrique. On décante la solution ainsi obtenue et on la traite de nouveau par l'acide sulfhydrique; on évapore alors à siccité complète (dans le vide, sur de l'acide sulfurique), on dissout dans l'alcool absolu la matière colorante qui se dépose, on fait digérer la solution avec du carminate de plomb cru mais lavé, ce qui a pour but de séparer le peu d'acide phosphorique qui peut s'y trouver; on ajoute de l'éther, pour précipiter les matières azotées; on évapore dans le vide, et l'on obtient l'acide carminique pur ($C^{14} H^{14} O^8$) sous forme d'une masse d'un brun pourpre, donnant une poudre d'un beau rouge.

83. Quoique l'acide carminique soit soluble dans l'eau et dans l'alcool, le carmin du commerce ne l'est pas. Nous indiquerons plus loin les divers dissolvants qui servent à faire les teintures. Ici nous en mentionnons deux qui ont une importance théorique, l'ammoniaque et l'acide acétique. En effet, le carmin se dissout dans l'ammoniaque en formant un carminate d'ammoniaque; et dans l'acide acétique en formant un acétate de carmin. Le premier est un colorant un peu diffus, le second un colorant nucléaire d'une grande précision; résultat qui est en conformité avec la généralisation d'Erlich que nous avons énoncée plus haut. L'acétate de carmin ne donne pas de colorations stables, et pour cette raison n'est employé que dans certains cas spéciaux. Le carminate d'ammoniaque, au contraire, donne des colorations parfaitement stables, et est susceptible d'un emploi très général. C'est par l'étude de ce réactif que la technique de la teinture histologique a fait ses débuts. Le carminate d'ammoniaque a même été pendant très longtemps le colorant par excellence des histologistes. Cependant, on s'est aperçu à la longue que les solutions ammoniacales de carmin présentent des défauts sérieux; elles ne sont pas parfaitement stables, et subissent rapidement une série de modifications chimiques, assez mal connues, qui font qu'il est impossible de savoir d'avance si à un moment donné elles sont en état de fournir de bonnes colorations; puis, l'ammoniaque libre, dont il n'est pas facile de débarrasser les solutions, exerce sur les éléments des tissus une action qui est en général très nuisible. Nous pensons qu'une bonne partie des nombreuses formules données pour la préparation des teintures au carmin qui vont suivre, doivent leur existence au désir qu'ont toujours eu les histologistes de trouver une solution de carmin qui serait stable, c'est-à-dire qui aurait une composition toujours identique, et qui serait d'une réaction acide ou du moins parfaitement neutre. Tels sont les carmins ammoniacaux neutralisés de Betz, de Heidenhain et de Hoyer; tel est le classique picro-carminate de Ranvier, et tels sont le carmin à l'alun et le carmin au borax de Grenacher.

84. Choix d'une teinture au carmin et précautions à prendre. — Nous donnerons ici deux ou trois indications destinées seulement à guider le débutant. Toutes les teintures au carmin, à l'exception de l'acéto-carmin, donnent des colorations stables, à la condition de monter les pièces dans un milieu convenable. Le baume conserve parfaitement la coloration donnée par toutes ces teintures. La plupart de ces colorations sont stables dans les liquides conservateurs neutres ; ainsi les pièces au carmin boracique ou au carmin aluné peuvent être montées dans la glycérine neutre. D'autres au contraire demandent un milieu acide toutes les fois que la conservation des pièces se fait par la voie aqueuse. Ainsi, les pièces colorées par le carmin ammoniacal ou le picro-carmin doivent être montées dans de la glycérine acidulée avec 1 p. 100 environ d'acide formique ou acétique, si l'on désire leur conserver une bonne localisation de la couleur sur les noyaux. En somme, la question de la stabilité des colorations n'est pas ici de nature à causer de l'embarras.

Au point de vue de l'électivité de la teinture, nous répéterons que c'est le carmin à l'alun qui montre l'électivité la plus précise pour la substance chromatique des noyaux.

En général, quand on fait usage d'une teinture aqueuse, nous pensons qu'on doit donner la préférence au carmin aluné ou au picro-carmin, ces solutions étant moins que d'autres nuisibles à la bonne conservation des cellules.

Au point de vue de la bonne conservation d'objets entiers et de préparations volumineuses, nous estimons que les teintures alcooliques sont de beaucoup préférables aux teintures aqueuses. Nous recommandons particulièrement le carmin boracique de Grenacher. Pour les objets très peu perméables, nous recommandons le carmin alcoolique à l'HCl, préparé selon le procédé de Paul Mayer.

Toutes les teintures qui contiennent de l'ammoniaque libre doivent, selon nous, être soigneusement écartées, à cause du gonflement et de la macération que l'ammoniaque produit presque toujours dans les tissus. Cette règle nous paraît n'avoir d'exception que pour les tissus qui ont été fortement imprégnés par l'osmium ou l'acide chromique ; ces objets souffrent moins de l'action de l'ammoniaque.

Les carmins de Grenacher doivent être tous évités pour la coloration d'objets contenant des pièces calcaires qu'on désire conserver.

Il est une précaution qu'il est nécessaire de prendre dans l'emploi de la plupart des teintures au carmin : les tissus doivent être soigneusement débarrassés d'acide avant de procéder à la teinture. Cela est moins important quand on emploie le carmin au borax et le carmin à l'HCl.

Les surcolorations et colorations diffuses peuvent toujours être corrigées en lavant les pièces à l'HCl faible (0,1 à 0,5 p. 100). L'acide oxalique peut aussi servir, mais les résultats sont beaucoup moins bons.

85. Classification des teintures au carmin. — Suivant un point de vue pratique, nous divisons les teintures au carmin d'abord en deux grands groupes, les teintures aqueuses et les teintures alcooliques. Nous groupons ensuite les formules selon la réaction des solutions, ce qui nous donne des carmins plus ou moins alcalins (carmins ammoniacaux), des carmins neutres, dont le principe est le picro-carmin, et des carmins acides. Nous réunissons aux teintures acides celles qui, n'étant pas nécessairement elles-mêmes d'une réaction acide, exigent cependant l'emploi d'un acide pour la décoloration.

CHAPITRE X

CARMINS AQUEUX, AMMONIACAUX

SOLUTIONS AMMONIACALES SIMPLES.

86. La préparation du carmin à l'ammoniaque est extrèmement simple. On prend du carmin réduit en une poudre aussi fine que possible, on le fait dissoudre dans une solution concentrée d'ammoniaque, on chasse l'excès d'ammoniaque par la chaleur, ou en laissant le flacon débouché jusqu'à ce que l'ammoniaque se soit volatilisée, et l'on ajoute de l'eau.

Pour un gramme de carmin du commerce il faut prendre, selon la qualité du carmin, de 1 à 3 cc. de la solution d'ammoniaque concentrée. Il faudra souvent s'aider de la chaleur pour effectuer la dissolution; il pourra même être nécessaire de faire bouillir. En ajoutant de 50 à 100 cc. d'eau, on obtient une solution très forte, trop forte même pour servir utilement pour les teintures, mais qui, en étant allongée de plusieurs volumes d'eau, selon les besoins, donnera des solutions de la dilution voulue. Il ne faut jamais employer des solutions concentrées pour la teinture; les meilleurs résultats sont obtenus avec des solutions allongées au point de n'être que faiblement teintées en rose.

Il faut toujours laver les pièces à l'eau, ou, par exception, avec la glycérine diluée.

87. Carmin ammoniacal (RANVIER; *Traité technique*, p. 97).

> Eau distillée. 100
> Ammoniaque 1
> Carmin 1

Faire une bouillie avec le carmin et un peu d'eau, ajouter l'ammoniaque, qui dissout le carmin, puis le reste de l'eau. S'il reste un excès d'ammoniaque, il faut le chasser en chauffant au bain-marie jusqu'à ce que le carmin commence à se précipiter.

Cette solution peut servir pour des colorations rapides sans être diluée davantage; des coupes d'objets alcooliques peuvent s'y colorer en une minute. Les objets chromiques se colorent mieux dans une solution allongée jusqu'à avoir une teinte fleur de pêcher, dans laquelle ils doivent rester de vingt-quatre à quarante-huit heures.

88. Carmin ammoniacal (HOYER; *Biol. Centralbl.*, II, 1882, p. 17). — On fait dissoudre 1 gramme de carmin dans un mélange de 1 à 2 cc. d'ammoniaque forte avec 6 à 8 cc. d'eau. On chauffe sur un bain de sable jusqu'à ce que l'excès d'ammoniaque se soit volatilisé. Tant qu'il y a de l'ammoniaque libre dans la solution, il s'y forme, en chauffant, de grosses bulles, et la solution présente la couleur rouge-pourpre foncée du carminate d'ammoniaque; dès que l'ammoniaque libre s'est volatilisée, les bulles deviennent petites, et la solution prend une couleur rouge vif. On laisse refroidir et l'on filtre. Il est bon d'ajouter 1 à 2 p. 100 d'hydrate de chloral; par ce moyen, la solution se conserve beaucoup plus longtemps que les solutions ordinaires.

89. Carmin ammoniacal (HUXLEY ET MARTIN; *Practical Elementary Biology*, p. 268).

> Carmin 2
> Solution d'ammoniaque forte 4
> Eau 48

Faire dissoudre le carmin dans l'ammoniaque et l'eau, et laisser le vase débouché jusqu'à ce que l'odeur d'ammoniaque ait presque disparu. Au moment de s'en servir, diluer une petite quantité de cette solution avec 15 à 20 volumes d'eau.

90. Ces solutions aqueuses simples ne sont pas stables. Elles subissent avec le temps des changements chimiques dont la nature est très obscure, mais qu'on sait maintenant être dus en partie au développement d'un microphyte spécial. Ces changements peuvent être en partie évités par l'emploi d'antiseptiques, comme dans la formule de Hoyer que nous venons de citer. Mais il vaut mieux les laisser se produire, et ne se servir des solutions qu'après un laps de temps suffisant pour que toutes ces modifications aient pu s'accomplir. Il est maintenant bien connu que de telles solutions (désignées en Allemagne sous le nom de *Ausgefaulte Carmin* — carmin pourri) ont une puissance colorante bien supérieure sous tous les rapports à celle des solutions fraîchement préparées. GIERKE (*Zeit. f. wiss. Mikroskopie*, I, 1884, p. 76) a démontré qu'elles doivent cette propriété à la présence de traces de carbonate ou de bicarbonate d'ammoniaque, composés qui se forment dans les solutions longtemps conservées, par la combinaison de leur ammoniaque libre avec l'acide carbonique de l'air. Il est démontré que ces carbonates agissent comme des mordants dans la teinture.

91. Carmin ammoniacal (GIERKE; *loc. cit.*). — Pour les raisons que nous venons d'exposer, Gierke procède de la manière suivante : à du carmin en poudre il ajoute la quantité d'ammoniaque nécessaire pour le dissoudre complètement, et laisse la solution exposée à l'air dans une capsule pendant plusieurs jours. Il filtre alors et conserve la solution aussi longtemps que possible dans un flacon bien bouché. Il recommande de ne s'en servir en aucun cas avant un laps de temps de deux ans. Elle ne contient plus alors aucune trace d'ammoniaque libre, mais elle renferme du carbonate d'ammoniaque. On s'en sert en ajoutant quelques gouttes de la solution concentrée dans un volume suffisant d'eau distillée. Il faut en prendre juste assez pour obtenir un liquide d'un rose pâle, dans lequel les préparations doivent rester pendant vingt-quatre heures. Il est très important de n'employer que des teintures très diluées; de cette manière, même les objets chromiques se colorent bien. Pour des coupes d'encéphale, il est important d'employer des matériaux durcis dans un liquide chromique, et d'éviter tout traitement par l'alcool ; on ne doit pas même faire usage d'alcool pour mouiller le couteau qui sert à faire les coupes.

92. Carmin ammoniacal (BETZ; *Arch. f. mik. Anat.*, IX, 1873, p. 112). — Betz arrive au même but, et, d'après nous, d'une manière plus efficace, par un procédé un peu différent, qui consiste à faire mûrir des solutions diluées. On fait une solution de carmin selon la méthode employée par Gierke ; on l'allonge avec une grande quantité d'eau et l'on filtre. On expose le liquide filtré à l'air et au soleil dans un récipient qui doit être en verre vert, et on l'y laisse jusqu'à ce

qu'il s'y montre un précipité floconneux d'un rouge sale. On filtre, et
l'on expose de nouveau le liquide dans les mêmes conditions. Lorsqu'un précipité semblable au premier a reparu, on filtre pour la troisième fois, et l'on expose encore à l'air le produit de la filtration.
D'habitude il ne se forme pas de nouveau précipité ; s'il s'en forme,
on filtre. Dans tous les cas, la préparation est alors achevée, et la
solution doit être conservée désormais dans un flacon bouché. Elle
peut se garder pendant des mois.

Il arrive parfois que la solution exposée au soleil développe une
mauvaise odeur et se couvre d'une pellicule floconneuse, blanche.
Cela ne nuit nullement à la préparation, mais au contraire la
facilite.

Des coupes de centres nerveux se colorent en une demi-heure, ou
en une heure au plus. Les colorations sont électives pour les noyaux,
mais en même temps un peu diffuses.

SOLUTIONS AMMONIACALES AVEC GLYCÉRINE ET ALCOOL

On a cherché, par l'addition d'alcool et de glycérine, à rendre les
solutions ammoniacales de carmin plus stables, plus pénétrantes, et
moins nuisibles aux tissus. Les formules suivantes donnent des teintures qui sont en général inférieures aux solutions simples sous le
rapport de la précision de la coloration, mais qui présentent certainement un avantage réel au point de vue de la pénétration, et de la
bonne conservation des tissus. On doit certainement les préférer
lorsqu'il s'agit de colorer des objets en masse.

93. Carmin ammoniacal (H. BEALE; *How to work with the Microscope*, 4th ed., p. 109).

Première formule.

Carmin.	0.5 grammes
Liquor Ammoniæ fortissimus P. B.	1.5 »
Glycérine (de Price)	48.0 »
Eau	48.0 »
Alcool.	12 cc.

On dissout le carmin dans l'ammoniaque, selon la méthode que

nous avons indiquée plus haut, en s'aidant de la chaleur. On porte
à l'ébullition pendant un moment, on laisse refroidir, et le vase
reste débouché jusqu'à ce que l'excès d'ammoniaque ait disparu, ce
dont on s'assure par l'odorat; on ajoute l'eau, la glycérine et
l'alcool.

Deuxième formule (*ibid.*, p. 304).

Carmin. . . . .   0 gr. 75
Liq. Amm. fortissim. . . . .   1 gr. 5
Glycérine (de Price). . . . . . 48 gr.
Alcool . . . .   18 cc.

Ces solutions peuvent s'employer concentrées, mais il est plus souvent utile de les diluer avec de l'alcool, ce qui sert à en augmenter
la puissance de pénétration. Hoyer pense que l'alcool dans ces solutions a aussi la fonction d'augmenter l'énergie de la coloration.
Nous pensons que la glycérine sert également à augmenter la puissance de pénétration de la solution, et qu'elle a aussi pour fonction
de donner au liquide une densité favorable à la conservation des
structures délicates.

Une formule qui est essentiellement identique à celle de Beale a été
recommandée par FREY (*Le Microscope*, p. 167).

CHAPITRE XI

CARMINS AMMONIACAUX NEUTRALISÉS.
PICRO-CARMIN.

Parmi les formules précédentes, il s'en trouve qui peuvent donner des solutions approximativement neutres. Nous rassemblons ici quelques formules dans lesquelles la neutralisation est plus intentionnelle et plus complète. Elles comprennent entre autres deux carmins importants : le carmin de Hoyer, et le picro-carmin.

94. Carmin neutre (HEIDENHAIN; *Arch. f. mik. Anat.*, VI, 1870, p. 402).— C'est du carmin de Beale (n° 93), neutralisé par évaporation de l'ammoniaque, ou par addition d'acide acétique. Il n'est plus employé.

95. Carmin neutre (BŒHN (1); *Arch. f. Anat. u. Physiol. Anat. Abth.* 1882. p. 4). — Triturer ensemble 3 à 4 grammes de carmin avec 200 cc. d'eau; ajouter de l'ammoniaque jusqu'à ce que la solution devienne rouge cerise; puis additionner d'acide acétique jusqu'à ce que la couleur passe à un rouge de cire à cacheter; puis filtrer.

Colorer pendant vingt-quatre heures environ. Pour assurer une bonne localisation de la couleur sur les noyaux, il est bon de laver avec un mélange à parties égales d'eau et de glycérine contenant 0,5 p. 100 d'acide chlorhydrique.

(1) Cette formule ayant été récemment citée dans plus d'un journal sous le nom de Bohm, nous en avons de nouveau recherché l'origine (*Arch. f. Anat., loc. cit.*); nous y trouvons le nom de Bœhn, l'assistant de Kupffer, qui le premier a publié cette formule.

96. Carmin neutre (HOYER; *Biol. Centralbl.*, II, 1882, p. 17). — On prépare une solution simple de carmin approximativement neutre par la méthode que nous avons donnée plus haut (88). On la traite avec quatre à six volumes d'alcool fort. Il se forme un précipité d'un rouge écarlate, qu'on sépare par la filtration. On le lave et on le sèche pour le conserver à l'état de poudre; ou bien on en fait une pâte avec de l'alcool auquel on a mêlé un peu de glycérine et d'hydrate de chloral. La poudre et la pâte se conservent pendant plusieurs mois sans s'altérer. L'une et l'autre se dissolvent facilement dans l'eau.

On peut facilement préparer un picro-carmin en faisant dissoudre la poudre dans une solution concentrée de picrate neutre d'ammoniaque, combinaison qui, selon Hoyer, posséderait tous les avantages du picro-carminate d'ammoniaque, sans en avoir les défauts.

97. Carmin neutre de Ranvier. (Nous devons le mode de préparation de ce carmin à l'obligeance de M. le Dr MALASSEZ.) — Faire dissoudre environ 1 gramme de carmin de première qualité dans 200 à 300 grammes d'eau, à laquelle on ajoute une quantité d'ammoniaque un peu supérieure à celle qui est nécessaire pour dissoudre le carmin. Abandonner la solution à l'air libre dans un cristallisoir assez profond. Quand elle est desséchée, reprendre le dépôt par l'eau pure : une partie se dissout; on emploie le liquide filtré. La préparation de ce réactif réussit mieux lorsqu'on laisse « pourrir » le carmin, c'est-à-dire lorsqu'il se développe des moisissures dans la solution.

98. Le picro-carminate d'ammoniaque, ou « picro-carmin », est un réactif qui possède des qualités très-importantes. Il ne nuit guère aux tissus les plus délicats; et, quand il est bien préparé, il donne des colorations d'une très grande précision. Malheureusement la préparation en est toujours incertaine, à cause de la difficulté que présentent le dosage des ingrédients et la détermination du point exact de neutralisation. Les solutions sont passablement stables (1); et les colorations sont parfaitement permanentes, soit dans le baume, soit dans la glycérine, à condition cependant que la glycérine soit acidulée

---

(1) Il est cependant bon d'y ajouter un antiseptique pour prévenir le développement de moisissures. On peut employer à cet effet l'hydrate de chloral (1 p. 100), ou l'acide phénique.

avec 1 p. 100 environ d'acide acétique, ou d'acide formique (ce qui est mieux).

Dans une bonne préparation au picro-carmin, les noyaux doivent être d'un beau rouge, le cytoplasma orange. Quant au reste de la préparation, on peut l'avoir incolore, ou jaune citron, à volonté. Il restera jaune si l'on a soin de ne pas prolonger les lavages outre mesure; il se décolorera plus ou moins, jusqu'à décoloration complète, selon la durée des lavages. Les lavages doivent se faire à l'alcool. On peut facilement corriger les surcolorations ou les colorations diffuses en lavant à l'acide chlorhydrique. On peut prendre à cette fin le mélange d'acide chlorhydrique et d'alcool dont on se sert pour décolorer les pièces qui ont été colorées par le carmin au borax; ou bien on peut avec avantage employer un mélange de glycérine et de HCl (jusqu'à 0,5 p. 100).

99. Picro-carmin (Ranvier; *Traité Technique d'Histologie*, p. 100). — Dans une solution saturée d'acide picrique, on verse du carmin dissous dans l'ammoniaque, jusqu'à saturation; puis on évapore dans une étuve. Après réduction des quatre cinquièmes, la liqueur refroidie abandonne un dépôt, peu riche en carmin, qui est séparé par filtration. Les eaux mères évaporées donnent le picro-carminate solide sous la forme d'une poudre cristalline de la couleur de l'ocre rouge. Cette poudre doit se dissoudre entièrement dans l'eau distillée; une solution au centième est la plus convenable.

On peut au besoin laisser les pièces très longtemps dans cette solution.

100. Picro-carmin (Fol; *Lehrbuch d. vergl. mik. Anatomie*, p. 195). — Fol prépare une solution selon la formule de Ranvier, mais il n'évapore qu'une fois. Si la poudre obtenue de cette manière ne donne pas une solution neutre, il y ajoute un peu de carbonate d'ammoniaque, et chauffe modérément dans un récipient ouvert. Il se volatilise ou bien de l'ammoniaque, ou bien de l'acide carbonique, selon la réaction de la solution, et en tout cas on obtient une solution neutre.

Nous pensons que c'est là une indication précieuse, d'autant plus que le carbonate d'ammoniaque, s'il en reste dans la solution, doit agir comme mordant.

101. **Picro-carmin.** (Gage; *Amer. Monthly Microscopical Journal*, I, 880, p. 22; *Journ. Roy. Mic. Soc.*, III, p. 501.) — On suit le procédé de Ranvier. On doit employer des parties égales de carmin et d'acide picrique.

On dissout l'acide picrique dans 100 fois son poids d'eau, et le carmin dans 50 fois son poids d'ammoniaque forte. On mêle alors les deux solutions. On doit se servir de capsules de porcelaine pour les évaporations, et d'entonnoirs de verre pour les filtrations. Il vaut mieux faire les solutions à la température normale, et en évaporer les trois quarts à une température de 40° à 45° C. Après refroidissement, filtrer à travers deux épaisseurs de papier à filtrer. Evaporer à siccité à 40° C. ou à la température normale. La poudre doit se dissoudre dans 100 fois son poids d'eau ; sinon, filtrer à plusieurs reprises.

Lorsqu'on a obtenu une solution claire, on ajoute 25 p. 100 de glycérine et 10 p. 100 d'alcool à 95 degrés. La solution sera parfaitement stable à condition d'être filtrée tous les six mois.

Nous avons essayé ce procédé, qui ne nous a pas donné de meilleurs résultats que des procédés moins compliqués.

102. Picro-carmin (RUTHERFORD ; *Practical Histology*, p. 173). — Solution saturée d'acide picrique, 100 cc. ; carmin dissous dans de l'ammoniaque, 1 gramme. Le reste comme dans la formule de Ranvier.

103. Picro-carmin (PAUL MAYER ; *Mitth. d. zool. Stat. zu Neapel*, Bd II, p. 20). — On fait dissoudre 2 gr. de carmin dans 25 cc. d'eau avec une quantité suffisante d'ammoniaque. On laisse la solution à l'air pendant une semaine ou plus. On ajoute alors quatre volumes de solution saturée d'acide picrique ; ou bien, on en ajoute jusqu'à ce qu'il se produise un précipité. Mayer n'évapore pas, mais se sert de la solution telle quelle.

103 *bis*. Picro-carmin (BABER ; *Monthly microscopical Journal*, XII, p. 48 ; *Quart. Journ. mic. Science*, 1874, p. 251).

<blockquote>
Carmin. . . . .   1 gramme.
Ammoniaque . . . .   4 cc.
Eau. . . . .   200 cc.
</blockquote>

Mêlez ensemble, et ajoutez 5 grammes d'acide picrique. Agitez de temps à autre pendant deux jours. Laissez déposer, décantez, et évaporez à la température normale. Dissolvez les cristaux dans de l'eau, en raison de 2 p. 100, et filtrez si la solution n'est pas claire.

104. Picro-carmin (WEIGERT ; *Virchow's Archiv*, Bd. 84, pp. 275, p. 315). — On fait tremper 2 grammes de carmin pendant vingt-quatre heures, en prenant des précautions pour prévenir l'évaporation, dans 4 grammes d'ammoniaque. On ajoute 200 grammes de solution saturée d'acide picrique, et on laisse reposer pendant vingt-quatre heures. On ajoute alors de l'acide acétique par petites quantités jusqu'à ce qu'il se produise un léger précipité qui persiste après agitation du liquide. On laisse reposer encore vingt-quatre heures. Au bout de ce temps on constate qu'il s'est formé un précipité qui ne se laisse séparer qu'en partie par la filtration. On ajoute alors de l'ammoniaque, goutte à goutte, par intervalles de vingt-quatre heures, jusqu'à ce que la solution devienne claire.

Si la solution donne une coloration trop jaune, on ajoute un peu d'acide acétique; si elle donne une coloration exagérée en rouge, on ajoute un peu d'ammoniaque.

Weigert pense que toutes les solutions de picro-carmin qui donnent de mauvaises colorations peuvent être corrigées par l'addition d'acide acétique ou d'ammoniaque.

105. Picro carmin (PERGENS : CARNOY ; *La Biologie cellulaire*, p. 92). — On fait bouillir pendant deux heures et demie 500 gr. de cochenille pulvérisée dans 30 litres d'eau. On ajoute 50 gr. de nitrate de potasse, et, après un instant d'ébullition, 60 gr. d'oxalate de potasse. L'ébullition est maintenue pendant un quart d'heure. Après refroidissement, le carmin se dépose; il est lavé plusieurs fois à l'eau distillée. Ces opérations durent trois à quatre semaines.

Ensuite on verse sur le carmin un mélange de 1 volume d'ammoniaque avec 4 volumes d'eau, en prenant garde que le carmin demeure en excès. Après deux jours, on filtre, et on laisse la solution filtrée exposée à l'air jusqu'à ce qu'il s'y produise un précipité. On filtre de nouveau. On y verse alors une solution concentrée d'acide picrique dans l'eau; on agite et on laisse reposer le liquide pendant vingt-quatre heures. On filtre et on ajoute 1 gr. de chloral par litre de liquide. Au bout de huit jours on sépare le léger précipité qui s'est produit; le picro-carmin est prêt à être employé.

Carnoy trouve que ce réactif donne les meilleurs résultats; il s'est maintenu sans altération pendant plus de deux ans dans son laboratoire.

106. Picro-carmin (HOYER). — Nous avons donné cette méthode de préparation plus haut, n°s 88 et 96.

107. Picro-carmin (KLEMENSIEWICZ ; *Sitzber. Acad. Wiss. Wien*, 1878, II Abth. Juni : GIERKE ; *Færberei*, etc. *Zeit. für wiss. Mik.*, I, p. 501). — On triture ensemble 1 gr. de carmin et 30 gouttes d'ammoniaque concentrée, et on ajoute 200 cc. d'eau. A 2 volumes de cette solution on ajoute 1 volume de solution saturée d'acide picrique; on fait bouillir pendant huit à dix heures au bain-marie, en ajoutant, pendant les premiers temps, de la solution d'ammoniaque diluée, pour compenser les pertes du liquide par évaporation ; plus tard on laisse réduire aux trois quarts ou à la moitié. Pendant le refroidissement il ne se produit point ou presque pas de précipité. La solution est parfaitement claire, sa couleur est d'un rouge-noir foncé en couche épaisse, avec une teinte jaunâtre en couche mince.

107 *bis*. Picro-Carmin (Bizzozero ; *Zeit. f. wiss. Mik.*, 1885, p. 539). — On fait dissoudre 0,5 gr. de carmin dans 50 cc. d'eau additionnée de 3 cc. d'ammoniaque. On fait dissoudre à part 0,5 gr. d'acide picrique dans 50 cc. d'eau. On ajoute la solution d'acide picrique, lentement et en agitant continuellement, à la solution de carmin. On évapore au bain-marie jusqu'à ce que (*loc. cit.* 1886, p. 57) l'on ne perçoive plus qu'une odeur légère, mais franche encore, d'ammoniaque. Il arrive en général qu'à ce moment le mélange est réduit de moitié en volume. On laisse refroidir, et on ajoute 0,2 en volume (soit 10 cc.) d'alcool. Il n'est pas nécessaire de filtrer. On conserve dans un flacon bien bouché.

107 *ter*. Carmin et acide osmique (Delage; *Arch. de Zool. exp. et gén.*, t. IV, sér. 2, 1886; *Zeit. f. wiss. Mik.*, 1886, p. 240). — On fait une forte solution de carmin dans l'eau additionnée d'ammoniaque, et on la neutralise en chauffant au bain-marie jusqu'à ce qu'on voie paraître des nuages rouges à la surface du liquide vineux. On laisse refroidir; on ajoute un volume d'acide osmique à 1 p. 100, et l'on filtre sous une cloche. On obtient un liquide qui sert en même temps de fixateur et de colorant. On laisse séjourner les objets (il s'agit de Rhabdocœles) d'une demi-heure à douze heures au plus dans le mélange, puis on les passe par l'alcool selon la méthode ordinaire. On obtient le cytoplasma peu coloré, mais les membranes cellulaires bien accusées, les noyaux rouges. Ce procédé a été le seul qui ait permis à Delage de démontrer le système nerveux des Rhabdocœles acœles. Bœhmig (*Zeit. f. wiss. Mik.*, 1886, p. 241) l'a essayé, et trouve qu'il fournit des images très nettes et très belles.

La solution d'acide osmique carminée ne conserve sa propriété fixatrice que pendant quelques jours.

CHAPITRE XII

AUTRES CARMINS AQUEUX, NEUTRES ET ACIDES.

108. Carmin à l'alun ; — Carmin aluné ; Carmin alunique (Grenacher ; *Arch. f. Mik. Anat.*, XVI, 1879, p. 465). — A une solution aqueuse d'alun, de potasse ou d'ammoniaque, d'une concentration de 1 à 5 p. 100, ou de toute autre concentration qu'on préfère, on ajoute 0,5 à 1 p. 100 de carmin en poudre, et l'on fait bouillir pendant dix à vingt minutes. Il vaut peut-être mieux se servir d'une solution d'alun très concentrée, et, après l'avoir fait bouillir avec le carmin, l'allonger au degré voulu. Après refroidissement, filtrer. (Nous avons l'habitude d'ajouter à notre solution un peu d'acide phénique ou un cristal de thymol pour prévenir le développement de moisissures.)

Nous avons déjà dit que le carmin à l'alun est, de tous les carmins, le réactif le plus délicat dans ses résultats. C'est un colorant nucléaire presque absolument pur. En dehors de la chromatine des noyaux, il n'y a guère que les nucléoles et la substance contractile des muscles striés qui s'y colorent. Ce carmin présente le grand avantage qu'on peut laisser les préparations indéfiniment dans les solutions sans crainte de voir se produire des surcolorations. Il est nécessaire que les tissus soient débarrassés d'acide avant d'être mis dans la teinture. Les colorations sont stables dans le baume et dans la glycérine neutre ; elles le sont moins dans la glycérine acidulée.

Il ne faut pas employer ce colorant pour des objets contenant des éléments calcaires qu'on désire conserver.

Tangl fait usage d'une solution saturée d'alun.

Tizzoni ajoute à la teinture, préparée selon la formule de Grenacher, une trace de sulfate de soude, ce qui en rend la coloration plus énergique. (*Bull. Sc. Med. Bologna*, 1884, p. 259; *Journ. Roy. Mic. Soc.*, 1885, p. 730.)

Pisenti (*Gazzetta degli Ospetali*, n° 24, 1885; *Zeit. f. wiss. Mik.*, II, 1885, p. 376) donne la formule suivante: On fait cuire 1,5 à 2 gr. de carmin pendant quelques minutes dans 100 cc. de solution d'alun saturée à chaud; on ajoute 2 grammes de sulfate de soude, et l'on continue à chauffer pendant cinq minutes. On filtre à chaud. Après refroidissement, on décante.

Nous faisons observer que le sulfate de soude est un réactif qui exerce sur les noyaux une action très particulière. Voyez Pfitzner, dans *Morphol. Jahr.*, XI, Hft I, 1885.

109. Carmin à l'alun avec acide osmique.

109. Carmin à l'alun avec acide osmique. — La solution simple de carmin à l'alun a le défaut de n'être pas très propre à la coloration lente d'objets volumineux; elle est peu pénétrante, et n'est guère de nature à conserver les tissus pendant une immersion très prolongée. On remédie en grande partie à ce défaut par l'emploi combiné de carmin à l'alun et d'acide osmique.

A 50 ou 60 grammes d'eau distillée on ajoute du carmin à l'alun jusqu'à ce que le mélange soit d'un rose presque rouge; on ajoute environ dix gouttes d'une solution d'acide osmique à 2/1000. Il faut en mettre assez pour que le mélange ait une odeur perceptible d'osmium. On laisse les objets dans ce mélange pendant trente-six heures, à l'obscurité.

Cette méthode nous est venue de Heidelberg; nous ne savons pas qui en est l'inventeur. Nous l'avons expérimentée sur des objets assez divers, et nous pouvons assurer qu'elle donne des résultats qu'on ne saurait trop louer. Les colorations sont encore plus électives qu'avec la solution simple. Les corps des cellules se colorent en brun par l'osmium, et l'on a comme résultat une coloration double d'une grande netteté.

Il faut avoir soin de ne pas laisser évaporer l'osmium pendant la coloration. En prenant cette précaution, la conservation des pièces est excellente. En somme, nous regardons cette méthode comme l'une des plus importantes parmi les méthodes de précision.

110. Carmin aluné à l'acide acétique. (Henneguy; inédit.) — On fait bouillir du carmin en excès dans une solution saturée d'alun de potasse. Après refroidissement, on ajoute 10 p. 100 d'acide acétique cristallisable, et on laisse reposer le mélange pendant plusieurs jours. Il se fait un dépôt de carmin et d'alun; on filtre.

Pour colorer les pièces, on les met dans l'eau distillée, à laquelle on ajoute quelques gouttes de la solution de carmin, de manière à obtenir une teinte rose foncée. Elles restent dans la teinture vingt-quatre à quarante-huit heures, selon leur nature; puis on les lave pendant une heure ou deux dans de l'eau distillée. Il importe d'employer de l'eau distillée, pour éviter la formation de cristaux dans les pièces. On traite ensuite par l'alcool à la manière ordinaire.

L'avantage de ce carmin est d'avoir un pouvoir pénétrant très grand et de colorer également toutes les parties aussi bien profondes que superficielles. Il a l'inconvénient de donner une coloration lilas qui n'est pas agréable à l'œil; mais on peut rendre la coloration plus rouge en plaçant les pièces lavées dans de l'alcool additionné d'acide chlorhydrique, comme lorsqu'on emploie le carmin au borax.

Les préparations se conservent très bien dans le baume, moins bien dans la glycérine.

111. Les préparations faites au carmin aluné peuvent être traitées après coup par l'acide picrique, et fournir ainsi des colorations doubles qui sont quelquefois très utiles. LEGAL combine les deux teintures, en raison de dix volumes de carmin à l'alun et un volume de solution saturée d'acide picrique (*Morphol. Jahrb.*, VIII Bd., p. 353).

CARMINS BORACIQUES AQUEUX

112. Les trois carmins dont nous donnons la composition aux paragraphes suivants, quoique moins employés que le carmin boracique alcoolique de Grenacher (ci-après, n° 120), donnent cependant de meilleurs résultats que ce dernier *pour les coupes*.

Des trois solutions suivantes, deux sont alcalines. Nous les mettons ici à cause du traitement par l'HCl qu'elles exigent. Nous faisons observer que les doses d'acide chlorhydrique recommandées par les auteurs nous paraissent exagérées; cependant on ne peut pas toujours effectuer la décoloration avec des doses aussi faibles que celles qu'on emploie pour la décoloration des pièces traitées par le carmin au borax alcoolique de Grenacher, à moins d'employer, comme dans ce cas, l'alcool comme véhicule; car, autrement, les pièces pourraient souffrir de la longueur du lavage qui serait nécessaire. Ces carmins ne servent que pour la colora-

tion de coupes, ou d'objets très perméables, et pour les travaux ordinaires
sont beaucoup moins recommandables que la solution alcoolique de Grenacher. Ils peuvent cependant être parfois utiles, surtout en vue de la
grande énergie et de l'éclat de la coloration.

113. Carmin au borax simple (Woodward; *Monthly Micr. Journ.*, VIII,
1872, p. 38; *Am. Quart. Mic. Journ.*, I, 1879, p. 220; *Journ. Roy. Mic. Soc.*,
II, p. 613).

Carmin. . . , ...	1 gramme.
Borax	4 —
Eau	176 —
Alcool (95°).	352 —

Mêlez ensemble et filtrez. La majeure partie du carmin forme avec le
borax une combinaison qui cristallise sur le filtre; le liquide filtré au
contraire est relativement pauvre en carmin, et ne possède qu'une faible
puissance de coloration. On le jette. On fait dissoudre les cristaux
dans 250 grammes d'eau, et l'on réduit de moitié par évaporation au
bain-marie.

Ce liquide est un colorant très énergique. Des tissus s'y colorent en
quelques secondes, mais d'une manière diffuse. On les décolore avec de
l'acide chlorhydrique; dans le mélange de 1 partie de l'acide pour quatre
d'eau employé par Woodward, la décoloration se fait en quelques secondes. On obtient ainsi une belle coloration élective pour les noyaux et se
conservant également bien dans le baume et dans la glycérine. Il faut laver
avec soin à l'alcool avant de monter dans le baume.

114. Carmin au borax simple (H. Gibbes; *Journ. Roy. Mic. Soc.*, III,
1883, p. 390).

Carmin.	2 grammes.
Borax	8 —
Eau	128 —

Mêler et décanter. Il ne faut pas filtrer. La coloration se fait en quelques minutes. Laver, pendant quelques secondes, avec un mélange de
1 partie de HCl et de 20 parties d'alcool absolu. Puis laver soigneusement à l'alcool.

115. Carmin au borax neutralisé (Grenacher; *Arch. f. mik. Anat.*,
XVI, 1879, p. 466). — A une solution de borax de 1 à 2 p. 100 on ajoute
0,5 à 0.75 p. 100 de carmin, et on fait bouillir jusqu'à ce qu'on obtienne
une solution d'un pourpre foncé. La solution est en général claire; avec
certains carmins cependant elle peut ne pas l'être; en ce cas, il faut filtrer. A la solution claire on ajoute peu à peu, et avec précaution, de l'a-
cide acétique étendu. La solution devient de plus en plus rouge carmin;
aussitôt qu'elle est devenue d'un rouge comparable à celui des solutions

ammoniacales de carmin, ou, ce qui est mieux, d'une teinte un peu plus
rouge, l'addition d'acide doit cesser. On laisse déposer pendant vingt-
quatre heures, et l'on décante.

Dans cette solution, les tissus se colorent en deux ou trois minutes,
ou moins, mais d'une manière diffuse et incomplète, la couleur n'étant
pas absorbée par les éléments, mais seulement déposée sur leurs surfaces.
On les rince à l'eau et on les traite avec de l'alcool de 50 à 70° contenant une goutte d'acide chlorhydrique pour la valeur d'un verre de
montre. Au bout de quelques secondes on peut constater qu'il s'est formé
autour des tissus une atmosphère rouge, consistant en du carmin redis-
sous. Après quelques minutes, on peut enlever les préparations, qui présentent alors une localisation parfaitement précise de la couleur dans les
noyaux.

Cette solution a sur les deux précédentes l'avantage de n'être pas alcaline.

Ce procédé nous paraît être d'une nature tout à fait particulière. Ce
n'est pas, croyons-nous, un procédé de surcoloration suivie de décoloration comme cela est certainement le cas pour les carmins au borax non
neutralisés, mais bien un procédé de coloration directe par la solution de
carmin dans l'acide chlorhydrique qui se fait au moment où l'on porte les
tissus dans l'alcool.

AUTRES CARMINS AQUEUX

116. Carmin au lithium (ORTH; *Berliner klin. Wochensch* , 28,
1883, p. 421). — On fait dissoudre 2 parties et demie de carmin dans 97 parties et demie de solution saturée de carbonate de
lithium. Il s'y dissoudrait une proportion beaucoup plus grande de
carmin, mais la concentration indiquée est suffisante. Il n'est pas
nécessaire de filtrer.

Des tissus durcis soit par l'alcool, soit par l'acide chromique ou
les sels de chrome, se colorent avec une égale facilité dans cette
solution. La coloration est diffuse; pour la localiser sur les noyaux,
on lave à l'acide chlorhydrique (1 p. 100 de HCl dans de l'alcool
à 70 degrés).

La couleur est stable dans le baume et dans la glycérine. Le principal avantage de ce réactif consiste dans la facilité avec laquelle il
colore des tissus qui se montrent rebelles à toute autre coloration.

C'est un excellent carmin qui n'est pas suffisamment connu.

116 *bis*. Carmin à la chaux (DU PLESSIS; inédit. — Nous devons cette
formule à l'obligeance de M. le Prof^r du Plessis). — On met dans une
éprouvette du carmin en poudre, et l'on ajoute de l'eau de chaux (*aqua*

calcis des pharmacies). On fait bouillir à gros bouillons. L'eau de chaux attaque le carmin, mais ne le dissout pas; elle doit seulement se teinter en rose. On décante et on reprend le carmin non dissous par l'eau distillée, dans laquelle il doit alors se dissoudre assez bien pour donner facilement une teinture d'un rouge clair.

Cette teinture, quoiqu'elle ne soit pas d'une couleur foncée, possède une assez grande énergie de coloration. Les noyaux se colorent en foncé, le protoplasma en clair; les colorations excessives ne sont pas à redouter.

Il est important d'employer l'eau de chaux des pharmacies, ou, en tout cas, d'éviter de faire usage d'une solution de chaux trop forte, car le carmin se dissout assez facilement dans les solutions fortes de chaux, ce qu'il s'agit naturellement d'éviter.

117. Rouge de carmin (Carminroth), Rollet. — N'est plus employé. On trouvera la formule dans Gierke (*Zeit. f. wiss. Mikroskopie*, I, p. 91).

117 *bis*. Carmin soluble (Perls : Frey; *Das Mikroskop.* 7 Aufl. : Gierke; *loc. cit.*, p. 91). N'est plus employé. Voyez la formule, *loc. cit.*

118. Carmin acétique (Schweigger-Seidel : Ranvier; *Traité*, p. 99). — On verse dans une solution ammoniacale de carmin de l'acide acétique jusqu'à produire la neutralisation complète, et même à la dépasser un peu. Il se fait un précipité peu abondant, qui est séparé par filtration, et l'on obtient une liqueur d'un rouge vineux. Les préparations y sont laissées pendant quelques minutes, puis lavées dans de l'eau contenant 0,5 p. 100 d'acide chlorhydrique. Il faut monter dans le baume ou dans de la glycérine contenant 1 p. 100 d'acide acétique ou d'acide formique, ce qui est mieux. Selon Gierke, la coloration n'est jamais aussi permanente que celle du carmin à l'ammoniaque.

118 *bis*. Carmin acétique neutre (Hamann; *Intern. Monatschr. f. Anat. u. Hist.*, I, 5, 1884; *Zeit. f. wiss. Mikroskopie*, II, 1885, p. 87). — Cette formule ne diffère pas en principe de celle de Schweigger-Seidel. Hamann prend 30 grammes de carmin, les dissout dans 200 grammes d'ammoniaque concentrée (*sic*), et ajoute de l'acide acétique jusqu'à réaction neutre ou faiblement acide. Après deux à quatre semaines on peut filtrer et se servir du liquide. Ce qui vaut cependant mieux, c'est de reprendre, par un mélange d'ammoniaque et d'acide acétique dans la même proportion, le précipité qui s'est formé pendant ce temps. La solution colore rapidement, mais ne donne pas lieu facilement à des colorations excessives. On peut traiter les préparations par l'HCl si l'on veut, mais cela n'est pas indispensable.

119. Carmin acétique. — **Acétate de carmin.** (Schneider; *Zool.*

Anzeig., 1880, p. 234). — On fait bouillir une solution d'acide acétique d'une concentration de 45 p. 100, et on la sature de carmin; puis on filtre. (C'est à la concentration de 45 p. 100 que l'acide acétique dissout la plus grande proportion de carmin.)

Pour s'en servir, on peut ajouter une goutte de la solution concentrée à des objets frais placés sur le porte-objets : c'est la méthode dont Flemming s'est servi dans ses importantes recherches sur la fécondation de l'œuf des Echinides. Ou bien on peut se servir d'une solution diluée à 1 p. 100, pour la coloration lente.

Il est important de connaître ce réactif, qui peut rendre des services là où aucun autre réactif ne donne de résultats quelconques. La solution est extrêmement pénétrante, fixe bien pour un certain temps, et peut ainsi servir pour l'étude d'objets frais. La coloration est d'une électivité parfaitement précise pour la substance chromatique des noyaux. Malheureusement les préparations ne se conservent pas.

119 *a*. Carmin à l'acide borique (ARCANGELI; *Proc.-verb. Soc. Toscana di Sc. Nat.*, 1885, p. 283; *Zeit. f. wiss. Mik.*, 1885, p. 377). — On fait bouillir ensemble, pendant dix minutes, 0,5 gr. de carmin, 4 gr. d'acide borique, et 100 cc. d'eau. On laisse un peu refroidir et l'on filtre. On obtient ainsi un liquide presque gélatineux, qui possède une grande énergie de coloration. Laver avec de l'eau changée deux ou trois fois, puis avec de l'alcool qui fixe la couleur. Pour le carmin à l'acide borique de FRANCOTTE, qui est une teinture alcoolique, voyez au chapitre suivant, n° 121 *bis*.

119 *b*. Carmin aluné à l'acide borique (ARCANGELI; *loc. cit.*). — On fait bouillir ensemble, pendant dix minutes, 0,25 gr. de carmin, 2 gr. d'acide borique, et 100 cc. de solution saturée d'alun.

119 *c*. Carmin aluné à l'acide salicylique (ARCANGELI; *loc. cit.*). — On fait bouillir ensemble, pendant dix minutes, 0,25 gr. de carmin, 0,25 gr. d'acide salicylique, et 100 cc. de solution saturée d'alun.

119 *d*. Carmin salicylique (ARCANGELI; *loc. cit.*). — On fait bouillir ensemble, pendant dix minutes, 0.25 gr. de carmin, 0,25 gr. d'acide salicylique, et 100 cc. d'eau, et l'on filtre.

119 *e*. Carmin à l'acide picrique (ARCANGELI; *loc. cit.*). — On fait bouillir ensemble, pendant dix minutes, 0,25 gr. de carmin et 50 cc. de solution concentrée d'acide picrique, et l'on filtre à froid. Il faut quatre à huit heures pour colorer.

119 *f*. Carmin à l'acide picrique (MINOT; d'après Whitman's *Methods in Microscopical Anatomy*, etc., p. 42). — On fait bouillir, pendant une demi-heure, 1 gr. de carmin dans 200 cc. d'eau avec un excès d'acide picrique; on laisse reposer et on décante; on ajoute de l'eau et, au besoin, encore de l'acide picrique; on fait de nouveau bouillir et on décante; on répète ces opérations jusqu'à ce que tout le carmin soit dissous. On met le liquide décanté dans un cristallisoir avec 1 gramme environ de thymol, et l'on évapore à une chaleur douce jusqu'à 25 cc.; on filtre, on ajoute 25 cc. d'eau sur le filtre, et on allonge le liquide filtré avec 50 cc. d'eau. La solution se garde indéfiniment. Si on la fait évaporer à siccité, on obtient un résidu qui est soluble dans l'alcool. La solution aqueuse colore avec une grande rapidité et donne facilement des surcolorations; il suffit de deux à cinq minutes pour colorer des coupes.

CHAPITRE XIII

CARMINS ALCOOLIQUES; AU BORAX, AUX ACIDES OXALIQUE, SULFURIQUE, CHLORHYDRIQUE.

120. Carmin au borax, alcoolique (Grenacher; *Arch. f. mik. Anat.*, XVI, 1879, p. 466 et suiv.). — On fait une solution concentrée de carmin dans une solution de borax (carmin, 2 à 3 p. 100; borax, 4 p. 100); on ajoute un volume égal d'alcool à 70 degrés; on laisse reposer, et l'on filtre. Il ne faut pas employer d'acide acétique. On y laisse les préparations le temps nécessaire pour qu'elles soient pénétrées, et on les porte, sans lavage préalable, dans de l'alcool contenant 4 à 6 gouttes d'acide chlorhydrique par 100 cc. On les laisse dans ce liquide jusqu'à ce qu'elles soient bien pénétrées, puis on les lave à l'alcool pur.

D'après Bourne (*Quart. Journ. Mic. Science*, 1882, p. 335), on peut faire la solution en mêlant ensemble le carmin et la solution de borax et en agitant le mélange de temps à autre pendant deux ou trois jours; on ajoute alors l'alcool et on laisse reposer pendant une semaine, puis on filtre.

La proportion d'alcool contenue dans cette solution suffit pour la bonne conservation de tous les objets qui ne sont pas très délicats et qui ne demandent pas une immersion très prolongée pour être imbibés. Pour les objets qui demandent par exemple une immersion de plusieurs jours au lieu de quelques heures, il y a utilité à augmenter la dose d'alcool. On peut sans inconvénient l'augmenter jusqu'à 70 degrés. Nous trouvons même, pour notre part, que cette solution-là est, dans la plupart des cas, préférable à la solution ordinaire ; la conservation des cellules est souvent sensiblement meilleure, la solution étant en même temps plus neutre et moins aqueuse ; et nous croyons que la coloration est plus précise et plus facile à contrôler.

Pour la décoloration, nous nous servons d'une solution d'acide chlorhydrique encore plus étendue, que nous avons appris à connaître dans le Laboratoire de Morphologie de l'Université de Genève ; à savoir, 33 gouttes d'acide par litre d'alcool. On y laisse les objets jusqu'à ce qu'ils présentent une certaine transparence et un certain aspect brillant qui indiquent que les tissus sont suffisamment décolorés et la couleur fixée dans les noyaux.

Ce carmin peut servir à colorer des objets qui ont été fixés dans le mélange de Flemming, à condition qu'ils aient été bien lavés.

Ce carmin est certainement l'une des plus importantes de toutes les teintures histologiques. Tous les observateurs sont d'accord pour reconnaître à quel point il est d'un emploi commode.

Les colorations sont parfaitement stables dans tous les milieux conservateurs.

121. Carmin lilas au borax (THIERSCH ; *Arch. f. mik. Anat.*, I, 1865, p. 150). — N'est plus employé.

121 *bis*. Carmin picroboraté (DUTILLEUL ; *Bull. Scient. Dép. Nord*, XVI, 1885, p. 371). — Mêlez, à chaud, un volume de carmin au borax et un volume de solution saturée d'acide picrique. On ajoute à ce mélange un volume d'alcool à 95°. On filtre à froid. La teinture ainsi préparée se conserve indéfiniment sans déposer.

Nous croyons devoir avertir que nous avons préparé ce carmin, et qu'il nous paraît être la plus mauvaise teinture au carmin que nous ayons jamais essayée.

121 *ter*. Carmin à l'acide borique, alcoolique (FRANCOTTE ; *Bull. Soc. Belge Micr.*, 1886, p. 48). — Ce carmin est une modification de celui de ARCANGELI, n° 119*a*. — On prend : carmin, 0,4 gr. ; acide borique, 5 gr. ; eau, 25 cc. ; alcool à 90°, 75 cc. — On fait bouillir quinze minutes et l'on filtre.

122. Carmin oxalique, alcoolique (THIERSCH ; n° 121). — N'est plus employé.

123. Carmin sulfurique, alcoolique (HOYER ; *Arch. f. Mik. Anat.*, XIII, 1876, p. 650). — Nous ne citons ce carmin que pour mémoire, car il semble que Hoyer lui-même l'ait abandonné en faveur de son carmin neutre. (V. plus haut, n⁰ˢ 88 et 96.)

124. **Carmin à l'acide chlorhydrique, alcoolique.** — Ce carmin est extrêmement important. Seul il permet d'obtenir une coloration à la fois très précise, énergique, brillante et rapide, par le moyen de solutions faites avec de l'alcool très fort, jusqu'à l'alcool absolu. Cela est précieux, soit pour la coloration en masse d'objets très difficilement pénétrables (pièces protégées par la chitine), soit pour la coloration de coupes sur le porte-objets. Ces solutions ont sur le carmin au borax l'avantage de contenir incomparablement plus de carmin dans l'alcool fort. On les emploie comme le carmin au borax, en opérant la décoloration avec le même alcool acidulé d'acide chlorhydrique. Cependant, avec une solution heureusement combinée, on peut obtenir de prime abord des colorations électives qui n'ont pas besoin de décoloration. Les colorations sont permanentes dans tous les milieux conservateurs.

(*a*) FORMULE DE PAUL MAYER (GARBINI ; *Manuale per la Technica moderna del microscopio*, p. 46). — Mayer prend 100 grammes d'alcool absolu (ou d'un titre plus faible), il y ajoute 1 ou 2 gouttes d'acide chlorhydrique, et du carmin *à saturation*. Il faut faire bouillir jusqu'à ce que l'on obtienne une solution claire.

D'après notre expérience, celle-ci est la manière la plus sûre de préparer le carmin à l'acide chlorhydrique. Il est à remarquer qu'il doit toujours rester un *excès de carmin* dans la solution. Bien préparé, ce carmin doit donner une coloration parfaitement nucléaire, sans décoloration par l'HCl.

(*b*) FORMULE D'EMERY (*ibid.*). — Alcool absolu, ou plus faible, 100 gr. ; HCl, 1 gr. ; carmin à saturation. — On les chauffe ensemble dans une étuve pendant vingt-quatre heures au moins.

(*c*) FORMULE DE GRENACHER (*Arch. f. mik. Anat.*, XVI, 1879, p. 468). — Grenacher, qui est l'inventeur de ces carmins, donne les instructions suivantes. On fait bouillir ensemble, pendant dix minutes, 50 cc. d'alcool de 60 à 80 degrés, 3 ou 4 gouttes d'acide chlorhydrique, et du carmin en quantité suffisante pour couvrir la pointe d'un couteau. Il n'est pas possible d'indiquer les doses précises de carmin et d'acide, à cause de la composition variable du carmin du commerce. On laisse refroidir et l'on filtre.

On essaye alors la solution sur des coupes. Si elle donne en cinq ou six minutes une coloration uniforme, on ajoute avec précaution de faibles quantités d'acide chlorhydrique, et l'on essaye la solution sur des coupes après chaque addition d'acide, jusqu'à ce qu'on ait trouvé la dose qui donne la coloration désirée. Si au contraire on observe dès le commencement que la solution montre une teinte jaunâtre, ou si elle acquiert une telle teinte au bout de quelques jours, c'est signe qu'on a pris un excès de HCl, et il faut alors neutraliser en ajoutant avec précaution de l'ammoniaque jusqu'à ce que la teinte pourpre de la solution soit revenue. Si les colorations se trouvent être excessives ou diffuses, on décolore, selon la méthode connue, par l'alcool acidulé de HCl.

(*d*) ANCIENNE FORMULE DE P. MAYER (*Mitth. Zool. Stat. Neapel*, IV, 1883, p. 521). — Alcool (80°), 100 gr.; carmin, 4 gr.; HCl, 30 gouttes. — Chauffer pendant une heure au bain-marie, filtrer à chaud et neutraliser en ajoutant de l'ammoniaque jusqu'à ce que le carmin commence à se déposer.

Cette solution donne toujours des colorations diffuses; pour les rendre électives, il faut décolorer par l'HCl. Nous avons trouvé qu'il n'est nullement facile d'arriver à une bonne neutralisation, de sorte que la méthode de préparation ne nous parait pas offrir d'avantage sur celle de Grenacher.

Il convient d'observer que si l'on désire diluer l'une ou l'autre de ces solutions, il ne faut pas employer à cet effet de l'eau, mais de l'alcool du même titre que celui qui a servi à faire la solution.

(*e*) FORMULE DE BRASS (*Zeit. f. wiss. Mik.*, II, 1883, p. 303). — Une pincée de carmin, 100 grammes d'alcool à 70° et 15 gouttes d'acide chlorhydrique. Il faut faire bouillir, et si le carmin se dissout entièrement, il faut en ajouter et faire bouillir encore; il doit toujours rester un excès de carmin. Pour compenser la perte d'alcool par évaporation, on ajoute de l'alcool à 96°.

Brass trouve qu'il n'est pas nécessaire de se servir d'acide chlorhydrique pour décolorer les préparations; il suffit de les laver à l'alcool en les suspendant dans de petits sacs de tulle à la partie supérieure d'un flacon rempli d'alcool; la matière colorante extraite par l'alcool va au fond, et, l'alcool restant clair autour des préparations, le lavage se fait beaucoup plus vite que quand on laisse séjourner les préparations au fond du vase.

CHAPITRE XIV

TEINTURES DE COCHENILLE.

125. La cochenille n'est autre chose que les corps desséchés de femelles d'un Insecte Hémiptère, le *Coccus cacti*. On en trouve deux sortes dans le commerce : l'une, d'un pourpre gris argenté, qui est la plus commune; l'autre d'un pourpre rouge ou noir. L'une et l'autre servent également en histologie.

La matière colorante de la cochenille est soluble dans l'eau et dans l'alcool. Il en résulte que la préparation des teintures est chose extrèmement simple. Les solutions aqueuses ne s'emploient qu'en combinaison avec l'alun, qui sert de mordant. Par leurs propriétés, elles ressemblent en tous points au carmin à l'alun, si ce n'est qu'elles produisent souvent des colorations plus richement nuancées. Mais la propriété la plus importante de la cochenille nous paraît être sa solubilité dans l'alcool, qui nous met entre les mains une teinture qui est aussi précise, aussi pénétrante et aussi élective que l'hématoxyline de Kleinenberg, et qui a sur celle-ci l'avantage d'être parfaitement stable. Nous estimons que la cochenille de Mayer ne le cède à l'hématoxyline de Kleinenberg qu'en ce qu'elle ne fournit pas toujours une coloration suffisamment énergique ; elle lui est même supérieure sous le point de vue de la différenciation des divers tissus d'une préparation. Certains éléments s'y colorent (comme du reste cela est le cas pour toutes les solutions de cochenille) de divers tons de rouge, d'autres en violet, en bleu ou même en vert. Ces colorations varient selon la réaction des tissus et la présence ou l'absence de certains sels. Les sels métalliques et alcalino-terreux solubles dans l'alcool, qui se trouvent dans les tissus, donnent lieu à des colorations bleues, de sorte qu'en leur présence la coloration qui se produit est comparable à celle que donne l'hématoxyline. Les tissus où ces sels font défaut se colorent en rouge, de même que les tissus à réaction acide. Les Crustacés à téguments épais se colorent en général en rouge ; la plupart des autres organismes en bleu, la coloration étant cependant différente dans les divers éléments des préparations. Les glandes et leurs sécrétions se colorent très communément en vert ou gris-vert. Dans des embryons de *Lumbricus*, Kleinenberg a trouvé que les vaisseaux sanguins se coloraient en rouge, leur contenu en un bleu intense.

Un avantage des solutions de cochenille est qu'elles sont extrémement faciles à préparer.

126. Cochenille aqueuse (Partsch ; *Arch. f. mik. Anat.*, XIV, 1877, p. 180). — Faire bouillir de la cochenille avec une solution d'alun à 5 p. 100, filtrer, et ajouter un peu d'acide salicylique pour prévenir le développement de moisissures.

127. Cochenille aqueuse (Czokor ; *Arch. f. mik. Anat.*, XVIII, 1880, p. 413). — On pulvérise ensemble 7 gr. de cochenille et 7 gr. d'alun calciné, on ajoute 700 gr. d'eau, et l'on réduit à 400 gr. en faisant bouillir. Après refroidissement, on ajoute de l'acide phénique en quantité suffisante pour être perceptible à l'odeur, et l'on filtre plusieurs fois. Les solutions se conservent indéfiniment, à condition d'être filtrées et additionnées d'une trace d'acide phénique de temps à autre.

Ces deux formules fournissent une teinture de la plus haute précision. La chromatine des noyaux se colore en bleu, d'autres éléments prennent des teintes rouges diverses, ce qui produit l'effet d'une coloration double. Ces solutions colorent en un temps plus ou moins long des tissus qui ont subi n'importe quel genre de préparation préalable. Des tissus préparés par l'alcool se colorent en trois à quatre minutes ; ceux qui ont été préparés par l'acide chromique demandent trois à cinq heures.

Nous pensons que ces solutions sont supérieures comme richesse de coloration au carmin à l'alun. Nous ne saurions dire si les colorations sont également stables. Il faut en tout cas éviter les milieux acides, et monter dans la glycérine neutre ou, ce qui est mieux, dans le baume. On peut retenir que d'une manière générale ces solutions peuvent servir avec avantage au lieu du carmin à l'alun de Grenacher.

127 *bis*. **Cochenille alcoolique** (PAUL MAYER ; *Mitth. Zool. Stat. Neapel*, II, 1881, p. 14). — On fait macérer de la cochenille en poudre pendant plusieurs jours dans de l'alcool à 70 degrés. Il faut prendre environ 8 à 10 cc. d'alcool pour chaque gramme de cochenille, remuer fréquemment, puis filtrer.

On peut employer de l'alcool à d'autres degrés, mais l'alcool à 70° est celui qui fournit les solutions le plus généralement utiles. Plus l'alcool est fort, et plus l'extrait est faible en matière colorante, et, ce qui est encore plus important, les solutions ont moins de pouvoir électif. Les solutions faites avec de l'alcool à 90 degrés ou avec de l'alcool absolu sont à peu près inutiles, parce qu'elles ne contiennent que fort peu de couleur et donnent des colorations diffuses. Des solutions faites avec de l'alcool à 50 ou 60 degrés sont préférables sous le rapport de l'énergie et l'électivité. de la coloration à celles qui sont faites avec l'alcool à 70 degrés, mais il leur manque le pouvoir pénétrant supérieur qui est ce que l'on cherche à réaliser avant tout dans cette teinture.

Les objets à colorer doivent être imbibés d'alcool du même titre que celui qui a servi à faire la solution ; et il faut avoir soin d'employer toujours de l'alcool de ce titre pour le lavage des objets ou pour diluer la solution elle-même ; car le liquide ne tient en solution que des substances qui sont solubles seulement dans l'alcool au même titre que celui qui a servi à les extraire, et toute addition d'eau ou d'alcool d'un autre titre les précipite.

De petits objets et des coupes peuvent être colorés en quelques minutes dans la solution non diluée ; des objets volumineux demandent des heures ou des jours. Pour ces objets, il faut prendre des proportions considérables de la teinture. Pour les petits objets, il est avantageux d'employer des solutions diluées.

Il est très important de bien débarrasser les objets d'acide avant de les colorer. Si l'on néglige cette précaution, on n'obtient que des colorations diffuses. Les objets préparés à l'acide osmique ne se colorent que faiblement, à moins qu'on ne les ait préalablement blanchis (n° 495). Les objets préparés à l'acide chromique se colorent bien, encore mieux ceux qui ont été fixés par un liquide picrique ou par l'alcool absolu.

Les lavages se font en renouvelant l'alcool jusqu'à ce qu'il ne retire plus de matière colorante des préparations. On peut les activer en opérant à chaud. Les acides éclaircissent la couleur et la font passer au rouge; les alcalis la font passer à un violet foncé. La couleur est stable dans l'essence de girofle et dans le baume. Nous n'avons pas d'observations relatives à sa stabilité dans les milieux aqueux.

Les colorations excessives ont très rarement lieu. On peut les corriger par de l'alcool acidulé avec 1 p. 100 d'acide acétique ou 0,1 p. 100 d'acide chlorhydrique.

Selon nous, cette teinture est un réactif très important. Celui qui étudie l'histologie des Arthropodes ne saurait pas s'en passer, car en bien des cas elle donne de meilleurs résultats que l'hématoxyline de Kleinenberg ou que n'importe quelle autre teinture. Nous trouvons dans le travail de Gierke le jugement que la cochenille à l'alun de Czokor est « beaucoup plus recommandable ». Nous faisons observer que cela dépend du but que l'on se propose. Nous pensons que si Gierke avait jamais essayé de colorer, par exemple, une larve de Diptère en entier par la cochenille à l'alun ou par n'importe quelle teinture aqueuse, il n'aurait pas écrit qu'elle était *weit empfehlenswerther*.

CHAPITRE XV

TEINTURES D'HÉMATOXYLINE.

128. Hématoxyline. — La matière colorante du bois de Campêche (*Hæmatoxylon campechianum; Blauholz; Logwood*) consiste en un mélange de deux substances : l'hématéine, corps peu connu, et l'hématoxyline (« hématine » de Chevreul). C'est l'hématoxyline qui est le principe colorant des solutions histologiques. L'hématoxyline est peu soluble dans l'eau, facilement soluble dans l'alcool et dans les solutions aqueuses d'alun. L'hématéine ne l'est pas, ce qui nous fournit un moyen d'écarter ce corps inutile.

En traitant le bois de Campêche par l'eau bouillante, on obtient une masse brunâtre, l'extrait de bois de Campêche. C'est en traitant cet extrait par l'alcool et par l'éther qu'on obtient l'hématoxyline cristallisable. Les solutions histologiques se préparent ou bien avec le bois râpé ou l'extrait, ou bien avec les cristaux d'hématoxyline qui se trouvent dans le commerce. Ces derniers sont bien préférables; car, dans les solutions préparées avec le bois ou l'extrait, le tannin présent dans les solutions absorbe de l'oxygène de l'air et passe à l'état de composés organiques plus complexes, tandis que la matière colorante elle-même se trouve altérée par la décomposition et se change en d'autres substances, de sorte que la solution prend une couleur sale et se remplit d'un dépôt boueux. C'est pour cela que Mitchell a imaginé le procédé très compliqué de préparation que nous donnons plus loin.

L'alun, l'acide chromique et ses sels, sont des mordants pour l'hématoxyline; ce qui ne veut pas dire, du reste, que les tissus traités par les liquides chromiques se colorent facilement par les solutions hématoxyliques avant d'avoir été soigneusement débarrassés de tout excès de composés chromiques.

Les solutions d'hématoxyline dans l'eau et dans l'alcool sont rouges ou rouge-brun; l'addition d'alun ou d'alcali les fait passer au bleu ou au violet: les acides font rougir ces dernières, et font passer les premières au jaune; tandis que la combinaison de l'hématoxyline avec les sels chromiques est noire ou noirâtre.

Aucune de ces solutions n'est parfaitement stable; et l'un des plus grands inconvénients de l'hématoxyline consiste en l'impossibilité de préparer des solutions colorantes ayant toujours une action égale sur les tissus. En général, les solutions fraîchement préparées colorent mal, et sans élection; il convient d'attendre avant de les employer, pour les unes quelques jours, pour d'autres, des mois. D'autre part, les solutions gardées déposent et moisissent facilement, et, ce qui est plus grave, deviennent facilement acides; dans cet état elles ne fournissent plus de colorations électives. Les bonnes solutions donnent des colorations très énergiques, très électives pour les noyaux; il faut cependant opérer avec précaution si l'on veut éviter les colorations diffuses, car le cytoplasma y prend très facilement un degré de coloration qui n'est pas désirable. Les colorations diffuses ou excessives peuvent être corrigées par le lavage avec les acides dilués; mais ce traitement n'est pas à recommander, car il rend très difficile la conservation de la couleur. Il vaut mieux laver longuement avec de la *solution d'alun*, mais il est vrai que la décoloration par ce moyen est excessivement lente.

La couleur est à peu près stable dans le baume, à condition que les préparations aient été bien débarrassées d'acide et parfaitement déshydratées. Dans la glycérine, elle l'est beaucoup moins.

Quels sont les avantages de l'hématoxyline vis-à-vis des autres colorants histologiques? Il faut reconnaître qu'elle a sur le carmin l'avantage de colorer beaucoup plus facilement les tissus qui ont été traités par les liquides chromiques ou par l'osmium; c'est une qualité essentielle. En outre, elle permet de préparer facilement des solutions faites avec l'alcool à n'importe quel titre; c'est là aussi un avantage sérieux. De plus, ces solutions possèdent une grande énergie de coloration, et donnent des colorations électives par la voie directe, ce qui a l'avantage de dispenser de l'emploi d'acides, qui sont souvent nuisibles dans les recherches délicates. A part cela, l'hématoxyline ne paraît pas posséder d'avantages sur le carmin, et il est difficile de s'expliquer la prédilection de quelques anatomistes pour cette substance. Sa prétendue supériorité d'électivité est certainement illusoire ; le carmin à l'alun lui est bien supérieur sous ce rapport, et nous en dirions autant de plus d'une autre teinture au carmin.

Les solutions histologiques d'hématoxyline sont : aqueuses, — glycériques, — ou alcooliques. Les solutions aqueuses sont peu commodes à préparer, et difficiles à conserver. Nous connaissons cependant de bons praticiens qui les préfèrent, estimant qu'elles fournissent les colorations les plus électives. Nous n'avons pas pu nous en convaincre par nous-même ; nous trouvons que la formule de Kleinenberg donne des élections tout aussi belles que les solutions aqueuses, à condition d'employer des pièces convenablement préparées, et de colorer lentement avec une solution très diluée. Les solutions glycériques ont l'avantage de se conserver beaucoup mieux. Les solutions alcooliques sont naturellement tout spécialement indiquées pour les objets volumineux ou peu pénétrables, et pour les structures très délicates. Nous recommandons la formule de Delafield, celle de Kleinenberg et celle de Ehrlich.

128 *bis*. L'hématoxyline colore en divers tons de bleu ou même de rouge, selon la composition de la teinture. D'après Watney (*Phil. Trans.*, 1882, p. 1075 ; Krause, *Intern. Zeit. f. Anat. u. Hist.*, I, p. 134 ; nous citons d'après Max Flesch, *Zeit. f. wiss. Mik.*, 1885. p. 353), on obtient un bleu intense si l'on fait la solution avec de l'alun fraichement préparé ; tandis qu'on obtient un ton rouge si l'on emploie de l'alun vieux dans lequel il s'est développé de l'acide libre, comme cela arrive presque toujours pour l'alun longtemps conservé. On obtient cette réaction surtout avec les solutions dans lesquelles la proportion d'alun est moindre que le tiers de l'extrait de bois de Campêche employé. Les solutions rouges colorent le tissu conjonctif et le protoplasma de ses cellules, de même que les granules des cellules à granulations (« Plasmazellen ») ; tandis que les solutions bleues présentent une affinité spéciale pour les mucus, et pour presque toutes les sortes de noyaux.

Or, Langhans (d'après Max Flesch, *loc. cit.*) a découvert qu'on peut obtenir ces deux réactions électives avec une seule solution. Il suffit pour cela de colorer par l'hématoxyline de Delafield (n° 130) et après avoir monté les préparations au baume, de les exposer pendant un temps prolongé à la lumière. Les préparations à la glycérine ne fournissent pas cette réaction.

SOLUTIONS AQUEUSES

(*y compris les solutions ne contenant qu'une faible quantité
de glycérine*).

129. Hématoxyline à l'alun (Formule de BŒHMER ; *Arch. f. mik. Anat.*, IV, 1868, p. 345 ; — paraît avoir été publiée en premier lieu dans le *Aerztliches Intelligenzbl.*, Baiern, 1865, n° 38). — On fait une solution de :

Hématoxyline cristallisée	1 partie
Alcool absolu	12 parties.

Et une seconde solution de :

Alun purifié	1 partie
Eau distillée	320 parties.

On ajoute deux ou trois gouttes de la première à un verre de montre plein de la seconde.

Il est important de remarquer que le mélange des deux solutions d'hématoxyline et d'alun ne doit pas être fait au moment de s'en servir; car le mélange fraîchement préparé donne de mauvaises colorations, et les pièces ainsi colorées noircissent après coup. Il convient donc de laisser reposer le mélange quelques jours avant de s'en servir ; Fol le laisse au moins huit jours. Il doit pendant ce temps acquérir un ton plus bleu que celui qu'il avait au début.

Il est bon de conserver en réserve une provision de la solution alcoolique d'hématoxyline. Elle devient brune, mais ne perd pas ses qualités pendant des années. Cette observation s'applique également à la préparation de la solution de Kleinenberg.

Pour le lavage des pièces colorées, il est bon d'employer une solution d'alun, 0,5 p. 100 dans l'eau, et de continuer les lavages, au besoin, pendant plusieurs jours (M. V. BRUNN).

La formule citée dans quelques livres sous le nom de MINOT : — Hématox. crist., 3,5 ; Alc. abs., 100 ; Alun, 1 ; Eau, 300 — est pratiquement identique à celle de BŒHMER.

130. Hématoxyline à l'alun (Formule de DELAFIELD (1). — A 400 cc. d'une solution saturée d'alun d'ammoniaque dans l'eau, on ajoute

---

(1) Cette formule a une histoire curieuse. Employée depuis longtemps dans l'Institut pathologique de Heidelberg, elle fut communiquée par Pfitzner à Flemming, qui, en la recommandant d'une façon particulière dans son *Zellsub-*

4 grammes d'hématoxyline cristallisée dissoute dans 25 cc. d'alcool fort. On laisse le tout exposé à l'air et à la lumière pendant trois ou quatre jours, on filtre et on ajoute 100 cc. de glycérine et 100 cc d'alcool méthylique (il s'agit bien d'esprit-de-bois, CH^{4}O, et non de l'esprit-de-vin méthylisé dont on se sert si communément en Angleterre). On laisse reposer jusqu'à ce que la solution ait acquis une couleur suffisamment foncée, on filtre, et l'on conserve la solution dans un flacon bien bouché. Au moment de s'en servir, on doit l'étendre d'une quantité considérable d'eau.

Cette solution est un colorant des plus énergiques. Elle est d'une électivité admirable pour les noyaux, à condition de ne laisser les pièces que très peu de temps, une demi-heure au plus, dans la teinture; ou bien, de colorer lentement avec des solutions extrèmement diluées. Il est important aussi de n'employer que des solutions qui ont été gardées au moins deux mois. La solution se conserve sans altération pendant un temps très long; nous ne serions pas même étonné de trouver qu'elle se conserve indéfiniment. Nous recommandons tout particulièrement cette teinture, surtout pour les objets qui ont été traités par les liquides chromiques ou osmiques.

131. Hématoxyline à l'alun (RANVIER; *Comptes rendus Acad. Sc.*, 1882, 2ᵉ Sem., t. 95, p. 1375). — Le mélange des solutions d'hématoxyline et d'alun de Bœhmer donne au bout de quelques semaines, dans le flacon qui le contient, un précipité abondant. Ce précipité, repris par une solution d'alun à 1 centième, fournit un liquide assez fortement coloré en violet. Ranvier se sert de ce liquide pour la coloration de coupes d'épiderme durci dans le bichromate d'ammoniaque. Il les y laisse vingt-quatre heures. Les noyaux se colorent en violet clair, les grains d'éléidine en violet foncé.

132. Hématoxyline à l'alun (ARNOLD; *Quart. Journ. Mic. Science*, 1873, p. 86). — N'est plus employée.

133. Hématoxyline à l'alun (Formule de MITCHELL; *Proc. Acad. Sc. Nat. Philadelphia*, 1883. *Journ. Roy. Mic. Soc.*, N. S., IV, 1884, p. 311). — Procédé très compliqué pour traiter le bois de Campêche, dans le but d'en éloigner le tannin qui nuit à la conservation des solutions. Nous ne

stanz Kern u. Zelltheilung, la fit connaître et apprécier. Flemming l'attribua d'abord à Grenacher. Plus tard, ayant appris que cette attribution était erronée, il crut devoir l'attribuer à Prudden; et ce n'est que récemment (*Zeit. f. wiss. Mikroskopie*, II, 1885, p. 288) que nous avons appris par Prudden que la formule est due à Delafield. Nous la donnons d'après Prudden, *loc. cit.*

comprenons pas l'utilité de ces complications, du moment qu'on trouve dans le commerce de l'hématoxyline cristallisée pure.

Hickson (*Quart. Journ. Mic. Science*, 1885, p. 244) recommande une modification encore plus compliquée du procédé de Mitchell.

134. Hématoxyline à l'alun et au sulfate de cuivre (Formule de Ccok; *Journ. of. Anat. and Physiol.*, XIV, 1879, p. 140).

>   Extrait de bois de Campêche. .   6 parties
>   Alun.   6   —
>   Sulfate de cuivre. 1   —
>   Eau 40   —

Nous avons essayé cette formule. Elle nous a donné d'excellentes colorations, mais nos solutions ne se sont nullement montrées stables. Somme toute, nous ne voyons pas qu'elle ait de raison d'être.

135. Hématoxyline au bichromate de potasse (Méthode de Heidenhain; *Arch. f. mik. Anat.*, 24 Bd., 1884, p. 468). — On colore pendant huit à dix heures dans une solution d'hématoxyline dans l'eau, d'une concentration de 0,5 à 1 p. 100. Puis on met les objets pendant le même temps dans une solution de bichromate de potasse de la même concentration. On enlève l'excès de bichromate par le lavage à l'eau, on traite par l'alcool suivant les méthodes connues, et l'on pratique l'inclusion, s'il y a lieu, dans la paraffine ou dans le baume.

Les noyaux se trouvent colorés en noir, les autres éléments en diverses nuances de gris. L'avantage de la méthode consiste précisément dans la clarté avec laquelle elle fait ressortir ces autres éléments, qui, par les méthodes ordinaires de teinture élective, ne se voient pas facilement. Elle réussit avec tous les tissus, excepté le foie et le rein.

On ne doit employer que de petits objets. Les pièces doivent avoir été préalablement bien durcies à l'alcool.

On peut varier la méthode en employant une solution d'alun à 1 p. 100, au lieu de la solution au bichromate. En ce cas, la coloration qu'on obtient est bleue au lieu d'être noire.

Gierke (*Zeit. f. wiss. Mik.*, I, 1884, p. 546) trouve que la méthode est tout particulièrement recommandable. Il estime qu'elle ne le cède en rien à aucune des méthodes connues de teinture à l'hématoxyline, et qu'elle est bien supérieure à celle de Bœhmer. Les préparations paraissent se conserver parfaitement. Le procédé se recommande particulièrement pour la coloration en masse de gros objets durcis à l'alcool. On peut employer des objets chromiques, à condition qu'ils aient été bien lavés. On peut atténuer les colorations excessives en lavant plus longtemps dans le bichromate. Gierke a trouvé que des pièces qui étaient presque noires dans l'hématoxyline se décoloraient entièrement par un lavage de quarante-huit heures dans la solution de bichromate.

Ce procédé repose sur le principe que l'hématoxyline absorbée par les tissus se laisse précipiter dans leurs éléments par le bichromate, sous forme d'une poudre extrèmement fine. Théoriquement il se rapproche donc plutôt des méthodes d'imprégnation que des méthodes de teinture proprement dite.

HEIDENHAIN recommande maintenant (*Arch. f. mik. Anat.*, 1886, p. 383) la modification suivante : — Les pièces durcies à l'alcool ou à l'acide picrique sont colorées pendant douze à vingt-quatre heures dans une solution aqueuse d'hématoxyline à 1/3 p. 100 et décolorées ensuite dans une solution à 0,5 p. 100 de chromate simple de potasse, au lieu de bichromate. L'avantage de cette modification du procédé est que, appliquée à des pièces peu volumineuses, elle donne une coloration extrèmement précise de la « chromatine. »

136. Hématoxyline de WEIGERT. — Cette méthode, qui est l'inverse de la précédente, s'applique uniquement à l'étude de la distribution des nerfs à myéline. Nous en parlerons au paragraphe n° 631.

MINOT (*Zeit. f. wiss. Mik.*, 1886, p. 177) colore les coupes à part, par les modifications suivantes des procédés de Weigert, de Heidenhain et de Bœhmer. Il mordance dans une solution d'alun à 2 p. 100 ou d'acide chromique à 1 p. 100, ou de bichromate de potasse à 5 p. 100, ou d'acétate de cuivre presque saturée. Il rince à l'eau et colore pendant peu de temps dans l'hématoxyline de WEIGERT (n° 631), et monte au baume ou autrement ; ce qui donne une coloration « directe ». Ou bien, il colore dans l'hématoxyline jusqu'à ce que les coupes paraissent noires, puis il décolore dans la solution de ferrocyanure de potassium de WEIGERT (n° 631). Ces procédés sont applicables à des tissus qui ont été durcis d'une façon quelconque, et non pas seulement, comme celui de WEIGERT, à des tissus durcis par un liquide chromique.

136 *bis*. Hématoxyline de Gruenhagen.— Nous en parlons au chapitre des « NERFS » (n° 632).

SOLUTIONS GLYCÉRIQUES

Nous n'avons compris sous ce titre que les solutions dans lesquelles la glycérine existe en quantité considérable dans le mélange colorant, caractère qui les distingue des solutions aqueuses seulement additionnées de glycérine dans l'intérêt de la conservation de la solution.

137. Glycérine hématoxylique (Formule de Renaut ; *Arch. de Physiol.*, 1881, p. 640). — On fait une solution saturée d'alun dans de la glycérine forte. On ajoute goutte à goutte environ un quart de volume de solution concentrée d'hématoxyline dans l'alcool. Si l'on ajoute un excès d'hématoxyline, le liquide se trouble, et il faut ajouter une nouvelle quantité de solution d'alun dans la glycérine, jusqu'à ce que le trouble disparaisse. On filtre et on laisse la solution exposée à l'air et à la lumière pendant quelques semaines, jusqu'à ce qu'on s'aperçoive à l'odeur qu'elle ne contient plus d'alcool. On filtre et la solution est prête à être employée.

Des coupes se colorent dans cette solution en quelques minutes. Pour les conserver, Renaut les monte dans une goutte de la solution colorante. Après quelques semaines le liquide se trouve décoloré par l'absorption de la matière colorante par les préparations. Celles-ci conservent bien leur couleur pendant des années. Nous croyons que cette méthode peut rendre parfois de grands services.

138. Hématoxyline glycérique acide (Ehrlich ; *Zeit. f. wiss. Mik.*, 1886, p. 150). — Nous avons à remercier M. le professeur Ehrlich de la complaisance qu'il a mise à rédiger la communication suivante en réponse à une demande que nous avions faite dans le *Zeit. f. wiss. Mik.*, n'ayant pas pu trouver où le savant professeur avait publié la formule de cette teinture. Ehrlich explique qu'effectivement elle n'avait jamais été publiée par lui-même, quoiqu'il l'eût communiquée à plusieurs personnes, et que la formule correcte eût été publiée par Orth.

La teinture se compose de :

Eau.	100 cc.
Alcool absolu.	100 cc.
Glycérine	100 cc.
Acide acétique cristallisable.	10 cc.
Hématoxyline	2 gr.
Alun.	en excès.

On laisse ce mélange exposé pendant longtemps à la lumière, jusqu'à ce qu'il ait pris une teinte rouge saturée. A partir de ce moment, la solution est devenue stable ; sa puissance de coloration ne varie pas, même pendant des années ; et il ne s'y forme pas de pré-

cipités, du moins si l'on a soin de conserver la solution dans un flacon bien bouché. Pour obtenir des colorations doubles, on peut y
ajouter des matières colorantes sous forme d'acides libres (par
exemple de l'éosine) ou de bases colorantes.

Pour des préparations de sang à sec, Ehrlich emploie le mélange
avec l'éosine qui colore les noyaux des leucocytes en violet, les
hématies en rouge. Des coupes de matériaux durcis soit par l'alcool
soit par le bichromate se colorent en quelques minutes, et donnent
une coloration nucléaire *sans aucune surcoloration, laquelle n'a même
pas lieu après une immersion prolongée.* Pour cette raison, l'hématoxyline acide est très propre à la coloration de pièces en masse.

La composition de ce liquide repose sur le principe suivant : —
Les solutions ordinaires d'hématoxyline se décomposent facilement en donnant un précipité bleu qui se forme par suite du dédou-
blement de l'alun en acide sulfurique libre et en une combinaison
alumineuse basique qui est capable de former des laques. En additionnant la solution d'un acide approprié, on réussit à empêcher
cette séparation de combinaisons basiques formant des laques, et à
obtenir une solution dont la puissance colorante reste constante.

SOLUTIONS ALCOOLIQUES.

139. Hématoxyline alcoolique de KLEINENBERG (*Éléments d'Embryologie* de FOSTER et BALFOUR, 1877, p. 296 ; *Quart. Journ. Mic.
Science*, 1879, p. 208). — On fait une solution saturée de chlorure
de calcium dans de l'alcool à 70° et l'on ajoute un peu d'alun (on
peut saturer d'alun si l'on veut). On filtre cette solution et on
l'étend de 6 à 8 volumes d'alcool à 70 degrés. *Au moment d'employer*
ce liquide, on l'additionne de quelques gouttes d'une solution concentrée d'hématoxyline dans l'alcool absolu, de manière à former
une teinture plus ou moins foncée, selon la nature des objets à
colorer. (Nous citons les instructions données par Kleinenberg. Nous
avons trouvé, pour notre part, qu'il est préférable de ne pas colorer
avec une solution préparée *sur l'heure*, mais de laisser mûrir la
teinture pendant vingt-quatre ou quarante-huit heures.)

La teinture d'hématoxyline récemment préparée doit être d'un
violet virant au bleu, et ne doit pas présenter une nuance rouge.
Si, après avoir été gardée quelque temps, elle commence à passer
au rougeâtre, c'est en général parce qu'elle est devenue légèrement
acide. Pour en corriger l'acidité, il suffit de tenir pendant un

moment au-dessus du flacon ouvert le bouchon d'un flacon d'ammoniaque; en agitant alors la solution pour qu'elle s'imbibe des vapeurs dégagées par le bouchon du flacon d'ammoniaque, on arrive à lui rendre sa nuance primitive.

Pour avoir de belles élections, il est bon de colorer lentement dans des solutions très faibles. Pour allonger une solution déjà préparée, il ne faut pas employer de l'alcool, qui donnerait facilement lieu à la formation de précipités, mais bien le mélange d'alcool et de solution de chlorure de calcium qui sert de base à la solution. Un séjour de plusieurs jours dans une solution très forte peut être nécessaire pour la coloration d'objets volumineux. On peut corriger les colorations excessives par le lavage avec l'alcool acidulé par l'acide chlorhydrique (0,5 p. 100) ou par l'acide oxalique. On laisse les objets dans cet alcool jusqu'à ce qu'ils aient pris une coloration un peu rouge; on les lave alors avec l'alcool pur, qui, en enlevant l'acide, leur rend la coloration bleue.

L'hématoxyline de Kleinenberg est un colorant très énergique; il colore avec une intensité suffisante les tissus qui ont été traités par l'osmium ou les liquides chromiques. D'après notre expérience, ce réactif, employé convenablement, est en même temps un colorant nucléaire d'une haute précision. Sa grande puissance de pénétration est une qualité qui s'ajoute aux autres pour le rendre indispensable à l'histologiste.

Les colorations sont à peu près permanentes dans le baume, à *condition que les objets soient parfaitement débarrassés d'acide avant d'être mis dans la teinture.* (MAYER.)

Mayer explique que l'addition de chlorure de calcium a pour but de créer des courants de diffusion entre l'alcool des tissus et la teinture, de manière à activer la pénétration de celle-ci.

Il fait observer (*Mitth. Zool. Stat. Neapel,* II, 1881, p. 13) que, par suite de la réaction qui se passe entre l'alun et le chlorure de calcium, il se forme un précipité de sulfate de chaux; et il pense qu'il y aurait utilité à prendre du chlorure d'aluminium au lieu d'alun.

140. **Hématoxyline au chlorure d'aluminium** (DIPPEL; *Das Mikroskop,* 1882, p. 719: GIERKE; *Zeit f. wiss. Mikroskopie,* I, 1883, p. 95). — C'est vraisemblablement par suite de la recommandation de Mayer, que nous venons de citer, que Dippel est arrivé à cette formule. Il fait une solution saturée de chlorure d'aluminium dans de l'alcool, l'étend de 6 à 8 volumes d'alcool à 70 degrés, et ajoute la quantité voulue de solution alcoolique d'hématoxyline.

CHAPITRE XVI

COULEURS VÉGÉTALES (GARANCE, CARMIN D'INDIGO, SAFRAN, ORSEILLE, CHOU ROUGE MYRTILLUS, RIBÉSINE).

141. Couleurs de la garance. — De la racine de la garance (*Rubia tinctorum*, Rubiacée cultivée) on retire deux matières colorantes importantes pour l'industrie de la teinture : l'alizarine, et la purpurine. Ces deux substances se trouvant dans le commerce, nous ne donnons pas de méthode pour les préparer.

L'alizarine, qui est employée en quantités énormes dans la teinture industrielle, est presque sans emploi en histologie. Nous ne l'avons trouvée citée qu'une seule fois.

Benczur indique pour la coloration du système nerveux central une solution concentrée d'alizarine dans l'alcool. Les coupes doivent y rester vingt-quatre heures (V. Thanhoffer ; *Das Mikroskop*; Gierke : *Zeit. f. wiss. Mik.*, I, 1884, p. 97).

142. La purpurine est d'un emploi plus étendu. Elle est, d'après Ranvier, très utile dans l'étude du cartilage et des muscles. Cette substance se dissout dans une solution concentrée et bouillante d'alun dans l'eau, mais se précipite de la solution au refroidissement. En ajoutant une certaine quantité d'alcool, on arrive à la maintenir en dissolution.

143. Purpurine alunée (Ranvier ; *Traité technique*, p. 280). —

200 grammes d'eau distillée et 1 gramme d'alun sont portés à l'ébullition dans une capsule de porcelaine ; on y ajoute alors de la purpurine broyée et délayée dans un peu d'eau. L'ébullition étant continuée, il s'en dissout une partie. On filtre à chaud, et la liqueur colorée qui s'écoule est reçue dans un flacon dans lequel on a mis préalablement 60 cc. d'alcool à 36° Cartier. (DUVAL explique que la proportion d'alcool à employer doit être toujours le quart du volume total du liquide ; « *Précis de Technique histol.* », p. 221.)

On met les coupes (de cartilage frais) pendant vingt-quatre à quarante-huit heures dans une petite quantité de la solution, puis on les lave à l'eau et on monte dans la glycérine. La coloration est élective pour les noyaux.

D'après Duval (*l. c.*), ce colorant serait d'une électivité très spéciale pour certains éléments d'organes nerveux (et particulièrement pour la moelle épinière) durcis au bichromate d'ammoniaque. Les cellules nerveuses et leurs prolongements demeurent incolores, de même que les cylindres de l'axe et les fibrilles du tissu conjonctif ; mais les noyaux du tissu conjonctif et des capillaires se colorent en rouge.

Les solutions préparées selon cette formule ne se conservent pas bien au delà de quelques semaines.

144. Purpurine glycérique (GRENACHER ; *Arch. f. mik. Anat.*, XVI, 1879, p. 470). — Dans 50 cc. de glycérine, pure ou diluée avec très peu d'eau, on fait dissoudre 1 à 3 p. 100 d'alun ; on ajoute la valeur d'une pointe de couteau de purpurine, et l'on fait bouillir. Il ne faut pas y mettre d'alcool. On laisse reposer deux ou trois jours, et l'on filtre.

Cette solution donne en dix à trente minutes une bonne coloration des noyaux. Grenacher trouve qu'elle se conserve parfaitement bien.

145. L'indigo n'est employé en histologie que sous forme de **Carmin d'indigo**. Cette substance, qui est le sel potassique ou sodique de l'acide sulf-indigotique ou sulfocœruléinique, est assez difficile à préparer à l'état pur ; heureusement, on le trouve, d'une pureté suffisante, dans le commerce. Pour cette raison nous ne donnons pas les méthodes très compliquées qui ont été recommandées pour la préparation du carmin d'indigo pur ; le lecteur qui désirerait en préparer trouvera les renseignements nécessaires dans l'*Arch. f. mik. Anat.*, X, 1874, p. 32, ainsi que dans le *Journ. Roy. Mic. Soc.*, II, 1879, p. 614.

Employé en solution simple dans l'eau, le carmin d'indigo donne des colorations uniformes, qui ne peuvent pas être utilisées seules en histologie. Mais, si l'on combine ces colorations avec une teinture au carmin ou un autre réactif agissant seulement sur les noyaux, on obtient des colorations doubles d'une grande beauté, qui sont capables de rendre de grands services par l'admirable netteté avec laquelle elles différencient les divers tissus. Nous en parlerons au chapitre des « COLORATIONS COMBINÉES », nos 209 et 210. Il n'y a que la solution de THIERSCH qui permette d'employer le carmin d'indigo d'une manière autonome.

145 *bis*. Carmin d'indigo à l'acide oxalique (THIERSCH; *Arch. f. mik. Anat.*, I. 1865, p. 150). — On fait une solution saturée de carmin d'indigo dans une solution d'acide oxalique de 1 pour 22 à 30 d'eau. On peut diluer cette solution avec de l'alcool si l'on veut. La solution concentrée coloré en quelques secondes avec une grande intensité. Les noyaux et le cytoplasma y prennent une coloration plus foncée que les autres éléments. On peut corriger les surcolorations par le lavage dans une solution alcoolique d'acide oxalique.

146. Le safran a été recommandé par BLANC (*Zool. Anzeiger*, 1883, p. 28) pour les Infusoires et les Nématodes. Il faut faire macérer 5 gr. de safran dans 15 cc. d'alcool absolu, laisser reposer pendant quelques jours, filtrer, et étendre d'un demi-volume d'eau. Après coloration, on lave les préparations dans l'alcool à 80 degrés jusqu'à ce que la couleur soit suffisamment enlevée du protoplasma, puis on passe à l'alcool absolu et à l'essence de girofle. Par ce moyen, on localise la couleur dans les noyaux, ou l'on en laisse dans le protoplasma, à volonté. La méthode nous paraît de nature à rendre des services, mais nous ne sommes pas à même de la recommander avant qu'elle ait été étudiée plus à fond. Nous en parlons encore au chapitre des « PROTOZOAIRES » (n° 774).

147. L'orseille est une matière colorante extraite d'un Lichen, le *Roccella tinctoria*. Elle a été jusqu'ici peu employée en histologie; il est possible qu'elle mérite d'être étudiée davantage, car, en vertu de sa propriété de ne colorer que le protoplasma et les substances intercellulaires, il semblerait qu'elle dût être très propre à fournir des colorations doubles en combinaison avec les teintures qui n'intéressent que les noyaux.

WEDL (*Arch. f. path. Anat.*, LXXIV, p. 148) prend de l'extrait d'orseille française, le chauffe doucement au bain-marie pour chasser l'excès d'ammoniaque qui existe habituellement dans l'orseille du commerce, et l'ajoute à un mélange de 20 cc. d'alcool absolu, 5 cc. d'acide acétique d'une densité de 1.070, et 40 cc. d'eau, de manière à obtenir une solution saturée d'un rouge foncé. Il faut filtrer une ou deux fois.

On doit laver les coupes dans l'eau avant de les colorer. Pour les conserver, Wedl les monte dans de la lévulose. Les noyaux demeurent incolores, le protoplasma se colore, les cellules du tissu conjonctif se colorent d'une façon très intense, la substance intermédiaire moins. Les cellules ganglionnaires et leurs prolongements se colorent, de même que la substance fondamentale du tissu des os et des dents.

Fol (*Lehrb.*, p. 192) recommande de colorer pendant une heure dans la solution de Wedl, puis de rincer à l'alcool et de passer à la teinture complémentaire.

148. Le tournesol a été préconisé par Lawson Tait (*Journ. of Anat. and Physiol.*, IX, p. 230) comme colorant histologique. Mais cette teinture nous paraît tout à fait superflue.

149. La matière colorante du chou rouge a également été recommandée par Lawson Tait. Elle donne des résultats essentiellement identiques à ceux qu'on obtient avec le tournesol. Les préparations ne se laissent pas conserver. On trouvera dans *Zeit. f. wiss. Mikroskopie*, I, 1884, p. 255, des instructions détaillées pour la préparation du principe colorant du chou rouge chimiquement pur. Pour notre part, nous nous en remettons entièrement à notre cuisinière.

150. Myrtillus (Lavdowsky; *Arch. f. mik. Anat.*, XXIII, 1884 p. 506). — Extrait de baies de Myrtilles. Succédané de l'hématoxyline.

Gierke, qui a expérimenté cette teinture, trouve qu'elle est inutile, parce qu'elle ne diffère en rien de l'hématoxyline; il déclare qu'il n'emploiera plus désormais le « Myrtillus » que sous forme de compote de myrtilles.

151. Ribésine (Fol; *Lehrb.*, p. 184). — Extrait de gousses de cassis. Succédané de l'hématoxyline.

CHAPITRE XVII

DES COULEURS DE LA HOUILLE.

152. Nous renvoyons aux traités de Chimie et de Teinturerie pour tout ce qui regarde la chimie si compliquée de ces nombreux corps colorants. Le lecteur trouvera du reste un exposé succinct mais admirablement fait de ce sujet difficile dans GIERKE, *Færberei zu mik. Zwecken* (*Zeit. f. wiss. Mikroskopie*, II, 1885, pp. 21 à 36, et 164 à 183). Nous nous bornons à donner ici une classification abrégée de ces corps, qui pourra servir à guider l'étudiant dans ses lectures, et un tableau des solubilités et réactions des principales couleurs de la houille employées en histologie, qui pourra avoir une utilité pratique. Nous avons combiné ces tableaux d'après le travail précité de Gierke, et d'après les tableaux donnés par GRIESBACH (*Arch. f. mik. Anat.*, XXII, p. 134), et par HARRIS (*Quart. Journ. Mic. Science,* XC, 1883, p. 301).

153. CLASSIFICATION DES Couleurs de la Houille.

Les couleurs de la houille se divisent en trois groupes principaux, comprenant : 1° les dérivés de l'**Aniline** ; 2° les dérivés de la **Naphtaline**, et 3° les dérivés de l'**Anthracène**.

Le groupe des Anilines (y compris la Safranine, qui dérive non de l'Aniline, mais de son homologue la Toluidine) peut être subdivisé de la manière suivante :

1. Produits de l'oxydation de l'Aniline : — Noir d'aniline, Induline, Nigrosine, Bleu de méthylène.

2. Produits de l'oxydation de la Toluidine : — Safranine.

3. Produits de l'oxydation de mélanges d'Aniline et de Toluidine ; — ce sont les composés de la Rosaniline : — Fuchsine, et autres.

4. Produits de la substitution des atomes d'hydrogène de la Rosaniline par les radicaux méthyle ou éthyle : — ce sont les importants violets et verts, — Dahlia, Violet de méthyle, Vert de méthyle, Vert d'iode.

5. Produits de la substitution des atomes d'hydrogène de la Rosaniline par le groupe moléculaire phényle : — Bleu d'Aniline, et quelques verts qui ne sont pas employés en histologie.

6. Dérivés azotés de l'Aniline : — Jaunes, Brun Bismarck.

7. Dérivés azotés du Phénol : — Acide picrique, Grenat soluble, Coralline.

8. Dérivés azotés de la Résorcine : — Tropæoline O, Chryséoline.

9. Les Phthaléines, obtenues par l'action de l'anhydride phthalique sur le Phénol : — Éosine.

10. Produits de l'oxydation du Phénol : — Aurine.

11. Dérivés de la base Quinoline (ou Leucol) : — Quinoléine.

Le groupe des dérivés de la Naphthaline comprend :

1. L'Amidoazonaphthaline : — Rose de naphthaline (ou Rouge de Magdala).

2. Les dérivés azotés des deux Naphthols (α et β Naphthol) : — les Bordeaux, les Tropæolines, Ponceau, et autres rouges ; avec d'autres dérivés qui ne trouvent pas d'emploi en histologie.

Le groupe des dérivés de l'Anthracène comprend les Alizarines et les Purpurines artificielles ; nous avons traité de ces corps à propos de la Garance, au chapitre XVI, auquel nous renvoyons.

TABLEAU

Des couleurs de la houille employées en histologie, avec leurs solubilités et réactions avec les acides et les alcalis.

SUBSTANCE.	SOLUBILITÉ	RÉACTIONS		OBSERVATIONS
		AVEC LES ACIDES.	AVEC LES ALCALIS.	
GROUPE DES ANILINES				
1 Noir d'aniline (Noir de Colin, « Blue-black », Nigraniline).	Insol. à l'eau, sol. dans le phénol et l'aniline.			Employé par Luys et d'autres pour coupes de cerveau durci à l'acide chromique.
Induline (Nigrosine, Bengaline, Indigo artificiel, Bleu noir, Blackley-blue).	Eau et Alcool, selon l'étiquette.			Colorant plasmatique, ne colorant jamais les noyaux (Calberla).
Bleu de méthylène.	Eau et Alcool.	Ne change guère.	Ne change guère.	Important pour la coloration de Bactéries (Koch). Voyez aussi n° 657.
2 **Safranine.**	Eau et Alcool.	Supporte l'ac. acétique, se décolore par l'HCl.	Se décolore.	Très important en histologie. Très stable (Flemming).
3 Fuchsine (Rouge d'aniline, Rubine, Roséine, Magenta, Solférino, Coralline).	Selon l'étiquette.	Jaunissent.	Se décolorent.	On appelle « Fuchsine » toute une série de sels de Rosaniline. Leurs réactions varient un peu.
« Saürefuchsin », Fuchsin S. Fuchsine acide, dans laquelle le principe colorant est un *acide*, au lieu d'être une base comme dans la Fuchsine ordinaire. On peut s'en procurer chez le Dr Grübler, 17, Dufourstrasse, Leipzig. N'est fabriquée que par la Badische Anilin und Soda Fabrik.	Eau.		Se décolore.	Voyez n°s 637, 656 et 657. Sert aussi pour colorer les granules qui, selon Altmann, sont un élément constitutif normal du cytoplasma. Voyez Altmann, « Studien über die Zelle », 1880.
4 **Dahlia** (Primula. — « Violets de Hofmann »).	Eau et Alcool.	Supporte l'acide acétique.		Utile Spécifique pour cellules plasmatiques (Mastzellen)-(Ehrlich).

SUBSTANCE.	SOLUBILITÉ	RÉACTIONS		OBSERVATIONS.
		AVEC LES ACIDES.	AVEC LES ALCALIS.	
GROUPE DES ANILINES. Violet de méthyle (Violet de méthylaniline, Violet de Paris).	Eau et Alcool.	Devient vert avec HCl.	Devient brun - violet.	Réactif pour matière amyloïde, et pour Bactéries.
Violet B.	Eau.	Bleu.	Bleu-violet.	Colorant spécifique des vaisseaux du tissu co ..jonctif et adipeux (MAYER, S).
Violet de Gentiane. (Chimiquement le même corps que Violet B, plus un corps inactif).	Eau et Alcool.	Supporte l'acide acétique.		L'un des plus importants des colorants des noyaux. Stable (FLEMMING). Important pour Bactéries GERT. EERLICH).
Vert d'iode.	Eau et Alcool.	Supporte l'acide acétique.		Bon colorant histologique, résistant à l'alcool.
Vert de méthyle (ou Vert Lumière).	Eau et Alcool.	Supporte l'acide acétique.	Ne supporte pas les alcalis.	Réactif le plus électif pour les noyaux. Sert pour les tissus frais.
5 Bleu d'aniline.	Alcool.	Précipite.	Précipite.	Colorant diffus, utile pour combiner avec le carmin.
Bleu de Lyon (Bleu de Nuit, Grünstichblau).	Alcool.	.		Colorant n'affectant pas les noyaux; sert comme le dernier.
Bleu de toluidine (Bleu de Parme, Lichtblau).	Eau et Alcool.			Nous croyons que comme colorant il agit comme les deux derniers.
6 **Brun Bismarck** (Vésuvine, Manchesterbrown, La Phénicienne, Phenylenbraun).	Eau et Alcool.	Supporte l'acide acétique.	Passe au bleu par les alcalis.	Colorant assez électif pour les noyaux; assez stable. Très utile, surtout pour les tissus frais.
Echtgelb, Saüregelb.	Eau.	Passe au rouge.	Reste jaune.	Bon colorant histologique.
Orange III, Goldorange.	Eau.			Excellent, surtout pour tissus glandulaires.
7 **Acide picrique.**	Eau et Alcool.	Ne change pas.	Ne change pas.	*La plus utile des teintures des substances intercellulaires.*

SUBSTANCE.	SOLUBILITÉ	RÉACTIONS		OBSERVATIONS.
		AVEC LES ACIDES.	AVEC LES ALCALIS.	
GROUPE DES ANILINES. 8 Tropæoline 0, (Chryséoline).	Eau bouillante.			Différencie bien les tissus. Résiste à l'alcool.
9 Eosine sol. à l'eau (Primerose soluble).	Eau et Alc. dil.	Ne supporte pas les acides.	Devient fluorescente.	Ce sont d'énergiques colorants diffus. Utiles à combiner avec l'hématoxyline.
Eosine sol. à l'alcool (Eosine alcoolique).	Alcool.			
10 Auriue. Benzaurine, Coralline jaune, Coralline rouge, Pæonine.				Toutes inutiles.
11 Quinoléine (Cyanine, Chinolinblau). GROUPE DES COULEURS DE NAPHTHALINE.	Alcool.	Se décolore par l'HCl.	Ne change pas.	Colorant spécifique des graisses. Colorant des Infusoires intra vitam. Voyez n° 181.
1 **Rose de naphthaline** (Rouge de naphthaline, Magdala).	Eau chaude et Alcool.		Passe au violet.	L'un des meilleurs des colorants des noyaux (FLEMMING).
2 Tropæoline OOO n°1 (Orange 1).	Eau.			Colorant très électif pour noyaux, pour tissus frais ou durcis. Résiste à l'alcool.
Tropæoline OOO n° 2 (Orange 2).	Eau.	Passe au rouge par l'HCl.	Passe au brun-rouge.	Coloration comme la précédente, mais ne résistant pas à l'alcool. Paraît devoir être utile pour le procédé Hermann-Bœttcher.
« Biebricher Scharlach. »	Eau.	Précipite.	Précipite.	Diffus. Résiste à l'alcool.
Rocelline (« Echtroth, » Rubidine, Orseilline n° 3, Rauvarienne).	Eau. Alcool.	Passe au jaune.	Passe au violet.	Bon colorant électif pour procédé Hermann-Bœttcher, surtout pour tissu osseux.

SUBSTANCE	SOLUBILITÉ	RÉACTIONS		OBSERVATIONS.
		AVEC LES ACIDES.	AVEC LES ALCALIS.	
GROUPE DES COULEURS DE NAPHTHALINE. Crocéine.	Eau.			Très utile, pour objets alcooliques ou chromiques, surtout tissus glandulaires et conjonctifs.
Xylidinponceau (Ponceau R).	Eau.			Ne colore pas les objets chromiques; ne résiste pas à l'alcool.
Ponceau RR.	Eau.			Plus électif que le précédent; résiste à l'alcool; ne colore pas les objets chromiques.
Bordeaux R.	Eau.	Ne change pas.	Précipite.	Colorant électif pr noyaux, surtout utile pour tissus glandulaires et conjonctifs. Colore les objets chromiques; résiste à l'alcool.
Bordeaux G.	Eau chaude.			Mêmes réactions que le précédent.

155. Caractères généraux des teintures par les couleurs d'aniline(1).
— La majorité de ces couleurs se distinguent des colorants ordinaires
de la technique histologique par la rapidité instantanée avec laquelle
elles teignent les tissus, puis par le fait que les colorations qu'elles
fournissent sont d'un brillant extraordinaire, et qu'elles prennent
sur des tissus traités par les liquides chromiques qui seraient tout à
fait rebelles à la coloration par le carmin. Ces colorations sont en
général peu stables; la plupart ne résistent qu'incomplètement au
lavage par l'alcool. Ces couleurs ne montrent que dans un ou deux
cas une électivité pour les noyaux assez prononcée pourqu'il y ait avantage à chercher à leur faire donner des colorations nucléaires par la
voie directe; en d'autres termes, la plupart des anilines sont des colorants diffus. Ces mêmes couleurs cependant ont la particularité de
donner souvent de magnifiques colorations, parfaitement localisées

(1) Nous employons ici le mot *Aniline* dans le sens généralement accepté,
d'après lequel il comprend tous les corps colorants dérivés de la houille.

dans les noyaux, par la voie indirecte de surcoloration suivie de décoloration; la décoloration se faisant par l'alcool et étant interrompue à un moment donné par le simple transport des objets dans le baume de Canada. Cette particularité rend les anilines extrêmement précieuses pour deux genres de recherches, la recherche des microbes pathogéniques dans les tissus, et l'étude de la structure intime des cellules. Nous exposons en détail la méthode à suivre en histologie dans le chapitre consacré aux « MÉTHODES CYTOLOGIQUES ». Nous ne parlons pas plus au long ici de cette méthode de coloration par décoloration interrompue, ou méthode de Hermann-Bœttcher et de Flemming, parce qu'elle est à peu près uniquement une méthode cytologique. D'une part, elle ne se laisse pas commodément appliquer aux objets ordinaires d'anatomie microscopique, et, d'autre part, l'anatomiste n'a besoin que rarement de profiter des avantages très spéciaux qu'elle offre. Flemming, qui, parmi tous les histologistes, a consacré à cette méthode l'étude la plus minutieuse, dit à ce propos : « Toutes les fois qu'on désire conserver sous leur aspect véritable les structures nucléaires et les figures de la division nucléaire, de la manière éminemment précise dont les conservent les liquides chromiques, et que de plus on désire avoir les structures, ainsi conservées, colorées d'une façon à la fois très énergique et très précise, cette méthode mérite d'être préférée à toute autre. Mais toutes les fois qu'on ne demande qu'une coloration généralement élective pour les noyaux, sans exiger la fidélité minutieuse de fixation qui est obligatoire dans les études sur la structure des cellules, les méthodes ordinaires, par exemple, le traitement par l'alcool et le carmin aluné, sont à préférer. » Nous abondons dans ce sens.

Il ne nous reste donc à traiter dans ce chapitre que de quelques anilines qui fournissent par la voie directe des colorations qui peuvent être utiles. L'une de ces couleurs est d'une importance toute spéciale, ce qui fait que nous ne craignons pas de nous répéter en la signalant à l'attention du lecteur à plusieurs reprises ; c'est le *vert de méthyle*. C'est un colorant instantané, et le réactif le plus précis de la « chromatine » qui soit connu. Les solutions de cette substance devraient certainement se trouver sur toutes les tables de laboratoire. Après le vert de méthyle, nous avons à signaler le brun Bismarck ; c'est un bon colorant des noyaux par la voie directe, et très stable. Il y en a d'autres qui peuvent fournir des colorations plus ou moins électives pour les noyaux par la voie directe, mais les deux couleurs que nous venons de nommer sont sans contredit les plus importantes. La plupart des autres donnent des colorations plus ou moins diffuses, quelques-unes réservent entièrement les noyaux; celles-ci sont importantes comme étant éminemment propres à donner des colorations doubles en combinaison avec le carmin, l'hématoxyline, ou quelque autre teinture se localisant uniquement dans les noyaux.

Les couleurs qui peuvent être utiles pour les colorations directes sont :

ROUGE.	JAUNE.	VERT.
Safranine. Rose Bengale. Bordeaux R. Ponceau RR. Éosine. Biebricher-Scharlach. Fuchsine.	Tropæoline (000 n° 1.) Echtgelb. Orange III. Acide picrique.	**Vert de méthyle.** Vert d'iode.
BLEU.	VIOLET.	BRUN ET NOIR.
Bleu de méthylène. Bleu d'aniline. Bleu de Lyon. BLEU DE LUMIÈRE. INDULINE. QUINOLÉINE.	Violet de méthyle. Violet BBBBB. Dahlia.	**Brun Bismarck.** Nigrosine. Aniline Blue-Black.

(Les couleurs en **caractères gras** sont des colorants électifs pour les noyaux, celles en PETITES MAJUSCULES sont des colorants réservant les noyaux, celles en minuscules ordinaires sont des colorants plus ou moins diffus. Pour obtenir l'élection des noyaux, il est, en général, avantageux d'employer des solutions acidulées avec l'acide acétique (1 p. 100).

La stabilité de ces couleurs laisse en général beaucoup à désirer, surtout pour ce qui est des colorations de noyaux. Sous ce rapport, on ne peut guère compter que sur la safranine et le brun Bismarck, parmi les colorants des noyaux. Les colorants diffus se montrent beaucoup plus stables; l'acide picrique, par exemple, et l'éosine le sont parfaitement.

CHAPITRE XVIII

VERTS DE MÉTHYLE ET D'IODE, BRUN BISMARCK, NIGROSINE, SAFRANINE,
BLEU DE MÉTHYLÈNE, DAHLIA, BLEU D'ANILINE, BLEU DE PARME,
PICRO-ANILINE, VIOLET D'ANILINE, ÉOSINE, ROSE BENGALE, INDULINE,
QUINOLÉINE, RÉACTIFS DE LA MATIÈRE AMYLOÏDE, ET AUTRES
COULEURS D'ANILINE.

156. Vert de méthyle. — Cette couleur paraît être aussi connue
sous les synonymes de Vert de méthylaniline, Vert Lumière, « Licht-
grün », « Grünpulver ». En 1874, lorsqu'elle fut étudiée pour la première fois, par CALBERLA (*Morphol. Jahrb.*, III, 1877, p. 625),
elle portait le nom de « Vert en cristaux ». C'est une rosaniline
méthylée, obtenue en traitant le violet de méthyle par le nitrate de
méthyle en présence d'un alcali. C'est aujourd'hui le plus répandu
des verts dits *d'aniline*, et on le trouve communément dans le commerce passant sous le nom d'autres verts plus coûteux, surtout sous
celui de vert d'iode. Il importe de ne pas le confondre avec ce dernier, ni avec le vert d'aldéhyde (vert d'Eusèbe), ou les rosanilines
phénylées, le vert de Paris et le vert d'alcali ou véridine.

CALBERLA, qui fut le premier à recommander ce colorant, en 1877,
avait été surtout frappé de son action différente sur les tissus de
diverse nature; il avait trouvé que, dans une solution d'éosine et de
vert de méthyle, les noyaux du tissu conjonctif sous-cutané et
ceux des vaisseaux et des gaines des nerfs se coloraient en rose,
tandis que ceux du chorion se coloraient en rouge, et ceux de l'épiderme en diverses nuances de vert-bleu et de bleu pur.

En 1877 et 1880, le vert de méthyle fut de nouveau préconisé en

vue d'une autre qualité, celle d'être un réactif pour la matière amyloïde. C'est apparemment HESCIIL (*Wiener Med. Wochenschr.*, 2, 1879)
qui a été le premier à appeler l'attention sur cette propriété. En 1880,
CURSCIIMANN reprit ses observations et les confirma en démontrant
que tandis que ce réactif colore en vert ou vert-bleu les tissus
normaux, il colore la matière amyloïde en un violet intense. (*Virchow's Arch.*, t. 79, 1880, p. 556).

En 1882, GRIESBACII (*Zool. Anzeiger*, 117, p. 410) le recommanda
comme colorant histologique général, tout en trouvant que le vert
d'iode lui était supérieur. Il ne paraît pas s'être douté de la propriété
distinctive du vert de méthyle, son incomparable électivité pour la
« chromatine ».

Cependant il avait déjà été employé par BALBIANI et HENNEGUY
(*Leç. sur la gén. d. Vertébrés,* 1879), puis par FROMMANN, en 1880, pour
des recherches sur des structures cellulaires; et à partir de la recommandation de STRASBURGER en 1882 (*Arch. f. mik. Anat.*, XXI, p. 476)
on peut le considérer comme établi dans la technique en sa vraie
qualité de réactif par excellence de la chromatine dans les tissus
frais.

STRASBURGER faisait agir sur des tissus frais une solution d'acide
acétique à 1 p. 100 contenant en dissolution un peu de vert de
méthyle. Ce procédé se fonde sur ce que le vert de méthyle, qui est
par lui-même un agent fixateur suffisant à fixer et à conserver les
éléments dans leur forme, du moins pendant quelques heures, l'est
à un plus haut degré quand il est combiné avec l'acide acétique. Il
a l'avantage de pouvoir être employé *sur les tissus frais* en combinaison avec d'autres liquides fixateurs ou « indifférents ». Ainsi
CARNOY (*Biologie cellulaire*, pp. 127, 144, 211), l'emploie tantôt,
comme Strasburger, avec l'acide acétique seul, tantôt avec une
trace d'acide osmique, tantôt ajouté à la solution de Ripart et Petit.
On peut aussi l'employer selon la manière usuelle pour colorer des
objets soit fixés sur l'heure et lavés à l'eau, soit fixés et conservés
selon les méthodes connues.

Il est bon d'employer, pour les tissus frais, une solution un peu
forte additionnée de 1 p. 100 d'acide acétique glacial et 0,1 à
1 p. 100 d'acide osmique. La coloration est instantanée, et, après
lavage, d'une électivité incomparable.

La conservation des objets traités de cette manière offre quelques
difficultés, car on ne peut rendre la coloration un peu permanente
qu'à force de précautions spéciales. Le mieux est de les monter dans
un milieu aqueux (glycérine, glycérine gélatinée, liqueur de Ripart

et Petit), en ayant soin d'éviter les solutions salines, d'employer toujours un milieu légèrement acide, et d'ajouter sur le bord de la préparation, avant de la fermer, une petite goutte de la solution de vert de méthyle. On peut aussi réussir à conserver ces préparations dans le baume, en employant pour la déshydratation des alcools acidulés par l'acide acétique et chargés d'une quantité suffisante de vert de méthyle.

On peut aussi employer pour les colorations des solutions alcooliques de vert de méthyle. Ces solutions doivent être acidulées par l'acide acétique.

Le manque de sûreté dans la conservation des colorations met des limites à l'emploi du vert de méthyle; mais, nous le répétons, ce réactif est d'une importance très grande comme étant le plus précis et le plus infaillible de tous les colorants des noyaux; pour les préparations temporaires il est certainement sans rival. Voyez n° 556.

157. Vert d'iode (Hofmann's Grün). — Cette substance a été introduite dans la technique histologique par GRIESBACH (*Zool. Anzeiger*, V, 1882, p. 406).

Griesbach recommande une solution de 1 décigramme de vert d'iode en cristaux pour 35 grammes d'eau distillée. On peut varier ces proportions à volonté; cependant Griesbach pense qu'on n'obtient de bons résultats qu'avec des solutions d'une couleur foncée.

Les objets doivent être imbibés d'eau avant d'être mis dans la teinture. La coloration est, en général, à peu près instantanée. On lave à l'eau et on monte dans la glycérine; ou bien on passe par des alcools de plus en plus concentrés et l'on monte au baume. On peut prolonger le traitement par l'alcool *pendant des jours, sans que la couleur se détruise.* La couleur se conserve dans le baume.

On peut aussi employer des solutions alcooliques pour la coloration. La coloration est élective pour les noyaux, et possède à un haut degré la propriété de différencier les diverses sortes de tissus. En général, les tissus conjonctifs et osseux ne se colorent pas, les cellules glandulaires se colorent d'une façon très intense, les muscles se colorent rapidement, mais d'une manière diffuse; les éléments du sang, les spermatozoïdes et les Bactéries se colorent. On obtient de bonnes préparations de cellules ganglionnaires et de cylindres de l'axe. Les coupes de moelle épinière se colorent d'une façon très instructive, et les coupes de rein donnent des différenciations très utiles. Les tissus traités par l'acide chromique se colorent bien.

Griesbach pense que le vert d'iode est plus utile que toutes les autres anilines Nous ne voyons pas qu'il ait sur le vert de méthyle d'autre supériorité que celle de fournir des colorations plus faciles à conserver, tandis qu'il lui manque l'incomparable électivité pour les noyaux qui fait de ce dernier un réactif si précieux.

Le vert d'iode ne se fabrique plus pour l'industrie de la teinture. Selon Griesbach, on peut cependant s'en procurer chez C. A. F. KUHL-BAUN'S CHEMISCHE FABRIK, Berlin, S. O.

On trouve assez souvent dans le commerce du prétendu vert d'iode qui n'est autre chose que du vert de méthyle. On peut s'assurer si la couleur contient de l'iode de la manière suivante : on traite une petite portion de la couleur en nature avec de l'acide sulfurique, et l'on ajoute quelques fragments de bichromate de potasse; l'iode, mis en liberté, se dégage sous forme de vapeurs violettes. On peut aussi le démontrer par le chloroforme ou le sulfure de carbone.

158. Brun Bismarck (Vésuvine, Manchester Brown, Phénicienne). — Histologiquement, cette couleur présente bien des points de ressemblance avec les deux précédentes. C'est un bon colorant électif des noyaux, et pouvant être employé aussi bien pour des tissus frais que pour ceux qui ont été conservés par les méthodes ordinaires. Les objets traités par l'acide chromique s'y colorent, mais moins bien que d'autres.

Le brun Bismarck ne se dissout pas très facilement dans l'eau. On peut le faire bouillir dans l'eau, et filtrer après un jour ou deux (WEIGERT; *Arch. f. mik. Anat.*, XV, 1878, p. 258). On peut additionner les solutions aqueuses d'acide acétique et d'acide osmique. MAYZEL (*Arch. f. mik. Anat.*, XVIII, 1880, p. 237 et 250) fait dissoudre la couleur directement dans l'acide acétique; en ce cas, les colorations ne sont pas permanentes.

PAUL MAYER emploie aussi une solution saturée de brun Bismarck dans l'alcool à 70 degrés.

C'est un colorant énergique. Des préparations alcooliques ou chromiques se colorent en quelques instants dans les solutions concentrées, et en quelques minutes dans des solutions étendues. On peut laver à l'eau et monter à la glycérine; ou bien, passer par les alcools, l'essence de girofle et le baume.

Cette couleur a deux qualités qui contribuent à la rendre extrêmement utile en bien des cas : elle produit rarement des colorations excessives, et, la couleur ne se laissant pas trop facilement extraire par l'alcool, il est très facile de faire des préparations permanentes au baume. Elle a d'autres propriétés qui peuvent être souvent utiles : elle se combine très facilement avec d'autres couleurs pour produire de bonnes colorations multiples (avec le vert de méthyle, par exemple); et les colorations qu'elle fournit étant brunes sont particulièrement indiquées pour les préparations qu'on désire photographier.

159. La **nigrosine** dissoute dans l'eau a été recommandée comme réactif colorant des noyaux par ERRERA (*Proc.-Verb. Soc. Belge de Mic.*, 1881, p. 134). Les préparations conservent leur couleur dans la glycérine et dans les résines.

PFITZER (*Deutsch. Botan. Ges.*, I, 1883, p. 44; *Zeit. f. wiss. Mik.*, I, 1884, p. 116) dissout la nigrosine dans une solution saturée d'acide picrique dans l'eau. On peut employer ce liquide pour fixer et colorer en même temps. On lave à l'eau (*sic*) ou à l'alcool dilué; on monte à la glycérine ou au baume. Pfitzer dit que la méthode est utile pour fixer et colorer des organismes sur le porte-objet; MARTINOTTI (*Zeit. f. wiss. Mik.*, 1885, p. 479) recommande la solution alcoolique de picronigrosine pour l'étude des centres nerveux. Il fait dissoudre de la nigrosine et de l'acide picrique à saturation dans l'alcool, et décante.

160. La **safranine** s'emploie principalement pour la coloration des noyaux par le procédé Hermann-Bœttcher, mais on peut aussi l'utiliser pour des objets préparés par la voie aqueuse, selon la manière que nous avons exposée pour le vert de méthyle. Elle est bien loin de donner des résultats aussi précis, mais en revanche la couleur est bien plus stable.

La safranine n'est pas très facilement soluble à l'eau froide. On se sert très communément de la solution indiquée par PFITZNER (*Morph. Jahrb.*, VI, p. 478, et VII, p. p. 291), à savoir, 1 partie de safranine dissoute dans 100 parties d'alcool absolu, auquel, après quelques jours, on ajoute 200 parties d'eau distillée.

Pour les procédés de BABES, voyez n° 572.

D'après WEISS (*Archivio per le Scienze mediche*, III, n° 14, 1879, p. 2), les préparations se conservent bien dans la solution saturée d'acétate de potasse.

161. Le **bleu de méthylène**, qui a été introduit dans la technique par EHRLICH pour la coloration des Bactéries, peut également être utilisé pour la coloration des noyaux. On emploie une solution saturée dans l'eau; on y laisse les objets le temps voulu, de une demi-heure à vingt-quatre heures, on lave à l'eau et l'on monte au baume (FOL; *Lehrb.*, p. 186).

162. Le dahlia combiné avec l'acide acétique colore les noyaux (en solution aqueuse neutre, il colore les tissus, mais non les noyaux). Cette couleur a été soigneusement étudiée par EHRLICH (*Arch. f. mik. Anat.*, XIII, 1876, p. 263). Selon Ehrlich, on peut l'employer de deux manières. On peut colorer dans une solution aqueuse neutre qui donne une coloration uniforme de tous les éléments, excepté des noyaux; en traitant alors les préparations par l'eau acidulée avec de l'acide acétique, la couleur se retire des tissus et se localise dans les noyaux. Ou bien on peut obtenir la coloration directe des noyaux en employant une solution concentrée de dahlia dans de l'eau acidulée avec 7,5 p. 100 d'acide acétique. On lave à l'alcool et l'on monte dans une solution de résine dans l'essence de térébenthine.

163. La primula, le violet d'iode, le violet de méthyle, la purpurine, la safranine et la fuchsine peuvent s'employer de la même manière. Ehrlich trouve (*loc. cit.*) que c'est le violet de méthyle qui donne les meilleurs résultats.

164. Bleu d'aniline (Méthode de HEIDENHAIN; *Arch. mik. f. Anat.*, VI, 1870, p. 404). Cette méthode n'est plus usitée.

165. Bleu de Parme (c'est un des bleus de toluidine, qui sont très nombreux). — FREY a recommandé une solution dans l'eau de 1 millième environ. Les tissus s'y colorent en quelques minutes. On les rince à l'eau et monte dans la glycérine; ou bien on traite par l'alcool et on monte dans le baume.

166. Picro-aniline (Méthode de TAFANI; *Journal de micrographie*, 1878; p. 82). — Cette méthode n'est plus usitée et nous paraît superflue.

167. Violet d'aniline (ORTH; *Amer. Mon. Micr. Journ.*, I, 1880, p. 148; *Journ. Roy. Mic. Soc.*, N. S. II, 1882, p. 878). — On colore dans une solution composée de violet d'aniline, 1 partie, et acide acétique, 300 parties. On ne doit pas laver, mais monter de suite dans une solution de 2 parties d'acétate de potasse avec 1 partie d'eau. La couleur ne se conserve guère au delà d'une année.

168. Violet B (S. MAYER; *Sitzb. d. k. 'Akad. d. Wiss.*, III Abth. 1882, Feb.). — Ce violet est un violet de méthyle, préparé par Bindschedler et Busch à Bâle, et par l'Actien-fabrik für Anilinfarben à Berlin (Hallesches Thor). — Mayer fait une solution avec 1 gr. de violet et 300 gr. de solution de chlorure de sodium à 0,5 p. 100. Il emploie des tissus absolument frais, n'ayant été traités par aucun réactif. Ils se colorent en quelques secondes. La coloration est élective pour tous les éléments constitutifs du système vasculaire, à tel point que des préparations d'objets favorables (membranes

séreuses) présentent l'apparence de pièces injectées et sont mêmes supérieures à celles-ci sous bien des rapports pour des études angiologiques. Il est très difficile de conserver les préparations ; l'acétate de potasse donne les résultats les moins mauvais.

169. Réactifs de la matière amyloïde. — Plusieurs des couleurs que nous avons citées sont des réactifs spécifiques de la matière amyloïde. Nous avons déjà parlé du vert de méthyle sous ce rapport. D'après Weiss (*Archivio per le Scienze mediche*, III, n° 14, 1879, p. 2,) la safranine colore en un jaune orange les tissus affectés par la dégénérescence amyloïde, tandis que les tissus normaux se colorent en rose. Heschl (*Wiener med. Wochensch.*, n° 32, p 714) avait recommandé « l'encre de Léonardi » qui colore en rose les parties affectées de dégénérescence amyloïde, et en bleu les éléments normaux. Il explique cette réaction en faisant observer que l' « encre de Léonardi » est un mélange de rouge d'aniline et de bleu d'aniline. Jurgens (*Virchow's Archiv.*, LXV, p. 189-193) obtient une réaction semblable avec du violet d'iode pur. Selon d'autres auteurs, « l'encre de Léonardi » serait du violet de méthylaniline ou violet de Paris pur. Or, Capparelli (*Archivio per le Scienze mediche*, III, n° 21, p. 1), soupçonnant que l'action dichroïque des solutions de cette substance pourrait bien être un effet d'ordre optique et non chimique, examina des coupes non colorées, à la lumière transmise à travers une couche de solution de violet d'aniline, et trouva en effet que la substance amyloïde paraissait rouge et que les éléments normaux paraissaient violets. Et il obtint de semblables effets avec d'autres liquides. Alors il monta des coupes d'organes dégénérés sur des porte-objets de verre coloré selon les différentes couleurs du spectre, et trouva que *sur les porte-objets violets la matière amyloïde paraît rouge, tandis que les tissus normaux sont d'un violet foncé.* Il conclut de ces expériences que la matière amyloïde a la propriété d'arrêter les rayons violets du spectre tout en laissant passer les rouges. L'examen spectroscopique montre, en effet, que les solutions de violet d'aniline contiennent ces deux systèmes de rayons.

170. Le Bordeaux R, le ponceau RR, le Biebricher Scharlach, la tropaeoline 000 n° I, l'Echtgelb ou Saüregelb, et l'orange III, sont solubles à l'eau, résistent suffisamment à l'alcool, et possèdent une électivité assez prononcée pour qu'on puisse les recommander pour des colorations électives par la voie directe. Ces couleurs paraissent être surtout utiles pour les tissus conjonctifs et glandulaires. Voir, à ce sujet, les expériences détaillées de Griesbach, dans *Arch. f. mik. Anat.*, XXII, p. 132.

171. La fuchsine est un colorant extrèmement énergique, mais d'une électivité peu constante. La couleur est très difficile à conserver, de sorte que nous ne recommandons cette substance que pour les préparations temporaires ou pour le procédé Hermann-Bœttcher.

172. L'éosine du commerce est le sel potassique d'une phthaléine bromée. Elle a pour synonymes rose B. à l'eau, pyrosine B., primerose soluble, éosine bleuâtre, érythrosine. — Les corps indiqués par ces noms ne sont cependant pas identiques par leurs propriétés, mais varient selon les différentes fabriques; il importe donc de connaitre la provenance de l'éosine qu'on emploie.

Ces éosines sont solubles à l'eau et à l'alcool (il existe des éosines dites alcooliques, — « primerose à l'alcool », — qui ne sont pas solubles à l'eau et qui, quoique très importantes pour l'industrie, ne sont pas employées en histologie).

L'éosine est un colorant très énergique et très pénétrant, mais diffus. Il est absolument impossible de lui faire fournir une coloration limitée aux noyaux. Sa principale utilité se trouve dans la propriété qu'elle possède de se combiner assez heureusement avec d'autres colorants plus électifs pour fournir des colorations multiples.

La conservation des préparations demande quelques précautions. Les pièces ne doivent pas être traitées par des acides. On peut les conserver dans le baume, en ayant soin d'employer, pour les déshydrater et les pénétrer, de l'alcool et de l'essence chargés d'un peu d'éosine. On peut aussi les conserver dans la glycérine, à condition que celle-ci soit parfaitement neutre ou, ce qui est mieux, même un peu alcaline (ce que l'on obtient en lui ajoutant 1 p. 100 de chlorure de sodium), et à condition qu'elle soit aussi chargée d'une proportion suffisante d'éosine.

173. Éosine simple (FISCHER; *Arch. f. mik. Anat.*, XII, 1875, p. 349).— Solution aqueuse de l'éosine du commerce de 5 à 10 p. 100. On peut laisser des objets dix à douze heures dans cette teinture, laver à l'eau ou à l'alcool, et monter comme il est dit au dernier paragraphe.

174. Éosine alcoolique (FISCHER; *loc. cit.*). — Si l'on traite par un acide (l'HCl, par exemple), la solution aqueuse de l'éosine du commerce, le principe colorant pur de l'éosine se précipite. On sépare ce précipité par la filtration, et on le dissout dans 20 à 30 parties d'alcool. C'est l'alcool absolu qui convient le mieux. On ajoute quelques gouttes de la solution à un verre de montre d'alcool.

Cette solution est en général préférable à la solution aqueuse du sel potassique; elle l'est tout spécialement dans le cas d'organes qui ont été durcis par un liquide chromique, car l'acide chromique précipite l'éosine.

174 *bis*. Éosine alcoolique à l'alun (FISCHER; *loc. cit.*). — Éosine précipitée comme ci-dessus, 1 partie ; alun, 1 partie; alcool absolu, 200 parties. D'après WISSOWSKY (*Arch. f. mik. Anat.*, XIII, p. 479), cette solution serait un excellent réactif pour l'hémoglobine.

175. Éosine à l'ammoniaque (LAVDOWSKY; *Arch. f. mik. Anat.*, XIII,

1876, p. 339). — On fait dissoudre de l'éosine dans l'ammoniaque, on laisse l'ammoniaque s'évaporer, et l'on ajoute de l'eau.

176. Picro-éosine (LAVDOWSKY; *loc. cit.*). — A une solution ammoniacale d'éosine qui a été exposée à l'air pendant deux ou trois jours on ajoute à neutralisation une solution saturée d'acide picrique.

Lavdowsky assure que l'une et l'autre de ces teintures colorent mieux que les solutions de Fischer et que les colorations ne sont pas diffuses. Nous devons dire que cela nous paraît assez discutable.

177. Éosine glycérique à l'alun (ÉLOUI; *Rech. hist. sur le tissu con. de la cornée*, Paris, 1881 ; *Zeit. f. wiss. Mik.*, I, 1884, p. 389). — On dissout de l'éosine dans de la glycérine pure, et l'on ajoute de l'alun à saturation. GIERKE fait remarquer que l'alun est un mordant, et peut être combiné avec avantage à diverses couleurs d'aniline pour les rendre plus stables.

178. Rose Bengale (GRIESBACH; *Zool. Anz.*, 1883, p. 172). — Cette couleur appartient au même groupe que l'éosine ; c'est un chlorure du tétriodure de fluorescine. On l'emploie en solution aqueuse. Elle donne de bonnes différenciations dans les coupes de moelle épinière. Le tissu conjonctif et le muscle s'y colorent bien, les tissus osseux et glandulaires ne le font pas. Cette couleur se montre surtout utile pour des colorations multiples, comme nous le verrons plus loin.

179. Induline (CALBERLA; *Morph. Jahrb.*, III, 1877, p. 627). — L'induline peut se dissoudre dans l'eau chaude ou dans l'alcool dilué. Pour colorer, on étend la solution aqueuse concentrée de six volumes d'eau. Les coupes s'y colorent en cinq à vingt minutes ; on les traite par l'eau suivie de glycérine, ou par l'alcool suivi d'essence de girofle.

Cette teinture, de même que la quinoléine, a la particularité de ne jamais colorer les noyaux ; les autres éléments des tissus se colorent en un beau bleu.

180. Le bleu lumière et, croyons-nous, le bleu de Lyon réservent également les noyaux, ce qui fait qu'on peut utilement les employer après le carmin pour obtenir de bonnes colorations doubles.

181. Bleu de quinoléine (Chinolinblau; Cyanine) (RANVIER; *Traité technique*, p. 102). — La meilleure manière d'employer cette substance est de la faire dissoudre dans l'alcool à 36 degrés B; on étend la solution d'une partie d'eau. Il faut se garder d'ajouter l'eau tout de suite, car le bleu ne s'y dissoudrait pas. Ce bleu a une grande puissance colorante, et il faut l'employer en solutions très faibles.

Après coloration, on lave à l'eau et l'on monte dans la glycérine. Au début, on voit les noyaux colorés en violet, les autres éléments des tissus en divers tons de bleu ou bleu gris. Mais, vingt-quatre heures après, on remarque que les noyaux sont décolorés; le protoplasma reste bleu, et dans son intérieur apparaissent des granulations d'un bleu intense. Ces granulations sont formées par les matières grasses du protoplasma décomposées par l'action lente de la glycérine. Cette coloration intense par le bleu de quinoléine appartient en effet spécialement à la graisse. Elle se montre non seulement sur la graisse qui est contenue dans les cellules adipeuses, les cellules du foie, etc., mais encore sur celle qui apparait au moment de la digestion dans les cellules épithéliales de l'intestin.

Si l'on soumet les préparations colorées à l'action de la potasse à 40 p. 100, l'élection de la matière colorante est immédiate.

La solution aqueuse de quinoléine sert à colorer les Infusoires, soit morts, soit vivants. Nous parlons de ces réactions dans le paragraphe consacré à la Méthode de CERTES, au chapitre des « PROTOZOAIRES ».

182. L'acide picrique ne s'emploie jamais seul pour les colorations. Mais nous tenons à faire observer ici qu'il est de tous les colorants connus peut-être celui qui est le plus généralement utile pour les colorations doubles en combinaison avec une couleur élective pour les noyaux. Ainsi, on peut facilement et utilement teindre en jaune par une solution alcoolique d'acide picrique des préparations colorées par le carmin du borax, le carmin aluné, l'hématoxyline, sans que la première coloration soit altérée par l'action de l'acide. Selon nous, cette méthode est la méthode par excellence de la teinture en coloration double.

182 *bis*. L'aniline blue-black, qui est un noir d'aniline qu'on ne peut apparemment se procurer qu'en Angleterre, a une affinité spéciale pour les cellules ganglionnaires et leurs prolongements, et rend, selon plusieurs observateurs, de grands services pour la coloration de coupes du système nerveux central. Voyez au chapitre des « CENTRES NERVEUX », n° 655.

CHAPITRE XIX

DES IMPRÉGNATIONS.

183. **Les imprégnations** sont des colorations produites non, comme dans les teintures, par l'assimilation par les tissus d'une matière colorante et elle-même colorée, qui préexiste telle quelle dans le liquide colorant, mais bien par la formation au sein des éléments des tissus de dépôts d'un métal ou autre corps à l'état de division très fine, dépôts formés sur place par les énergies chimiques des tissus aidées par l'action d'agents réducteurs, qui ensemble réussissent à séparer ces corps de la combinaison soluble —généralement un sel — sous forme de laquelle ils ont été apportés au sein des tissus.

Ces dépôts sont presque exclusivement des métaux réduits de leurs sels solubles; nous aurons à étudier : l'or, l'argent, l'osmium, le palladium, le fer, et quelques autres corps moins importants. Nous signalons de suite l'argent et l'or comme étant de beaucoup les plus importants de ces corps. Les imprégnations à l'argent donnent des colorations d'une électivité remarquable, car elles n'exercent leur effet que sur les substances intercellulaires, les cellules étant totalement réservées; c'est le contre-pied absolu des teintures. L'or montre une électivité très prononcée pour les tubes nerveux, et devient par cela d'une importance capitale. Mais les autres agents d'imprégnation donnent en général des colorations plus ou moins généralisées, de sorte qu'au point de vue de leurs effets ils se rapprochent plutôt des teintures que de l'argent et de l'or.

Les méthodes à suivre dans les imprégnations sont à tel point variables que nous n'essayons pas de les généraliser. Nous nous bornerons à noter ici que, contrairement à ce qui a lieu dans les teintures, les tissus frais, c'est-à-dire vivants ou du moins n'ayant été traités par aucun réactif, sont ceux qui se laissent imprégner par les métaux avec le plus de facilité et le plus de précision.

ARGENT.

184. Nitrate d'argent. — C'est le sel le plus communément employé. On obtient avec ce sel deux sortes de colorations, selon la manière dont on le fait agir : les *imprégnations négatives*, dans lesquelles les substances intercellulaires seules sont colorées en noir ou brun foncé, les cellules étant ménagées en clair ou incolores ; et les *imprégnations positives*, dans lesquelles les espaces intercellulaires se montrent incolores, et les cellules sont teintées en brun par un précipité granuleux. L'imprégnation négative est celle qu'on cherche à réaliser en général, dans le but de démontrer des contours de cellules, de limiter des espaces intercellulaires, de faire ressortir des espaces lacunaires, de fins canaux lymphatiques, etc. L'imprégnation négative est *primaire*, c'est-à-dire qu'elle a lieu par la réduction immédiate de l'argent dans les espaces intercellulaires qu'il colore ; l'imprégnation positive est *secondaire*, car elle a lieu à la suite de la dissolution dans les liquides des tissus du dépôt métallique qui forme l'imprégnation négative, et de l'imbibition conséquente des cellules par la nouvelle solution de sel métallique ainsi formée. Les imprégnations secondaires se forment quand la réduction du métal, lors de l'imprégnation primaire, n'est pas suffisamment énergique. (His ; *Schweizer Zeitsch. f. Heilk.* II, Hft I, p. 1 ; Gierke : *Zeit. f. wiss. Mik.*, I, p. 393 ; Ranvier : *Traité Technique*, p. 107.)

Il règne encore une assez grande obscurité sur la nature du dépôt brun ou noir qui se forme dans les espaces intercellulaires lors de l'imprégnation primaire. V. Recklinghausen pensait que le sel argentique formait avec un ciment intercellulaire hypothétique (*Kittsubstanz*), un composé qui noircit par l'action de la lumière. D'autres auteurs se sont refusés à croire au ciment intercellulaire, et pensent, les uns, que ce sont les membranes cellulaires qui se colorent, les autres, que le nitrate entre en combinaison avec les liquides albumineux et salins qui baignent les cellules, et se précipite dans de simples rigoles intercellulaires. Schwalbe (*Arch. f. mik. Anat.*, VI, 1870, p. 5) pense qu'il y a lieu de distinguer deux processus : les lignes *noires* résultant de l'action, pendant un temps très court, de solutions très faibles de nitrate d'argent, seraient dues à un précipité véritable formé par réduction du métal dans le liquide intercellulaire; tandis que les lignes *brunes* qu'on obtient en exposant les tissus, pendant un temps plus considérable, à l'action de solutions plus concentrées résulteraient de la formation d'une combinaison de l'argent et du ciment intercellulaire, combinaison qui brunit à la lumière. (Voyez, pour tout l'historique des imprégnations, Gierke : *Færberei zu mikroskopiscken Zwecken.*)

Nous empruntons au *Traité technique* de Ranvier les généralités suivantes sur l'emploi du nitrate d'argent.

Le nitrate d'argent peut être employé en solution ou à l'état solide· Ce dernier procédé, qui est le moins usité, est cependant d'une application simple, et fournit de bonnes préparations. On s'en sert avec avantage pour la cornée et le tissu fibreux ; il ne convient pas pour les épithéliums.

Pour la cornée, par exemple, voici comment on procède : L'œil étant enlevé, un morceau de nitrate d'argent est passé rapidement sur la surface antérieure de la membrane restée en place. La cornée est détachée et placée dans l'eau distillée ; l'épithélium est chassé avec le pinceau. Le nitrate d'argent, dissous par le liquide qui baigne la cornée, a traversé la couche épithéliale et est venu se réduire sur le tissu fibreux, qu'il colore après l'action de la lumière. Les cellules, au contraire, sont ménagées par l'argent et restent incolores.

Le nitrate d'argent est plus fréquemment employé *en solution*. On fait généralement usage de la solution à 1 centième, à laquelle cependant on ajoute 2, 3 ou 4 parties d'eau, selon les cas. Pour se servir de ces solutions, il y a plusieurs méthodes ; il faut les suivre exactement et employer toutes les précautions indiquées, si l'on veut éviter les erreurs.

Ainsi, pour une membrane telle que l'épiploon, il faut la tendre, comme la peau d'un tambour, sur un baquet de porcelaine (ou, ce qui est mieux, sur les « anneaux histologiques » des Hoggan, dont nous parlerons plus bas), et l'arroser avec une pipette remplie d'eau distillée pour la nettoyer des albuminates et des globules blancs qui peuvent être à sa surface ; puis on l'arrose avec une solution de nitrate d'argent. Pour obtenir des imprégnations vives, il est nécessaire que cette opération se fasse au soleil ou du moins à une lumière éclatante. Dès que le tissu blanchit et qu'il commence à passer au gris noirâtre, la membrane est détachée et portée dans l'eau distillée ; après avoir été lavée, elle est placée immédiatement sur la lame de verre et peut être examinée ou montée en préparation définitive selon les méthodes connues.

Si on la laissait séjourner dans l'eau distillée, les cellules se détacheraient et on ne les verrait plus.

Si la membrane n'était pas bien tendue, l'argent se déposerait non seulement dans les espaces intercellulaires, mais partout où il y aurait le plus léger pli, et l'on ne pourrait plus se rendre compte de la forme des cellules.

Enfin, si la membrane n'était pas arrosée avec de l'eau distillée avant de l'imprégner, partout où il y aurait eu un fragment d'albuminate il se formerait un dépôt d'argent, et l'on croirait voir quelque disposition normale du tissu. C'est ainsi bien souvent que des stomates ont été décrits, tandis que ce n'étaient que des impuretés de la préparation.

185. Les anneaux ou tambours histologiques imaginés par les Hoggan sont des anneaux de caoutchouc légèrement coniques qui entrent à frottement l'un dans l'autre et permettent facilement de pincer et maintenir tendue une portion de membrane pendant toutes les manipulations. On trouvera une description de ce petit appareil très utile dans le *Journal de l'Anatomie* de Robin, 1879, p. 54. L'appareil est fourni par BURGE and WARREN, 42, Kirby street, Hatton Garden, London, E. C., à raison de 10 shillings les douze paires.

186. Autre procédé. — On peut modifier la marche à suivre pour les imprégnations, à condition d'observer les précautions nécessaires pour éviter les causes d'erreurs que nous avons indiquées. Ainsi, au lieu de tendre un tissu et de l'arroser, on peut l'imprégner par immersion, en ayant soin de l'agiter continuellement dans la solution et en faisant bien attention qu'il ne se forme pas de plis dans la préparation.

186 *bis*. La réduction peut s'effectuer dans bien des liquides autres que l'eau distillée.

RECKLINGHAUSEN lavait ses préparations dans une solution de chlorure de sodium avant de les exposer à la lumière dans l'eau distillée (*Arch. f. path. Anat.*, XIX, p. 451). On se sert encore aujourd'hui très communément de la solution physiologique de sel (0,75 p. 100) pour ces lavages.

Müller (*Arch. f. path. Anat.*, XXXI, p 110), après avoir imprégné par immersion pendant deux ou trois minutes dans une solution de nitrate d'argent à 1 centième, dans l'obscurité, ajoute à la solution une petite quantité de solution à 1 p. 100 d'iodure d'argent (dissous à l'aide de l'addition d'une faible proportion d'iodure de potassium). Après agitation dans ce mélange, la préparation est lavée à l'eau distillée et exposée à la lumière pendant deux jours dans une solution à 0,1 p. 100 de nitrate d'argent. (Nous citons d'après Gierke, dans *Zeit. f. wiss. Mik.*, I, p. 396.)

Legros (*Journ. de l'Anatomie*, 1868, p. 275) lave ses préparations dans une solution d'hyposulfite de soude, ce qui a pour effet de les empêcher de noircir par la suite. Selon Duval, on doit faire le lavage pendant quelques secondes seulement dans une solution à 2 centièmes, après quoi on lave à l'eau distillée.

Rouget (*Arch. de Physiol.*, 1873, p. 603) fait la réduction dans la glycérine.

Sattler (*Arch. f. mik. Anat.*, XXI, p. 672) expose à la lumière pendant quelques minutes dans de l'eau acidulée par l'acide acétique ou formique. Thanhoffer recommande cette méthode. Il emploie une solution d'acide acétique à 2 centièmes. (*Das Mikroskop*, 1880.)

Krause porte ses préparations, après lavage, dans une solution de permanganate de potasse, qui doit être d'un rouge clair. La réduction s'y fait très rapidement, même dans l'obscurité. On peut aussi mélanger les deux solutions. La méthode ne réussit pas toujours. (Gierke; *Zeit. f. wiss. Mik.*, I, 1884, p. 400.)

Oppitz lave ses préparations pendant deux à trois minutes dans une solution à 0,25 ou à 0,5 p. 100 de chlorure d'étain. La réduction s'y fait très vite. (Gierke; *loc. cit.*)

187. **Solutions à employer.** — Les solutions de nitrate d'argent doivent être d'une certaine concentration, qui peut varier selon les cas, mais qu'il est important de connaître. « Si la solution est trop faible, par exemple à 1 pour 500 ou 1 pour 1000, ou si la lumière n'est pas vive, il se produit une coloration plus ou moins forte de l'ensemble des tissus, et tout autrement répartie que l'imprégnation. Ce sont les noyaux des cellules qui sont le plus colorés, puis le protoplasma, tandis que la substance intercellulaire ne contient que très peu d'argent. » (Ranvier.)

Les solutions employées par Ranvier varient entre 1 p. 300 et 1 pour 500. La concentration de 1/300 sert pour l'épiploon, l'endothélium pulmonaire, le cartilage et les tendons, tandis que la solution à 1 pour 500 s'emploie pour le centre phrénique et pour l'épithélium intestinal. Pour l'imprégnation de l'endothélium des vaisseaux sanguins par voie d'injection, RANVIER prend des solutions de 1/500 ou 1/800.

V. RECKLINGHAUSEN prenait, pour la cornée, une concentration variant entre 1/400 et 1/500 (*Die Lymphgefæsse*, etc., Berlin, 1862, p. 5).

ROBINSKI (*Arch. de Physiol.*, 1869, p. 451) se sert de solutions variant entre 0,1 et 0,2 p. 100, qu'il laisse agir pendant trente secondes.

REICH (*Sitzber. d. Wien. Acad.*, 1873, III Abth, Aprilheft : GIERKE ; *Zeit. f. Wiss. Mik.*, I, p. 397) emploie, pour l'étude de l'endothélium des vaisseaux par injection, des solutions de 1/600 à 1/400.

ROUGET (*Arch. de Physiol.*, 1873, p. 603) employait des solutions diluées jusqu'à 1/750 ou 1/1000, qu'il faisait agir à plusieurs reprises pendant trois à cinq secondes, en lavant par l'eau après chaque immersion.

Les HERTWIG prennent, pour les animaux marins, une solution à 1 p. 100 (*Jen. Zeitsch. f. Nat.*, XVI., p. 313 et 324 : GIERKE ; *loc. cit.*).

Les HOGGAN (*Journ. of Anat. and Physiol.*, XV, 1881, p. 477) prennent, pour les lymphatiques, une concentration de 1 p. 100.

TOURNEUX et HERMANN (*Journal de l'Anatomie*, 1876, p. 200) se sont servis, dans leurs belles recherches sur les épithéliums des Invertébrés, de solutions à 3 millièmes ; quelquefois de solutions plus faibles. Ils laissaient les tissus dans les solutions pendant une heure, puis les lavaient avec de l'alcool à 36 degrés B.

DUVAL (*Précis*, p. 229) recommande, pour l'emploi général, des solutions de 1 centième, de 2 centièmes et quelquefois 3 centièmes.

187 *bis*. Ammonio-nitrate d'argent. — HOYER (*Arch. f. Mik. Anat.*, 1876, p. 649) recommande de prendre une solution de nitrate d'argent d'une concentration connue, et d'ajouter de l'ammoniaque jusqu'à ce que le précipité s'y redissolve à peine, puis d'allonger la solution jusqu'à ce qu'elle contienne 0,75 à 0,5 p. 100 de nitrate.

Cette solution sert principalement pour les imprégnations de l'endothélium des vaisseaux par injection, mais elle peut aussi servir pour l'imprégnation des membranes par arrosage. Elle a l'avantage de n'imprégner absolument que l'endothélium ou épithélium ; le tissu conjonctif y demeure incolore. Elle donne, d'une manière générale, des localisations plus nettes que les solutions ordinaires.

188. Autres sels d'argent. — Le nitrate n'est pas le seul sel d'argent utilisable pour les imprégnations.

ALFEROW (*Arch. de Physiol.*, 1874 : *Lab. d'Hist. du Collège de France*, 1874, p. 238 : DUVAL ; *Précis*, p. 230) recommande les sels solubles des acides organiques, tels que le picrate, le lactate, l'acétate et le citrate d'argent, comme donnant de meilleurs résultats que le nitrate. Il se sert de solutions à 1/800, auxquelles il ajoute une faible proportion de l'acide du sel, 10 à 15 gouttes de solution concentrée de l'acide pour 800 cc. de la solution du sel. Le but de l'addition de l'acide libre est de décomposer les précipités formés par l'action du sel d'argent sur les chlorures, carbonates, et autres combinaisons existant dans les tissus, en respectant l'albuminate, qui est un composé plus résistant.

Nous avons déjà parlé de l'iodure d'argent de MÜLLER (ci-dessus, nº 186).

189. Imprégnation des animaux marins par l'argent. — A cause de la quantité considérable de chlorures qui baignent les tissus des animaux marins, on ne peut pas les traiter directement par le nitrate d'argent.

HERTWIG (*Jen. Zeitsch.*, XIV, 1880, p. 324) recommande de les fixer d'abord par l'acide osmique en solution faible, puis de laver à l'eau distillée jusqu'à ce que l'eau de lavage ne donne plus qu'un précipité insignifiant avec la solution de nitrate d'argent, enfin de de les traiter pendant six minutes avec une solution de nitrate d'argent à 1 p. 100.

RANSOM a proposé l'emploi, au lieu d'eau distillée, d'une solution d'un sel neutre qui ne se précipite pas par le nitrate d'argent, et qui soit de la même densité que l'eau de mer.

HARMER (*Mitth. Zool. Stat. Neapel*, V, 1884, pp. 44-56) a mis à profit ce conseil pour l'étude du *Loxosoma* et de la *Pedicellina*. Ces animaux peuvent vivre pendant une demi-heure dans une solution de 5 p. 100 de nitrate de potasse dans l'eau distillée. Par ce moyen, il est facile de les débarrasser de la majeure partie de leurs chlorures, et il ne reste qu'à les transporter directement dans une solution de nitrate d'argent. Cette méthode donne de bons résultats avec l'épiderme des Méduses, des Hydraires, de la *Sagitta*, et des Appendiculaires. VOSMAER a pu par ce moyen mettre en évidence l'épithélium de la *Chondrosia* et de la *Thenea*, épithélium que SOLLAS n'avait pas pu apercevoir ; et MEYER a obtenu de bons résultats avec des Annélides et des œufs de Téléostéens. Peu d'animaux résistent aussi bien que les *Loxosoma* et *Pedicellina* à l'action du nitrate de potasse, mais ils y meurent au bout de quelques minutes. Cependant leurs tissus y éprouvent peu de changement, et fournissent en général de bonnes imprégnations. HARMER pense que pour ces animaux on pourrait substituer d'autres sels au nitrate de potasse ; il conseille une solution à 4,5 p. 100 de sulfate de soude.

190. Coloration des tissus imprégnés, par teinture ou imprégnation. — Des tissus convenablement imprégnés par l'argent peuvent être utilement traités par la suite par l'un ou par l'autre des colorants des noyaux. On peut employer à cet effet le carmin ou l'hématoxyline ou n'importe quelle teinture, à condition d'éviter les solutions contenant de l'ammoniaque libre, qui redissoudrait le dépôt d'argent. Et il faut observer que la coloration des noyaux ne peut avoir lieu que pour les imprégnations négatives bien réussies, c'est-à-dire celles qui ont ménagé les noyaux ; les noyaux qui ont été imprégnés par un métal ne se colorant plus dans les teintures.

On peut aussi faire suivre l'imprégnation à l'argent par l'imprégnation à l'or. En ce cas, l'or paraît en général se substituer à l'argent dans les tissus ; les résultats sont très précis, mais ne produisent pas l'effet d'une coloration double.

OR

191. Le chlorure d'or (1) est un réactif qui diffère du nitrate d'argent en ce qu'il ne fournit guère que des imprégnations positives. Il ne produit, à ce que nous croyons, des images négatives que quand on le fait agir sur des tissus ayant déjà reçu l'imprégnation négative par l'argent, auquel il se substitue. Pour obtenir ces imprégnations, on imprègne à l'argent, très légèrement, on réduit, on traite les préparations pendant quelques minutes avec une solution de chlorure d'or à 0,5 p. 100, et on fait la réduction dans l'eau distillée acidulée.

Cette méthode est cependant peu usitée, et à part l'emploi spécial de l'or pour l'imprégnation du cytoplasma dans les recherches cytologiques, — emploi pour lequel il est extrêmement propre, — l'or sert presque exclusivement à l'imprégnation du tissu nerveux. Il offre

(1) Pour la manière de conserver les provisions de chlorure d'or, voyez n. 27.

pour ce tissu une électivité remarquable, qui en fait un réactif précieux pour l'étude de la structure et de la distribution des nerfs et de leurs organes terminaux.

Les procédés très nombreux qui sont employés pour l'imprégnation par l'or peuvent se diviser en deux groupes : l'un, s'appliquant à l'étude des nerfs périphériques et de leurs organes terminaux, est caractérisé par l'emploi de tissus frais ou ayant subi un traitement spécial par des acides organiques ; — et l'autre, s'appliquant à l'étude du système nerveux central, est caractérisé par l'emploi de tissus durcis selon les méthodes usuelles.

L'archétype des procédés qui consistent à faire agir une solution de chlorure d'or directement sur des tissus frais se trouve dans la méthode classique de COHNHEIM (*Virchow's Archiv.*, XXXVIII, 1866, pp. 346-349; *Stricker's Handb.*, p. 1100). Des fragments de tissu frais sont mis pendant quelques minutes, c'est-à-dire jusqu'à ce qu'ils deviennent franchement jaunes — dans une solution à 0,5 p. 100 de chlorure d'or, puis ils sont exposés à la lumière dans de l'eau acidulée par l'acide acétique, jusqu'à réduction de l'or, ce qui arrive plus ou moins vite, au plus tard au bout de quelques jours. Cette méthode donne des imprégnations positives des cellules de divers tissus qui sont souvent extrêmement belles, mais d'une électivité peu prononcée, et les résultats sont très variables.

Le besoin s'étant fait sentir, surtout dans les recherches sur les terminaisons nerveuses, de faciliter la pénétration et la réduction de l'or, LŒWIT imagina la méthode de traitement par les acides qui est connue sous son nom, et qui est l'archétype des méthodes employées pour l'aurification des terminaisons nerveuses. Elle consiste en des manipulations dont le procédé suivant peut servir de type. Des fragments frais sont traités par l'acide formique (1 volume de l'acide, d'une densité de 1/12, avec 1 vol. d'eau) jusqu'à ce que, en se gonflant, ils soient devenus transparents. Cela arrive en quelques secondes ou en quelques minutes, selon la grosseur des objets, qui doivent être toujours aussi petits que possible. Par ce traitement, la pénétration de l'or est rendue plus facile, et les tissus sont devenus plus propres à le réduire. On les met alors pendant une quinzaine de minutes dans une solution de chlorure d'or à 1 ou 1,5 p. 100, qui doit être tenue à l'obscurité. Puis on les met pendant vingt-quatre heures dans de l'acide formique dilué (1 partie d'acide pour 1 à 3 d'eau), puis pendant vingt-quatre heures encore dans de l'acide formique concentré, ces deux traitements se faisant également dans l'obscurité. On fait des coupes, s'il y a lieu, et l'on monte dans le damar ou la glycérine. (*Wien. Sitzber.*, LXXI Bd., III Abth., 1875, p. 1 ; *Arch. f. mik. Anat.*, XII, 1875, p. 366.)

Les préparations ainsi faites doivent, si elles sont bien réussies, montrer les nerfs seuls imprégnés, au sein des tissus demeurés incolores. Mais, malgré toutes les précautions, on ne peut nullement être certain d'obtenir constamment ce résultat.

Des modifications, qui nous paraissent être des améliorations, ont été apportées de part et d'autre aux détails du procédé de Lœwit. On a diminué la concentration de la solution d'or. Tandis que Lœwit employait une solution à 1 p. 100, concentration qui est encore généralement employée, quelques naturalistes ont recours, ce nous semble avec raison, à des solutions beaucoup plus diluées. Ainsi VIALLANES (*Histologie et dév. des Insectes*, 1883, p. 42) s'est servi, pour des tissus d'Insectes, du procédé suivant. Les tissus sont fixés par l'acide osmique à 1 p. 100, qu'on laisse agir jusqu'à ce qu'ils commencent à brunir. Puis ils sont mis pendant dix minutes dans un mélange de 1 partie d'acide formique et 3 parties d'eau. On les met alors pendant vingt-quatre heures dans une solution de chlorure d'or à 1 pour 5000 ou même beaucoup plus étendue, qu'on a soin de tenir à l'obscurité. On réduit à la lumière dans de l'acide formique au quart. Nous voyons dans ce procédé, que nous avons employé et qui nous a donné de très bons résultats, deux modifications du procédé classique qui nous paraissent excellentes : l'emploi de l'osmium comme fixateur avant le gonflement par l'acide formique est une innovation dont l'utilité n'échappera à personne ; et la concentration très faible de la solution d'or employée nous paraît favorable à la régularité et à l'électivité de l'imprégnation.

Une autre sorte de modification qui a été apportée aux procédés de Cohnheim et de Lœwit consiste dans la mise en œuvre de manipulations propres à faciliter la réduction de l'or et à la rendre aussi complète que possible.

Ainsi BASTIAN a modifié le procédé de Cohnheim en employant une solution de chlorure d'or à 1 pour 2000 acidulée par l'HCl (1 goutte par 75 cc.), et en faisant la réduction dans un mélange à parties égales d'acide formique et d'eau, maintenu au chaud. Tous ces détails sont de nature à favoriser la réduction.

HÉNOCQUE (*Arch. de l'Anat. et de la Physiol.*, 1870, p. 111) imprègne dans une solution de chlorure d'or à 0,5 p. 100, puis lave à l'eau pendant douze à vingt-quatre heures, et réduit à chaud dans une solution presque saturée d'acide tartrique. (La solution d'acide tartrique doit être contenue dans un flacon bien bouché. La meilleure température pour la réduction est de 40 à 50 degrés. La réduction se fait rapidement, souvent en un quart d'heure.)

NESTEROFFSKY traite les préparations imprégnées par une goutte de sulfhydrate d'ammoniaque, et achève la réduction dans la glycérine (Voyez GIERKE; *Færberei zu mik. Zwecken*).

FLECHSIG (*Die Leitungsbahnen im Gehirn*, etc., 1876; *Arch. f. Anat. u. Phys.*, 1884, p. 453) emploie pour la réduction une solution de soude caustique à 10 p. 100.

BOEHM préfère réduire dans la solution de Pritchard, qui se compose de 1 partie d'alcool amylique, 1 partie d'acide formique et 98 parties d'eau; il faut pour cela dix-huit heures dans l'obscurité (Voyez CARRIÈRE; *Arch. f. mik. Anat.*, XXI, 1882, p. 146).

MANFREDI (*Archivio per le Scienze mediche*, V, n° 15) met les tissus après imprégnation (par une solution d'or à 1 p. 100) dans une solution d'acide oxalique à 0,5 p. 100, et les y chauffe à 36 degrés sur un bain-marie, puis laisse refroidir et monte à la glycérine. (Cela se fait à la lumière, et il est nécessaire d'opérer par un temps clair.)

Manfredi emploie également pour la réduction, qui doit se faire au soleil, une solution d'acide arsénique à 1 p. 100, qu'il renouvelle à mesure qu'elle brunit.

Finalement RANVIER (*Quart. Journ. Mic. Sc.*, 1880, p. 456) fait l'imprégnation dans un mélange de 4 parties de solution de chlorure d'or à 1 p. 100 et 1 partie d'acide formique, qu'on a fait bouillir ensemble. Il paraît que le chlorure acquiert, par l'ébullition avec l'acide formique, une plus grande tendance à se réduire dans les tissus et une électivité plus marquée vis-à-vis des tissus nerveux. Notons ici, en passant, que, pour l'étude des terminaisons nerveuses, Ranvier a substitué le jus de citron frais à l'acide formique employé par Lœvit pour gonfler les tissus; il est moins nuisible aux terminaisons nerveuses que ne l'est l'acide formique.

Pour les détails de l'application des méthodes dont nous venons d'esquisser les principes, ainsi que pour les méthodes pour l'imprégnation des organes durcis (qui ont de l'importance pour l'étude des centres nerveux et pour l'embryologie), nous renvoyons aux chapitres spéciaux où nous traitons des Tissus et Organes nerveux, et surtout des Terminaisons nerveuses dans la Peau, les Muscles et la Cornée, ainsi qu'aux autres paragraphes spéciaux qui traitent des objets auxquels ces méthodes peuvent utilement être appliquées. — (Voyez en particulier les n°ˢ 586 (*Méthode de l'acide formique de Ranvier*), 588, 593, 599 (*Méthode du jus de citron de Ranvier*), 606 (*idem*), 607, 608, 609, 613, 615, 616, 618, 639 (*Centres nerveux*).

192. Autres sels d'or — Il y a utilité à employer, au lieu du chlorure d'or simple, les sels doubles: chlorure d'or et de potassium, de sodium ou de cadmium. L'avantage de ces sels consiste en ce qu'ils sont plus neutres, que leurs solutions sont plus stables, et que le commerce en fournit plus facilement des échantillons de composition définie. On les emploie aux mêmes doses et de la même manière que le sel simple.

193. Traitement des préparations imprégnées par l'or. — Il n'arrive que trop souvent que les préparations noircissent à la suite d'une imprégnation excessive. On peut les décolorer par le cyanure ou le ferrocyanure de potassium. REDDING emploie une solution faible de ferrocyanure; CYBULSKY, une solution de cyanure de potassium à 0,5 p. 100.

On peut empêcher, du moins en une certaine mesure, le noircissement des préparations, en les mettant pendant quelques jours dans l'alcool, qui a la propriété d'arrêter la réduction de l'or (RANVIER).

Les tissus imprégnés peuvent être colorés après coup par les teintures usuelles, mais il est à remarquer qu'on n'obtiendra la coloration des noyaux par le carmin qu'à condition d'employer une imprégnation négative, les éléments qui ont été imprégnés par le métal ne se colorant plus par le carmin. Les anilines peuvent rendre ici des services (safranine, vert de méthyle, vert d'iode).

Les préparations peuvent être montées dans la glycérine acidulée avec 1 p. 100 d'acide formique, ou dans le baume de Canada. Théoriquement, elles devraient être permanentes si la réduction de l'or a été effectuée d'une manière complète; dans la pratique, on constate que leur durée n'excède guère quelques mois.

194. Utilité des imprégnations par l'or. — L'emploi du chlorure d'or est indispensable dans maintes recherches sur les organes nerveux, sur les tissus conjonctifs et sur la cornée. Ajoutons que ce réactif est probablement le plus précieux qui soit connu pour déceler la structure du cytoplasma, lorsqu'il réussit. Il faut reconnaître que pour tous ces objets il est capable de donner des préparations qui ne peuvent pas être surpassées pour la clarté et la beauté. Mais les résultats qu'il donne sont toujours sujets à beaucoup d'incertitude; la même méthode, ponctuellement suivie, avec le même objet, donne souvent des résultats différents. L'imbibition des tissus, les effets chimiques qui s'ensuivent, la réduction du métal, sont tous autant

de processus au sujet desquels il règne une grande obscurité, et qui
sont éminemment variables. De sorte que les préparations qui
paraissent le mieux réussies ne méritent pas même une confiance
absolue, et il est urgent de contrôler par des préparations, faites par
d'autres méthodes, les images souvent trop séduisantes et trop belles
qu'elles fournissent.

AUTRES MÉTHODES D'IMPRÉGNATION.

195. Chlorure de palladium. — Nous avons parlé de l'emploi de ce
réactif au n° 70.

196. Perchlorure de fer (POLAILLON; *Journ. de l'Anat. et Physiol.*, III,
1866, p. 43). — Le perchlorure de fer produit par imprégnation des colorations fort utilisables. C'est une méthode extrêmement facile à appliquer,
et qui peut parfois rendre des services précieux; nous estimons qu'elle
mérite d'être mieux connue. Elle consiste à imbiber les objets par une
solution de perchlorure de fer, et à les mettre ensuite dans une solution
faible d'acide tannique, gallique ou pyrogallique, jusqu'à ce qu'ils soient
suffisamment noircis.

Les HOGGAN (*Journ. Quekett Club*, 1876; *Journ. Roy. Mic. Soc.*, II, 1879,
p. 358), fixent d'abord par le nitrate d'argent à 0,5 p. 100, qu'ils laissent
un peu réduire, puis ils déshydratent les tissus par l'alcool et les traitent
pendant quelques minutes avec une solution de perchlorure de fer dans
l'alcool. Ensuite ils les traitent pendant quelques minutes (s'il s'agit de
membranes minces) avec une solution à 2 p. 100 d'acide pyrogallique
dans l'alcool.

FOL (*Zeit. wiss. Zool.*, XXXVIII Bd., 1883, p. 492) fixe dans le perchlorure (voyez n° 28), puis il traite les objets pendant vingt-quatre heures
avec de l'alcool contenant une trace seulement d'acide gallique.

Ce réactif différencie très bien les cellules. Comme le chlorure d'or, il
fait apparaître avec beaucoup de netteté la structure du cytoplasma.

Cette méthode ne peut pas être appliquée aux objets traités par les
liquides chromiques.

POLAILLON (*Journ. de l'Anat. et de la Physiol.*, 1866, p. 43) se sert d'acide tannique pour la réduction. Cette méthode est surtout d'un bon secours
dans l'étude des ganglions nerveux périphériques, le tissu nerveux seul
prenant la coloration, le tissu conjonctif restant incolore. Ce fait est con-
firmé par GIERKE (*Zeit. wiss. Mik.*, 1884, p. 520).

197. Bleu de Prusse (LEBER; *Arch. f. Ophthalm.*, XIV, p. 300 : RANVIER;
Traité, p. 108). — Leber recommande de traiter le tissu (cornée) pendant quelques minutes avec une solution d'un sel de fer (le sulfate de pro-

toxyde de fer, en solution à 0,5 p. 100 convient bien), puis avec une solution à 1 p. 100 de ferrocyanure de potassium. Les tissus s'imprègnent de bleu de Prusse.

198. **Sulfate de cuivre.** — Leber (*loc. cit.*) obtient des résultats analogues en employant successivement une solution d'ammonio-sulfate de cuivre à 2 p. 100 (avec un faible excès d'ammoniaque) et une solution de ferrocyanure de potassium à 5 p. 100.

199. **Chromate de plomb.** — Leber (*loc. cit.*) obtient une imprégnation jaune en employant de la même manière des solutions faibles d'acétate de plomb et de chromate de potasse.

200. **Sulfures** (Landois; *Centralbl.*, *f. d. med. Wiss.*, 1865, n° 55 : Gierke; *Zeit. wiss. Mik.*, I, 1884, p. 497). — Landois imbibe des tissus avec des solutions de sels métalliques (sels de plomb, de fer, de cuivre, de platine, de mercure et autres métaux), puis il lave à l'eau et les porte dans une solution diluée de sulfure d'ammonium ou d'acide sulfhydrique.

201. **Molybdate d'ammonium** (Merkel, Krause). — Des tissus exposés à la lumière dans une solution neutre de ce sel à 5 p. 100 pendant vingt-quatre heures sont fixés, et en même temps colorés en bleu. Si on les traite ensuite par une solution d'acide gallique à 1 p. 100 ou 1,5 p. 100, ou par une solution d'acide pyrogallique à 20 p. 100, la couleur devient brune, et les tissus acquièrent en même temps une consistance plus grande (Krause). Merkel se sert d'un mélange de 1 partie de solution concentrée de molybdate d'ammoniaque et 1 ou 2 parties d'eau, à laquelle il ajoute une pincée de limaille de fer. Des coupes (de centres nerveux) se colorent dans ce liquide en six à quinze heures. (Voyez Gierke; *Zeit. f. wiss. Mik.*, I, p. 96.)

202. **Osmium.** — L'osmium a la propriété d'imprégner assez facilement toute sorte de tissus, mais il ne montre d'électivité que pour les matières grasses, en présence desquelles il se réduit avec une énergie telle qu'il colore le tissu adipeux et les tubes nerveux à myéline d'un noir foncé. Il sert à mettre en évidence ces éléments et aussi à communiquer une coloration générale à des tissus dont les noyaux seuls ont été colorés par un des réactifs des noyaux, ou qui sont destinés à l'être. On peut quelquefois dans ce but combiner l'acide osmique avec une teinture; (voir ce que nous disons à ce propos au sujet du carmin aluné et du vert de méthyle). Ou bien on peut employer l'osmium avant la teinture, comme lorsqu'on l'emploie en guise de fixateur, méthode qui a le désavantage de gêner en général la coloration subséquente. Enfin on peut le faire agir après la coloration par la teinture. En ce cas, on est exposé à voir disparaître la première coloration. Les chances de voir se pro-

duire ce contre-temps sont diminuées si l'on fait l'imprégnation par les vapeurs d'osmium.

Les tissus qui ont été traités par le bichromate de potasse sont très favorables pour l'imprégnation subséquente par l'osmium; il est bon de se servir de l'acide osmique en solution très faible.

Pour une certaine classe d'objets, c'est-à-dire pour des organismes petits, délicats et perméables, la fixation et l'imprégnation à l'état frais par l'acide osmique donnent des différenciations de tissus qui laissent peu à désirer. De petites Méduses et des Cténophores, ainsi que les espèces petites et délicates parmi les Crustacés, donnent des préparations aussi instructives que belles, après traitement pendant quelques minutes par une solution faible (0,1 à 0,5 p. 100) d'acide osmique.

Nous avons trouvé que les tissus traités par l'acide osmique prennent instantanément une coloration noir d'encre si on les traite par une solution même très faible d'acide pyrogallique.

Pour plus de détails sur les propriétés de l'acide osmique, nous renvoyons à ce que nous avons dit à son sujet au chapitre des « Agents fixateurs », n° 13.

203. Osmium et acide oxalique (Broesicke, *Centralbl. f. d. med. Wiss.* 1878, n° 46, p. 833; nous citons d'après Gierke dans *Zeit. f. wiss. Mik..* I, p. 408). — On traite des tissus frais pendant une heure avec une solution d'acide osmique à 1 p. 100. On les lave soigneusement et on les met pendant vingt-quatre heures dans une solution de 1 partie d'acide oxalique pour 15 parties d'eau. Par ce procédé, on obtient de bonnes différenciations de tissus; la plupart des tissus se colorent en un rouge transparent assez beau, chaque tissu en une nuance particulière; les noyaux, étant plus foncés que le reste, sont bien mis en évidence.

Il faut avoir soin d'arrêter l'action de l'acide osmique avant qu'il ait pu noircir les tissus, car, en ce cas, l'acide oxalique n'a plus le pouvoir de les rougir.

203 *bis*. Imprégnation par les corps gras, suivie de corrosion (Altmann). — Voir n° 485.

CHAPITRE XX

COLORATIONS COMBINÉES.

204. — On peut distinguer deux groupes de colorations combinées.

Dans l'un, on combine des colorants ayant des affinités différentes pour les diverses sortes de tissus qui existent dans la préparation à colorer, sans se préoccuper de l'électivité de ces colorants vis-à-vis des éléments des tissus, c'est-à-dire vis-à-vis des noyaux, du cytoplasma, ou de la substance différenciée des éléments. C'est ainsi qu'on a recommandé une combinaison d'acide picrique et de carmin d'indigo, deux colorants qui manquent absolument l'un et l'autre de toute électivité vis-à-vis des noyaux, mais qui, employés en combinaison, montrent une électivité assez marquée vis-à-vis des tissus, le bleu de l'indigo se portant sur les épithéliums, et le jaune de l'acide picrique se localisant de préférence dans le tissu conjonctif. Ce genre de colorations ne s'est guère montré utile, jusqu'à présent, que pour des préparations didactiques et pour quelques recherches spéciales dans lesquelles la différenciation physiologique des tissus a plus d'importance qu'elle n'en a en général dans les recherches morphologiques. Nous croyons devoir mettre le débutant en garde contre les séductions esthétiques de ces colorations polychroïques, qui ne sont que trop souvent dénuées de toute utilité scientifique.

Dans l'autre groupe de colorations combinées, on ajoute à une coloration élective pour les noyaux d'une préparation, une ou plusieurs autres agissant sur les éléments extra-nucléaires, éléments qu'il est quelquefois fort important de colorer d'une couleur faisant contraste avec celle des noyaux. Comme exemple typique de ce genre de coloration, nous citerons la double coloration, bien connue, par le carmin boracique et le carmin d'indigo ou le bleu d'aniline. Ce genre de colorations combinées est bien plus généralement utile que le premier, et nous recommandons d'employer une double coloration de ce genre toutes les fois que le besoin s'en fait sentir, mais seulement dans ce cas, parce que les colorations successives sont toujours une complication de plus apportée à la préparation et sont très souvent ennemies de la netteté de la première coloration.

Les formules qui ont été proposées pour les colorations combinées sont excessivement nombreuses; nous croyons rendre un service au lecteur en faisant un choix parmi elles, et en ne lui présentant que les combinaisons qui nous paraissent devoir être vraiment utiles.

Nous groupons les formules d'après les principaux colorants, et nous exposons d'abord les combinaisons ayant pour base le carmin, puis celles où l'hématoxyline joue un rôle principal, et nous arrivons enfin aux couleurs d'aniline.

Avant de donner les formules, nous désirons cependant dire un mot de l'emploi, d'une manière générale, de l'**Acide picrique** dans les colorations combinées. Flemming a récemment fait observer avec raison que l'acide picrique peut être employé utilement et très facilement pour obtenir de doubles colorations avec le carmin ou l'hématoxyline. La technique est des plus simples; elle consiste tout simplement à ajouter de l'acide picrique aux alcools employés pour la déshydratation des objets déjà colorés par le carmin ou l'hématoxyline. On peut employer toutes les teintures ordinaires de carmin ou d'hématoxyline, sans crainte de voir s'altérer la coloration des noyaux, car même la coloration délicate que donne le carmin à l'alun n'est pas altérée par le traitement par l'acide picrique (FLEMMING; *Zeit. f. wiss. Mik.*, I, 1884, p. 360).

COMBINAISONS AYANT POUR BASE LE CARMIN

205 Picro-carmin. — Nous ne citons cette combinaison que pour rappeler que le picro-carmin est un colorant double, à condition de ne pas pousser les lavages au point où l'acide picrique disparaît des préparations. On peut toujours prévenir cet effet en faisant les lavages avec des liquides chargés d'une quantité suffisante d'acide picrique.

206. Carmin boracique et picro-carmin. — On ajoute un peu de la solution normale de picro-carmin au carmin boracique de Grenacher, au moment de s'en servir. Le mélange précipite en général au bout de quelques heures, mais cela n'empêche pas les colorations de se faire.

207. Carmin et acide picrique — Nous rappelons encore une fois que l'acide picrique peut être employé après toutes les teintures ordinaires au carmin, de la manière que nous avons dite plus haut (n° 204). S'il s'agit d'une teinture au carmin boracique, on peut ajouter l'acide picrique à l'alcool acidulé par l'HCl qu'on emploie pour la décoloration (FOL). Il faut en ce cas employer une dose d'acide chlorhydrique extrêmement faible, car la présence de l'acide picrique en exalte d'une manière incroyable la puissance décolorante. Nous avons trouvé qu'il ne faut pas dépasser la dose d'une goutte de HCl pour 100 cc. d'alcool. On risque ainsi de dépasser facilement le point de décoloration voulu; c'est pourquoi nous recommandons de ne pas ajouter l'acide picrique à l'alcool acidulé, mais plutôt à l'alcool neutre qu'on emploie pour le lavage après l'alcool acidulé.

208. Carmin picro-lithique (ORTH; *Berlin. klin. Wochensch.*, 28, 1883, p. 421). — On mêle ensemble une partie de carmin au lithium (n° 116) et deux ou trois parties de solution saturée d'acide picrique dans l'eau. Si l'on s'aperçoit qu'il y a une coloration excessive, soit en jaune soit en rouge, il faut ajouter la proportion voulue de la couleur qui fait défaut. On décolore par l'alcool acidulé par l'HCl, comme pour le carmin au lithium simple.

209. Carmin et carmin d'indigo. — Toutes les préparations colorées par une teinture au carmin donnant une coloration stable peuvent être colorées ensuite par le carmin d'indigo. C'est une des méthodes de coloration double qui sont le plus à recommander. C'est le carmin au borax qui se prête le mieux à cette combinaison.

SEILER (*Am. Quart. Mic. Journ.*, 1879, p. 220; *Journ. Roy. Mic. Soc.*, 1879, p. 613) colore dans le carmin boracique de Woodward, (n° 113), décolore par l'HCl, éloigne soigneusement l'acide par le lavage et met les préparations pendant six à dix-huit heures dans une teinture composée de deux gouttes de solution saturée de carmin d'indigo dans l'eau et 30 cc. d'alcool à 95 degrés (il faut filtrer cette teinture avant de l'employer).

H. GIBBES emploie le carmin boracique (n° 114).

Il est évident qu'on peut également employer les carmins au

borax de Grenacher, et que la formule alcoolique n° 120 peut répondre à presque tous les besoins.

Les colorations obtenues par ce procédé sont remarquables par la netteté avec laquelle elles différencient les divers tissus d'une préparation. « Les épithéliums et les poils se colorent par cette teinture d'une façon très intéressante. Les cellules prennent des teintes diverses selon leurs âges, teintes qui varient d'un vert émeraude brillant au vert olive et au violet pourpre; ce qui nous donne un moyen précieux de différenciation, surtout pour les épitheliomas, dans lesquels les « perles » sont démontrées avec une netteté particulière, étant teintes en une couleur différente de celle des autres éléments. » (SEILER, *loc. cit.*)

Les préparations peuvent être conservées dans tous les milieux usuels.

210. Mélange de carmin boracique et carmin d'indigo (MERKEL; *Unters. a. d. Anat. Anst. Rostock*, 1874; *Month. Mic. Journ.*, 1877, p. 242 et 317). — On fait une solution de la manière suivante :

Carmin, 2 gr.; borax, 8 gr., eau, 128 cc.

(On triture ces ingrédients ensemble dans un mortier, on laisse reposer, on décante, on filtre, et l'on conserve le liquide dans un flacon bouché.)

Et une autre solution de la manière suivante :

Carmin d'indigo, 8 gr.; borax, 8 gr.; eau, 128 cc.

(Il faut les mélanger, décanter, filtrer et conserver le liquide, comme pour la première solution.)

Au moment de s'en servir, on mêle les deux solutions à volumes égaux. On laisse les objets, qui doivent être petits, pendant quinze à vingt minutes dans la teinture. (Max Flesch préfère les laisser plusieurs heures. Voyez *Zeit. f. wiss. Mik*, 1885, p. 350.) On les décolore en les lavant pendant le même temps dans une solution saturée d'acide oxalique dans l'eau. Puis on lave à l'eau et l'on monte dans un des milieux conservateurs usuels.

L'acide oxalique a la fonction de fixer dans les tissus le carmin d'indigo qui, étant très soluble dans l'eau, serait enlevé au lavage sans cette précaution ; malheureusement il arrive souvent que cet acide précipite le carmin ou le fait passer au jaune, de sorte que la réussite est assez aléatoire. Les auteurs (MERKEL, *loc. cit.*, NORRIS et SHAKSPEARE, *Amer. Jour. Med. Sc.*, Jan. 1877 ; MERBEL, *Month. Mic. Journ.*, 1877, p. 242 ; MARSH, *Section Cutting*, p. 85 ; BAYERL, *Arch. f. mik. Anat.*, XXIII Bd, 1885, p. 36-7) sont d'accord pour trouver que les préparations réussies montrent des différenciations d'une grande richesse et très nettes. D'après Bayerl, la coloration est spécifique pour les corpuscules du sang, qui se

colorent d'un vert pomme. La substance fondamentale du cartilage et celle
du tissu osseux se colorent en bleu, leurs cellules, en rouge. Nous pensons
que ce colorant est à conseiller pour l'étude des tissus osseux et cartilagineux. Bayerl recommande d'éviter l'essence de girofle pour l'éclaircissement des coupes, vu qu'elle oxyde la couleur et l'altère ; il emploie
la benzine. Mais de toute façon la couleur n'est jamais parfaitement
stable. Ce colorant a été récemment préconisé pour les centres nerveux.
Voyez n° 665. Pour le procédé de Bayerl, voyez n° 678.

211. Carmin et bleu d'aniline (Duval ; *Précis*, etc., p. 225). — Après
avoir coloré par le carmin, Duval recommande de déshydrater par l'alcool
et de colorer pendant quelques minutes dans une teinture composée de
10 gouttes de solution saturée de bleu d'aniline soluble à l'alcool et de
10 grammes d'alcool absolu, puis de pénétrer par l'essence de térébenthine, et de monter au baume de Canada.

Ce procédé peut s'appliquer à toute sorte de préparations, mais il est
particulièrement indiqué pour les coupes de centres nerveux.

Nous trouvons dans nos notes que d'autres auteurs recommandent le
bleu de lumière, qui ne colore pas sensiblement les noyaux (Bedot), et
le bleu de Lyon (Maurice et Schulgin), ce dernier étant dissous dans
l'alcool à 70° acidulé par l'acide acétique. Il faut que les solutions soient
très faibles.

212. Picro-carmin et hématoxyline (H. Gibbes ; *Journ. Roy. Mic. Soc.*
III, 1880, p. 390). — Colorer au picro-carmin, laver pendant une heure
dans de l'eau acidulée par l'acide acétique ou l'acide picrique, puis
colorer à l'hématoxyline. Gibbes trouve que cette combinaison donne
de meilleurs résultats qu'aucune autre méthode pour les spermatozoïdes.

**213. Picro-carmin avec la roséine et le bleu d'aniline ; ou avec le
violet d'aniline et le bleu d'aniline ; ou avec le violet d'aniline et le
vert d'iode ; ou avec la roséine et le vert d'iode** (H. Gibbes ; *loc. cit.*,
p. 392). — Colorer au picro-carmin et laver à l'eau acidulée comme ci-dessus, puis colorer avec l'une ou l'autre des combinaisons que nous avons
citées. Selon Gibbes, l'utilité de ces colorations consiste surtout dans la
propriété qu'elles ont de différencier les éléments glandulaires selon la
nature de leurs sécrétions. Dans des coupes de la langue du Chien, les
glandes muqueuses ordinaires se colorent en pourpre, les glandes
séreuses des organes du goût prenant une couleur tout à fait dis-
tincte.

214. Picro-carmin et vert d'iode (Stirling ; *Journ. of Anat. and Physiol.*, 1881, p. 349). — Colorer au picro-carmin, laver à l'eau acidulée par
l'acide acétique, colorer au vert d'iode, rincer à l'eau, déshydrater rapi-

dement par l'alcool, pénétrer par l'essence de girofle et monter dans le
damar (Stirling dit qu'il est obligatoire de monter les préparations colorées par le vert d'iode dans le damar; nous supposons qu'il veut dire dans
un milieu résineux quelconque).

Le vert d'iode est un réactif spécifique pour le tissu adénoïde et les
glandes muqueuses, qu'il colore en un vert brillant. Cette combinaison
est particulièrement propre pour la coloration des tissus osseux et glandulaires, pour la peau et pour le cervelet.

215. Picro-carmin avec vert d'iode et vert malachite (Richardson;
Journ. Roy. Mic. Soc., 1881, p. 868). — Cette méthode ne diffère de celle
de Stirling que par l'emploi d'un mélange de vert d'iode et de vert malachite; et la différence ne nous parait pas avoir d'importance.

216. Picro-carmin et vert de méthyle (Max Flesch; *Zool. Anzeig.*, 1882,
p. 554). — Colorer au picro-carmin, puis avec une solution aqueuse un
peu forte de vert de méthyle. Monter au baume du Canada. Cette méthode
donne de bonnes différenciations, mais la conservation de la couleur est un
peu aléatoire.

217. Picro-carmin et éosine (Lang; *Zool. Anzeig.*, II, p. 45; *Mitth.
Zool. Stat. Neapel*, II, p. 1 et suiv.). — On fait un mélange de 1 partie de
solution de picro-carmin à 1 p. 100 et de 1 partie de solution aqueuse
d'éosine à 2 p. 100. On y laisse les objets à colorer de une demi-journée à
quatre jours. On lave à l'alcool à 70 degrés, souvent renouvelé, jusqu'à ce
que l'acide picrique soit entièrement éloigné, puis on lave à l'alcool à 90
degrés et à l'alcool absolu jusqu'à ce qu'il n'y ait plus d'éosine enlevée à
la préparation.

Cette teinture fut recommandée par Lang pour les Turbellaires. L'éosine y parait jouer un double rôle, car outre celui de colorant secondaire,
elle parait agir comme véhicule pour le picro-carmin, le faisant passer, en
vertu de sa puissance de pénétration connue, à travers des tissus qui ne se
laissent pas pénétrer par le picro-carmin seul.

Nous n'avons pas pu trouver que cette teinture ait été recommandée
pour d'autres sujets. Mayer dit qu'elle n'est pas utile pour les Arthropodes.

218. Le carmin et les imprégnations métalliques. — Nous avons
expliqué les conditions dans lesquelles on peut obtenir ces combinaisons,
lorsque nous avons exposé les méthodes d'imprégnation par l'argent, l'or,
le palladium et l'osmium. Nous appelons de nouveau l'attention du
lecteur sur ce que nous avons dit de la combinaison de l'osmium avec le
carmin aluné (n° 109).

COMBINAISONS AYANT POUR BASE L'HÉMATOXYLINE.

219. Hématoxyline et acide picrique. — Nous avons déjà parlé de cette combinaison (n° 204).

220. Hématoxyline et éosine. — La coloration successive par l'hématoxyline et l'éosine est une pratique très ancienne. Elle donne de bons résultats, mais n'est pas d'un emploi commode, car elle exige des lavages très soignés, l'éosine précipitant facilement l'hématoxyline, si l'on ne prend pas des précautions spéciales. Nous donnons d'après FOL (*Lehrb.*, p. 196) la méthode à laquelle s'est arrêté RENAUT après une étude des plus minutieuses de ces teintures.

On prend :

Solution concentrée d'éosine à la potasse dans l'eau.   30 cc.
Solution saturée d'hématoxyline dans l'alcool (elle doit
    avoir été gardée quelque temps et avoir déposé). .   40 ..
Solution saturée d'alun de potasse dans la glycérine
    (densité de la glycérine, environ 1.26). . . . . . .   130 ..

On mélange ces solutions et on laisse reposer le mélange cinq à six semaines dans un récipient couvert d'une feuille de papier percée de trous jusqu'à ce que l'alcool soit évaporé, puis on filtre. Pour la coloration, on se sert soit de la solution telle quelle, soit de solutions diluées. La coloration se fait très lentement, et au début la couleur n'est pas fixée dans les tissus, mais se laisse enlever au lavage. Mais après quelques jours ou quelques semaines elle se localise dans les tissus et s'y fixe. On peut alors monter au baume, en ayant soin d'employer pour la déshydratation des alcools chargés d'une proportion suffisante d'éosine. Il est plus commode et souvent préférable de monter les pièces dans la teinture elle-même allongée de 1 à 2 volumes de glycérine pure. Après quelque temps, ce liquide d'inclusion devient parfaitement incolore par suite de la localisation de toute la matière colorante dans les tissus. Ces préparations se sont montrées permanentes jusqu'à présent.

D'autres méthodes pour l'emploi de l'éosine hématoxylique ont été indiquées à plusieurs reprises par Renaut, mais nous pensons que, dans la pensée de ce savant, celle-ci doit les remplacer toutes. Voyez, au demeurant,

Comptes rendus Acad. Sc., LXXXVIII, 1879, p. 1039 ; et *Arch. de Physiol.*, 1881, p. 640.

Les solutions d'éosine hématoxylique sont remarquables par leur action élective pour les éléments des glandes salivaires et gastriques. Comme exemple de cette action élective, nous mentionnerons le fait que dans les glandes salivaires de l'*Helix pomatia* elle démontre l'existence de cellules glandulaires de deux sortes, les unes se colorant en rose brillant et les autres (cellules mucipares) d'un bleu intense. Ces cellules ne présentent pas de différence entre elles dans les préparations qui ne sont pas colorées.

L'hématoxyline suivie par l'éosine a été recommandée par STIRLING pour des coupes d'encéphale (cellules nerveuses lilas, le reste rose).

221. Hématoxyline et éosine (*Méthode de* BUSCH ; *Verh. d. Berl. Phys. Ges.*, 1877 : GIERKE ; *Zeit. f. wiss. Mik.*, I, p. 505). — On traite les coupes pendant quelques jours avec une solution d'acide chromique à 0.5 p. 100 ou de bichromate de potasse à 1 p. 100, on les lave, puis on les colore d'abord dans une solution aqueuse d'éosine et ensuite dans l'hématoxyline.

Ce procédé a été recommandé pour l'étude de la marge d'ossification ; nous pensons qu'on pourrait l'appliquer avec succès à d'autres objets.

MARTINOTTI (*Gazz. d. Clin. Torino*, 1883, n° 51 ; *Zeit. f. wiss. Mik.*, I, p. 582) colore d'abord à l'hématoxyline, puis pendant un quart d'heure avec une solution faible d'éosine alcoolique. Il monte au baume selon la méthode ordinaire.

STŒHR (*Virchow's Archiv.*, Bd XCVII, p. 211 ; *Zeit. f. wiss. Mik.*, I, p. 583) colore d'abord avec l'hématoxyline, puis pendant un quart d'heure avec une solution saturée d'éosine dans l'alcool à 58 p. 100.

LIST (*Zeit. f. wiss. Mik.*, II, p. 148) colore pendant vingt-quatre heures dans une teinture faite en ajoutant 3 ou 4 gouttes de la glycérine hématoxylique de Renaut (n° 137) à un quart de litre d'eau distillée, puis il colore pendant quelques minutes dans une teinture composée de trois parties d'alcool absolu et une partie de solution aqueuse d'éosine à 0,5 p. 100. Cette méthode donne de belles colorations des noyaux, qui se colorent en violet, le reste de la préparation étant rose.

222. Hématoxyline et vert d'iode (STIRLING ; *Journ. of. Anat. and Physiol.*, 1881, p. 353). — Colorer légèrement à l'hématoxyline, puis au vert d'iode. (Coupes de la langue ; glandes mucipares vertes, glandes séreuses bleues.)

223. Hématoxyline et nitrate de rosaniline (LIST ; *Zeit. f. wiss. Mik.* II, p. 149). — Colorer pendant vingt-quatre heures dans la glycérine hématoxylique diluée dont nous avons donné la formule au n° 221, laver, et

colorer pendant dix minutes dans une solution de nitrate de rosaniline, laver, déshydrater, et monter au baume. Recommandé pour les glandes mucipares, les épithéliums et le cartilage.

224. L'hématoxyline et les imprégnations métalliques. — Nous avons déjà expliqué les conditions dans lesquelles on peut obtenir ces combinaisons en parlant de l'imprégnation par l'argent, l'or, le palladium et l'osmium.

AUTRES COMBINAISONS.

225. Ribésine et éosine (Fol; *Lehrb.*, p. 196). — Variante des méthodes n° 221.

226. Éosine et vert de méthyle (Calberla; *Morph. Jahrb.*, III, 1877, p. 625). — On prend 1 partie d'éosine et 60 parties de vert de méthyle et l'on fait une solution avec de l'alcool à 30 p. 100 chaud. Des coupes se colorent dans cette solution en cinq à dix minutes; on les lave rapidement dans des alcools successifs, et l'on monte dans le baume ou dans la glycérine.

227. List (*Zeit. f. wiss. Mik.*, II, p. 147) colore pendant quelques minutes dans une teinture composée de 3 parties d'alcool absolu avec 1 partie de solution d'éosine dans l'eau, à 0,5 p. 100, puis, après lavage, il colore pendant cinq minutes dans une solution aqueuse de vert de méthyle, à 0,5 p. 100. On lave et l'on passe par l'alcool et un agent éclaircissant pour monter dans le baume. Les préparations ne se conservent pas bien dans la glycérine.

On peut également employer une solution alcoolique de vert de méthyle (3 parties d'alcool absolu avec une partie de la solution de vert de méthyle dans l'eau).

En général, il faut retirer les préparations de l'alcool absolu aussitôt que la couleur de l'éosine commence à reparaître.

On peut aussi employer (*loc. cit.*, p. 150) une teinture faite en allongeant la solution aqueuse de vert de méthyle avec 50 volumes d'eau, et y colorer pendant vingt-quatre heures.

228. Éosine et vert d'iode (Stirling; *Journ. of. Anat. and Physiol.*, 1881, p. 353). — Colorer dans une solution alcoolique d'éosine, laver dans de l'eau acidulée avec 1 p. 100 d'acide acétique ou chlorhydrique, puis colorer au vert d'iode.

229. Éosine et vert d'aniline (Schiefferdecker ; *Arch. f. mik. Anat.*, 1878, p. 30). — Colorer dans une teinture faite en ajoutant quelques gouttes de la solution aqueuse d'éosine (n° 172) à un verre de montre d'alcool, rincer à l'eau et colorer dans une solution aqueuse de vert d'aniline à 1 p. 100. Rincer à l'eau et passer par l'alcool et l'essence de girofle.

D'après Schiefferdecker, le « vert d'aniline » serait un réactif spécifique pour le réticulum particulier des cellules des glandes mucipares. Voyez n° 700.

List (*loc. cit.*, p. 147) recommande également la combinaison d'éosine et vert d'aniline, surtout pour le cartilage et les glandes. Il colore pendant un quart d'heure dans la teinture alcoolique d'éosine dont nous avons donné la formule plus haut (n° 227), puis il rince à l'alcool et colore pendant un quart d'heure dans une teinture composée de 3 parties d'alcool absolu et 1 partie de solution à 0,5 p. 100 de vert d'aniline dans l'eau. On passe les préparations directement de la teinture dans l'alcool absolu. On les enlève de l'alcool et on les porte dans l'essence éclaircissante aussitôt que la couleur de l'éosine commence à reparaître. List recommande l'essence de bergamote ou le xylol.

230. Éosine et dahlia (Schiefferdecker ; *Arch. f. mik. Anat.*, 1878, p. 30). — Procéder comme pour l'éosine et le vert d'aniline (n° 229), en faisant usage d'une solution de dahlia à 1 p. 100 dans l'eau.

231. Éosine et violet de méthyle (Schiefferdecker ; *loc. cit.*) — Procéder comme pour la combinaison précédente, en faisant usage d'une solution de violet de méthyle à 1 p. 100 dans l'eau.

232. Rose Bengale et vert d'iode (Griesbach ; *Zool. Anzeig.*, 1883, p. 172). — On colore rapidement dans une forte solution aqueuse de rose Bengale (les préparations doivent avoir été imbibées d'eau auparavant), on lave à l'eau et met pendant quelques secondes dans une solution de vert d'iode.

On peut faire suivre ce traitement par une troisième coloration, au bleu de Lyon ; les objets étant traités pendant cinq minutes par l'alcool absolu, puis pendant quelques secondes par une solution de bleu de Lyon dans l'alcool à 40 p. 100. Éclaircir dans l'essence d'anis, et monter au damar.

233. Brun Bismarck et vert de méthyle (List ; *Zeit. f. wiss. Mik.*, II, 1885, p. 145). — Colorer pendant quelques minutes dans une solution de brun Bismarck, formule de Weigert (n° 158), laver, et colorer au vert de méthyle (sol. aq. à 0,5 p. 100).

Ou bien, colorer pendant quelques minutes dans une teinture composée de trois parties d'alcool absolu et une partie de la solution de brun Bismarck selon Weigert, laver à l'alcool fort, et colorer pendant quelques minutes dans une teinture composée de trois parties d'alcool absolu et une partie de la même solution de vert de méthyle.

Ou bien, colorer pendant vingt-quatre heures dans une teinture faite en allongeant le brun Bismarck de Weigert avec 50 volumes d'eau, puis colorer pendant vingt-quatre heures dans une teinture faite en allongeant la solution précitée de vert de méthyle avec 50 volumes d'eau.

Éclaircir par l'essence de bergamote ou le xylol, et monter au baume.

234. Brun Bismarck et vert d'aniline (List; *loc. cit.*). — Combinaison à employer de la même manière que la précédente, et donnant à peu près les mêmes résultats.

235. Vert de méthyle et nitrate de rosaniline (List; *loc. cit.*). — Colorer pendant quelques minutes dans la solution aqueuse de vert de méthyle à 0,5 p. 100, laver, et colorer pendant quelques minutes dans une solution de nitrate de rosaniline. Laver, déshydrater rapidement par l'alcool absolu, et passer au milieu éclaircissant.

236. Bleu de Prusse et safranine (Brun; *Arch. Sc. Phys. et Nat.*, XIII, 1885, p. 257). — Nous doutons fort que cette teinture puisse être utile en histologie animale

236 *bis*. Bleu d'aniline et safranine (Garbini; *Zool. Anzeig.*, 1886, p. 26).— Bleu d'aniline (1 p. 100 dans l'eau, avec 1 p. 100 d'alcool absolu), une à quatre minutes; solution d'ammoniaque dans l'eau distillée à 1 p. 100, jusqu'à décoloration presque complète; acide chlorhydrique à 0,5 p. 100, cinq à dix minutes; eau distillée; safranine, 0,5 p. 100 dans l'alcool au tiers, quatre à cinq minutes; alcool absolu; essence de girofle; xylol; baume. Pour plus de détails, voyez le mémoire cité. Quelque belles que soient les différenciations obtenues par ce procédé, nous croyons devoir mettre le lecteur en garde contre l'emploi de l'ammoniaque, qui est un réactif des plus désastreux au point de vue histologique.

237. Roséine et bleu d'aniline. — Roséine et vert d'iode. — Violet d'aniline et bleu d'aniline. — Violet d'aniline et vert d'iode. — H. Gibbes (*Journ. Roy. Mic. Soc.*, 188, p. 391) recommande ces combinaisons. Il colore d'abord dans une solution alcoolique de la première couleur, puis dans une solution aqueuse de la seconde.

238. Autres combinaisons. — Nous laissons de côté bon nombre de mélanges qui nous paraissent inutiles ou superflus, entre autres la longue série de combinaisons de couleurs d'aniline étudiées par Harris (*Quart. Journ. Mic. Sc.*, 1883, p. 292). Les expériences de cet auteur n'ayant porté que sur du sang séché sur le porte-objet, ses résultats ne nous paraissent pas être applicables aux recherches d'histologie générale.

239. Les couleurs d'aniline et les imprégnations métalliques. — La plupart des couleurs d'aniline que nous avons citées peuvent être employées après les imprégnations métalliques. PFITZNER recommande la safranine pour suivre le chlorure d'or; STIRLING recommande la roséine ou le vert d'iode; GIBBES, l'une ou l'autre des combinaisons citées au nº 237. RENAUT recommande l'éosine pour suivre le nitrate d'argent.

CHAPITRE XXI

MÉTHODES D'INCLUSION

PARAFFINE ET MASSES SEMBLABLES, SAVON, GÉLATINE.

240. Les méthodes d'inclusion ou d'enrobage sont des procédés ayant pour but d'englober les objets petits ou délicats dans des substances plastiques qui les soutiennent de tous côtés de manière à permettre de les diviser en tranches minces sans les comprimer et sans déranger les rapports de leurs parties. Au début de cette branche de la technique, on ne visait qu'à entourer les objets par une substance de nature à leur prêter un support suffisant à l'extérieur, sans se préoccuper de faire pénétrer cette substance à l'intérieur pour prêter le même support aux éléments anatomiques; c'est là l'inclusion ou l'enrobage *simple*, méthode qui rend encore aujourd'hui des services pour les coupes d'objets dont l'intérieur ne se laisse pénétrer par aucune des masses d'inclusion connues, comme, par exemple, l'encéphale humain entier. Mais la technique moderne n'en est pas restée là. Mettant en œuvre des procédés d'infiltration, on réussit aujourd'hui à remplir avec la masse d'inclusion toutes les cavités qui peuvent exister dans un organisme, à entourer chaque organe et chaque élément, et à en pénétrer même la substance des cellules. Par ce moyen, on communique aux tissus une consistance qui permet de les débiter en tranches très minces dans lesquelles les rapports naturels de tous les organes et de tous les éléments se trouvent exactement conservés.

On arrive à l'une ou l'autre de ces fins par l'emploi de *masses d'inclusion* appropriées au but qu'on se propose. A ce point de vue, on peut distinguer deux groupes de masses d'inclusion: les masses *aqueuses*, telles que la gomme arabique, la gélatine, le savon, qui se laissent mêler à l'eau, et servent à enrober et à infiltrer des tissus sans les déshydrater; — et les masses *anhydres*, telles que la paraffine, la cire, le collodion, qui peuvent bien effectuer le simple enrobage d'objets humides, mais qui ne sauraient les infiltrer qu'à condition d'une déshydratation préalable. L'emploi de masses humides est souvent nécessaire dans les recherches cytologiques, et souvent très commode, quelquefois même nécessaire, en physiologie et en pathologie; les masses anhydres, au contraire, se prêtant mieux à la préparation des séries de coupes, sont les plus employées en embryologie et en anatomie normale.

241. Microtomes. — Le cadre de cet ouvrage exclut en principe toute description d'instruments. Nous pensons qu'il sera cependant utile de dire deux mots sur les microtomes avant de passer à l'exposé des manipulations spéciales des inclusions. Nous venons de dire que la méthode d'inclusion d'organes déshydratés dans des masses ne se mêlant pas à l'eau, telles que la paraffine, est la méthode normale de l'anatomie et de l'embryologie. Il s'ensuit que le microtome de l'embryologiste ou du zootomiste doit être fait en vue de l'emploi général de cette méthode, et qu'en anatomie générale on ne saurait se contenter d'un des microtomes dits « à congélation » qui ne peuvent s'employer qu'avec des tissus durcis par la congélation, méthode très utile en physiologie et en pathologie, mais dont on se sert rarement en anatomie normale. Parmi les nombreux modèles de microtomes qui briguent de nos jours la faveur des histologistes, il y en a bon nombre qui sont peu recommandables, bon nombre aussi qui laissent peu à désirer. Nous voulons appeler l'attention du débutant sur deux points qui nous paraissent capitaux. Le *porte-objet* ne doit jamais consister en un tube dans lequel l'objet entouré de la masse d'inclusion est tenu à frottement et élevé pour chaque coupe par l'action directe d'une vis micrométrique: dans tout microtome de précision le porte-objet doit être élevé en masse par la vis. Le *maniement du couteau* doit toujours être confié à un *mécanisme*, car les coupes obtenues par le couteau tenu à la main ne sauraient posséder la régularité qui est exigée par la technique moderne.

Parmi les microtomes les plus connus qui remplissent ces conditions, nous citerons celui de Zeiss, celui de Reichert, à Vienne, celui de Schanze, à Leipzig (excellent, d'un emploi très facile, et aussi très bon marché, car il ne coûte, si nous ne faisons erreur, que 80 marks, soit 100 francs). Mais à notre sens, le microtome qui répond le mieux aux besoins de l'anatomiste est celui de Thoma, construit par Jung, de Heidelberg. Nous ne saurions mieux conseiller le lecteur qu'en l'engageant à se commander chez Jung (*adresse* R. Jung, Mechaniker, in Heidelberg) un microtome Thoma modèle moyen, soit n° 2 ou 4, avec toutes les améliorations les plus récentes, y compris la vis micrométrique à tambour enregistrant, perfectionnement que nous pouvons assurer, d'après notre expérience, n'être nullement une superfluité. On trouvera une description détaillée de ce bel instrument dans le *Journal de Micrographie* de novembre et décembre 1883. Nous recommandons également, pour la plupart des recherches qui demandent la préparation de séries de coupes, le nouveau microtome à bascule vendu par la « Cambridge Scientific Instrument Company », sous le nom de « *Rocking Microtome* » (1). Ce microtome fournit avec une grande facilité des séries de coupes d'une admirable régularité, et se prête mieux que le microtome Thoma à la production rapide de coupes enchaînées ou de rubans de coupes collées ensemble, sujet sur lequel nous reviendrons tout à l'heure, mais il n'offre pas de dispositions aussi heureuses pour l'orientation exacte d'objets très petits. Cet inconvénient se trouve en partie écarté par les perfectionnements apportés à la construction du porte-objet par HENNEGUY et VIGNAL (*Comptes-Rendus de la Soc. de Biologie*, 1885, p. 647). Ce microtome ne s'applique du reste guère qu'à la confection de séries de coupes par la méthode de la paraffine, et n'est pas à recommander pour les coupes qui doivent se faire par la voie humide avec un rasoir mouillé, comme pour le procédé au collodion.

242. Manipulations de l'enrobage simple. — Il existe des méthodes d'enrobage d'une simplicité tout à fait primitive, qui peuvent parfois rendre des services.

RICHARDSON (*Journ. Roy. Mic. Soc.*, 1882, p. 474) a conseillé l'emmaillotage d'objets dans des bandelettes de papier à imprimer ramollies dans l'eau, de manière à former un rouleau qui se laisse introduire dans le tube d'un microtome à cylindre par une faible pression.

D'après une ancienne méthode, on prend un morceau de moelle épinière ou de foie frais, on y pratique une cavité de la grandeur de l'objet à enrober, on introduit l'objet dans cette cavité, et l'on met le tout dans l'alcool jusqu'à ce qu'il soit suffisamment durci pour permettre de faire des coupes. La moelle épinière ou le foie se rétrécissent un peu en durcissant, et finissent par embrasser étroitement l'objet introduit dans la cavité.

Pour faire l'inclusion dans la moelle de sureau, on pratique une cavité dans un morceau de moelle de sureau, et l'on y met l'objet. La cavité doit être faite en tassant et en foulant la moelle avec une baguette de verre et non en enlevant des morceaux de moelle avec un instrument tranchant. On place ensuite la moelle et l'objet dans l'eau ou l'alcool, qui en imbibant la moelle fait gonfler les cellules qui avaient été refoulées par la baguette

---

(1) Ce microtome est aussi construit en France par Dumaige, 9, rue de la Bûcherie, à Paris.

de verre; en revenant à l'état de dilatation, elles viennent embrasser étroitement l'objet inclus.

L'enrobage simple, dans une masse qui est liquide d'abord et qui se durcit ensuite en se moulant sur l'objet, se pratique selon des méthodes variant dans le détail, mais consistant essentiellement à plonger l'objet dans une portion de la masse liquide contenue dans un récipient ayant une forme et des dimensions telles que la masse solide enrobant l'objet se présente sous une forme d'un bloc commode à couper.

On peut faire l'inclusion dans une capsule ou dans un verre de montre, quitte à découper ensuite dans la masse solide un bloc contenant l'objet et ayant les dimensions voulues. Si l'on s'est servi d'une masse liquide à chaud, solide à froid, telle que la paraffine, on peut souvent la retirer en totalité en chauffant légèrement le fond de la capsule ou du verre de montre de manière à fondre la couche inférieure de la masse, ce qui permet de détacher en bloc le reste de la masse.

Si l'on désire procéder de cette manière, il est bon d'enduire le récipient, d'avance, avec de la glycérine. On y verse une goutte de glycérine, qu'on étale et qu'on essuie ensuite avec un linge jusqu'à ce qu'il n'en reste que des traces à peine perceptibles. Dans des mains expérimentées, cette pratique donne d'excellents résultats.

D'après une méthode qui est très répandue, et qui est excellente, l'inclusion se fait dans de petites boîtes de papier, de carton ou de papier de plomb. On construit facilement ces boîtes de la manière suivante. On prend un morceau de papier ou de carton ayant approximativement la forme du dessin ci-contre (fig. 1.); les vieilles cartes correspondance peuvent bien servir. On le plie selon les lignes a a' et b b', puis selon c c' et d d', toujours vers le même côté. Puis on fait les plis A A', B B', C C', et D D', qui sont également des plis faits vers le même côté ; on les obtient en appliquant Ac contre Aa et en pinçant le long de la ligne A A', et ainsi de suite pour les autres angles. Cela donne une boîte incomplète avec des oreillettes aux angles ; pour la compléter, on retourne les oreillettes en dehors, et on les applique contre les petits côtés de la boîte ; pour les assujetir dans cette position et achever la boîte, il n'y a plus qu'à rabattre en dehors, et pincer, contre les petits côtés, les bouts débordants, c'est à dire, tout ce qui est en dehors des lignes A' B' et C' D'.

Les boîtes ainsi construites se laissent facilement défaire sans se briser, pour mettre à nu le bloc de masse d'enrobage solidifiée, et peuvent servir à plusieurs inclusions ; celles qui ont servi sont souvent meilleures que les neuves.

Une autre sorte de boîte très commode se fait en entourant un bouchon d'une collerette de papier tenue en place par une épingle. La

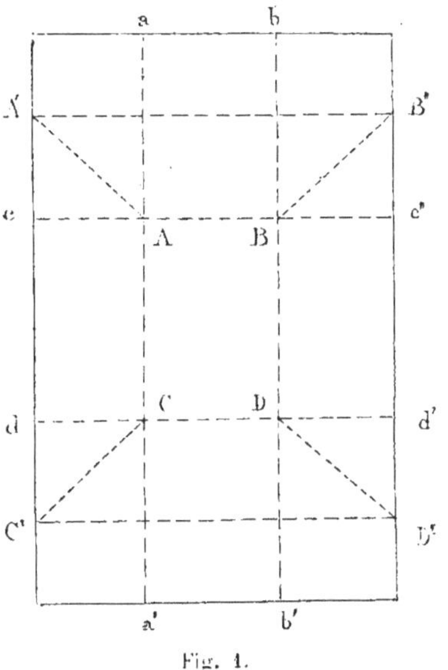

Fig. 1.

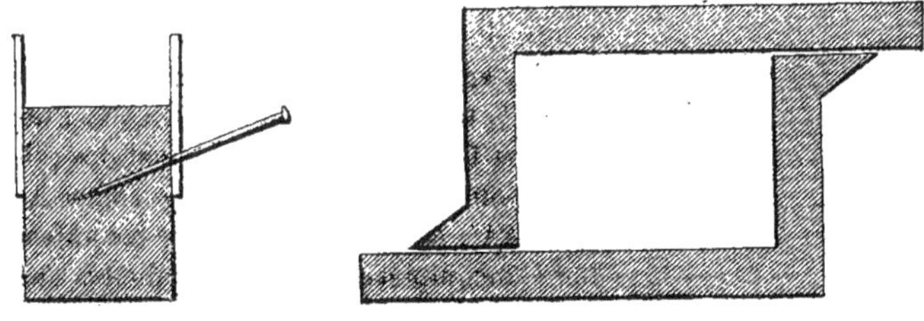

Fig. 2.   Fig. 3.

collerette se fait d'une bande de papier dont on fait passer plusieurs tours autour du bouchon, qu'elle déborde de la hauteur voulue (fig. 2).

Pour faire l'inclusion dans ces boîtes, on peut ou bien y placer d'abord l'objet et le maintenir dans une position voulue au moyen d'épingles, après quoi on verse la masse liquide qu'on laisse solidifier avant de retirer les épingles ; ou bien, on verse dans la boîte un peu de masse qu'on laisse devenir assez solide pour que l'objet ne s'y enfonce pas trop, on pose l'objet sur cette couche, et l'on verse le reste de la masse.

Leuckart, de son côté, fait usage de boites métalliques à parois mobiles. Elles sont composées de deux pièces métalliques (le mieux en laiton, et creuses pour ne pas absorber trop de chaleur) ayant la forme qu'on leur voit sur la fig. 3. Pour faire une boîte avec ces formes, on les enduit de glycérine et on les pose sur une plaque de verre également enduite de glycérine, en les rapprochant de manière à former un rectangle de la superficie voulue. Il est évident qu'on peut varier à volonté la longueur de la boîte avec la même paire de formes, mais, pour varier la hauteur de la boîte, il faut employer d'autres formes. Pour faire l'inclusion dans ces boîtes, on chauffe tout l'appareil, verre et pièces métalliques, on place l'objet, on verse la masse fondue, puis, avec une aiguille chauffée, on donne à l'objet la position voulue ; on laisse refroidir, et, après refroidissement, on n'a plus qu'à écarter les parois de la boîte pour obtenir un moule englobant l'objet et prêt à être coupé.

Cette méthode est surtout utile parce qu'elle donne un moyen assez commode d'orienter de petits objets, même sous le microscope à dissection, la masse à inclusion étant facilement maintenue à l'état liquide par le chauffage ; on peut chauffer l'appareil de temps à autre avec la flamme d'une lampe à alcool, ou bien employer un dispositif permettant de le chauffer par la circulation d'un courant d'eau chaude, comme dans les formes connues de platines chauffantes.

Selenka a récemment décrit et figuré un appareil très simple visant au même but. C'est un tube de verre à travers lequel on fait passer un courant d'eau chaude, une dépression centrale servant à recevoir la paraffine. Voyez description et figures dans le *Zool. Anzeig.*, 1885, p. 419.

Les petits objets cependant se laissent parfaitement bien enrober et orienter dans les masses telles que la paraffine sans aucun appareil. On pratique dans un bloc de paraffine une cavité assez grande pour recevoir l'objet, et on l'y place dans la position désirée. Il n'y a plus qu'à promener une aiguille chauffée le long des marges de la cavité pour que la paraffine fondue vienne entourer l'objet et achever l'inclusion sans déranger l'orientation de l'objet. Nous engageons vivement le lecteur à ne pas mépriser cette méthode si simple, car il est des cas où elle rend des services que ne rend aucune autre méthode. Lorsqu'on a affaire à des objets si petits qu'on ne peut distinguer leur position qu'à l'aide d'une forte loupe, il est essentiel de savoir manier l'aiguille chauffée sous le microscope à dissection, et même sur le porte-objet du microtome (1).

243. La **préparation des objets pour l'enrobage simple** n'exige pas de manipulations compliquées. Les objets doivent être suffisamment débarrassés de liquide superflu à l'extérieur pour que des masses anhydres telles que la paraffine puissent contracter l'adhérence nécessaire avec leurs surfaces. Il est souvent bon de rouler les objets pendant un moment, avant de les enrober, dans une solution un peu épaisse de gomme arabique ou de collodion. Cela permet de détacher plus facilement les coupes de la masse qui les entoure, la gomme se laissant facilement dissoudre dans l'eau, et le collodion dans l'essence de girofle.

244. Les **coupes** d'objets simplement enrobés doivent se faire avec un couteau ou un rasoir mouillé par un liquide approprié, eau ou alcool, ou même d'autres liquides, selon la nature de la masse employée. Nous indiquons les liquides à employer, lorsqu'il y a lieu. Les coupes d'objets infiltrés par la paraffine se font à sec.

245. Inclusion par infiltration. — Les manipulations nécessaires pour ce genre d'inclusion varient beaucoup selon la nature de la masse employée. Nous décrirons avec quelque détail la méthode ou plutôt les méthodes employées pour l'infiltration par la paraffine, qui servira de type pour les masses qui sont liquides à chaud et se solidifient par refroidissement à la température normale; puis la méthode du collodion; puis les méthodes pour l'emploi de l'albumine; et finalement nous aurons à dire quelques mots sur les procédés de congélation.

246. Inclusion par infiltration avec la paraffine.—**Pénétration des objets.** — Le premier stade de ce procédé consiste dans la *pénétra-*

---

(1) Dans « *The Microtomist's Vade Mecum* », 1885, p. 172, nous avons appelé cette méthode du nom de Kingsley. Nous pensons maintenant qu'il convient de l'attribuer à Born. Voyez *Die Plattenmodellirmethode*, dans *Arch. f. mik. Anat.*, 1883, p. 591.

tion des objets par un dissolvant de la paraffine. C'est une partie très importante de la manipulation et qui demande à être faite avec beaucoup de soin. On fait en sorte que la pénétration soit graduelle, ou bien en mettant le liquide de pénétration sous l'alcool qui contient les objets, de la manière que nous expliquons au n° 307, ou bien en passant les objets par des mélanges successifs d'alcool et de liquide de pénétration renfermant des proportions de plus en plus fortes de ce dernier. Il va sans dire qu'on ne doit opérer qu'avec des objets très scrupuleusement déshydratés.

Le choix d'un liquide de pénétration convenable est chose très importante. On emploie l'essence de térébenthine, l'essence de girofle, la créosote, la benzine, le xylol, le toluol (ou toluène), l'essence de bois de cèdre, et le chloroforme. Ces liquides ont tous des propriétés qui les rendent plus ou moins propres à la pénétration, selon la nature des objets avec lesquels on les emploie.

La térébenthine pénètre bien et se mêle facilement à la paraffine, deux qualités importantes. De plus, elle ne rend pas les objets cassants, ce qui est une qualité précieuse. Mais ce réactif a le défaut, qui nous paraît très grand, d'altérer, peut-être à un plus haut degré qu'aucun autre, la structure des éléments délicats. Nous pensons qu'il doit être évité toutes les fois qu'on désire bien conserver la structure des cellules.

L'essence de girofle pénètre très énergiquement, et conserve bien la structure des cellules; mais elle a deux défauts : elle a une grande tendance à rendre les tissus cassants, et elle se mêle très lentement à la paraffine, ce qui nécessite des bains de paraffine très prolongés. Pour éviter cet inconvénient, Fol a recommandé de pénétrer d'abord par l'essence de girofle et ensuite par la térébenthine; par ce moyen on arrive sans doute à pénétrer rapidement les objets et par l'essence et par la paraffine, mais il ne nous semble pas qu'on écarte l'action nuisible de la térébenthine que nous avons reprochée à ce réactif.

Nous n'avons pas d'expériences personnelles sur la créosote, la benzine et le xylol; nous pensons toutefois que ces deux derniers doivent être d'excellents réactifs pour la pénétration. La benzine a été récemment recommandée par Brass (*Zeit. f. wiss. Mik.*, II, 1885, p. 301).

Le toluène a été préconisé par Holl (*Zool. Anzeig.*, 1885, p. 223). Holl trouve que ce liquide est très pénétrant. Selon Holl, il n'y aurait pas nécessité de rendre la pénétration graduelle en mettant le toluène sous l'alcool, ou en passant par des mélanges de toluène et d'alcool;

et il n'y aurait pas nécessité non plus de rendre graduelle la pénétration par la paraffine; il met les objets pénétrés directement dans un bain de paraffine pure.

Le chloroforme possède de bonnes qualités; il se mêle assez facilement à la paraffine, et après évaporation graduelle par la chaleur du bain de paraffine, il laisse après lui une paraffine très homogène et ayant très peu de tendance à cristalliser. Il a deux défauts qui deviennent très sérieux pour le cas de certains objets : il est si peu pénétrant que des objets volumineux ou peu perméables ne se laissent pénétrer qu'après un temps considérable, quelquefois même pas du tout; puis il est nécessaire de l'éloigner ensuite très scrupuleusement des objets, soit par la chaleur, soit en changeant la paraffine, car la présence d'une trace même de chloroforme dans la paraffine suffit pour rendre la masse molle et impropre à fournir de bonnes coupes. Le chloroforme doit être réservé pour les objets petits et perméables, pour lesquels on le trouvera en maintes occasions très commode.

L'essence de bois de cèdre réunit à un haut degré les bonnes qualités de tous ces éclaircissants. Elle pénètre avec non moins d'énergie que l'essence de girofle; elle conserve admirablement les caractères les plus délicats des cellules; elle se mêle facilement à la paraffine; et elle ne rend pas les tissus cassants, même après un séjour prolongé. Depuis que nous avons appris à connaître les propriétés de cette essence, nous l'employons à titre de liquide normal de pénétration pour les inclusions, et nous la recommandons particulièrement pour cet usage. Les cas pour lesquels on doit lui préférer le chloroforme sont rares.

247. Bain de paraffine. — Les objets ayant été dûment pénétrés par un dissolvant de la paraffine, il s'agit maintenant de remplacer graduellement ce dissolvant par la paraffine fondue. Ce remplacement graduel peut se faire de deux manières, selon qu'il s'agit d'un dissolvant volatil comme le chloroforme, ou d'un dissolvant qui ne l'est pas, du moins au point de vue pratique, comme l'essence de cèdre.

Dans l'emploi de l'essence de cèdre ou de térébenthine ou d'un autre liquide imparfaitement volatil, voici comment on procède. Les objets sont mis dans un mélange de paraffine et d'essence fondant à une température peu élevée, par exemple 35° C., et on les laisse dans ce mélange, maintenu à la température voulue à l'aide d'un bain-marie ou d'une étuve à température constante, jusqu'à ce qu'ils en

soient pénétrés. On peut déjà porter la température de ce bain préliminaire à celle du point de fusion de la paraffine choisie pour la
masse d'inclusion définitive, mais on fera bien de ne pas dépasser
cette limite. Un mélange convenable pour ce premier bain peut se
faire avec des parties égales d'essence et de paraffine dure, c'est-à-
dire fondant à 50° environ. Ou bien, on peut suivre la pratique de
quelques naturalistes qui emploient non un mélange de paraffine
avec un dissolvant, mais une paraffine pure fondant à une température suffisamment basse. On trouve maintenant dans le commerce
des paraffines fondant à 36° C. Lorsqu'on croit que les objets sont
dûment saturés de ce mélange, ou de paraffine molle, on les porte
dans la masse définitive dont on veut se servir pour les coupes, et
on les y laisse, à la température de fusion de la masse, jusqu'à ce
qu'ils en soient parfaitement pénétrés. Il est quelquefois nécessaire
de leur donner un troisième bain de paraffine pure pour enlever
jusqu'aux dernières traces du liquide de pénétration. Ces opérations
accomplies, on verse les objets et la masse dans une boîte d'inclusion, et l'on y oriente l'objet dans la position voulue, ou bien on
laisse refroidir le tout dans le récipient qui a servi au dernier bain.

Nous aurons à revenir sur cette partie de la manipulation.

La durée de ces bains doit nécessairement varier selon la nature
de l'objet et son volume. Un embryon de la grosseur d'un pois doit
être parfaitement pénétré par un séjour de trente minutes dans le
mélange et d'une heure dans la paraffine pure fondant à 45° C., du
moins si l'on emploie l'essence de cèdre.

Si l'on emploie le chloroforme, on peut également suivre la marche que nous venons de décrire, si on le désire. Ainsi, on peut
employer, avec Bütschli, un bain préliminaire d'un mélange à parties égales de paraffine dure et de chloroforme, mélange fondant à
35° environ, suivi d'un bain de paraffine pure. Mais il vaut mieux
profiter de la volatilité du chloroforme, et employer la méthode
élégante de Giesbrecht et de Bütschli (*Zool. Anzeig.*, 1881, p. 484;
Biol. Centralbl., 1881, p. 591). Les objets, ayant été soigneusement
déshydratés par l'alcool absolu, sont pénétrés de chloroforme,
auquel on peut ajouter, en cas de nécessité, un peu d'éther sulfurique pour les empêcher de flotter. On chauffe le tout au bain-marie
et l'on ajoute au chloroforme, par intervalles, de petits morceaux
de paraffine. A mesure que la paraffine fond, on en ajoute, et l'on
continue à le faire aussi longtemps que des bulles de vapeur se
dégagent des objets. Lorsque les bulles ne se forment plus, on peut
être sûr que les objets sont pénétrés de paraffine. Il ne reste plus

qu'à chasser le chloroforme, ce qu'on fait en continuant à chauffer, à la température de fusion de la paraffine, jusqu'à ce que tout le chloroforme soit entièrement volatilisé. Il est urgent que le chloroforme soit entièrement chassé, car, s'il en reste une trace dans la paraffine, celle-ci reste si molle qu'il est impossible d'en obtenir de bonnes coupes. Pour savoir si tout le chloroforme est volatilisé, il suffit de plonger une aiguille chauffée dans la masse; elle ne doit pas provoquer un dégagement de bulles.

L'évaporation du chloroforme est une opération souvent très longue; avec des objets un peu volumineux elle exige des jours entiers. C'est pour ce motif, entre autres, que nous pensons que la méthode du chloroforme n'est indiquée que pour les objets très petits.

247 *bis*. Étuves et bains-marie. — Il est important que la paraffine ne soit pas exposée à une atmosphère humide pendant qu'elle est à l'état liquide. Si donc on fait usage d'un bain-marie pour les inclusions, celui-ci doit être agencé de manière à ne pas exposer la paraffine à la vapeur d'eau. Un modèle très commode est celui de Paul Mayer, dont on trouvera une description dans le *Journ. Roy. Mic. Soc.*, 1883, p. 146.

On peut se le procurer pour un prix peu élevé en s'adressant à la direction de la Station zoologique de Naples, ou à la Maison PAUL ROUSSEAU, 17, rue Soufflot, à Paris. Mais il vaut toujours mieux se servir d'une étuve. Nous recommandons particulièrement le modèle dont on trouvera une description dans le *Lehrbuch* de FOL, p. 121.

La « Société pour la construction d'instruments de physique » de Genève (5, chemin Courgas, Plainpalais) fabrique un petit instrument que nous trouvons d'une grande utilité pour l'inclusion de petits objets et pour le collage des coupes; c'est la « platine chauffante à circulation continue » du professeur THURY. Cet appareil consiste en une boîte métallique d'une forme permettant de la poser commodément sur la platine du microscope. Au centre, la boîte est percée d'une ouverture fermée en bas et en haut par du verre mince; cette ouverture permet d'utiliser l'éclairage par le miroir du microscope; la plaque de verre supérieure sert de porte-objet, et, comme elle est entourée d'un rebord métallique, elle forme en même temps un récipient qui fonctionne comme verre de montre. La boîte contient de l'eau qui est chauffée par la flamme d'une petite lampe placée à l'une de ses extrémités; une disposition ingénieuse de flèches à l'intérieur régularise la circulation de l'eau chauffée, et un thermomètre indique la température exacte de l'appareil. Nous

nous en servons pour faire des inclusions, en posant dans le récipient central un verre de montre contenant la masse ; nous nous en servons aussi pour chauffer des porte-objets pour éloigner des coupes la masse à inclusion. L'instrument est malheureusement d'un prix un peu élevé : il coûte 60 francs.

247 *ter*. Inclusion dans le vide. — Il est des objets qui, soit à cause de leur grosseur, soit à cause de leur structure, ne se laissent pas pénétrer par la paraffine employée de la manière ordinaire, même après des heures ou des jours de séjour dans le bain de paraffine. Pour ces objets il convient d'employer la méthode dite « de l'inclusion dans le vide », ou mieux « à basse pression », méthode qui a non seulement l'avantage de garantir une pénétration complète en un temps très court — quelques minutes, — mais aussi celle de prévenir les effondrements de tissus qui peuvent facilement avoir lieu dans l'inclusion d'objets qui possèdent des cavités internes, quand on emploie la méthode ordinaire. En principe, cette méthode consiste à faire passer l'objet dans des bains de paraffine placés dans le vide ; on y arrive avec un dispositif quelconque permettant de maintenir la paraffine à l'état liquide. On trouvera dans le *Zool. Anzeig.*, 1884, p. 230, une description avec figures du dispositif employé par HOFF-MANN. Dans cet arrangement, le vide est produit par une pompe pneumatique aspirante à eau, les baquets contenant la paraffine étant placés dans un dessiccateur maintenu au bain-marie et percé d'une ouverture par laquelle passe un tube qui le met en rapport avec la pompe aspirante. Cet appareil, qui est très simple et efficace, demande cependant qu'on ait à sa disposition de l'eau sous forte pression. Pour remédier à cet inconvénient, FRANCOTTE a imaginé un dispositif très simple qui permet de produire un vide suffisant par la condensation de la vapeur d'eau. On en trouvera la description avec figure dans le *Bull. Soc. Belge Micr.*, 1884, p. 45.

FOL (*Lehrb.*, p. 121) emploie la pompe aspirante à eau de la manière proposée par Hoffmann, mais il a simplifié l'appareil pour la réception de l'objet. Au lieu de mettre les objets avec la paraffine dans des baquets qu'on introduit dans le dessiccateur où se fait le vide, Fol met l'objet avec la paraffine dans un tube de verre à forte paroi, fermé par le bas (une petite éprouvette) et muni en haut d'un bouchon de caoutchouc traversé par un tube qui le met en communication avec la pompe. L'éprouvette plonge dans un récipient contenant de l'eau à la température de fusion de la paraffine. On fait le vide une ou deux fois, on attend cinq à trente minutes,

ou jusqu'à ce que l'on constate qu'il ne se forme plus de bulles d'air
autour de l'objet; puis on laisse entrer l'air, on jette la paraffine
qui a acquis une consistance anormalement dure, et on refait
l'inclusion dans de la paraffine fraîche d'après la méthode ordinaire.

248. Refroidissement de la masse. — La pénétration des objets
par la masse d'inclusion ayant été dûment accomplie, on doit procéder au refroidissement de la masse. Ce point, qui est d'une grande
importance et qui est trop souvent négligé, demande des manipulations particulières. Il faut se rappeler que la paraffine est un corps
cristallisable, et que, si on l'abandonne au refroissement lent, il se
forme très souvent des cristaux qui prennent naissance jusque dans
l'intérieur des tissus, au grand détriment des structures délicates.
Il est donc nécessaire de surveiller le refroidissement et d'empêcher
qu'il n'ait lieu lentement.

Si les objets sont petits, il convient de les sortir de la masse fondue avec aussi peu de paraffine que possible, à l'aide d'une spatule,
et de les laisser refroidir sur des lames de verre ou sur la spatule elle-
même, puis de les ajuster avec une aiguille chauffée sur un cylindre ou sur un cône de paraffine. (Voyez n° 242; BORN; *Arch. für mik.
Anat.*, XXII, 1883, p. 591 : BRASS; *Zeit. f. wiss. Mik.*, II, 1885, p. 301.)
Pour fixer les objets sur le cône de paraffine avec l'aiguille chauffée,
il est bon d'observer la précaution de ne pas employer une aiguille
chauffée au delà de la température nécessaire, et de ne faire fondre *que la plus petite quantité possible de paraffine;* moins on en fait
fondre à la fois et plus elle se refroidit rapidement. En pratiquant
cette méthode avec adresse, on obtient des préparations imbibées et
entourées d'une paraffine parfaitement homogène, sans cristaux et
sans bulles.

Si l'inclusion doit se faire dans des boîtes de papier, on peut les
mettre refroidir sur une plaque de pierre ou de métal, ou bien (CALD-
WELL) les mettre dans l'eau froide. Il faut en ce cas commencer par
tremper seulement le fond de la boîte dans l'eau, et ne la submerger
en entier que lorsque la paraffine est prise ; autrement on verrait se
produire dans la masse des creux qui se rempliraient d'eau. FREN-
ZEL (*Arch. f. mik. Anat.*, XXV Bd, 1885, p. 142) recommande de
jeter la masse entièrement dans l'eau aussitôt qu'elle est suffisamment prise. GRAF SPEE (*Zeit. f. wiss. Mik.*, II, 1885) fait l'inclusion de petits objets dans des verres de montre, qu'il met ensuite
sur de l'eau froide. SELENKA refroidit ses objets en faisant passer un

courant d'eau froide à travers le tube à inclusion dont nous avons parlé ci-dessus (n° 242).

Il est quelquefois très avantageux, comme nous l'a fait voir M. le docteur KOROTNEFF, d'exposer les blocs de paraffine refroidie pendant plusieurs heures à l'action directe du soleil; la paraffine acquiert ainsi une consistance meilleure pour les coupes.

Les objets ayant été enrobés par un de ces procédés, et orientés dans la position voulue, et le refroidissement ayant été obtenu par une des méthodes indiquées, doivent maintenant être examinés avec soin. Il arrive souvent que la paraffine en se refroidissant forme autour des objets des bulles, des cavités, ou des taches opaques. On enlève les taches et l'on remplit les cavités en pratiquant avec une aiguille chauffée des piqûres autour de l'objet dans tous les endroits où la paraffine ne présente pas le degré d'homogénéité voulue; il faut même quelquefois promener l'aiguille entièrement autour de l'objet. Aussitôt que la paraffine ainsi fondue s'est complètement refroidie, les manipulations de l'enrobage sont terminées, et l'on peut procéder à la mise en coupes.

Il est bon de faire les coupes aussitôt que possible après le refroidissement complet de la masse, parce que la paraffine continue à cristalliser lentement même après refroidissement; dans les blocs de paraffine qui ont été conservés pendant des semaines ou des mois on est exposé à trouver des cristaux très volumineux.

Nous pensons que si l'on prend les précautions que nous avons indiquées, la méthode de l'infiltration par la paraffine peut être appliquée avec confiance même à des recherches très délicates d'histologie et de cytologie.

249. Les **coupes** d'objets enrobés par l'infiltration avec la paraffine se font à sec, c'est-à-dire avec un couteau qui n'est ni mouillé d'alcool ni d'aucun autre liquide.

250. Enroulement des coupes. — Les coupes faites de cette manière ont une grande tendance à s'enrouler sur la lame du couteau et à former ainsi des rouleaux qu'il est toujours difficile et souvent impossible d'étaler sans les briser. Voici quelques indications qui peuvent aider à parer à cet inconvénient.

Le couteau doit, autant que possible, avoir une position transversale, faisant un angle droit avec la ligne de section; car les couteaux obliques provoquent ou du moins facilitent l'enroulement.

La paraffine doit posséder un degré de dureté proportionné à la

température du laboratoire. Nous avons trouvé qu'une paraffine
ayant son point de fusion à 45° C. est celle qui convient lorsque la
température du laboratoire se trouve entre 15° et 17° C. Pour une
température de 22° C. il faut une paraffine fondant à 48° C. (1). (Nous
avons établi ces températures d'après des observations faites dans
un laboratoire chauffé par une cheminée ouverte ; il est possible
qu'elles ne s'appliquent pas parfaitement aux pièces chauffées par
des poêles, qui sont dans des conditions très différentes à l'égard du
rayonnement de la chaleur.) D'après notre expérience, l'emploi
d'une masse convenable est le plus pratique de tous les moyens qui
ont été proposés pour empêcher l'enroulement des coupes.

Si, après qu'on a commencé de faire les coupes, on s'aperçoit que
la masse n'a pas été convenablement choisie, on peut encore la corriger sans déranger l'objet. Si la masse est trop dure, il faut placer
près du microtome une lampe munie d'un réflecteur parabolique à
l'aide duquel on projette sur l'objet les rayons calorifiques de la flamme
de la lampe. La température convenable s'obtient en approchant ou
éloignant la lampe. Si, au contraire, la masse s'est montrée trop
molle, on peut la durcir en plaçant au foyer d'un réflecteur pareil
un morceau de glace au lieu d'une source de chaleur (Fol; *Lehrb.*,
p. 123). Il suffit du reste souvent de modifier la température de
l'appartement en ouvrant ou en fermant une fenêtre, ou de changer la
position du microtome de manière à le mettre plus au frais ou plus
au chaud.

On a proposé des masses spéciales ayant moins de tendance à
s'enrouler que la paraffine pure. Ainsi, on peut ajouter à la paraffine un peu de vaseline, environ un cinquième pour la paraffine
dure. Nous ne recommandons pas ce moyen.

On peut empêcher l'enroulement par des moyens mécaniques. Le
plus simple, et à notre avis le meilleur, de ces moyens consiste
à retenir avec une aiguille courbée, avec une languette de papier,
ou, ce que nous préférons, avec un petit pinceau, le bord de la
coupe qui commence à se rouler. Des appareils très ingénieux, consistant en des barres ou des rouleaux ajustés le long du tranchant
du couteau, ont été proposés. Nous ne nous en servons pas et ne les
recommandons pas ; car, outre qu'ils sont en général d'une construc-

(1) Des paraffines ayant approximativement ces points de fusion sont faciles à
trouver dans le commerce. On peut aussi s'en procurer en combinant dans
les proportions voulues une paraffine très dure et une paraffine très molle. Pour
faire une masse fondant à 45° C. on peut prendre deux parties de paraffine fondant à 50°, et une partie de paraffine fondant à 36°.

tion compliquée et toujours difficiles à ajuster, nous leur reprochons d'aplatir et d'entasser les coupes d'une manière nuisible pour les structures délicates. On trouvera la description du *Schnittstrecker* de F. E. SCHULTZE dans le *Zool. Anzeig.*, 1883, p. 100; de celui de MAYER, ANDRES, et GIESBRECHT dans *Mitth. a. d. Zool. Stat. Neapel*, IV, 1883, p. 429; de celui de DECKER dans *Arch. f. Mik. Anat.*, XXIII Bd, 1884, p. 537; de celui de FRANCOTTE dans *Bull. Soc. Belge de Mic.*, X, 1883, p. 55; de celui de GAGE and SMITH dans *The Microscope*, Feb., 1884, et dans WHITMAN, *Methods of research in microscopical Anatomy*, 1885, p. 91.

Enfin, on peut renoncer à empêcher l'enroulement, et se borner à le rendre moins nuisible. A cet effet, on taille le bloc de paraffine contenant l'objet en prisme à arête très aiguë, de manière à donner aux coupes la forme d'un triangle isocèle juste assez large à sa base pour contenir la section de l'objet et dont la hauteur ait au moins cinq ou six fois la longueur de la base. L'arête du prisme étant orientée vers le tranchant du couteau, on obtient des coupes enroulées dont les spires vont en s'élargissant du sommet à la base, la section de l'objet se trouvant dans la dernière spire, qui est la plus ouverte. La coupe étant placée sur un porte-objet avec la dernière spire en bas, il suffit de chauffer légèrement pour que la partie contenant l'objet se déroule complètement. On éloigne le reste de la paraffine en la faisant fondre et en ajoutant un dissolvant.

251. Nettoyage des coupes. — Pour débarrasser les coupes de la paraffine dont elles sont infiltrées, nous avons le choix entre de nombreux dissolvants de la paraffine. On emploie la térébenthine, la térébenthine chauffée, la créosote, un mélange de quatre parties de térébenthine avec une partie de créosote, un mélange de térébenthine et d'essence de girofle, le naphte, le pétrole, l'essence de bergamote, l'essence de cèdre et d'autres essences, l'alcool absolu chaud, la benzine, le xylol, et même (pour des coupes contenant très peu de paraffine), la solution de baume de Canada dans le xylol dont on se sert pour le montage. Personnellement, nous donnons au xylol la préférence sur tous ces dissolvants.

252. Coupes en chaîne. — **Rubans de coupes.** — Il arrive, dans certaines conditions, que si l'on fait une série de coupes sans enlever du couteau chaque coupe à mesure qu'elle se fait, mais en les laissant reposer sur la lame dans la position qu'elles y prennent d'elles-mêmes, on obtienne une chaîne ou un ruban de coupes, chaque coupe

se collant d'elle-même par ses bords antérieur et postérieur à celle qui
la précède et à celle qui la suit. Des chaînes de coupes ainsi faites
présentent sur les coupes isolées des avantages qui sont souvent
d'une grande importance. La série se coupe beaucoup plus rapidement. Elle se laisse monter aussi beaucoup plus facilement, car
pour placer la série sur le porte-objet on n'a qu'à saisir la chaîne par
un bout et la transporter intégralement sur la lame de verre. De
plus, l'intégrité de la chaîne nous garantit l'intégrité de la série;
lorsque nous avons déposé sur le porte-objet une chaîne de coupes,
nous pouvons être parfaitement certain qu'aucune coupe n'a été éga-
rée, qu'aucune n'a été placée irrégulièrement, et que toutes ont gardé
l'ordre de succession dans lequel elles ont été coupées. Pour les
travaux embryologiques, on comprend à quel point cela est un
avantage précieux.

Voici quelles sont, d'après notre expérience, les conditions nécessaires pour la production des chaînes de coupes.

1° La paraffine doit avoir une certaine consistance, c'est-à-dire qu'il
faut employer une masse d'une dureté proportionnée à la température du laboratoire. Nous n'avons rien à ajouter à ce que nous avons
dit à ce sujet plus haut, n° 250, si ce n'est qu'il faut en tout cas
éviter l'emploi d'une paraffine trop dure.

On a recommandé de faire l'inclusion dans de la paraffine dure, d'en
tailler un bloc contenant l'objet, puis d'entourer ce bloc d'une mince
couche de paraffine molle, qu'on enlève ensuite des côtés du bloc, de
sorte que les coupes présentent sur leurs bords antérieur et postérieur
seulement une marge de paraffine molle plus propre à faciliter l'adhésion
que ne l'est la paraffine dure. On obtient facilement la production d'une
couche de paraffine molle autour du bloc en plongeant celui-ci pendant
un instant dans de la paraffine molle fondue.

Spee, Brass et Foettinger recommandent une préparation spéciale de
la paraffine d'inclusion. Nous parlerons plus loin (n° 254) de ces modes
de préparation.

On a aussi proposé d'enduire d'une couche très mince de solution de
baume du Canada le côté du bloc de paraffine qui est tourné vers le couteau.

L'une et l'autre de ces méthodes peuvent être utiles, mais aucune n'est
indispensable en général.

2° Le bloc de paraffine doit être taillé de façon à avoir ses bords,
antérieur et postérieur, parallèles au tranchant du couteau.

3° Le couteau doit avoir une position transversale.

4° Il faut faire les coupes en succession aussi rapidement que possible, et surtout imprimer au couteau un mouvement très rapide.
Pour réaliser cette condition, les microtomes de Caldwell et de la
Cambridge Scientific Instrument Company se montrent d'un grand
secours, mais ils ne sont nullement obligatoires ; on se tire bien
d'affaire avec le microtome à glissement de Thoma ou de Schanze. Il
va sans dire que les surfaces de glissement de ces microtomes doivent
être inondées d'huile. (Voyez n° 785.)

252 *bis*. Collodionnage des coupes fragiles. — Malgré les plus grandes précautions prises dans la préparation préliminaire ainsi que dans
la pénétration et l'infiltration, il arrive quelquefois que l'objet à
couper est devenu cassant ou même friable ; il se brise devant
le rasoir, ou ne donne que des coupes si friables qu'il est impossible
de les monter sans déranger les rapports de quelques-unes de leurs
parties. Les œufs surtout présentent assez souvent cet inconvénient.
On y remédie en enduisant la surface de l'objet avant chaque
coupe d'une mince couche de collodion, qui sert d'une manière parfaitement efficace à maintenir en position les parties des coupes les
plus fragiles.

On avait débuté en déposant, avant chaque coupe, sur la surface
libre de l'objet une goutte de collodion. Cette pratique a un inconvénient ; la quantité de collodion employée ramollit la paraffine à un
degré nuisible, et de plus, en séchant, donne aux coupes une tendance à s'enrouler. Voici, d'après MARK (*Amer. Natural.*, 1885, p.
628 ; *Journ. Roy. mic. Soc.*, 1885, p. 738), comment il faut procéder :

Dans un petit flacon muni d'un pinceau qui passe à travers son
bouchon et plonge, mais à une faible profondeur seulement, dans
le collodion, on met un peu de collodion fluide. Le critère de la
bonne consistance du collodion est que, quand on en applique une
couche mince sur la paraffine, cette couche doit sécher en deux ou
trois secondes, sans laisser de vernis luisant à la surface de la
paraffine. Dans cet état, le collodion paraît ne pas produire de membrane à la surface de la paraffine, et ainsi ne cause pas de tendance
à s'enrouler dans les coupes ; d'autre part, il paraît pénétrer la préparation à une certaine profondeur et en fixer les parties dans
leurs positions. Pour maintenir le collodion à ce degré de consistance, on a sous la main un flacon d'éther, avec lequel on allonge
le collodion aussitôt qu'il commence à laisser des traces luisantes
sur la paraffine.

Tout étant prêt pour l'opération des coupes, on retire le pinceau du flacon de collodion, on l'exprime en l'essuyant sur le goulot du flacon, de manière à l'avoir chargé seulement de peu de collodion, et, sans tarder, on enduit rapidement la surface de la préparation d'une mince couche de collodion. Il faut avoir soin de ne pas collodionner les faces verticales du bloc de paraffine, et surtout celle qui est tournée vers l'opérateur, car si cela arrive, la coupe risque de s'attacher au couteau par ce bord et même d'être emportée et d'adhérer à la surface inférieure du couteau. Aussitôt que le collodion aura séché (nous avons dit que ce doit être en deux ou trois secondes), on fait une coupe. On retire le couteau, et, sans tarder, on passe une deuxième couche de collodion sur la surface nouvellement affranchie de la paraffine. Pendant que cette deuxième couche sèche, on enlève du couteau la première coupe et on la porte sur un porte-objet préparé avec le fixatif de Schællibaum (n° 295) en ayant soin de l'y poser avec la surface collodionnée en dessous. Puis on fait la deuxième coupe, et on répète toute la série des opérations que nous avons décrites. Avec un peu de pratique on peut arriver à faire des coupes en chaîne, en collodionnant chaque coupe.

FORMULES DES MASSES D'INCLUSION.

PARAFFINE ET MÉLANGES DE PARAFFINE.

253. Paraffine pure. — Suivant nous, la paraffine pure forme, pour les travaux ordinaires, une masse bien préférable aux mélanges. Nous rappelons que nous avons trouvé qu'une paraffine fondant à 45° C. est celle qui convient le mieux lorsque la température du laboratoire se trouve entre 15° et 17° C. ; et qu'une telle paraffine peut se préparer en fondant ensemble deux parties de paraffine fondant à 50° et une partie de paraffine fondant à 36°. Pour une température de 22°, il faut employer une masse fondant à 48°. Nous avertissons cependant que bien des anatomistes très autorisés emploient de préférence des masses un peu plus dures, ayant des points de fusion variant entre 50° et 55° pour une température normale du laboratoire. Il y a même des auteurs qui conseillent des masses fondant à 60° et au delà ; il est pour nous certain que ces masses n'ont pas de raison d'être dans nos climats.

254. Préparation de la paraffine pure (GRAF SPEE; *Zeit. f. wiss. Mik.*, II, 1885, p. 8). — Graf Spee prend de la paraffine fondant à 50° C. environ. Il la chauffe dans une capsule de porcelaine avec une lampe à esprit-de-vin jusqu'à ce qu'il se produise des vapeurs blanches désagréables et que le volume de la masse éprouve une légère réduction. Cela arrive en un laps de temps variant de une à six heures, selon la quantité de paraffine employée. La masse est devenue d'un jaune brun, et au refroidissement elle présente une surface de section graisseuse ou savonneuse au toucher. Le point de fusion de la masse s'est élevé de quelques degrés.

Spee recommande cette masse pour la production de coupes en chaînes.

BRASS (*op. cit.*, p. 300) emploie de la paraffine vieillie, car il a remarqué que la paraffine qui a été gardée pendant des années a perdu la faculté de cristalliser.

Pour obtenir avec la paraffine du commerce une paraffine blanche, très dure et bien homogène, FOETTINGER (*Archives de Biologie*, VI, 1885, p. 124) procède comme suit :

La paraffine est chauffée au bain de sable avec de l'eau distillée à laquelle on ajoute une petite quantité de potasse caustique solide. Lorsque la paraffine est fondue et que la potasse est entièrement dissoute, on remue la masse de façon à mettre en contact avec la solution alcaline la plus grande quantité possible de paraffine.

Au bout d'un certain temps, il se forme un précipité assez abondant. On laisse reposer le tout ; on sépare la paraffine par décantation, et on la lave parfaitement à l'eau distillée, puis on la chauffe de nouveau au bain de sable, mais cette fois seule, et on élève la température assez fortement pendant quelques heures. Il faut éviter que la paraffine ne prenne une teinte jaunâtre. Dans le cas où cela aurait lieu, il suffirait de la laver à chaud avec une faible solution de potasse pour lui rendre plus ou moins sa blancheur habituelle.

255. Paraffine et « cérésine » (SCHULGIN; *Zool. Anzeig.*, 1883, p. 21). — Paraffine fondant à 55° C. ; « cérésine » q. s. Si la masse ainsi obtenue est trop dure, ajouter de la vaseline, q. s. Nous n'avons pas pu savoir au juste quelle est la substance que Schulgin appelle « Ceresin », et qu'il dit ressembler à de la cire, mais avec une consistance plus forte. Serait-ce la cérisine, sorte de paraffine

extraite de l'ozokérite ou cire fossile et qui sert en Angleterre à la
fabrication de bougies (« Ozokerit Candle Company ») ; Field et Co?
— Voyez dans les traités de chimie industrielle, aux mots : « Cérisine », « Ozokérite », et « Neft-gil ».

256. Paraffine et cire. — Schulgin emploie aussi un mélange de
paraffine et de cire blanche dans les proportions de 10 à 1 ; nous ne
savons pas si cette formule a été publiée.

Brass (*Zeit. f. wiss. Mik.*, II, 1885, p. 301) recommande de prendre pour 100 parties de paraffine (de préférence préparée comme
ci-dessus, n° 253) 4 à 6 parties de cire blanche. (Pour le nettoyage
des coupes, Brass emploie la benzine.)

257. Paraffine et vaseline (Frenzel ; *Zool. Anzeig.*, 1883, p. 51).
— Paraffine, 4 parties ; vaseline, 1 partie.

258. Paraffine et axonge (Huxley et Martin ; Foster et Balfour, dans
les *Eléments d'Embryologie* de ces derniers, p. 296). — Paraffine, 5 parties;
huile de paraffine, 1 partie ; axonge, 1 partie. Pénétrer par la créosote,
couper avec un rasoir mouillé d'alcool, de créosote ou d'essence de girofle.

259. Paraffine et suif (Seiler ; *Compendium of Microscopical Technology.*
p. 47). — Paraffine, 2 parties; suif de mouton, 1 partie. Etant versée à
chaud dans le cylindre du microtome, cette masse ne subit pas de retrait
en refroidissant. Nous pensons qu'elle pourra encore rendre des services
pour l'enrobage simple d'objets très volumineux.

260. Cire et huile d'olive. — Parties égales; mais, par un temps
froid augmenter la proportion d'huile; par un temps chaud, la diminuer.
(Stricker's *Handb.*, d. *Gewebelehre*, pp. xxiii et 1202).

Foster et Balfour (*loc. cit.*) recommandent 3 parties de cire blanche
pour 1 d'huile d'olive.

261. Blanc de baleine et huile de ricin (Kleinenberg ; dans les *Eléments* de Foster et Balfour, pp. 296-8). — Blanc de baleine, 4 parties,
huile de ricin, 1 partie. Pénétrer par l'essence de bergamote, mouiller le
rasoir avec de l'huile d'olive, éloigner la masse des coupes avec un mélange de 4 parties d'essence de térébenthine avec une partie de créosote.

Strasser (*Morph. Jahrb.*, 1879, p. 243) ajoute à cette masse 4 parties de
suif.

262. Blanc de baleine et beurre de cacao (Foster et Balfour,
loc. cit.). — Blanc de baleine, 4 parties; beurre de cacao, 1 partie. A employer comme la masse précédente.

262 *bis*. **Beurre de cacao.** — Le beurre de cacao peut être employé seul comme masse d'infiltration. Il a l'avantage de fondre à une très basse température (au-dessous de 33° C.). Les objets peuvent être préparés par pénétration par l'essence de girofle, qui peut également servir à séparer la masse des coupes. Quelques histologistes préfèrent encore aujourd'hui cette masse à la paraffine, probablement parce qu'ils la trouvent plus facile à manier.

263. Cire végétale. — On sait que des plantes du groupe des Myricées et surtout le *Myrica cerifera*, le « Bayberry » ou Arbre à cire de l'Amérique septentrionale, fournissent une matière blanche et onctueuse, sorte de cire végétale, qui est employée en menuiserie. D'après le *Journ. Roy. Mic. Soc.* 1885, p. 735 (qui cite d'après l'*Amer. Mon. Mic. Journ.*, 1885, p. 98), le *Louisville Med. News* aurait recommandé cette substance comme présentant des avantages sur la celloïdine et la paraffine. Elle est soluble dans l'alcool à chaud. Dans le journal que nous citons, nous ne trouvons pas d'autres détails sur la manière d'employer cette cire ; cela est regrettable, car il nous semble qu'une masse de consistance cireuse *soluble à chaud dans l'alcool*, doit présenter des avantages précieux en permettant l'inclusion d'objets non déshydratés.

MASSES AU SAVON

264. Inclusions au savon. — Le savon offre comme masse d'inclusion des avantages qui sont dans certains cas d'une grande importance. Le savon étant soluble dans l'alcool, et contenant une proportion considérable d'eau, permet l'inclusion par infiltration d'objets qui n'ont pas été déshydratés, considération qui peut être quelquefois très importante en histologie. Les masses sont pénétrantes, elles sont parfaitement transparentes, et possèdent une consistance qui fournit les plus belles coupes. Après lavage, les coupes sont dans un état avantageux pour subir le traitement par les réactifs les plus divers. Ce que nous reprochons à cette méthode, c'est d'abord la nécessité absolue d'enlever la masse des coupes par des lavages soignés, nécessité qui rend cette méthode peu propre à la préparation de séries de coupes ; puis, le ratatinement sérieux qui suit, d'après notre expérience, le refroidissement de la masse.

La transparence des masses au savon est d'un grand avantage pour l'orientation des objets.

Le lecteur se rappellera que toutes ces masses sont alcalines, et peuvent décolorer des tissus colorés par des teintures qui ne résistent pas aux alcalis; pour la même raison, les lavages doivent être très soigneusement faits, autrement la conservation des tissus sera compromise.

265. Savon transparent à l'alcool (FLEMMING; *Arch. f. mik. Anat.*, 1873, p. 123). — On ne s'en sert plus.

266. Savon ordinaire à l'alcool (KADYI; *Zool. Anzeig.*, 1879, p. 477). . — On prend du savon blanc ordinaire du commerce (savon au stéarate de soude, savon animal). On le râpe; et l'on en fait dissoudre 25 grammes dans 100 cc. d'alcool à 96°, en chauffant dans une cornue au bain-marie. On filtre, si cela paraît nécessaire. Si maintenant on verse dans un verre de montre un peu de la solution, celle-ci se prendra immédiatement en une masse *blanche*. Cela indique que la solution ne contient pas assez d'eau; on en ajoute par petites quantités, et après chaque addition on étudie l'effet produit, en versant une goutte de la solution dans un verre de montre. On verra la masse devenir de plus en plus transparente jusqu'à ce que, enfin, elle ne montre plus qu'une faible opalescence bleuâtre. La préparation est alors terminée.

Il n'est pas possible d'indiquer d'avance la quantité précise d'eau qu'il faut ajouter, puisque cela dépend naturellement de la proportion d'eau déjà contenue dans l'échantillon de savon employé. Nous pouvons dire que pour 120 gr. de solution de savon il faudra le plus souvent 5 à 10 gr. d'eau.

Il faut ajouter l'eau avec une grande prudence; car, si l'on en ajoute trop, la masse se solidifiera lentement ou même pas du tout. C'est lorsque la masse contient le minimum d'eau nécessaire pour la rendre transparente qu'elle possède le plus de fermeté et d'élasticité.

Outre la masse dont nous avons indiqué approximativement la composition, on peut en préparer qui contiennent 10, 20, 30, 40 p. 100, ou plus ou moins, de savon. WEISKER s'est servi avec avantage d'une masse contenant des parties égales de savon et d'alcool. Une telle masse est transparente, mais jaune et huileuse, et se solidifie très lentement. Après refroidissement, elle se montre cependant très ferme. Son point de fusion est assez élevé, et elle est moins pénétrante que les masses plus alcooliques. Elle rend des services pour les objets très durs, et surtout pour les structures chitineuses.

Kadyi coupe avec un rasoir mouillé d'alcool fort, ce qui a l'avantage de maintenir la lame toujours propre. Pour éloigner la masse des coupes, il les met dans de l'alcool à 96 p. 100 qui, à chaud, dissout la masse immédiatement et, à froid, après un certain temps.

267. Savon à la glycérine (POELZAM; *Morph. Jahrb.*, 1877, p. 558; nous citons d'après SALENSKY). — On prend du savon blanc ordinaire et on le coupe en tranches minces qu'on expose au soleil jusqu'à ce qu'elles deviennent blanches. On les réduit alors en poudre et l'on ajoute de l'alcool de manière à faire une bouillie épaisse. A cette bouillie on ajoute de l'alcool et de la glycérine en des proportions telles que le mélange contienne, pour 10 parties de savon, 22 parties de glycérine et 35 parties d'alcool à 90 p. 100. On chauffe jusqu'à ce qu'on ait obtenu une solution parfaitement transparente, sirupeuse, un peu jaunâtre.

La masse s'emploie selon les méthodes connues. Pour la séparer des coupes, Salensky emploie l'eau ou l'alcool très dilué.

GÉLATINE.

268. L'inclusion à la gélatine est une méthode qui offre l'avantage d'être applicable à des objets qui n'ont pas été déshydratés, voire même à des objets qui n'ont été traités que par des liquides aqueux. Elle peut donc rendre des services importants pour l'étude d'organismes délicats et très riches en eau, tels que plusieurs Cœlentérés. Le mode opératoire est le même que pour les autres masses liquides à chaud, si ce n'est que pour la gélatine les objets doivent être pénétrés par l'eau et non par l'alcool ou une essence. Après inclusion et refroidissement de la masse, on peut quelquefois procéder immédiatement à l'opération des coupes; mais il est rare que la masse acquière sans autre traitement une consistance suffisante. Pour la durcir, on peut la traiter pendant dix à trente minutes avec l'alcool absolu (KAISER), ou pendant quelques jours par l'alcool à 90 p. 100 suivi d'alcool absolu (KLEBS), ou par l'acide chromique (KLEBS); ou bien on peut la geler (SOLLAS).

La masse se sépare des coupes par le lavage à l'eau chaude.

269. Gélatine à la glycérine (KLEBS; *Arch. f. mik. Anat.*, 1869, p. 163). — Solution concentrée de colle de poisson dans l'eau, 2 parties; glycérine, 1 partie.

270. Gélatine à la glycérine (KAISER; *Bot., Centralb.*, 1880, p. 25 ; *Journ. Roy. Mic. Soc.*, 1880, p. 304). — On fait gonfler 1 partie de gélatine française pendant deux heures dans 6 parties d'eau ; on ajoute 7 parties de glycérine, et un centième du poids du mélange d'acide phénique concentré. On chauffe pendant dix à quinze minutes, en remuant le tout jusqu'à ce que les flocons produits par l'acide phénique aient disparu. On filtre à chaud à travers du verre pilé fin, humecté, et placé dans un entonnoir.

271. Gélatine à la glycérine (GERLACH; *Unters. a. d. Anat. Inst. Erlangen*, 1884; *Journ. Roy. Mic. Soc.*, 1885, p. 541). — Gélatine, 40 grammes ; solution saturée d'acide arsénieux, 200 cc. ; glycérine, 120 cc. On clarifie la solution avec du blanc d'œuf. On peut la garder pendant des années dans un flacon bien bouché. Gerlach prépare ses objets pour l'inclusion par un bain de glycérine diluée (1 partie de glycérine pour 2 d'eau), dans lequel il les laisse jusqu'à ce qu'ils en soient parfaitement pénétrés. Il trouve avantageux d'ajouter un peu de thymol à la glycérine.

CHAPITRE XXII

COLLODION (CELLOÏDINE), GOMME, GOMME-COPAL, ETC.

272. Collodion ou « Celloïdine ». — La très importante méthode de
l'inclusion au collodion est due à M. DUVAL (*Journ. de l'Anat.*, 1879,
p. 185). La « celloïdine », recommandée plus tard par MERKEL et
SCHIEFFERDECKER (*Arch. f. Anat. u. Phys.*, 1882, p. 200), n'est autre
chose qu'un collodion pharmaceutique qui présente l'avantage d'être
livré sous forme de plaques solides qui sont solubles en diverses
proportions dans un mélange à parties égales d'éther et d'alcool
absolu. La celloïdine s'emploie pour les inclusions de la même manière que le collodion ordinaire, et nous ne ferons pas de distinction
dans ce qui suit entre les deux substances. On fera cependant bien
de se servir de la celloïdine, qui est un collodion très pur, et qui
permet mieux que le collodion ordinaire de préparer des masses
d'une bonne consistance pour les inclusions. La celloïdine est fabri-
quée par la CHEMISCHE GESELLSCHAFT AUF ACTIEN, vorm. E. SCHERING,
11, Fenstrasse, Berlin, N. On peut facilement en faire venir par la
poste en écrivant à WITTICK et BENKENDORF, Schering's Grüne
Apotheke, 19, Chaussee-Strasse, Berlin, N. Elle se vend au prix de
3 marcs, soit 3 fr. 50 c., par plaques de 40 grammes (de pyroxyline
sèche). Les plaques ne sont pas explosibles.

273. Avantages de la méthode au collodion. — Les masses d'inclusion au collodion sont extrêmement transparentes et offrent de
grands avantages pour l'orientation des objets à couper. Le collo-

dion a sur la paraffine l'avantage de ne pas être cristallisable, l'imbibition peut s'opérer graduellement et sans l'aide de la chaleur ; de plus, les objets, quoiqu'ils doivent être déshydratés par l'alcool absolu, ne doivent pas être traités par une essence avant l'inclusion. Il résulte de ces propriétés que le collodion est une masse éminemment favorable à la bonne conservation des structures délicates. Il a un autre avantage qui est des plus précieux pour certains cas ; on peut colorer les coupes dans les teintures histologiques ordinaires (carmin, hématoxyline, et quelques anilines, — pas toutes), sans qu'il soit nécessaire d'enlever la masse au préalable ; car le collodion ne se colore pas dans ces teintures, et ne s'oppose pas non plus à la coloration des tissus. De plus, on peut monter les coupes dans la glycérine, ou dans le baume, *sans enlever la masse,* qui demeure parfaitement transparente et homogène, et par conséquent invisible, dans ces milieux. C'est là un avantage précieux lorsqu'il s'agit de coupes d'objets dont les parties n'ont pas de cohésion naturelle et qui se briseraient ou tomberaient en morceaux si elles n'étaient pas enrobées pendant toutes ces manipulations dans une substance protectrice. Mais la qualité la plus importante des masses au collodion est peut-être la faculté qu'elles ont d'imbiber les pièces les plus volumineuses. Le séjour dans les solutions de collodion étant absolument inoffensif pour les structures les plus délicates, on peut prolonger à volonté pendant des jours ou des semaines le bain nécessaire pour infiltrer les objets, et arriver ainsi à l'inclusion d'objets qui seraient littéralement cuits si on les chauffait pendant le même temps dans un bain de paraffine.

La méthode du collodion présente cependant des inconvénients qui empêchent de l'appliquer à titre de méthode normale. Il faut couper avec un rasoir mouillé et prendre des précautions spéciales pour prévenir le desséchement de la masse et des coupes; de sorte que cette méthode est très peu propre à la préparation de séries de coupes. Puis, et c'est peut-être ici le défaut capital, les masses au collodion ne présentent pas une consistance permettant d'obtenir des coupes suffisamment fines pour plusieurs recherches d'anatomie et d'histologie ; la limite inférieure de l'épaisseur des coupes au collodion se trouve à 0,01 mm., tandis que celle des coupes à la paraffine se trouve à 0,001 mm. Nous disons bien « la limite inférieure » et nous voulons dire qu'une méthode qui ne donne que par exception des coupes d'une finesse de 0,01 mm. ne saurait être une méthode normale d'anatomie microtomique.

274. Pénétration des objets. — Les objets doivent être bien déshydratés par l'alcool absolu. S'ils sont de nature à se laisser facilement pénétrer, on les transportera directement dans une solution très peu épaisse de collodion, mais, s'ils sont de nature peu perméable, on les pénétrera d'abord par l'éther, ou par un mélange d'éther et d'alcool absolu. Nous recommandons d'éviter l'éther toutes les fois que son emploi n'est pas absolument nécessaire, car c'est un réactif peu favorable à la conservation des structutres cellulaires. La solution de collodion, qui doit être très peu épaisse pour le premier bain, peut être faite de collodion ordinaire avec addition d'un peu d'éther, ou, ce qui est mieux, de celloïdine dissoute dans un volume considérable d'un mélange à parties égales d'éther et d'alcool absolu. On laisse les objets dans cette solution, dans un flacon bien bouché, jusqu'à ce qu'ils en soient bien pénétrés ; on les met alors dans une solution plus forte (de la consistance qu'on désire employer pour l'inclusion définitive), et on les y laisse également jusqu'à pénétration complète. C'est une affaire de quelques heures, de quelques jours ou même de semaines, selon la nature des objets. L'expérience seule peut enseigner la consistance convenable des solutions à employer ; nous dirons seulement que si l'on emploie la celloïdine, il est bon de ne pas se servir de solutions trop concentrées.

275. Inclusion. — Les objets une fois pénétrés, on peut faire l'inclusion définitive dans des boîtes de papier, selon la méthode connue. Pour ces inclusions, les boîtes en papier rondes (fig. 2, n° 242) sont particulièremeut recommandables, le bouchon se prêtant de la manière la plus commode à fixer l'objet dans le microtome. Avant de faire l'inclusion dans ces boîtes, il est bon de les préparer en y versant une goute de collodion qu'on laisse sécher complètement. Cela a pour but d'empêcher que des bulles ne se dégagent du bouchon et ne viennent se loger dans la masse d'enrobage.

Ou bien, et cela se recommande surtout pour les objets très petits ou très gros, on peut se passer de boîtes. On prend un bouchon, un morceau de moelle de sureau, ou un morceau de cuir ; on y dépose une goutte de collodion qu'on laisse évaporer de manière à former une forte membrane. Sur la couche de collodion ainsi établie, on dépose l'objet, que l'on couvre de couches successives de collodion, qu'on laisse évaporer un peu à mesure qu'on les ajoute. De cette façon, on arrive à enrober d'une manière satisfaisante des objets très volumineux.

D'après une troisième méthode, qui est excellente pour les petits objets, l'inclusion se fait dans une éprouvette. Après durcissement par le chloroforme, la masse un peu rétractée se laisse extraire de l'éprouvette à l'aide d'une brusque secousse. (Voyez au paragraphe suivant.)

276. Durcissement de la masse. — L'enrobage fait, nous avons le choix de plusieurs procédés pour durcir la masse. On peut la durcir par l'*alcool*. A cet effet, on met les objets enrobés dans une quantité considérable d'alcool à 82° (soit d'une densité de 0,842 ; 37° Baumé, 82° Richter). Si les objets sont petits, ils peuvent être suffisamment durcis au bout de vingt-quatre heures, surtout si l'inclusion a été faite sur un morceau de liège ou de cuir. Si l'inclusion a été faite dans des boîtes de papier, la masse aura du moins acquis une consistance qui permette d'enlever le papier, et au bout d'un séjour de vingt-quatre heures de plus dans l'alcool, le durcissement peut être achevé. Des objets très volumineux demanderont cependant à rester jusqu'à deux ou trois semaines dans l'alcool. Les objets très volumineux se durcissent mieux par cette méthode que par celle du chloroforme, dont nous parlerons plus loin.

Il arrive fréquemment que le traitement du collodion liquide par l'alcool à 82 p. 100 donne lieu à un dégagement de bulles d'air dans la masse. Pour éviter cet inconvénient, on peut avoir recours à la méthode de l'*évaporation graduelle*. Nous venons de décrire (n° 274) une méthode d'évaporation partielle appliquée à l'inclusion sur des morceaux de liège ou de cuir. On peut également appliquer cette méthode à l'inclusion dans des boîtes de papier ou des godets de porcelaine ; nous trouvons que ces derniers sont fort commodes. On fait l'inclusion dans très peu de masse ; il est bon qu'il y en ait juste assez pour couvrir largement l'objet. Si l'on s'est servi d'un godet de porcelaine, on le couvre avec un verre renversé, de manière à laisser à découvert un coin ou une marge de la masse pour qu'une lente évaporation puisse avoir lieu. Si ce sont des boîtes de papier, on les met sous une cloche, en faisant en sorte que celle-ci ne s'applique pas exactement sur son support. Au bout de quelques heures, le collodion s'est durci à l'extérieur et s'est un peu rétracté, de sorte que l'objet enrobé commence à être à sec. On le couvre d'une goutte de collodion, et l'on remet la préparation sous couvert comme auparavant. (Si l'on a laissé trop sécher la première couche de collodion, il est bon de la mouiller avec une goutte d'éther pour assurer que la deuxième couche adhère à la première.) Après quelques heures, on ajoute une nouvelle goutte de collodion ; et l'on répète cette opération à des intervalles de quelques heures pendant deux ou trois jours, ou plus. On trouve enfin que l'objet est enrobé dans une masse d'une consistance excellente pour les coupes sans avoir subi de ratatinement. Thoma recommande, et cela est en général nécessaire, de compléter le durcissement en plaçant les objets pendant quelques jours dans « de l'alcool très dilué ». Rollett se sert d'un mélange de 2 parties d'alcool à 93 degrés et de 1 partie d'eau (voyez n° 603). D'autres auteurs emploient un mélange d'alcool et eau à parties égales.

Nous avons souvent trouvé avantageux de durcir nos objets dans la vapeur d'alcool. A cet effet nous les mettons, après enrobage sur du liège ou dans des boîtes de papier, dans un flacon contenant assez d'alcool pour baigner à peine le fond de la masse.

Le secret de la réussite du durcissement par évaporation consiste à rendre l'évaporation très graduelle. Si les objets sont gros, il est bon de mettre la masse qui les contient sous une cloche fermant *hermétiquement*, et de ne soulever la cloche, pour permettre aux vapeurs d'alcool et d'éther de s'échapper, que pendant quelques secondes une ou deux fois par jour. Ajoutons que le durcissement par évaporation est fort utile comme préliminaire au durcissement par l'alcool, parce qu'il a pour effet d'empêcher la formation de bulles d'air dans la masse. On ne devrait jamais négliger ce durcissement préliminaire lorsqu'on a affaire à des objets volumineux.

La méthode du durcissement par *le chloroforme* est due à Viallanes (*Rech. sur l'Hist. et le Dév. des Insectes*, 1883, p. 129) ; c'est pour les petits objets la méthode la plus sûre, la plus rapide, et celle qui donne la meilleure consistance à la masse. Elle consiste à jeter les objets enrobés dans du chloroforme. Sous l'influence de ce réactif, le collodion se prend immédiatement en une masse suffisamment dure pour être coupée ; il n'y a plus qu'à attendre que l'action du chloroforme se soit propagée jusqu'au centre de la masse, ce qui a lieu en quelques heures ou en quelques jours, selon les cas. Si l'inclusion a été faite dans une éprouvette, il n'y a qu'à verser sur le collodion une quantité suffisante de chloroforme ; après durcissement, la masse, un peu rétractée, se laisse facilement extraire du tube. Nous recommandons particulièrement ce procédé, qui donne des résultats bien meilleurs que l'alcool, pour les objets petits et moyens ; il est moins recommandable pour les objets très volumineux, parce que le durcissement trop énergique des couches extérieures de la masse fait obstacle à la diffusion nécessaire pour que le durcissement de l'intérieur se produise. Il arrive parfois que le collodion devient opaque sous l'action du chloroforme; en ce cas, il n'y a qu'à attendre, car il s'éclaircit toujours par la suite, après un temps plus ou moins long. Il est très important d'employer du chloroforme absolu, car celui qui contient de l'eau ne produit pas la réaction voulue. En faisant usage de la méthode d'inclusion dans une éprouvette, il convient de retirer la masse de l'éprouvette aussitôt qu'elle est suffisamment durcie pour permettre cette manœuvre, et de la mettre dans un récipient convenable avec une quantité considérable de chloroforme, jusqu'à ce qu'on ait obtenu la consistance voulue de toute la masse.

Une pratique récente consiste à compléter le durcissement du collodion par la *congélation*. A cet effet, on durcit d'abord la masse par l'alcool selon l'une des méthodes que nous avons décrites. Puis on la met dégorger pendant quelques heures dans l'eau, pour enlever la majeure partie de l'alcool (il n'est pas bon d'enlever l'alcool entièrement, car en ce cas la masse peut facilement acquérir par la congélation une dureté excessive). On trempe finalement la masse pendant un moment dans une solution de gomme qui sert à la faire adhérer à la platine du microtome, et l'on fait geler. A mesure qu'elles sont faites, on met les coupes dans de l'eau chaude. Si la masse est devenue d'une dureté trop grande pour fournir de bonnes coupes, on y remédie en chauffant le couteau dans de l'eau chaude.

277. Coupes. — Si les objets ont été enrobés sur du liège ou sur de la moelle de sureau, il n'y a plus qu'à adapter le tout à l'étau du microtome. Si l'on a employé des boîtes de papier ou des godets de porcelaine, il faut prendre un morceau de liège ou de moelle de sureau, ou, ce qui vaut souvent mieux, de bois tendre, et le couvrir d'une couche de collodion qu'on laisse sécher. On retire la masse contenant l'objet, on la taille de manière à obtenir une surface lisse en dessous, on mouille cette surface avec une goutte d'alcool absolu, puis avec une goutte d'éther, et on l'applique sur le morceau de bois tendre ou de moelle de sureau, sur lequel on a préalablement déposé au moment même une nouvelle goutte de collodion. On met le tout pendant quelques heures dans l'alcool faible pour achever la réunion des pièces.

Il est un avertissement que nous croyons devoir donner. S'il s'agit d'objets volumineux et résistants, il faut bien se garder de les fixer sur un morceau de liège et de mettre celui-ci entre les mors d'une pince de microtome. Car le liège n'est pas un corps rigide :

lorsqu'on serre la pince il se déforme, et la masse élastique de collodion qu'il porte se déforme avec lui. Nous avons vu des embryons se courber sous l'influence de la pince à tel point que les coupes obtenues étaient de véritables calottes. Si donc on se sert d'un microtome dont le porte-objet est muni d'une pince, nous recommandons de coller les objets sur un morceau de bois tendre. Le nouveau porte-objet à cylindre mobile, du microtome Thoma, n'a pas l'inconvénient dont nous parlons, et permet d'employer le liège.

Les coupes se font avec le rasoir oblique, largement mouillé d'alcool (de 70° à 85°). Il est avantageux d'employer une disposition permettant de faire tomber automatiquement de l'alcool goutte à goutte sur la lame pendant toute la durée de l'opération des coupes. Il est quelquefois nécessaire de couper entièrement sous l'alcool, ce qui n'est guère praticable sans le secours d'un microtome *ad hoc*, tel que celui de Gudden ou celui de Malassez.

278. Traitement des coupes. — Les coupes doivent être transportées dans l'alcool (de 70 à 85 p. 100), à mesure qu'elles sont faites. On peut ensuite les traiter par les réactifs colorants ou autres, ou les monter dans la glycérine, *sans qu'il soit nécessaire d'enlever la masse*. Pour monter dans le baume, il faut quelques précautions, si l'on ne veut pas voir se dissoudre la masse, qui remplit la fonction très utile de maintenir en place les parties détachées des préparations. Il faut déshydrater avec un alcool d'un titre qui ne doit jamais être supérieur à 95°. Pour éclaircir ensuite les coupes, on a recommandé l'essence de bergamote, l'essence de bois de santal ou l'essence d'origan. On recommande surtout d'éviter l'essence de girofle, qui ordinairement dissout le collodion très rapidement. Il y a cependant des échantillons d'essence de girofle qui le dissolvent très lentement et peuvent être employés. L'essence d'origan donne, selon l'échantillon qu'on emploie, des résultats très divers : tantôt elle n'éclaircit pas le collodion, et tantôt elle le dissout. Avec l'essence du bergamote on réussit ; mais on lui reproche de ratatiner les coupes. Minot recommande le chloroforme. L'essence de bois de cèdre nous paraît être le réactif le plus sûr pour l'éclaircissement. Il a l'inconvénient d'agir très lentement, mais il donne en définitive les meilleurs résultats.

Dunham (d'après Minot ; *Zeit. f. wiss. Mik.*, 1886, p. 175) recommande particulièrement un mélange de trois parties d'essence incolore de thym (*white oil of thyme*) ; — nous pensons que ce n'est là

autre chose que l'essence d'origan) avec 1 partie d'essence de
girofle. Ce mélange éclaircit rapidement, et ramollit la masse juste
assez pour empêcher le ratatinement qui se produit par l'emploi de
l'essence de thym seule. Minot trouve que ce mélange donne de
meilleurs résultats que tout autre éclaircissant, sans excepter le
chloroforme.

279. Inclusion double dans le collodion et la paraffine. — Les
masses au collodion ont le défaut d'être trop élastiques. On peut
parer, en une certaine mesure, à cet inconvénient par une manipulation très simple. On taille un bloc convenable, contenant l'objet,
dans la masse de collodion durci, on le trempe dans du chloroforme,
et on l'enrobe à la paraffine. Ce procédé est employé dans l'Institut
Zool.-anatomique de l'Université de Vienne. Après essai, nous
l'avons trouvé utile.

AUTRES MASSES LIQUIDES A FROID ET SOLIDIFIABLES PAR ÉVAPORATION

280. L'inclusion à la gomme offre quelques avantages qui sont,
dans certains cas, d'une grande importance. Les objets sont enrobés
dans une masse transparente; ils ne sont, en aucune façon, privés
de leur eau naturelle; et ils ne sont pas soumis à l'action de la chaleur. Pour les travaux ordinaires, les masses à la gomme ne sauraient certes pas entrer en concurrence avec la paraffine et le collodion; mais, pour des tissus très délicats et en même temps très
riches en eau, comme le sont ceux des Cœlentérés, elles peuvent
rendre de grands services.

281. Gomme simple (STRICKER; *Handb. d. Gewebelehre*, p. XXIV). —
On fait infiltrer les objets avec une solution concentrée de gomme arabique; puis on fait l'inclusion, dans une boîte de papier, et l'on met le tout,
pour durcir la masse, pendant quelques jours dans de l'alcool.

281 *bis*. Gomme glycérique (HERTWIG; *Ueb. d. Bau d. Ctenophoren*, Iéna,
1880, p. 2). — Voyez nᵒˢ 753, 755.

282. Gomme glycérique (JOLIET; *Arch. de Zool. exp. et gén.*, t. X,
1882, p. XLIII du nᵒ 3). — On fait une solution de gomme arabique
pure, ayant la consistance d'un sirop épais. Ou bien, on se sert des
solutions de gomme qu'on trouve dans le commerce sous le nom de

« colle forte blanche liquide ». Ces solutions ont l'avantage d'avoir une consistance uniforme (1). On verse un peu de la solution dans un verre de montre, de manière à ne pas l'emplir tout à fait. Puis on ajoute 6 à 10 gouttes de glycérine pure, qu'on mélange aussi parfaitement que possible à la gomme. On met les objets dans la masse, et on laisse sécher le tout pendant un à quatre jours. Au bout de ce temps, la gomme doit avoir pris la consistance du cartilage; cela arrive plus ou moins rapidement, selon l'état hygrométrique de l'air. Ordinairement, la gomme est liquide tout le premier jour, pâteuse le second, cartilagineuse le troisième. On découpe alors dans la masse une lame contenant l'objet, on la retourne et on la laisse sécher jusqu'à ce qu'on la trouve bonne à être coupée. Avec une étuve ou avec le secours du soleil on peut arriver à dessécher les pièces très rapidement, mais il vaut certainement mieux employer un dessèchement très lent. Juliet a toujours trouvé que c'était après avoir attendu à peu près huit jours qu'il obtenait les meilleures coupes.

Les proportions de glycérine et de gomme doivent varier, dans les limites que nous avons indiquées, avec la saison et la nature des objets. On mettra un peu moins de glycérine en hiver ou par un temps pluvieux, qu'en été et par un temps sec. On peut imbiber les objets dans la glycérine avant de les porter dans la masse; mais alors il faut tenir compte de la quantité de glycérine que chaque objet porte avec lui, et en mêler d'autant moins à la gomme directement.

Pour monter les coupes, Juliet recommande de les déposer sur le porte-objet au milieu d'une goutte d'eau; on couvre et on ajoute au bord de la lamelle une goutte de glycérine; celle-ci ne tarde pas à pénétrer, à se substituer à l'eau qui s'évapore, et à se mêler à la gomme fondue avec laquelle elle forme un excellent liquide conservateur.

Il est évident qu'au point de vue du traitement des coupes cette méthode se montre très supérieure à celle du savon, qui exige des lavages longs et souvent dangereux pour des structures délicates.

Il nous semble qu'il y aurait avantage à ajouter à cette masse une certaine dose d'un antiseptique convenable : acide salicylique, hydrate de choral ou autre.

283. Gomme-laque (HYATT; *Amer. Mon. Micr. Journ.*, I, 1880, p. 8; *Journ. Roy. Mic. Soc.*, 1880, p. 520). — Les objets doivent être pénétrés d'abord par l'alcool, puis par une solution de gomme-laque dans l'alcool.

____

(1) Nous sommes à peu près sûr que ces solutions contiennent de la gélatine.

Prendre un cylindre de bois tendre, le fendre en long, pratiquer dans les moitiés une cavité de la grandeur voulue pour recevoir l'objet, l'y placer avec une grande quantité de solution épaisse de gomme-laque, remettre les moitiés du cylindre en place et les ficeler. Après un jour ou deux, la gomme-laque s'est durcie. Pour faire les coupes, on trempe le cylindre dans de l'eau chaude et l'on fait des coupes à travers le tout. Si, à l'examen des coupes, on trouve la gomme opaque, il est facile de l'éclaircir par l'addition d'une goutte de solution de borax.

Cette méthode a été imaginée pour permettre de faire des coupes à travers des organes chitineux très durs.

284. Gomme-copal (V. Koch; *Zool. Anzeig.*, 1878, p. 36). — Triturer des fragments de gomme-copal dans un mortier avec du sable, verser du chloroforme dessus en quantité suffisante pour obtenir une solution peu épaisse, et filtrer. Les objets, déshydratés par l'alcool, sont mis dans une capsule avec la solution de copal, qu'on évapore lentement en plaçant la capsule sur une tuile chauffée par une veilleuse. Aussitôt que la solution se laisse étirer en fils qui sont cassants après refroidissement, on enlève les objets de la capsule et on les met sécher pendant quelques jours sur la tuile. Lorsqu'ils ont acquis une dureté telle qu'ils ne se laissent plus marquer par l'ongle, on peut faire les coupes.

Pour les objets pour lesquels cette méthode fut imaginée — les Coraux — les coupes se font par la méthode d'usure. On fait d'abord des tranches aussi minces que possible, à l'aide d'une scie fine. On les use d'un côté sur une pierre à aiguiser de manière à obtenir une surface lisse, et on les cimente, la surface lissée en bas, sur un porte-objet, à l'aide d'une solution de copal ou de baume de Canada. On laisse sécher le porte-objet pendant quelques jours sur la tuile chauffée. Lorsque le mastic est devenu parfaitement dur, on use la surface exposée des coupes, d'abord sur une meule, puis sur une pierre fine à aiguiser, jusqu'à ce qu'elles soient suffisamment minces et polies; on lave à l'eau et l'on monte au baume de Canada.

Cette méthode est extrêmement importante pour l'étude d'objets contenant des parties très dures et des parties molles dont on désire connaître les rapports. Imaginée pour l'étude des Coraux, on peut la mettre aussi à profit pour l'étude du tissu osseux, des dents, des coquilles calcaires, etc. Elle n'est nullement difficile à pratiquer.

285. Colophane et cire (Ehrenbaum; *Zeit. f. wiss. Mik.*, 1884, p. 414). — Ehrenbaum recommande de faire pénétrer les objets par une masse consistant en 10 parties de colophane et 1 partie de cire.

L'addition de la cire a pour but de rendre la masse moins cassante. On traite les coupes par les méthodes d'usure connues. Lorsqu'elles sont achevées, on les traite d'abord par l'essence de térébenthine, puis par le chloroforme, pour faire disparaître les dernières traces de la masse.

CHAPITRE XXIII

INCLUSION A L'ALBUMINE ET MÉTHODES
DE CONGÉLATION

286. L'inclusion à l'albumine est une méthode qui offre l'avantage important de permettre d'obtenir des coupes très belles d'objets cassants, sans déshydratation. Elle est employée surtout pour certains objets embryologiques, tels que les œufs si cassants des Amphibiens et de quelques Arthropodes. Elle a un grand inconvénient, qui consiste dans l'impossibilité de séparer la masse des coupes. La présence de cette masse granuleuse dans les coupes est une source de confusion dans l'interprétation des images microscopiques, et de plus elle rend très souvent impossible la coloration des coupes, car la masse se colore, dans la plupart des teintures, en même temps que les tissus. Les objets doivent donc être colorés *in toto* avant l'inclusion. Il ne faut pas oublier que la masse alcaline de Calberla est de nature à décolorer les tissus qui ont été traités par les teintures ordinaires.

Le mode opératoire consiste à enrober les objets dans l'une des masses au blanc d'œuf que nous allons décrire, et à durcir la masse par l'alcool ou par l'action combinée de l'alcool et de la chaleur.

287. Blanc d'œuf et suif (Runge; nous citons d'après Blochmann, dans *Zeit. f. wiss. Mik.*, 1884, p. 223). — Prendre du blanc d'œuf frais, le bien découper avec des ciseaux, et ajouter 2 gr. 5 d'une solution à 10 p. 100 de soude calcinée pour 24 cc. de blanc d'œuf.

On ajoute ensuite 9 cc. de suif fondu par 26 cc. de blanc d'œuf, et l'on agite vigoureusement, de manière à faire une émulsion.

Les objets, qui ne doivent pas être imbibés d'alcool, sont mis dans cette masse jusqu'à ce qu'ils soient pénétrés, puis on les met dans des boîtes de papier, remplies de la même substance, qu'on met dans l'alcool fort, qu'il faut changer une ou deux fois, jusqu'à ce que la masse soit suffisamment durcie.

On ne doit pas séparer la masse des coupes; elle devient parfaitement transparente lorsque les préparations sont éclaircies par l'essence de girofle.

288. **Blanc d'œuf et jaune d'œuf** (CALBERLA; *Morph. Jahrb.*, 1876, p. 445). — Prendre le blanc de plusieurs œufs, le débarrasser des chalazes, le découper avec des ciseaux. A 15 parties de blanc d'œuf ainsi préparé on ajoute une partie d'une solution de carbonate de de soude à 10 p. 100 et l'on agite vigoureusement. A la solution d'albuminate sodique ainsi obtenue on ajoute les jaunes des œufs employés, on mélange bien, et on verse le tout dans un récipient profond. On laisse reposer un moment, on retire avec un morceau de papier la mousse et les fragments de membrane vitelline qu'on trouve nageant à la surface, et la masse est prête à être employée.

Les objets, imbibés d'eau, doivent être trempés dans une portion de la masse pendant cinq à dix minutes. On prend alors un bloc de la masse durcie préalablement par le procédé que nous allons décrire, on fixe l'objet sur ce bloc (à l'aide d'aiguilles ou autrement), et on le porte dans une boîte de papier dans laquelle on verse une certaine quantité de la masse. La masse doit couvrir l'objet à une hauteur de 1 1/2 à 2 centimètres. On porte la boîte dans une capsule, dans laquelle on verse assez d'alcool (à 75 ou 80 p. 100) pour baigner la masse jusqu'à mi-hauteur ou un peu plus. On met la capsule sur un bain-marie, on la couvre d'un entonnoir renversé, et l'on chauffe à une température voisine du point d'ébullition de l'alcool. On continue à chauffer pendant trois quarts d'heure. Au bout de ce temps, la masse doit avoir acquis une consistance « gommeuse ». On la met alors dans de l'alcool froid, on retire les aiguilles et le papier, et l'on remet dans de l'alcool frais (de 85 à 90 p. 100). Après vingt-quatre heures, on change l'alcool. Au bout de vingt-quatre heures encore la masse doit être prête à être coupée. En tout cas, on ne doit plus renouveler l'alcool, si ce n'est dans le cas d'objets très résistants, tels que les organes chitineux, car si on renouvelle encore l'alcool, la masse devient excessivement dure. Au contraire, plus elle reste longtemps dans le deuxième alcool et meilleure est la consistance qu'elle acquiert. Mais on peut avec avantage changer l'alcool trois ou quatre fois pendant les premières vingt-quatre heures; cela facilite le durcissement.

Cette méthode offre des facilités particulières pour l'orientation des objets. Pour de très petits objets, on prend un bloc de masse durcie, on en aplanit la surface avec le rasoir, on y verse une goutte de la masse liquide, on attend quelques minutes pour qu'elle sèche un peu, et l'on y arrange les objets dans la position voulue. Pour plus de sûreté, après avoir arrangé un objet de cette façon, on peut le couvrir avec une tranche très mince de masse durcie qu'on attache au bloc avec des épingles. Ces tranches minces sont préparées préalablement en les lavant dans l'eau et les trempant pendant dix à vingt minutes dans la masse liquide. Hertwig arrange de petits objets (œufs), sur un bloc de masse durcie, au milieu d'une goutte de masse liquide; il ajoute alors une goutte d'alcool absolu, qui coagule la goutte et fixe l'objet en place. Les objets ainsi préparés sont ensuite enrobés, avec leurs blocs, dans des boîtes de papier par le procédé que nous avons indiqué.

Thoma fait remarquer qu'il est important de ne pas élever au-dessus de 30° C. la température de la vapeur d'alcool employée pour le durcissement préliminaire. Car, si la température est trop élevée, la masse se gonfle, et d'innombrables bulles d'air s'y développent. Il emploie pour ces durcissements le dispositif que voici. Un bain-marie plat est recouvert par une plaque mince. Sur cette plaque est un petit vase rempli d'alcool et recouvert d'une plaque métallique percée de trous. C'est sur cette plaque que se placent les boîtes d'inclusion. Elle est recouverte d'une cloche de verre. On trouvera une figure de cet appareil dans le *Journal de Micrographie*, 1883. L'appareil est fourni par R. Jung, Mechaniker, in Heidelberg, au prix de 22 marks, soit 27 fr. 50.

Les coupes se font avec un rasoir mouillé d'alcool.

289. Autres masses à l'œuf. — La masse de Calberla peut être modifiée par l'omission du carbonate de soude. Nous ne savons qui a indiqué cette modification, mais nous croyons qu'elle est très généralement adoptée aujourd'hui. On a recommandé de durcir cette masse en la chauffant pendant plusieurs jours par la vapeur d'alcool à 30° C. après quoi on complète le durcissement dans l'alcool selon la méthode que nous avons indiquée.

Ruge omet le carbonate de soude, et ajoute pour chaque œuf VII ou VIII gouttes de glycérine (nous citons d'après Becker, « *Zur Anat. d. ges. u. kranken Linse* ».

Selenka (*Zool. Anzeig.*, 1878, p. 130) se sert de blanc d'œuf pur;

il y met les objets pendant plusieurs heures !pour qu'ils se pénètrent bien, et fait l'inclusion dans des boites de papier. Il faut prendre du papier très fort si l'on veut éviter la production de bulles d'air dans la masse. On durcit en chauffant par l'air sec, ou bien par la vapeur d'eau, ce qui se fait en plaçant les boîtes sur une toile métallique au-dessus d'un bain-marie qu'on maintient en ébullition pendant vingt minutes. Puis on traite par l'alcool ordinaire pendant un jour ou deux, et enfin par l'alcool absolu. On éclaircit la masse par l'essence de girofle ou de térébenthine avant de faire les coupes, ce qui facilite l'orientation des objets sur le microtome.

MÉTHODES DE CONGÉLATION

290. Gomme simple. — On peut soumettre les tissus frais à la congélation sans les avoir fait pénétrer par aucune masse d'inclusion. Mais cette pratique est défectueuse parce qu'elle donne lieu à la formation de cristaux de glace qui déchirent les tissus. Il faut donc chercher à pénétrer les tissus avec une masse qui ne cristallise pas en se gelant.

On emploie très communément à cet effet la gomme arabique. Après imbibition, on en entoure l'objet placé sur la platine ou dans le cylindre du microtome.

291. Sirop de gomme (HAMILTON ; *Journ. of Anat. and Physiol.*, 1878, p. 254). — Il paraît que la présence du sucre dans l'eau a pour effet de produire à la congélation une glace présentant, au lieu d'aiguilles, des granules qui ne nuisent pas aux tissus. Hamilton fait donc pénétrer ses objets par un sirop obtenu en faisant dissoudre deux parties de sucre blanc dans une partie d'eau. Il importe que le sirop ait cette concentration-là. Puis il les fait pénétrer par une solution de gomme.

COLE (*Methods of Micr. Research*, 1884, p. xxxix) emploie le sirop et la gomme en combinaison. (Voyez n° 360.)

Après pénétration, les objets sont essuyés et entourés de solution de gomme pure, dans laquelle ils sont gelés. Cette pratique a pour but d'empêcher les coupes de s'enrouler.

292. Gélatine glycérique (SOLLAS ; *Quart. Journ. Mic. Sc.*, 1884, p. 163). — Sollas emploie une gelée à la glycérine ordinaire (voyez ci-dessus, n⁰ˢ 269 à 271); elle doit former au refroidissement une masse un peu ferme.

Les coupes obtenues après congélation sont mises rapidement sur un porte-objet; elles y adhèrent. Aussitôt qu'on a déposé sur la lame le nombre voulu de coupes, on les couvre d'une goutte de glycérine; on ajoute un couvre-objets, on le lute, et la préparation est achevée. Avec le temps, la glycérine pénètre la gélatine des coupes; il est facile d'en activer la pénétration en mettant la préparation dans une étuve chauffée de 20° à 30° C.

293. Gomme et gélatine (JACOBS ; *Amer. Nat.*, 1885, p. 734; *Journ. Roy. Mic. Soc.*, 1885, p. 900). — Gomme arabique, 5 parties; gomme adragante, 1 partie; gélatine, 1 partie. Faire dissoudre dans l'eau chaude q. s. pour donner une gelée peu épaisse après refroidissement. On ajoute à l'eau employée pour faire la dissolution un sixième de glycérine.

293 *bis*. Blanc d'œuf (ROLLETT ; *Denkschr. math. naturw. Kl. k. Acad. Wiss. Wien*, 1885; *Zeit. f. wiss. Mik.*, 1886, p. 92). — Rollett met de petits morceaux de tissus frais dans du blanc d'œuf pris sur un œuf fraîchement pondu, les porte dans ce blanc d'œuf sur la platine d'un microtome à congélation et les y enrobe dans une nouvelle quantité de blanc d'œuf. On fait geler et on coupe. Il faut se servir d'un rasoir bien refroidi. On porte les coupes sur un porte-objet, et on les examine soit dans le blanc d'œuf, soit dans la glycérine diluée.

293 *ter*. Collodion, ou celloïdine. — Nous avons décrit plus haut, n° 275, la pratique de la congélation des masses au collodion.

CHAPITRE XXIV

MÉTHODES POUR COLLER LES COUPES EN SÉRIES SUR LE PORTE-OBJET.

294. Les méthodes suivantes sont toutes bonnes, à condition que pour chaque cas on fasse choix de la méthode qui convient à la nature de la série de coupes que l'on prépare. S'il ne s'agit que de monter directement dans le baume des coupes faites à la paraffine, et que ces coupes ne soient pas trop grandes, on emploiera le collodion de SCHÆLLIBAUM, la gomme-laque de GIESBRECHT ou de CALDWELL, ou la gomme arabique de FLŒGEL ou de FRENZEL. Si les coupes sont tellement grandes et minces qu'il soit bon de pouvoir les manipuler avec des pinceaux pour les dérouler ou pour les étaler et écarter des plis qui peuvent s'être formés, il faut employer l'une ou l'autre des méthodes d'après lesquelles les coupes sont arrangées sur une surface *sèche* qui ne fasse pas obstacle à ces manipulations; on prendra soit la méthode de GAULE, soit la méthode à la gomme arabique sèche de FLŒGEL, soit l'une des méthodes au caoutchouc ou à la gutta-percha de FRENZEL ou de THRELFALL. Nous recommandons de n'employer aucune de ces méthodes sèches pour les coupes très petites, parce que, la surface sur laquelle on dépose les coupes n'étant pas collante dès le commencement, on est exposé à voir s'envoler des séries entières de coupes au moindre courant d'air, même sous l'influence de l'haleine de l'opérateur.

Si les coupes doivent être colorées sur le porte-objet, on peut employer les méthodes précitées de SCHÆLLIBAUM, ou de FRENZEL (à la gutta-percha), toutes les fois que la coloration doit se faire par les teintures ordinaires, telles que le carmin et l'hématoxyline. Mais, si l'on désire colorer avec des teintures à l'aniline, ces méthodes ne seront pas toujours applicables, parce que le collodion et la gutta-percha se colorent dans la plupart des teintures aux couleurs d'aniline, et ne se décolorent pas au lavage. Dans ce cas, nous avons le choix entre l'albumine de PAUL MAYER (méthode qui offre l'avantage d'une très grande solidité), la gomme de FRENZEL, et le mucilage de coings de BORN ET WIEGER.

Les coupes faites dans l'eau ou imbibées d'eau pour une raison quelconque, peuvent être montées sur la gélatine de FOL.

Nous recommandons de faire usage du collodion de SCHÆLLIBAUM toutes les fois que rien ne s'y oppose; c'est une méthode très sûre, et, d'après notre expérience, de beaucoup la plus commode de toutes celles que nous avons essayées.

295. Collodion (SCHÆLLIBAUM; *Arch. f. mik. Anat.*, 1883, p. 565). — On mêle ensemble une partie de collodion et, selon la consistance du collodion, 3 ou 4 parties d'essence de girofle. On étale une quantité minime de la solution claire ainsi obtenue sur le porte-objet, à l'aide d'un petit pinceau. Cela forme une couche collante sur laquelle on dépose les coupes, en les étalant et en les aplatissant un peu avec un pinceau, à mesure qu'elles sont faites. Pour les fixer, Schœllibaum chauffe le porte-objet à une douce chaleur sur un bain-marie jusqu'à évaporation de l'essence de girofle, ce qui a lieu en cinq à dix minutes. Nous pouvons assurer qu'on arrive au but bien plus simplement et tout aussi sûrement en tenant le porte-objet au-dessus de la flamme d'un bec de Bunsen ou d'une lampe à alcool jusqu'à ce que la paraffine soit fondue et que l'essence de girofle se soit rassemblée en larmes entre les coupes, ce qui arrive en quelques secondes ou, au plus, en une demi-minute; il est tout à fait inutile de faire évaporer l'essence. On traite alors les coupes par un dissolvant quelconque de la paraffine qui n'attaque pas le collodion (Schœllibaum recommande l'essence de térébenthine; pour notre part, nous préférons et nous recommandons le xylol). L'on monte au baume, ou bien on passe par l'alcool absolu aux alcools plus faibles et à la coloration dans une teinture alcoolique ou aqueuse.

On trouvera peut-être, après la coloration, que la couche de collodion entre les coupes est devenue opaque. Cela provient de ce que l'on a employé une solution trop riche en collodion, ou bien de ce que l'on a étalé le collodion en une couche trop épaisse. On fait disparaître facilement cette opacité en déshydratant et en traitant à plusieurs reprises par l'alcool absolu et l'essence de térébenthine, puis en chauffant doucement; ou bien, en brossant l'espace opaque avec un pinceau imbibé d'essence de girofle.

La solution de collodion peut être faite avec l'essence de lavande au lieu d'essence de girofle.

G AGE préfère préparer ses porte-objets avec une couche de collodion normale qu'il laisse sécher et dont il rend la surface collante, au moment de s'en servir, en la brossant légèrement avec un pinceau imbibé d'essence de girofle. SUMMERS (*The Microscope*, 1886, p. 66, et *Journ. Roy. Mic. Soc.*, 1886, p. 544) emploie également une couche sèche, qu'il rend collante après y avoir posé les coupes, en y déposant une goutte d'un mélange à parties égales d'alcool et d'éther, qu'on laisse évaporer. Cette méthode dispense de l'emploi de la chaleur et pourra surtout rendre des services pour les coupes à la celloïdine.

296. Gomme-laque (GIESBRECHT, CALDWELL, MAYER). — Voici la méthode originelle de Giesbrecht, qui trouve encore des adhérents parmi les praticiens conservateurs (*Zool. Anzeig.*, 1881, p. 484). On fait une solution pas trop forte de laque rouge dans l'alcool absolu, et on la filtre. On prend un porte-objet chauffé, et on le couvre d'une couche mince de laque à l'aide d'une baguette de verre qu'on plonge dans la solution et qu'on passe une seule fois horizontalement sur la lame. On laisse sécher cette couche.

Au moment de faire les coupes, on rend la couche de laque collante en la brossant légèrement avec un pinceau imbibé de créosote. On pose les coupes sur cette couche ; on chauffe le tout au point de fusion de la paraffine pendant un quart d'heure, ce qui fait évaporer la créosote ; on éloigne la paraffine en traitant les coupes par quelques gouttes de térébenthine, et l'on monte au baume de Canada.

Dans les *Mitth. zool. Stat. Neapel*, de la même année, il est recommandé de prendre de la laque blanche au lieu de laque rouge, et de faire la solution dans l'alcool absolu (1 partie de laque pour 10 d'alcool absolu). La laque blanche du commerce étant souvent très difficilement soluble dans l'alcool, KINGSLEY recommande de prendre de la laque rouge et de la faire blanchir en l'exposant au soleil (voyez WHITMAN, *Methods in Microscopical Anatomy*, 1885, p. 117). MARK emploie les solutions de laque dont se servent les artistes pour fixer les dessins au fusain. Dans le même numéro des *Mittheilungen*, nous trouvons encore une modification du procédé originel qui consiste à brosser la lame avant de s'en servir avec de l'essence de girofle au lieu de créosote, la lame étant légèrement chauffée.

Il faut observer que les solutions de baume de Canada employées pour monter les coupes sont capables de dissoudre la laque. Il est donc bon de poser le baume sur le verre à couvrir et de mettre celui-ci rapidement en place, de manière à assujettir les coupes au plus vite.

La méthode de CALDWELL (*Quart. Journ. Mic. Sc.*, 1882, p. 336) constitue une simplification importante de ce procédé. On prépare la lame au moment de s'en servir en la brossant légèrement avec une forte solution de gomme-laque dans la créosote. Après avoir posé les coupes, on les chauffe pendant une demi-heure à une température un peu supérieure au point de fusion de la paraffine, et on les traite par la térébenthine, comme nous l'avons dit.

Ces deux méthodes ont le défaut de laisser se former des granulations dans la couche de gomme-laque. MAYER attribue la formation de ces granulations à l'emploi de la créosote ou de l'essence de girofle, et propose de les éviter en employant comme dissolvant l'acide phénique. Voici comment il prépare la solution. On pulvérise la laque et on la chauffe avec des cristaux d'acide phénique incolore jusqu'à ce qu'elle soit dissoute. Il faut alors filtrer, ce qu'on peut faire en ayant soin de chauffer l'entonnoir pendant le filtrage. Si la solution est trop épaisse, on peut ajouter quelques cristaux d'acide phénique. (Voyez *Journ. Roy. Mic. Soc.*, 1885, p. 910.) Mayer décrit aussi une autre méthode très compliquée pour préparer la solution de gomme-laque dans l'acide phénique. Nous ne la donnons pas parce que Mayer lui-même l'a abandonnée en faveur de la méthode plus simple que nous venons de décrire. (Voyez aussi WHITMAN, *Methods in Mic. Anat.*, p. 117.)

296 bis. Gomme-laque (MINOT; *Zeit. f. wiss. Mik.*, 1886, p. 175). — Faire une solution à 10 ou 12 p. 100 de gomme laque raffinée. Arranger les coupes en ordre sur le porte-objet, les couvrir d'une goutte de la solution de gomme-laque, chauffer à 30° ou 40° jusqu'à ce que la couche de gomme-laque soit parfaitement séchée, puis éclaircir par l'essence de girofle, et monter au baume. Ce procédé est applicable soit aux coupes à la paraffine, soit aux coupes à la celloïdine. Celles-ci doivent être auparavant colorées à part et déshydratées par l'alcool à 90 degrés.

297. Gomme arabique (FLŒGEL; *Zool. Anzeig.*, 1883, p. 565). — Faire une solution de 1 partie de gomme arabique dans 20 parties d'eau; filtrer et ajouter un peu d'alcool pour prévenir le développement de moisissures. Étaler cette solution sur le porte-objet en la versant dessus et laissant égoutter les lames (il est important de n'employer que des porte-objets très soigneusement nettoyés).

Les coupes ayant été posées en ordre sur la couche collante ainsi formée, on éloigne la paraffine par une goutte de benzine, et l'on monte au baume. (D'après Flœgel, si les coupes ne contiennent que très peu de paraffine, il n'est pas nécessaire de les traiter par un dissolvant, la solution de baume suffisant à dissoudre l'excès de paraffine. Nous pouvons constater qu'il en est ainsi, mais nous ne recommandons pas cette pratique, qui peut donner lieu à des granulations dans les préparations.)

On peut modifier cette méthode en laissant sécher complètement la gomme sur la lame, après quoi on y pose les coupes à sec. Pour les faire adhérer, il suffit d'humecter la surface de la gomme en dirigeant l'haleine dessus.

WADDINGTON (*Journ. Quekett Club*, 1884, p. 199) recommande le procédé suivant pour la préparation d'une gomme arabique parfaitement pure et ne présentant pas de granulations sous le microscope. Faire une solution peu épaisse de gomme arabique dans de l'eau distillée. Filtrer. Verser le liquide filtré dans de l'alcool fort et bien agiter ; la gomme se précipite sous forme d'une masse pâteuse. Recueillir cette masse sur un filtre et la laver avec de l'alcool jusqu'à ce que l'alcool de lavage ne contienne plus d'eau. La sécher. On obtient ainsi une poudre blanche qu'il faut faire dissoudre dans l'eau distillée et filtrer deux fois. On peut alors verser la solution sur des lames porte-objets, faire égoutter et sécher ces lames, et les conserver indéfiniment, prêtes à être employées.

298. Gomme à l'alun de chrome (FRENZEL; *Arch. f. mik. Anat.*, 1883, p. 51). — Faire une solution peu épaisse de gomme arabique dans l'eau, et l'additionner de solution aqueuse d'alun de chrome. On peut mettre un excès de ce réactif sans inconvénient. Finalement, on ajoute un peu de glycérine et une trace d'alcool (*loc. cit.*, p. 142). On prépare les lames avec cette solution de la manière connue, on y pose les coupes (il est indifférent qu'elles aient été faites par la voie sèche ou par la voie humide) et on les chauffe pendant un quart d'heure, au plus, à une température de 30° à 45° C. Cela suffit pour rendre la gomme insoluble.

Cette méthode permet la coloration sur porte-objet. La couche de gomme ne se colore pas dans les teintures les plus usitées ; seules la safranine et la fuchsine la colorent d'une manière nuisible.

299. Mucilage de coings (BORN et WIEGER; *Zeit. f. wiss. Mik.*, 1885, p. 346). — On prend du mucilage de coings ordinaire des pharmacies. A deux volumes de ce mucilage on ajoute un volume de glycérine et une trace d'acide phénique. On étale cette solution en couche mince sur des porte-objets très soigneusement nettoyés selon les méthodes connues. Les coupes sont posées sur la couche de mucilage tenue humide par la glycérine. On chauffe le

tout pendant vingt minutes ou plus à une température de 30° à 40°
C. On éloigne la paraffine fondue par une goutte d'essence de térébenthine, puis on porte la lame dans l'alcool absolu, où on la laisse
une demi-heure; il est important que l'alcool soit absolu et que la
lame y reste le temps indiqué. On peut alors colorer, en prenant
toutefois la précaution de passer par des alcools successivement
plus faibles si l'on fait usage d'une teinture aqueuse, car si l'on
négligeait cette précaution, les courants de diffusion détacheraient les
coupes. Il est également nécessaire d'éviter les teintures alcalines,
telles que le carmin ammoniacal et le carmin au borax, car les
liquides alcalins attaquent la couche de mucilage et font détacher
les coupes.

300. **Albumine** (Paul Mayer; *Mitth. zool. Stat. Neapel*, IV, 1883,
p. 521). — On prend un blanc d'œuf, on y ajoute un peu de solution
de salicylate de soude, et l'on filtre. Au liquide filtré on ajoute un
volume de glycérine et encore un peu de salicylate, ou un autre
antiseptique. On étale ce fixatif en couche mince sur le porte-objet
au moment de s'en servir, on pose les coupes sur la couche humide,
on chauffe pendant quelques minutes au bain-marie, et l'on enlève
la paraffine fondue par l'essence de térébenthine.

Fol (*Lehrbuch*, p. 134) prend un blanc d'œuf qu'il réduit en neige
en le battant, laisse déposer, filtre rapidement à travers un filtre
pneumatique, ajoute un volume de glycérine, filtre encore une fois,
et ajoute un peu de camphre ou d'acide phénique.

Cette méthode est particulièrement appropriée aux séries de
coupes qu'on désire traiter par les teintures. L'albumine est extraordinairement tenace, de sorte qu'on ne risque aucunement de voir
les coupes se détacher. Pour la coloration, on peut employer les
teintures ordinaires ou les anilines. Dans l'un et l'autre cas, si l'on
fait usage d'un procédé de coloration suivie de décoloration, cette
méthode offre l'avantage de faciliter beaucoup la surveillance de
la décoloration; si l'on arrête celle-ci au moment même où la couche
de fixatif a perdu sa couleur, on obtient en général une coloration
nucléaire parfaitement précise.

Fol fait observer que dans tous les cas les coupes, colorées ou non,
qui sont destinées à être montées dans le baume, doivent être soigneusement lavées dans l'alcool; autrement il restera dans l'albumine des traces de glycérine qui troublent les préparations par la
suite.

Somme toute, cette méthode est importante pour le cas de coupes destinées à être colorées sur porte-objet par la méthode Hermann-Bœttcher ; même pour les autres colorations elle offre l'avantage sérieux d'une très grande solidité ; mais pour le travail ordinaire elle est certainement bien moins commode que le procédé de Schællibaum.

301. Gutta-percha (FRENZEL ; *Zool. Anzeig.*, vol. VI, 1883, p. 51, 301 et 423). — On fait dissoudre de la gutta-percha dans un mélange de chloroforme et de benzine, de manière à faire une solution pas trop liquide ; une concentration de 1 p. 100 peut être recommandée. On laisse déposer, on filtre jusqu'à ce qu'on ait obtenu une solution claire, on laisse reposer le liquide filtré pendant deux ou trois semaines, en agitant fréquemment, et si au bout de ce temps il s'est formé un précipité, on filtre de nouveau. On étale ce fixatif sur les porte-objets avec un pinceau et on laisse sécher. On arrange les coupes faites à la paraffine sur la couche sèche de gutta-percha ; on peut les étaler, les aplatir, ou enlever des plis, à l'aide d'un pinceau mouillé d'alcool absolu. C'est là un des principaux avantages de cette méthode. Les coupes posées, on chauffe pendant quelques secondes ou quelques minutes à une température de 35° à 55° ; la gutta-percha devient collante et fixe les coupes. On laisse refroidir et l'on traite les coupes avec des quantités assez considérables de naphte. On laisse le naphte s'écouler rapidement, de telle sorte que les coupes paraissent presque sèches. Si l'on désire monter au baume, on ajoute alors une goutte de baume, et la préparation est achevée. Si l'on désire colorer les coupes, on éloigne le naphte par l'alcool absolu, et l'on passe par des alcools successifs à la teinture voulue. Si les coupes sont très petites, on peut prendre encore une précaution. On laisse évaporer le naphte presque entièrement, on verse sur les coupes quelques gouttes de solution de gutta-percha qu'on laisse sécher avant de traiter la préparation par l'alcool. La coloration se fait parfaitement bien par pénétration de la teinture à travers la gutta-percha. Il y a même encore une précaution qu'on peut prendre pour éviter la perte de coupes. On fixe les coupes par la gomme arabique ou par la gommelaque de Giesbrecht ; on éloigne la paraffine par l'essence de térébenthine ; on laisse évaporer la térébenthine ou on l'éloigne par le chloroforme ; on ajoute quelques gouttes de solution de gutta-percha et l'on procède comme nous venons de le dire.

Dans le cas de coupes au collodion, on procède de la manière suivante. Les coupes sont arrangées sur la couche sèche de gutta-percha comme d'habitude, mais, au lieu de chauffer, on mouille la couche avec une goutte de benzine ou de chloroforme, ce qui suffit pour la rendre collante. On laisse un peu sécher et l'on monte au baume, ou l'on passe à la teinture voulue.

Frenzel préfère la gutta-percha à la solution de caoutchouc préconisée par Threlfall. Il est vrai que le caoutchouc fournit plus facilement une solution limpide et que la solution sèche mieux ; mais la gutta-percha se montre beaucoup plus résistante.

302. Caoutchouc (THRELFALL; *Zool Anzeig.*, 1883, p. 301). — On fait une solution très peu épaisse de caoutchouc dans de la benzine ou du chloroforme, et l'on prépare les lames en versant cette solution dessus, puis on laisse égoutter et sécher. Tout le reste du traitement est identique à ce que nous avons dit pour le procédé de Frenzel.

303. Méthode de Gaule (GAULE; *Arch. f. Anat. u. Phys., Phys. Abth.*, 1881, p. 156). — Mouiller la lame avec de l'alcool, et y arranger les coupes à l'aide d'un pinceau également imbibé d'alcool; chauffer, de manière à faire fondre la paraffine; poser dessus une lamelle mince; ajouter au bord de la lamelle une goutte de xylol, puis, après un moment, une goutte de solution de baume de Canada dans le xylol.

C'est là un procédé que nous pratiquons très souvent, car il est très commode. Il va sans dire qu'il suppose une certaine adresse. Nous recommandons de poser d'abord la lamelle et d'appuyer avec le doigt sur l'un de ses angles pendant que l'on chauffe au-dessus de la flamme d'une lampe à alcool; la paraffine fondue se ramasse sur cet angle et on l'enlève avec un papier à cigarette. On laisse le papier à cigarette en place et l'on ajoute le xylol et le baume. Si l'on n'a que peu de coupes à monter, ou si l'on désire seulement faire un examen préliminaire de l'objet dans une essence sans tenir à la conservation définitive des coupes, ce simple procédé suffit parfaitement.

304. Gélatine et alue (Fn de cohrmoL; *Lehrbuch*, p. 132). — On fait dissoudre 4 grammes de gélatine dans 20 cc. d'acide acétique cristallisable, en chauffant au bain-marie et en agitant fréquemment. A 5 cc. de la solution on ajoute 70 cc. d'alcool à 70 p. 100 et 1 à 2 cc. d'une solution d'alun de chrome à 5 p. 100 dans l'eau. On verse ce mélange sur le porte-objet à préparer. On laisse sécher à l'air, et au bout de quelques heures la couche de gélatine passe à l'état insoluble. Cependant la gélatine conserve la faculté de se gonfler un peu et de devenir collante en présence de l'eau. On plonge donc le porte-objet sous la surface de l'eau dans laquelle nagent les coupes, on fait glisser les coupes à leur place et on lève le tout avec précaution; les coupes se trouvent fixées en place.

Cette méthode s'applique soit au cas de coupes faites sous l'eau, soit au cas de coupes faites dans des masses de gomme ou de savon; ces masses se gonflant beaucoup en présence de l'eau, il est bon de les éloigner avant de coller les coupes, autrement les coupes se soulèvent en des plis nombreux.

On pourra la trouver utile pour les grandes coupes faites à la celloïdine.

305. Méthode de Minot pour coupes au collodion (WHITMAN ; *Methods in Micr. Anat.*, p. 117). — MINOT arrange les coupes sur un porte-objet inondé d'alcool à 95 p. 100; il laisse écouler l'alcool, dépose sur chaque coupe une goutte de solution alcoolique de gomme-laque, chauffe à 40° C. pendant quelques minutes, jusqu'à ce que les coupes paraissent sèches; il peut alors les traiter par l'essence de girofle et monter au baume.

305 *bis*. Séries de coupes au collodion [WEIGERT; *Zeit. f. wiss. Mik.*, 1885, p. 490). — La méthode que nous exposons brièvement ici fut imaginée par Weigert pour faciliter la préparation de séries de coupes du système nerveux central colorées par son procédé d'imprégnation par l'hématoxyline (n° 631). Comme elle est évidemment applicable à la confection de séries de coupes au collodion de toute sorte d'objets, nous la donnons ici.

Les coupes sont faites, comme d'habitude, avec un rasoir mouillé d'alcool. Il faut faire attention à ne pas avoir sur la lame trop d'alcool pour faire flotter les coupes. On ne prend pas les coupes avec un pinceau, mais avec une bandelette de papier. La bandelette de papier doit avoir environ deux fois la largeur des coupes. Elle doit être découpée dans du papier assez poreux pour s'imbiber facilement d'alcool, et en même temps assez résistant, à l'état imbibé, pour ne pas se déchirer sous l'influence d'une légère traction. Weigert recommande le « Closet-papier »; nous pensons qu'on trouvera facilement cette sorte de papier chez les pharmaciens, surtout les pharmaciens anglais (demander du « Closet-paper »). On prend par les deux bouts la bandelette de papier imbibée d'alcool, on la tend légèrement et on l'abaisse sur la coupe; la coupe y adhère et on l'enlève en faisant passer la bandelette horizontalement, ou en la levant légèrement, au delà du tranchant de la lame. On commence par poser la première coupe vers le bout du papier qu'on tient dans la main gauche ; les autres coupes trouvent leur place sur le papier en suivant de gauche à droite. Entre chaque coupe on pose la bandelette de papier, les coupes en haut, sur un fond humide préparé d'avance en mettant dans une assiette du papier buvard, à plusieurs épaisseurs, couvert d'une feuille du même « Closet-papier », le tout étant saturé d'alcool. Lorsqu'on a ainsi aligné sur du « Closet-papier » toutes les coupes qu'on désire monter, on passe à la deuxième manipulation, qui est le collodionnage de la série.

Cela se fait en deux étapes. La première consiste à poser la série sur une plaque de verre collodionnée. A cet effet, on a préparé d'avance des plaques de verre en versant dessus du collodion qu'on laisse s'étaler en une couche unie, comme le font les photographes. On laisse sécher cette couche (les plaques ainsi préparées peuvent être gardées indéfiniment en provision). On prend une de ces plaques, de dimensions convenables (pour les petites séries, les porte-objets suffisent ; pour les grandes coupes, on se sert de plaques de dimensions correspondantes) ; on pose sur la surface collodionnée une des bandelettes de papier avec les coupes, les coupes en bas, et on la presse légèrement contre la plaque ; les coupes adhèrent à la surface collodionnée, et l'on peut maintenant avec un peu de précaution éloigner le papier sans les déranger. Il faut observer la précaution de ne pas coller plus d'une à deux lignes de coupes sur la même plaque de verre ; autrement les premières risqueraient de se dessécher pendant que l'on prépare les suivantes. S'il se trouve un excès d'alcool autour des coupes, on l'enlève avec du papier buvard. On passe ensuite à la deuxième phase du collodionnage. Elle consiste à verser sur les coupes du collodion qu'on laisse s'étaler en une couche unie et sécher superficiellement. Aussitôt que cette couche est sèche à la surface, on inscrit au coin de la plaque, avec un pinceau chargé de bleu de méthylène, les indications nécessaires, et l'on plonge la plaque ou bien dans la solution colorante (Hématoxyline de Weigert, n° 631, ou autre teinture), ou bien dans de l'alcool à 80 p. 100. Dans le liquide, les deux couches de collodion ne tardent pas à se détacher du verre en emportant les coupes. Celles-ci gardent leurs positions relatives, fermement emprisonnées entre les deux feuilles de collodion. On les colore, on les lave, on déshydrate à la manière ordinaire, si ce n'est qu'on évite naturellement pour la déshydratation l'emploi d'un alcool d'un titre supérieur à 90 à

96 p. 100. On éclaircit avec de la créosote (qui est, d'après Weigert, à préférer au xylol et à l'essence d'origan), ou avec un mélange de benzine et d'alcool, en prenant toutefois la précaution de laisser les séries soit dans l'alcool, soit dans l'éclaircissant plus longtemps qu'on n'y laisserait des coupes libres. On découpe les séries dans les longueurs voulues pendant qu'elles sont encore dans l'alcool ; on peut les poser à cet effet, pour plus de sûreté, sur une bandelette de « Closet-papier » saturée d'alcool. On monte définitivement selon les procédés connus.

Les grands avantages de la très importante méthode que nous venons d'exposer se trouvent dans la sûreté des manipulations, et dans sa rapidité. Du moment que les coupes ont été alignées sur le papier, on traite la série entière presque comme une seule coupe.

305 *ter*. **Séries de coupes à la gélatine**, méthode de Giacomini. — Voyez plus loin, n° 662.

CHAPITRE XXV

AGENTS ÉCLAIRCISSANTS.

306. Nous entendons ici par agents « éclaircissants » les liquides dont on se sert dans le but d'augmenter la transparence des préparations microscopiques par voie optique. Ces liquides ont toujours un indice de réfraction qui approche de celui des éléments des tissus, et c'est en s'insinuant entre ces éléments qu'ils permettent aux rayons lumineux de poursuivre leur marche à travers les tissus sans subir ces variations brusques de direction qui sont la cause de l'opacité des préparations imbibées d'un milieu dont la réfringence est très inférieure à celle des éléments de la préparation. C'est assez dire que tous les agents dont nous parlons sont des liquides fortement réfringents. En outre, on demande en général à un agent éclaircissant de remplir encore la fonction d'éloigner l'alcool dont la préparation se trouve imbibée et de faciliter la pénétration de la résine qui sert à la conservation permanente de la préparation. Ces liquides doivent donc être de nature à se mêler librement à l'alcool, et être en même temps des dissolvants du baume de Canada ou d'un autre milieu résineux employé pour la conservation. La plupart de ces liquides se trouveront donc parmi les huiles essentielles.

307. **Manière d'employer les éclaircissants.** — Nous avons déjà insisté à plusieurs reprises sur l'importance de la précaution qui consiste à ne jamais porter une préparation brusquement dans un liquide beaucoup plus dense que celui où elle se trouve, par exemple, de l'alcool dans l'essence de cèdre. Nous avons même expliqué le procédé qu'il convient d'employer pour rendre le passage d'un

liquide à un autre aussi graduel que possible ; mais comme nous nous sommes aperçus qu'encore aujourd'hui bien des histologistes paraissent ignorer la simple et élégante méthode de Giesbrecht, nous ne craindrons pas de l'expliquer encore une fois. Elle consiste à mettre le liquide éclaircissant *sous* l'alcool qui contient les pièces à éclaircir. Par exemple, on verse dans un récipient convenable — un verre de montre ou mieux un petit tube — quelques gouttes d'essence de cèdre ou de girofle, on verse doucement sur l'essence une quantité suffisante d'alcool. Ou bien, on verse l'alcool en premier lieu et l'on introduit ensuite l'essence sous l'alcool à l'aide d'une pipette. On met les objets à éclaircir dans l'alcool. Ils nagent d'abord à la surface de séparation des deux liquides, où ils se trouvent dans un milieu mixte dont la densité augmente aussi graduellement que possible de haut en bas. Ils se pénètrent peu à peu d'un milieu qui est un mélange des deux liquides employés, et à mesure qu'ils s'en pénètrent ils l'échangent de nouveau par diffusion contre un milieu toujours plus dense. Ils passent donc par gradations insensibles à travers des mélanges de densité croissante, jusqu'à ce qu'ils soient entièrement pénétrés par le liquide plus dense. Alors ils tombent au fond de ce dernier ; on enlève avec une pipette l'alcool qui surnage, et l'opération est terminée.

Cette méthode est de beaucoup plus délicate que celle qui consiste à faire pénétrer les objets successivement par un mélange de deux parties d'alcool et d'une partie d'essence, par un mélange d'une partie d'alcool et d'une partie d'essence, et ainsi de suite ; méthode que nous voyons cependant pratiquer journellement.

On peut activer la pénétration des éclaircissants en les employant à chaud.

308. Choix d'un éclaircissant. — Cela dépend naturellement du but que l'on se propose. Nous pensons toutefois que les éclaircissants suivants doivent se trouver sur la table de travail : essence de cèdre, comme éclaircissant normal pour les préparations à monter au baume, et comme milieu normal pour les dissections fines ; essence de girofle, pour les dissections fines dans lesquelles on désire profiter de la propriété qu'a cette essence de former des gouttes très convexes, ne s'étalant pas facilement sur le verre, ou de sa propriété de rendre les tissus fragiles ; acide phénique, pour les préparations qui n'ont été qu'imparfaitement déshydratées.

309. Classification des éclaircissants. — D'après les recherches détaillées de STIEDA, les huiles essentielles peuvent être classées dans les deux groupes suivants selon la rapidité plus ou moins grande avec laquelle elles effectuent l'éclaircissement des coupes :

A. Groupe dont l'essence de térébenthine est le type. *Ces essences éclaircissent sans trop de peine des coupes parfaitement déshydratées, mais n'éclaircissent pas du tout ou seulement après plusieurs heures des coupes qui ne le sont pas.*

B. Groupe dont l'essence de girofle est le type. *Ces essences éclaircissent avec une très grande rapidité les coupes bien déshydratées, et un peu plus lentement et avec un peu de ratatinement celles qui ne le sont pas.*

Essence de térébenthine,
— d'absinthe,
— de baume de Copahu,
— d'écorces d'orange,
— de cubèbe,
— de fenouil,
— de fleurs de millefeuille,
— de sassafras,
— de genévrier,
— de menthe crépue,
— d'origan,
— de lavande,
— de cumin,
— de cajeput,
— d'écorce de cascarille,
— de sabine,
— de citron.

Essence de girofle,
— de *Gaultheria,*
— de cassia,
— de cannelle,
— d'anis étoile,
— de bergamote,
— de cardamome,
— de coriandre,
— de carvi,
— de romarin.

Nous avons à ajouter au groupe des bons éclaircissants l'essence de bois de cèdre, l'essence de bois de santal, l'acide phénique et la créosote.

NEELSEN et SCHIEFFERDECKER (*Arch. f. Anat. u. Phys.* 1882, p. 206) ont examiné une série d'essences dans le but d'en trouver qui réunissent les bonnes qualités d'éclaircir rapidement des coupes sorties de l'alcool à 95 pour 100, de ne pas attaquer les teintures d'aniline, et d'éclaircir le collodion sans le dissoudre. Ils ont examiné les propriétés des essences suivantes : anis, ambre, goudron de bouleau, cajeput, *Acorus calamus*, *Cassia*, bois de cèdre, citron, aneth, thym, pin, menthe, cumin, niobe, origan, *Palmarosa*, *Mentha piperata*, *Men-*

tha pulegium, romarin, sassafras, nard, thuya, bois de santal, carvi. De toutes ces essences, trois seulement remplissent ces conditions : ce sont l'essence de bois de cèdre, l'essence d'origan, l'essence de bois de santal.

Il est un autre point de vue d'après lequel nous voudrions pouvoir donner une classification détaillée des éclaircissants, c'est celui de leurs indices de réfraction. Malheureusement les données nous manquent pour cela. Nous pouvons seulement donner quelques indications vagues sur les indices de quelques-uns des plus importants de ces liquides. L'essence de cèdre a approximativement le même indice de réfraction que le crown-glass, qui est égal à celui du baume de Canada ; l'essence de cèdre éclaircit donc les objets au même degré que le baume. L'essence de girofle a un indice notablement plus élevé, il éclaircit donc plus que le baume. L'essence de térébenthine et la créosote ont des indices inférieurs à celui du baume ; en conséquence elle éclaircissent beaucoup moins que les autres liquides que nous avons nommés.

310. Essence de bois de cèdre (NEELSEN et SCHIEFFERDECKER ; *l. c.*). — Cette essence se trouve dans le commerce (GEHE und Cie, Dresden ; SCHIMMEL u. COMP., Leipzig ; et chez les fournisseurs de réactifs histologiques, par exemple, Dr GEORG GRÜBLER, 17, Dufour-Strasse, Leipzig). Le prix en varie de 18 à 25 fr. le kilo, c'est donc environ le même prix que l'essence de girofle (le docteur Grübler livre par petites quantités à raison de 25 c. par dix grammes). Elle doit être d'un jaune clair, ou, ce qui est mieux, d'un vert d'huile d'olive fraîche. Elle se mêle facilement au baume de Canada et à l'huile de ricin. Elle s'évapore avec une extrême lenteur. Elle éclaircit facilement des tissus sortis de l'alcool à 95 p. 100 ; les coupes au collodion demandent cinq à six heures pour être éclaircies. Elle n'attaque pas les teintures aux couleurs d'aniline.

Cette essence est très pénétrante, et, comme elle se mêle facilement à la paraffine, elle constitue, ainsi que nous l'avons fait observer ailleurs, l'un des meilleurs liquides pour préparer les objets pour l'inclusion à la paraffine. D'après notre expérience, elle est de tous les éclaircissants, le moins nuisible aux tissus ; aussi sommes-nous maintenant entièrement de l'avis de Neelsen et de Schiefferdecker, qui estiment qu'elle est en général le meilleur de tous les éclaircissants.

Nous devons ajouter qu'il est important qu'elle soit d'une bonne qualité, et surtout nous devons mettre en garde contre les espèces incolores; nous en avons examiné une qui, en plusieurs jours, ne pénétrait absolument pas des objets parfaitement déshydratés que nous avions soumis à son action.

311. Essence de girofle. — On sait qu'il existe dans le commerce des espèces d'essence de girofle plus ou moins foncées de couleur, et les auteurs recommandent de n'employer que les espèces les plus claires. Nous donnerons quelques explications à ce sujet. Sans doute il y a avantage à ce qu'une bonne essence soit aussi peu colorée que possible, mais cette condition n'est pas facile à réaliser avec l'essence de girofle. Cette essence jaunit et brunit très facilement avec l'âge; de sorte qu'en faisant choix d'un échantillon très clair on risque fort de tomber sur un produit falsifié : ce qui arrive fréquemment. Nous conseillons au lecteur d'expérimenter avec des échantillons de diverses provenances, et de s'en tenir à celui qui lui donne les meilleurs résultats.

L'essence de girofle possède deux propriétés qu'il est important de connaître. Déposée sur une lame de verre, elle ne s'étale pas facilement, mais forme une goutte très convexe, propriété qui est souvent précieuse pour les dissections fines. Une autre propriété importante, c'est celle de rendre les tissus extrêmement cassants, propriété qu'on peut également mettre à profit pour les dissections. Si l'on désire amoindrir ces effets, on peut combiner l'essence de girofle avec de l'essence de bergamote.

L'essence de girofle a un indice de réfraction très élevé; elle éclaircit les objets plus que le baume. Elle dissout le collodion, ce qui fait qu'elle ne convient pas pour éclaircir les coupes d'objets inclus dans cette masse.

Cette essence conserve bien les éléments des tissus soumis à son action, et nous estimons que, somme toute, elle est, après l'essence de bois de cèdre, le meilleur éclaircissant pour le travail ordinaire.

312. Essence de cannelle. — Elle ressemble beaucoup à l'essence de girofle, mais est, en général, moins épaisse. D'après notre expérience, c'est un excellent éclaircissant et nous le recommandons particulièrement.

313. Essence de bergamote (Schiefferdecker; *Arch. f. Anat. u. Phys.*, 1882, p. 206). — L'essence de bergamote éclaircit rapidement les objets sortis de l'alcool à 95 p. 100, elle éclaircit bien le collodion sans le dissoudre, et n'attaque pas les teintures aux couleurs d'aniline. D'après notre expérience, cette essence conserve moins bien les cellules que les essences précédentes; nous savons cependant que quelques anatomistes sont de l'avis de Schiefferdecker, qui trouve qu'elle les conserve mieux.

314. Essence d'origan (Neelsen et Schiefferdecker; *ibid.*). — Ces auteurs ont recommandé cette essence comme ayant les mêmes propriétés que l'essence de bergamote, c'est-à-dire qu'ils ont trouvé qu'elle éclaircit les coupes au collodion sans dissoudre le collodion. Toutes les fois que nous l'avons vu employer pour cet objet, il est arrivé ou bien que les coupes ne s'éclaircissaient pas, ou bien que le collodion était attaqué. Les teintures à l'aniline sont plus ou moins attaquées par cette essence.

315. Essence de bois de santal (Id., *ibid.*). — Essence un peu épaisse, de couleur pâle, s'évaporant peu et ne changeant pas à la lumière. Elle éclaircit rapidement les objets sortis de l'alcool à 95 p. 100 et un plus lentement les coupes au collodion; elle n'attaque pas les teintures aux couleurs d'aniline. Les auteurs que nous citons trouvent qu'elle est un éclaircissant des plus utiles. Elle est malheureusement d'un prix un peu élevé : elle coûte plus de 60 fr. le kilo.

316. Essence de térébenthine. — Cette essence très communément employée est, à notre avis, le plus mauvais des éclaircissants, car elle altère à un plus haut degré qu'aucun autre les structures délicates. Ce défaut se trouve amoindri par l'emploi d'une térébenthine épaissie qu'on obtient facilement en exposant de l'essence de térébenthine en couches minces pendant quelques jours à l'air. On verse de l'essence dans une assiette qu'on couvre légèrement, de manière à exclure la poussière, et on laisse le tout jusqu'à ce que l'essence ait acquis une consistance sirupeuse.

L'essence de térébenthine a un indice de réfraction relativement très peu élevé; elle éclaircit beaucoup moins que le baume.

317. Acide phénique et créosote. — On peut employer l'un ou l'autre de ces réactifs, qui ont une action très semblable. Il est bon de les prendre aussi concentrés que possible. Ils éclaircissent les objets sortis de l'alcool très rapidement. Il n'est pas nécessaire de prendre les objets bien déshydratés, car ces réactifs suffisent à éclaircir, quoique plus lentement, des objets imbibés d'eau. Les éléments sont bien conservés. Nous estimons que l'acide phénique est peut-être le meilleur des éclaircissants pour des objets qui ne sont pas destinés à être montés dans le baume; malheureusement il y a toujours danger de voir les objets éclaircis dans l'un ou l'autre de ces réactifs se ratatiner sérieusement lorsqu'on les met dans le baume.

318. Xylol. Benzol. Chloroforme.—Quoique ces liquides soient d'un maniement peu commode, à cause de leur grande volatilité, ils peuvent rendre des services pour éclaircir des coupes au collodion. Ils servent communément pour séparer la masse et éclaircir en même temps les coupes à la paraffine.

319. Alcool absolu (SEILER ; *Journ. Roy. Mic. Soc.*, 1882, p. 126). — Seiler préconise une méthode qui consiste à employer comme milieu conservateur une solution de baume de Canada dans l'alcool absolu, et à y transporter les coupes directement de l'alcool absolu. Il pense que par ce moyen on évite le ratatinement produit par l'emploi des essences, de même que la dissolution des composés graisseux des cellules. Nous avons à plusieurs reprises expérimenté cette méthode, et nous avons trouvé que les résultats ne différaient en rien de ceux que nous obtenons habituellement par les procédés ordinaires; et nous trouvons que la méthode est loin d'être recommandable, à cause de la difficulté qu'il y a à manier la solution de baume dans l'alcool absolu. (Voyez au chapitre suivant pour la manière de préparer cette solution.)

CHAPITRE XXVI

LIQUIDES ADDITIONNELS ET CONSERVATEURS

320. Nous donnons dans ce chapitre la composition des divers liquides employés soit pour l'examen temporaire des préparations, soit pour leur conservation définitive. Nous commencerons par les milieux aqueux et peu réfringents, nous passerons aux liquides alcooliques et glycériques, qui contiennent moins d'eau et sont plus fortement réfringents, et nous finirons par le groupe des milieux encore plus réfringents et parfaitement anhydres représenté par les huiles essentielles et les résines.

321. Eau distillée. — Pour prévenir le développement de microbes, il est bon d'y tenir un morceau de thymol ou de camphre.

L'eau peut être quelquefois employée avec avantage pour l'examen de structures délicates qui ont été préalablement bien fixées par l'acide osmique ou chromique, ou l'un des sels des métaux lourds; par suite de la faiblesse de son indice de réfraction, elle sert parfois mieux qu'aucun autre milieu à rendre visibles des détails de structure très fins. Mais il importe de se rappeler qu'il ne faut pas traiter par l'eau des structures délicates, à moins qu'elles n'aient été fixées comme nous l'avons dit, car elle gonfle et déforme très rapidement la plupart des éléments cellulaires.

322. Solution physiologique de sel. Solution saline normale. — On fait dissoudre 0,75 p. 100 de chlorure de sodium dans l'eau distillée. On peut souvent ajouter avec avantage une trace d'osmium. (CARNOY.)

Cette solution a été imaginée principalement dans le but de donner à l'eau une densité qui approche de celle des liquides des tissus, et par ce moyen d'éviter les violentes osmoses auxquelles est due l'action nuisible de l'eau pure. Mais l'addition de sel ne sert qu'en partie à écarter cet inconvénient. Il reste toujours une circonstance qui peut provoquer l'endosmose, c'est la différence de composition des liquides des tissus et de la solution simplement saline. La substance des cellules est, en effet, un mélange de substances « colloïdes » et de substances « cristalloïdes » (Graham), tandis que la solution saline ne contient qu'un cristalloïde. Par suite de sa diffusibilité puissante, ce cristalloïde passe rapidement par endosmose pour rejoindre les colloïdes des cellules. Pour réduire au minimum les phénomènes osmotiques, il faut que le liquide additionnel contienne la proportion voulue de sel de cuisine ou d'un autre cristalloïde, et en outre la proportion voulue de substance colloïde. On peut y ajouter, par exemple, du blanc d'œuf, ce qui permettra d'atteindre le but. On trouvera, en effet, que tous les milieux qui se montrent excellents au point de vue de la bonne conservation des tissus frais renferment et des cristalloïdes et des colloïdes. Ainsi, l'humeur vitrée contient environ 7,8 parties de cristalloïdes (chlorure de sodium), pour 4,6 de matières colloïdes et 987 d'eau. Dans 1000 parties du jus des fruits se trouvent environ 3;8 parties de matières colloïdes (albumine), 5,8 de sel, et 3,4 d'urée. Dans le sérum du sang on trouve 8,5 parties de substances colloïdes pour 1 de substance cristalloïde (FREY).

323. Sérum. Sérum iodé. — Ce réactif fut introduit dans la technique histologique par MAX SCHULTZE (*Virchow's Archiv.*, 1864, p. 268). Nous empruntons les instructions suivantes à RANVIER (*Traité*, p. 76). Il n'y a que le sérum fabriqué avec l'eau de l'amnios des Mammifères qui présente des avantages sérieux. Pour se procurer de l'eau de l'amnios, on va dans un abattoir de Paris demander des *gosselins* de Veau ou de Mouton (c'est le nom sous lequel est connu l'utérus gravide). Une incision comprenant la paroi utérine et les membranes donne issue à un jet de sérum que l'on recueille dans un flacon muni d'un entonnoir. Ce liquide doit être parfaitement limpide et d'un jaune citrin. On ajoute dans le flacon des paillettes d'iode. Il faut agiter tous les jours le mélange, ou retourner le flacon, pour que l'iode se mélange à toute la masse, autrement il ne se trouverait de l'iode qu'au fond du flacon, et à la partie supérieure se formeraient des Vibrions et des Bactéries.

Le meilleur procédé pour avoir un bon sérum consiste à le préparer dans un flacon qui ne soit pas trop grand ou qui soit très plat, de manière que le niveau du liquide ne dépasse pas 2 à 3 centimètres, et de telle façon qu'il ne puisse pas y avoir une couche considérable de sérum au-dessus de la couche plus fortement iodée du fond.

On peut aussi employer un autre procédé. Le sérum est mélangé avec une forte proportion de teinture d'iode; il se forme un précipité d'iode; on filtre et l'on a une solution fortement iodée. On verse tous les deux ou trois jours un peu de cette solution fortement iodée dans le sérum ordinaire, qui est ainsi préservé de la putréfaction. Il est à remarquer qu'au début l'iode se dissout très lentement dans le sérum; mais si l'on continue son action, une partie de cet iode ne tarde pas (au bout de quinze jours à trois semaines) à se transformer en iodures; ces iodures contribuent alors à dissoudre une nouvelle quantité d'iode, et par suite on peut avoir au bout d'un à deux mois un sérum très fortement iodé. C'est ce sérum très fortement iodé et présentant une couleur brun foncé qui est le meilleur liquide pour ioder un sérum frais.

323 *bis*. **Sérum artificiel de Kronecker** (nous ne savons où cette formule a été publiée; nous citons d'après VOGT et YUNG; *Traité d'Anat. comp. prat.*, p. 473).

Sel marin.	6 gr.
Soude caustique.	0 gr. 06
Eau distillée.	1000 gr.

324. Sérum iodé artificiel (FREY; *Le Microscope*, p. 131).

Blanc d'œuf.	30 gr. 0
Chlorure de sodium.	0 gr. 4
Eau.	270 gr. 0
Iode, q. s. pour conserver le mélange.	

Cette formule est citée avec des proportions un peu différentes par RANVIER (*Traité*, p. 77):

Blanc d'œuf.	15 gr.
Chlorure de sodium.	0 gr. 20
Eau.	135 gr.
Teinture d'iode.	3 gr.

325. Humeur vitrée. Jus des fruits. Blanc d'œuf. — Ces simples liquides additionnels ne demandent pas d'autre préparation que d'être filtrés. On peut les ioder si on le désire.

326. Sirop simple. — C'est un milieu très utile pour l'étude de bien des tissus à l'état frais.

327. Sirop au chloral. — Le sirop simple a l'inconvénient de se laisser envahir très facilement par des moisissures. La meilleure manière de parer à cet inconvénient est de dissoudre du chloral dans le sirop. Il suffit de 1 p. 100 de chloral. Mais on peut employer des doses beaucoup plus fortes ; nous avons employé jusqu'à 7 p. 100 sans inconvénient.

328. Sirop phéniqué. — 1 p. 100 d'acide phénique dans du sirop simple. Nous recommandons le sirop phéniqué DÉCLAT (CHASSAING, avenue Victoria, 6, à Paris, ou chez les pharmaciens). — Ce sirop a l'avantage *de rester toujours parfaitement incolore.*

329. Eau phéniquée. — 1 p. 100 d'acide phéniqué dans l'eau. Ce liquide peut servir à la conservation permanente des tissus.

330. Eau créosotée. — 5 p. 100 de créosote dans l'eau. Les auteurs du *Micrographic Dictionary* recommandent ce liquide pour la conservation du tissu musculaire, des tendons, des cartilages, etc.

331. Liquide de Thwaites à la créosote. — Voyez BEALE (*How to work*, etc. p. 55.)

332. Créosote et alcool méthylique. — Voyez BEALE (*ibid.*, p. 56).

333. Alcool méthylique (*Liquide de* QUEKETT) ; (BEALE, *ibid.*). — 10 p. 100 d'alcool méthylique (esprit de bois, CH^4O) dans l'eau. Filtrer si la solution se trouble.

334. Alun. — Une solution concentrée d'alun dans l'eau de mer peut rendre des services pour la conservation de bien des animaux marins (Méduses, Siphonophores, Cténophores, Tuniciers). On peut tuer les animaux en les jetant dans le liquide, qui fixe suffisamment les tissus pour qu'on puisse les employer pour l'étude histologique. Nous ne voulons pas dire par là que ce procédé mérite confiance pour la conservation des structures délicates.

335. Acétate d'alumine (*Solution de* Gannal); (BEALE, *ibid.*).

Acétate d'alumine . . . . 1 partie
Eau. . . . . 10 parties.

336. Acide arsénieux (*Mic. Dict.*, art. *Préservation*). — On fait bouillir de l'acide arsénieux en excès dans l'eau, on filtre, et on ajoute deux parties d'eau.

337. Arsénite de potassium (*ibid.*). — Une partie de ce sel dissoute dans 160 parties d'eau forme une solution qui a été recommandée pour la conservation des tubes nerveux à myéline.

338. Carbonate de potassium (*ibid.*). — Pour le même but, on a recommandé une solution de 1 partie de carbonate de potassium dans 200 à 500 d'eau.

339. Acétate de potassium (MAX SCHULTZE; *Arch. f. mik. Anat.*, 1872, p. 180). — Solution concentrée dans l'eau. On en ajoute une goutte au bord du verre à couvrir sous lequel se trouve l'objet, imbibé d'eau. Après vingt-quatre heures on peut procéder à la fermeture de la préparation. Ce liquide a un indice de réfraction inférieur à celui de la glycérine. On croit qu'il a pour effet de prévenir le noircissement des objets qui ont été traités par l'osmium; mais nous ignorons jusqu'à quel point il possède en réalité cette propriété.

340. Chlorure de calcium (*Mic. Dict.*, art. *Preservation*). — On peut employer ou bien une solution d'une partie de chlorure dans deux parties d'eau, ou bien une solution saturée. Il faut y placer un morceau de camphre. Cette solution étant très hygroscopique ne se dessèche pas, ce qui fait qu'il n'est pas nécessaire de se presser de luter les préparations.

341. Hydrate de chloral. — Solution de 5 p. 100 dans l'eau (LAVDOWSKY; *Arch. f. mik. Anat.*, 1876, p. 359);
Ou 2,5 p. 100 dans l'eau (BRADY; *British Copepods*);
Ou 1 p. 100 dans l'eau (MUNSON; *Journ. Roy. Mic. Soc.*, 1881, p. 847).

341 *bis.* Alcool. — L'alcool ne sert pour l'inclusion définitive des préparations microscopiques que très allongé d'eau. Il a le désavantage que, si on le prend faible, il ne se montre guère un excellent conservateur, et que, si on le prend fort, il attaque à tel point les luts qu'on ne saurait plus compter sur la permanence des préparations.

CARPENTER (*The Microscope*, p. 246), qui a beaucoup expérimenté avec les diverses concentrations d'alcool, recommande un mélange de 1 partie d'alcool avec 5 parties d'eau.

LIQUIDES MERCURIQUES.

342. Liqueur de Harting (*Mic. Dict.*, art. *Preservation*). — 1 partie de sublimé corrosif pour 200 à 500 d'eau.

343. Liqueurs de Pacini (*Journ. de Micrographie*, 1880, p. 138). — PACINI fait observer que le bichlorure de mercure coagule et précipite les matières albuminoïdes des liquides des tissus, et que pour cette raison il convient de lui associer pour certaines préparations de l'acide acétique, et pour d'autres du chlorure de sodium. C'est d'après ce principe qu'ont été imaginées les liqueurs classiques de Pacini et de Goadby. Voici la composition des six liqueurs de Pacini :

N° 1. — 0,5 p. 100 sublimé corrosif dans l'eau.

Pacini ne se servait de cette solution que dans les cas où il désirait éloigner le sel ou l'acide de tissus qui avaient séjourné dans l'une des autres liqueurs.

```
N° 2. — Sublimé. . . . . . . . . . . . . .      1 partie
         Sel de cuisine. . . . . . . . . .      2 parties
         Eau . . . . . . . . . . . . . . . 200     —
```

D'un emploi général, mais sert spécialement pour les corpuscules sanguins des animaux à sang froid, pour le sperme, les épithéliums, les nerfs, et les fibres musculaires. Cette liqueur sert aussi à fixer les Infusoires.

```
N° 3. — Sublimé . . . . . . . . . . . . .      1 partie
         Sel de cuisine. . . . . . . . . .      4 parties
         Eau . . . . . . . . . . . . . . . 200     —
```

Pour les corpuscules sanguins des animaux à sang chaud.

N° 4. — Sublimé . . . .   1 partie
     Acide acétique . . . .   2 parties
     Eau   300   —

C'est la meilleure de ces liqueurs sous le rapport de la conservation des noyaux, mais elle produit des gonflements dans les corps cellulaires et dans les fibres.

N° 5. — (Nous citons cette formule et la suivante d'après FREY; *Le Microscope*, p. 233.)

     Sublimé. . . . .   1 partie
     Sel de cuisine . . . .   2 parties
     Glycérine (de 25° Baumé).   13   —
     Eau.   113   —

Il faut mélanger et laisser reposer pendant au moins deux mois. Après ce temps on ajoute 3 volumes d'eau et l'on filtre. Cette liqueur conserve bien tous les tissus délicats.

N° 6. — Sublimé. . . . .   1 partie
     Acide acétique. . . . .   2 parties
     Glycérine (25° Baumé)   43   —
     Eau.   115   —

S'emploie pour les mêmes objets que la précédente. Elle ne conserve pas les corpuscules rouges du sang.

344. **Modifications des liqueurs de Pacini.** — Les formules suivantes sont citées par FREY (d'après CORNIL) comme étant employées dans l'Institut Pathologique de l'Université de Berlin:

1. — Sublimé. . . . .   1 partie
     Sel de cuisine. . . . .   2 parties
     Eau.   100   —

Pour les tissus riches en vaisseaux des animaux à sang chaud.

2. — Sublimé . . . .   1 partie
     Sel de cuisine. . . . .   2 parties
     Eau.   200   —

Pour les mêmes tissus des animaux à sang froid.

3. — Sublimé. . . . .   1 partie
    Sel de cuisine   1   —
    Eau. . . . . 300 parties

Pour les globules du pus et éléments semblables.

4. — Sublimé. . . . .   1 partie
    Eau . . . . 300 parties

Pour les corpuscules du sang.

5. — Sublimé. . . . .   1 partie
    Acide acétique.   1   —
    Eau . . . . 300 parties

Pour les épithéliums et le tissu conjonctif; et pour les globules
du pus, lorsqu'on désire en démontrer les noyaux.

6. — Sublimé. . . . .   1 partie
    Acide acétique. . . . .   3 parties
    Eau. 300   —

Pour les ligaments, muscles et nerfs.

7. — Sublimé . . . .   1 partie
    Acide acétique. . . . .   5 parties
    Eau. 300   —

Pour les tissus glandulaires.

8. — Sublimé. . . . .   1 partie
    Acide phosphorique   1   —
    Eau. . . . . 30 (*sic;* nous pen-
sons qu'il faut lire 300).

Pour les tissus cartilagineux.

345. Liqueurs de Goadby (*Mic. Dict.*, art. *Preservation*).

N° 1. — Sublimé . . . .   0 gr. 12
    Alun . . . .   56 —
    Sel marin. . . . . 112 —
    Eau bouillante. . . . . 1135 —

Ce liquide se montre trop fort de sel et d'alun pour beaucoup d'objets,
et la formule suivante est à préférer en général :

          . N° 2. — Sublimé. . . . .   0 gr. 24
                  Alun. . . . .   56 —
                  Sel marin. . . . .   112 —
                  Eau . . . .   2270 —

Ce liquide est recommandé par SCHULTZE pour la conservation de Méduses, Echinodermes, larves d'Annélides, Entomostracés, Polythalames et Polycystines; il recommande d'y ajouter le traitement par la glycérine pour produire une transparence désirable.

N° 3. — Il est évident que pour la conservation d'objets à squelettes calcaires il faut ne pas mettre d'alun dans les liquides précédents. Pour de tels objets, Goadby recommande la formule suivante :

              Sublimé. . . . .   0 gr. 12
              Sel marin. . . . .   224 —
              Eau . . . .   1135 —

Pour des animaux marins, il convient d'ajouter encore environ 56 grammes de sel marin à ce liquide.

346. Liqueur d'Owen (nous citons d'après VOGT et YUNG; *Traité d'Anat. comp. pratique*, p. 19.)

              Sublimé . . . .   0 gr. 014
              Alun . . . .   79 gr.
              Sel de cuisine. . . . .   137 gr. 5
              Eau . . . .   1680 gr.

On la dit bonne pour la conservation des animaux mous.

347. Liqueur de Gilson (CARNOY ; *Biologie cellulaire*, p. 94).

              Sublimé. . . . .   0 gr. 15
              Acide acétique (à 15 p. 100 d'acide
                  acétique cristallisable). . . . . . .   2 cc.
              Glycérine . . . .   30 gr.
              Alcool à 60°. . . . .   60 —
              Eau. . . . .   33 —

Nous avons placé ici cette formule à cause du bichlorure de mercure qu'elle renferme ; mais nous rappelons que, par suite de la proportion assez considérable de glycérine et d'alcool qu'elle contient cette liqueur possède une puissance de déshydratation assez marquée et qu'elle ne doit être employée qu'avec des préparations soigneusement observées. C'est un des meilleurs liquides pour l'étude du noyau et du protoplasma en général ; son indice de réfraction est suffisamment élevé pour éclaircir au degré convenable les cellules à protoplasma sombre et granuleux ou chargé de corps étrangers.

347 *bis*. Blanc d'œuf et sublimé (GAGE ; *Notes on hist. methods,* *Ithaca,* 1885-86 ; *Zeit. f. wiss. Mik.,* 1886, p. 223).

Blanc d'œuf.	15 cc.
Eau..	200 cc.
Sublimé..	0 gr. 5
Sel de cuisine.	4 —

Mêlez, agitez, filtrez, et conservez au frais. GAGE recommande beaucoup ce mélange pour l'étude des corpuscules rouges du sang et des cellules ciliées.

AUTRES LIQUIDES.

348. Liqueur de Ripart et Petit (*Brebissonia,* 1880, p. 92 CARNOY ; *Biologie cellulaire,* p. 95).

Chlorure de cuivre.	0 gr. 30
Acétate de cuivre.	0 — 30
Acide acétique cristallisé.	1 —
Eau camphrée (pas saturée). . . .	75 —
Eau distillée	75 —

CARNOY trouve (*loc. cit.,* p. 127) que ce liquide est en général le meilleur de tous pour la conservation des structures du noyau et du protoplasma. Il conserve parfaitement toutes les colorations ordinaires, et même pendant longtemps celle du vert de méthyle.

349. Tannin (CARNOY ; *loc. cit.*).

Tannin en poudre.	0 gr. 5
Eau distillée.	100 —

350. Picro-carmin. — La solution de picro-carmin a été recommandée par RANVIER comme liquide additionnel pour les objets frais, dans la pensée qu'elle possède une action fixatrice suffisante pour conserver les formes des cellules. Carnoy trouve que des cellules y vivent souvent assez longtemps pour s'y gorger d'eau et s'y détériorer.

351. Vert de méthyle. — CARNOY recommande beaucoup la solution un peu concentrée de vert de méthyle comme liquide additionnel pour les tissus frais. En solution un peu forte, le vert de méthyle est un fixateur délicat, et conserve parfaitement pendant longtemps les structures cellulaires les plus délicates. On peut souvent lui ajouter avec avantage une trace d'acide osmique et un peu d'acide acétique.

Nous ne saurions trop insister sur l'importance de ce réactif dans les recherches délicates.

352. Liqueur de Wickersheimer. (Voyez *Zool. Anzeig.*, 1879, p. 670.) — Ce liquide ne paraît pas être très utile en histologie.

353. Liqueurs au « vinaigre salicylique » (MEYER ; *Arch. f. mik. Anat.*, 1876, p. 868). — On appelle « vinaigre salicylique » une solution de 1 partie d'acide salicylique dans 100 parties d'acide pyroligneux (d'une densité de 1,04 ; il doit être d'un jaune pâle). Avec cette solution, Meyer compose les deux liqueurs suivantes :

> N° 1. — Vinaigre salicylique. . . . . 1 volume
> Glycérine allongée de 2 volumes
> d'eau. . . . . 10 volumes

S'emploie pour des Hydres, des Nématodes, certaines larves, et autres petits organismes.

> N° 2. — Vinaigre salicylique. . . . . 1 volume
> Glycérine allongée de 4 vol. d'eau. . . 10 volumes

S'emploie pour les Infusoires.

Toutes les observations que nous avons rencontrées dans la littérature histologique au sujet de ces liqueurs portent qu'elles sont vraiment excellentes.

354. Vinaigre salicylique à la gomme (NOLL ; *Zool. Anzeig.*, 1883, p. 472).

> Liqueur de Meyer (n° 2) . . . . 1 volume
> Liqueur de Farrant (Voyez n° 358). . 1 —

Ce mélange ne se trouble jamais et ne se dessèche pas. Il réussit admirablement pour les Crustacés délicats et leurs larves ; les objets ne s'y ratatinent pas, et n'y deviennent pas trop transparents. Il réussit également bien pour des préparations durcies et colorées de Polypes, de petites Méduses, et d'autres Cœlentérés.

355. Médium de Deane (Voyez *Mic. Dict.*, art. *Preservation*). — Ce médium nous paraît superflu.

356. Gomme arabique au chloral (HOYER ; *Biol. Centralbl.*, 1882, p. 23). — On prend un flacon à large goulot, de 60 centimètres cubes de contenance environ. On le remplit aux deux tiers de gomme arabique en fragments (pas en poudre). On achève de le remplir avec une solution (de plusieurs centièmes) d'hydrate de chloral dans l'eau à laquelle on ajoute 5 à 10 p. 100 de glycérine. Après quelques jours on obtient une solution sirupeuse que l'on filtre à travers du papier de laine. La filtration est lente, mais peut être achevée en vingt-quatre heures.

Ce liquide a l'avantage de sécher suffisamment sous le verre à couvrir pour qu'il ne soit pas nécessaire de luter les préparations. Il sert pour les tissus colorés par le carmin ou l'hématoxyline. Les éléments s'y conservent bien, et sont moins éclaircis que dans le baume. Si après quelque temps la solution se trouble, il faut la filtrer et ajouter un peu de chloral.

357. Gomme arabique à l'acétate de potasse (HOYER ; *ibid.*). — Ce médium se prépare de la même manière que le précédent, sauf qu'à la place de la solution de chloral glycérinée on emploie la solution officinale d'acétate de potasse ou d'ammoniaque. Il sert plus spécialement pour les préparations colorées aux teintures d'aniline.

358. Gomme glycérinée (Médium de FARRANT : BEALE ; *How to work*, etc., p. 58).

> Gomme arabique . . . . 2 parties
> Glycérine. . . . . 1 partie
> Eau. . . . . 2 parties

A conserver dans un flacon bouché à l'émeri et contenant un morceau de camphre.

D'après FREY, ce médium serait composé de parties égales de gomme, de glycérine et de solution saturée d'acide arsénieux dans l'eau.

D'après le *Micrographic Dictionary*, il se compose de parties

égales de gomme arabique, de glycérine et de solution d'acide arsénieux à 0,37 p. 100 dans l'eau. On doit faire dissoudre d'abord la
gomme dans la solution arsénieuse, et puis ajouter la glycérine avec
précaution, pour éviter la formation de bulles d'air.

359. Gomme glycérinée (LANGERHANS ; *Zool. Anzeig.*, 1879, p.
575).

> Gomme arabique. . . . . 5 parties
> Eau . . . . 5 —

On mèle, et après vingt-quatre heures on ajoute :

> Glycérine. . . . . 5 parties
> Solution aqueuse d'acide phénique
> à 5 p. 100. . . . . 10 parties

Pour conserver de petits organismes dans ce médium, on en
ajoute une goutte au bord de la lamelle sous laquelle ils se trouvent ;
le lendemain on en ajoute encore la quantité nécessaire pour compenser la perte par évaporation, et on lute la préparation. Il y a
peu de ratatinement, et la plupart des couleurs naturelles des organismes marins se conservent bien.

360. Gomme et sirop (COLE ; *Methods of Mic. Research*, p. xxxix).

> Mucilage de gomme arabique P. B. . . . . . 5 parties.
> Sirop officinal P. B. . . . . 3 —

Mêlez, et ajoutez au mélange 1 p. 100 d'acide phénique pur.

Pour le cerveau, la moelle, la rétine, enfin tous les organes fragiles,
il faut prendre 4 parties de sirop pour 5 de mucilage.

Le mucilage de gomme arabique P. B. se compose de 4 parties de
gomme arabique dissoutes dans 6 parties d'eau distillée, la solution étant
passée à travers de la mousseline fine.

Le sirop se fait en dissolvant 1 partie de sucre blanc dans 1 partie
d'eau, et en faisant bouillir.

Ce médium ne sert pas pour monter les objets microscopiques en préparations permanentes, mais uniquement pour conserver des organes
destinés à être mis en coupes par la méthode de la congélation. (Voyez
n° 291.)

361. Glycérine — Les liquides glycériques étant sans contredit,
après les résines, les milieux les plus importants pour l'examen et la
conservation des préparations microscopiques, nous ferons bien de
dire quelques mots sur l'emploi de la glycérine en général.

On emploie très souvent pour la conservation définitive des préparations histologiques la glycérine fortement allongée avec l'eau. Cette pratique se recommande dans bien des cas à cause de l'augmentation de visibilité de certains détails de structure très fins qu'on obtient en diminuant l'indice de réfraction de la glycérine par l'addition d'eau. Mais au point de vue de la bonne conservation des pièces on fera toujours mieux d'employer la glycérine pure, la plus dense qu'on peut se procurer.

La meilleure glycérine est celle de la maison PRICE, de Londres. Elle est neutre, plus dense qu'aucune autre glycérine que nous ayons examinée, et possède un indice de réfraction de 1,46. On en trouve facilement de petites quantités dans toutes les pharmacies anglaises.

Ce n'est pas une chose facile que de luter les préparations à la glycérine d'une façon assez solide pour assurer leur conservation définitive. La glycérine est extrêmement pénétrante et finit toujours par attaquer tous les luts à la gomme-laque ou au bitume qui ont été imaginés jusqu'ici. Il est cependant un moyen très simple de prévenir cet inconvénient. On entoure la préparation d'abord d'une bordure de gelée à la glycérine (l'une ou l'autre des gelées dont les formules vont suivre conviendra). On attend que la gelée se soit solidifiée, et l'on procède à la fermeture définitive par le lut de Bell, ou par le bitume de Judée. On fera bien de prendre la précaution recommandée par MARSH, de rendre la gélatine insoluble en la traitant, aussitôt qu'elle s'est séchée suffisamment, par du bichromate de potasse. (Voyez au chapitre des « LUTS ET VERNIS », n° 384).

Nous rappelons que la glycérine dissout le carbonate de chaux, et qu'en conséquence on ne doit pas l'employer pour la conservation d'objets calcaires.

La glycérine ne conserve pas la couleur des préparations colorées par la cochenille ou (du moins d'après notre expérience) l'hématoxyline. Pour assurer la conservation des teintures au carmin, la glycérine doit être acidulée avec 1 p. 100 d'acide formique ou d'acide acétique.

362. Glycérine extra-réfringente. — Si dans certains cas il est avantageux de diminuer l'indice de réfraction de la glycérine par l'addition d'eau, dans d'autres il peut être avantageux de l'augmenter. L'indice de réfraction de la glycérine de Price est de 1,46; en y faisant dissoudre des substances appropriées on peut élever cet indice à la puissance de celui du crown-glass, de manière à porter la puissance éclaircissante de la glycérine à la hauteur de celle du baume de Canada, et à permettre d'utiliser l'ouverture totale des objectifs à immersion homogène. Ainsi, avec une solution de chlorure de cadmium dans la glycérine, on peut atteindre l'indice de réfraction de 1,504 ; avec une solution saturée de sulfocarbonate de zinc dans la glycérine, on arrive à 1,501 ; avec une solution saturée d'hydrate de chloral (amorphe, de Schering) dans la glycérine, on obtient 1,510 ; avec l'iodate de zinc dans la glycérine, on obtient 1,560, indice qui dépasse celui du baume du Canada, qui est de 1,540 (voyez *Journ. Roy. Mic. Soc.*, 1879, p. 346 ; — 1881, p. 943 ; et p. 366, — et 1880, p. 1031).

Pour préparer la solution de sulfocarbolate de zinc, on prend des parties égales de cristaux de sulfocarbolate de zinc et de glycérine de Price, on les mêle ensemble, et l'on chauffe jusqu'à faire bouillir la glycérine. Au bout d'une heure la solution est faite, mais il vaut mieux continuer à chauffer pendant quelque temps, vu que, si l'on ne chauffe que le temps nécessaire pour faire dissoudre les cristaux, il y a risque de voir la solution cristalliser au refroidissement. Filtrer à chaud. En évaporant doucement la solution, ou en y faisant dissoudre encore quelques cristaux, on peut faire monter l'indice de réfraction jusqu'à 1,525 (*Journ. Roy. Mic. Soc.*, 1880, p. 1031).

363. Boroglycéride (BARFF). Voyez *Journ. Roy. Mic. Soc.*, 1882, p. 124, et 1885, p. 742.

364. Glycérines alcoolisées. — En combinant en diverses proportions la glycérine, l'eau et l'alcool, on obtient une série de liquides très utiles comme liquides additionnels pour l'étude d'objets qui demandent à ne pas être trop éclaircis et à ne subir que très graduellement l'action d'un milieu dense. Pour les employer, il convient de mettre l'objet dans une quantité suffisante du liquide qu'on choisit, à le couvrir légèrement, et à le laisser quelques heures ou quelques jours. Au bout de ce temps, l'alcool s'est évaporé avec une partie de l'eau et l'on peut procéder à la fermeture de la préparation, ou bien monter dans la glycérine plus forte, ou dans une gelée à la glycérine. On trouvera ces liquides très importants pour l'étude des fins détails de la structure des cellules, ainsi que pour les fines dissections d'objets très petits.

1. Liquide de Calberla.

Glycérine . . . . 1 partie
Alcool. . . . . 1 —
Eau . . . . 1 —

2. Nous recommandons pour les objets très délicats le mélange

suivant. Rappelons toutefois que la liqueur de Gilson (n° 347) vient prendre place, sous le rapport de la densité, entre ce mélange et le précédent.

$$
\begin{array}{ll}
\text{Glycérine.} & \text{1 partie} \\
\text{Alcool} & \text{1 —} \\
\text{Eau.} & \text{2 parties}
\end{array}
$$

3. Liquide de Hæntsch.

$$
\begin{array}{ll}
\text{Glycérine.} & \text{1 partie} \\
\text{Alcool} & \text{3 parties} \\
\text{Eau} & \text{2 —}
\end{array}
$$

4. Liquide de Jæger (Vogt et Yung; *Traité d'Anat. comp. prat.*, p. 16).

$$
\begin{array}{ll}
\text{Glycérine} & \text{1 partie} \\
\text{Alcool.} & \text{1 —} \\
\text{Eau de mer} & \text{10 parties}
\end{array}
$$

GLYCÉRINES GÉLATINÉES : GELÉES A LA GLYCÉRINE.

365. **Emploi de la glycérine gélatinée, ou gelée à la glycérine.** — Nous avons déjà fait observer que la glycérine est d'un emploi peu commode et peu sûr pour les préparations permanentes, à cause de la grande facilité avec laquelle elle attaque les luts, de sorte que, malgré toutes les précautions, les préparations faites à la glycérine pure seront toujours d'une permanence problématique. On pare à cet inconvénient en combinant la glycérine avec la gélatine, de manière à former un composé qui a la consistance d'une gelée à la température normale. Pour se servir de cette gelée, on en fait fondre une petite portion sur le porte-objet à l'aide d'une lampe à alcool, on y introduit l'objet préalablement imbibé d'eau ou de glycérine (1), on pose une lamelle, et on laisse refroidir. Cela suffit

(1) Cela suffit quand on fait usage d'une gelée contenant relativement peu de gélatine. Pour les gelées fermes, riches en gélatine, on n'obtiendra de bons résultats qu'en préparant les objets dans un bain de la même gelée fondue au bain-marie.

parfaitement à la conservation des pièces; il n'est nécessaire de luter la préparation que pour mieux assujettir la lamelle en vue d'une conservation tout à fait définitive.

Les gelées à la glycérine ont un indice de réfraction supérieur à celui de la glycérine pure.

Nous sommes d'avis que ces milieux sont d'une importance très réelle, et que l'histologiste doit toujours posséder une bonne gelée à la glycérine.

On peut se procurer ces gelées toutes faites chez les opticiens, du moins à Londres; aussi chez les fournisseurs de microscopie en Allemagne, comme nous le voyons d'après le Prix-courant du Dr Grübler (Leipzig, Dufour-Strasse, 17).

366. Gelée à la glycérine (DEANE) (FREY; *Le Microscope*, p. 231). — Faire dissoudre 30 grammes de gélatine dans 60 grammes d'eau chaude, et ajouter 120 grammes de glycérine.

367. Gelée à la glycérine (LAWRENCE) (DAVIES; *Prep. and Mounting of Mic. Objects*, p. 84). — On prend une quantité voulue de géla-tine qu'on laisse ramollir pendant deux ou trois heures dans l'eau, on l'exprime, et on la fait fondre. On ajoute 1,5 cc. de blanc d'œuf par 25 cc. de gélatine fondue; il faut ajouter le blanc d'œuf au mo-ment où la gélatine est refroidie mais encore liquide. On fait bouillir, ce qui coagule le blanc d'œuf et éclaircit la gélatine. On filtre à tra-vers de la flanelle fine, et l'on ajoute pour 25 cc. du liquide filtré 10 cc. d'un mélange de 2 parties d'eau camphrée avec 1 partie de glycérine.

368. Gelée à la glycérine (BEALE; *How to work*, etc., p. 57). — Beale fait fondre et clarifie comme dans la formule précédente une certaine quantité de gélatine (ou de colle de poisson), et la combine avec un volume égal de glycérine concentrée.

369. Gelée à la glycérine (BRANDT; *Zeitschr. f. wiss. Mik.*, 1880, p. 69; *Journ. Roy. Mic. Soc.*, 1880, p. 502). — On fait fondre de la gélatine de la manière que nous avons exposée plus haut (n° 367), on ajoute 1,5 vol. de glycérine, et l'on filtre. A la gelée filtrée on ajoute quelques gouttes d'acide phénique.

La filtration du mélange est un point d'une importance capitale. La gélatine du commerce contient toujours de la poussière et de nombreux petits fils. Le papier à filtrer ne laisse pas passer la gelée en quantité suffisante, et la flanelle ne fait qu'augmenter la quantité de fils. Brandt arrive au but à l'aide du dispositif suivant. On prend une bouteille à large goulot, et on la coupe ou on la brise en deux. Le goulot est bouché par un bouchon perforé de deux trous. Dans l'un de ces trous on ajuste un tube de verre long de 20 cm.; au dedans de la bouteille il doit faire un peu saillie, et au dehors il doit être courbé assez brusquement de côté et effilé en une pointe de 1,5 à 2 mm. de diamètre. Dans l'autre trou on ajuste un entonnoir, de telle façon que sa partie large se trouve dans la bouteille, et que son tube de décharge passe à travers le bouchon. On tasse du verre pilé dans le tube de décharge, on met la gelée de glycérine dans l'entonnoir, et l'on remplit d'eau chaude l'espace compris entre l'entonnoir et les parois de la bouteille. L'eau chaude s'écoule lentement par l'orifice du tube de verre, et on la remplace à mesure.

370. Gelée à la glycérine (Kaiser; *Bot. Centralbl.*, 1880, p. 25). — On laisse ramollir 1 partie de gélatine de Paris pendant deux heures dans 6 parties d'eau, et l'on ajoute 7 parties de glycérine et 1 p. 100 d'acide phénique concentré. On chauffe pendant dix à quinze minutes, en remuant tout le temps jusqu'à ce que les flocons produits par l'acide phénique aient disparu. On filtre à chaud à travers du verre pilé fin, humecté et tassé dans un entonnoir.

Nous nous sommes fait une excellente gelée d'après cette formule, en substituant cependant la colle de poisson à la gélatine. On réussira à filtrer à travers du papier en tenant l'entonnoir près d'un bon feu de cheminée.

371. Gelée à la glycérine (Seaman; *Amer. Monthl. Mic. Journ.*, 1881, p. 534). — On dissout de la colle de poisson dans l'eau de manière à avoir une gelée un peu ferme après refroidissement, on ajoute 10 p. 100 de glycérine, et un peu de solution de borax, d'acide phénique ou de camphre. On filtre à chaud à travers de la mousseline et l'on ajoute un peu d'alcool.

372. Gelée à la glycérine (Fol; *Lehrb.*, p. 138). — Fol recommande les trois gelées suivantes :

1. Faire fondre ensemble un volume de la gelée de Beale (Voyez n° 368) et un demi-volume à un volume d'eau, et ajouter 2 à 5 p. 100 d'une solution d'acide salicylique, d'acide phénique, ou de camphre.

2. — Gélatine . . . . 30 parties
    Eau . . . . 70 —
    Glycérine . . . . · . . . . 100 —
    Solution alcoolique de camphre . . 5 —

A préparer comme la gelée de Beale, le camphre étant ajouté en dernier lieu en remuant.

3. — Gélatine . . . . 20 parties
    Eau . . . . 150 —
    Glycérine . . . . 100 —
    Solution alcoolique de camphre . . 15 —

A préparer comme la précédente.

372 *bis*. **Huile de ricin.** — L'huile de ricin a été depuis longtemps employée comme milieu d'inclusion par les micrographes, mais surtout, croyons-nous, par les botanistes, et sans que personne ait cherché à se rendre compte d'une manière précise des propriétés optiques de ce milieu. GRENACHER, qui l'a employée récemment pour monter des coupes d'yeux de Céphalopodes, explique (*Abhandl. d. naturforsch. Gesellsch.*, Halle a. S., Bd XVI; *Zeit. f. wiss. Mik.*, 1885, p. 244) que l'huile de ricin a un indice de réfraction de 1,49 (bien inférieur à celui du baume de Canada, 1,54). Elle rend donc les objets beaucoup moins transparents que le baume et doit donner une augmentation considérable de visibilité pour les éléments les plus réfringents des tissus. L'huile de ricin étant soluble dans l'alcool, on peut y porter directement les objets à la sortie de l'alcool absolu. Et comme elle est complètement anhydre, elle doit être parfaitement efficace sous le rapport de la conservation des tissus.

Grenacher monte ses coupes en séries par la méthode de la gomme-laque de Giesbrecht (n° 296).

Nous pensons que l'huile de ricin est capable de rendre de grands services dans bien des recherches.

373. Proto-iodure de potassium (STEPHENSON; *Journ. Roy. Mic. Soc.*, 1882, p. 167). — Cette solution pourra peut-être rendre des services en histologie, mais l'expérience à cet égard nous manque.

374. Monobromure de naphthaline (*Journ. Roy. Mic. Soc.*, 1880, p. 1043). — ABBE et VAN HEURCK ont trouvé que ce milieu donne d'excellents résultats avec les Diatomées. MAX FLESCH (*Zool. Anzeig.*, 1882, p. 555) l'a expérimenté pour des préparations histologiques, et a trouvé que quoique bien souvent les résultats ne répondissent pas à son attente, il y a cependant lieu de croire que pour certains objets il donnera de meilleures images que les autres milieux. Il paraît certain que des préparations histologiques *récemment montées* dans ce milieu donnent des images plus fortes que celles que donnent les mêmes objets dans le baume ou dans la glycérine.

RÉSINES.

375. Les résines et les baumes sont pour la plupart des substances solides, ou du moins d'une viscosité très grande, à la température normale. Elles consistent en un corps amorphe ou vitreux en solution dans une huile essentielle. Par distillation ou par évaporation naturelle à l'air, les résines perdent leur huile essentielle et passent à l'état solide. Selon nous, c'est toujours de ces résines ainsi privées de leur essence par évaporation spontanée ou artificielle qu'il convient de se servir pour faire les solutions qu'emploie le micrographe. Voici pourquoi. Les résines brutes, encore liquides par suite de l'huile essentielle qu'elles contiennent, renferment en outre une certaine proportion d'eau. Cette eau est nuisible sous deux rapports : elle rend plus difficile le problème de faire une solution parfaitement limpide de la résine dans un des dissolvants volatils (xylol ou chloroforme, par exemple) qu'on emploie à cette fin, pour des raisons bien motivées ; elle nuit à la bonne définition et à la bonne conservation des tissus, et surtout à la bonne conservation des pièces colorées. C'est pourquoi nous recommandons de faire toujours les solutions, soit de colophane, soit de résine-damar, soit de baume, avec la substance en nature ; nous sommes d'avis qu'on obtient ainsi des solutions bien plus belles qu'en employant la substance brute.

Les solutions peuvent se faire avec des menstrues volatiles, telles que le xylol ou le chloroforme ; en ce cas elles sèchent rapidement. Ou bien elles peuvent se faire avec des menstrues non volatiles, telles que l'essence de térébenthine ; elles sèchent alors lentement. Dans l'un et l'autre cas, aussitôt que l'évaporation du dissolvant s'est accomplie, la résine devient cassante ; elle peut perdre de son adhésion à la lamelle, qui peut se laisser détacher par un choc si elle n'est pas lutée ; elle peut se fendiller et endommager la préparation. Pour cette raison, on emploie de préférence les

solutions au chloroforme ou au xylol alors qu'on désire avoir une
préparation solidifiée aussi rapidement que possible, de manière
à pouvoir l'utiliser pour l'étude sans délai. Les solutions faites à
la térébenthine doivent être au contraire employées de préférence
lorsqu'il s'agit en premier lieu d'assurer à la préparation une
durée aussi longue que possible.

En vue de ce fait que les résines deviennent cassantes après la
perte de leurs dissolvants par évaporation, FOL (*Lehrb.*, pp. 138-139)
recommande de ne prendre pour faire les solutions que du baume
ou de la résine-damar liquide, ces substances contenant à l'état
brut et liquide une quantité suffisante de leurs huiles essentielles
naturelles pour que leur solidification en soit indéfiniment retar-
dée. Nous préférons toutefois faire nos solutions, comme nous
l'avons dit, avec de la résine solide et anhydre, et assurer la permanence de nos préparations, dans les cas où nous tenons à leur
durée prolongée, en les fermant hermétiquement par un lut approprié.

376. Baume de Canada. — Ce baume se trouve en général dans
le commerce à l'état liquide; on le rencontre cependant quelquefois
à l'état solide. Si on ne le trouve pas sous cette forme, nous recommandons de le faire évaporer à la chaleur douce et sèche d'une étuve
jusqu'à ce qu'il devienne cassant après refroidissement. Cette précaution n'est cependant nullement indispensable.

Les dissolvants employés pour faire les solutions sont : le xylol,
le benzol, le chloroforme, l'essence de térébenthine et l'alcool. De
toutes ces menstrues, c'est au xylol que nous donnons décidément
la préférence. Les solutions dans le xylol sont moins visqueuses
que celles qui sont faites dans les autres dissolvants, ce qui les rend
beaucoup plus faciles à manier. Elles sèchent vite. Elles peuvent
dissoudre sans se troubler les traces de paraffine qui peuvent rester dans les coupes. Elles ont l'avantage d'attaquer moins que les
autres solutions les teintures aux couleurs d'aniline. Les solutions
à la benzine ressemblent beaucoup aux solutions au xylol, mais
nous paraissent leur être inférieures sous les rapports que nous
avons indiqués. Les solutions au chloroforme sont excellentes, mais
il nous semble qu'avec ce dissolvant il est moins facile d'obtenir
une solution parfaitement limpide, et que les solutions sont décidément moins commodes à manier; elles ont surtout plus de viscosité. D'après HEYS (*Trans. Mic. Soc.*, 1865, Jan., p. 19), il est
avantageux de verser la solution faite au chloroforme dans des

flacons hauts et étroits et de la laisser reposer pendant au moins un mois ; par ce moyen elle se clarifie.

Les solutions à la térébenthine sont peu employées. Il paraît qu'avec ce dissolvant il n'est pas très facile d'obtenir des solutions homogènes, et que lorsqu'elles sèchent, il s'y forme souvent des traînées et des bulles d'air. C'est pourquoi nous recommandons de ne pas employer le baume de Canada, mais plutôt la colophane toutes les fois qu'on désire faire usage d'une solution à la térébenthine.

Seiler (*Proc. Amer. Soc. Mic.*, 1881, p. 60) recommande de prendre du baume de Canada réduit à l'état sec par évaporation comme nous l'avons dit, de le dissoudre dans de l'alcool absolu chaud, et de filtrer à travers de la ouate. Cette solution aurait, selon Seiler, l'avantage que, comme elle nous met à même d'y porter les objets directement de l'alcool absolu sans traitement par une essence ou autre agent éclaircissant, on évite le ratatinement des tissus causé par l'emploi des agents éclaircissants, et l'on évite aussi la dissolution des parties graisseuses des cellules. Nous avons essayé cette solution très consciencieusement et nous ne la recommandons pas. Nous n'avons nullement trouvé qu'au point de vue cytologique nos préparations se montrassent plus belles que celles que nous avions faites comme contrôle par les procédés ordinaires ; et nous avons observé que la solution était d'un emploi on ne peut plus incommode, par suite de la rapidité avec laquelle elle condense l'haleine de l'opérateur à sa surface sous forme de petites bulles d'eau.

Sauli (*Zeit. f. wiss. Mik.*, 1885, p. 3) a récemment employé une solution de baume dans l'essence de bois de cèdre.

377. — Résine damar, ou dammar, ou d'Ammar. — On peut faire des solutions de résine damar dans le xylol, la benzine ou le chloroforme. Ces solutions sont parfaitement incolores, avantage qu'elles présentent sur les solutions de baume de Canada. Mais elles ont l'inconvénient de laisser la résine à l'état d'une grande fragilité ou même de friabilité, après évaporation du dissolvant. C'est pour cette raison, aussi bien que dans le but de diminuer l'indice de réfraction, qu'on fait les solutions, en partie du moins, à l'aide de l'essence de térébenthine.

Les solutions de damar n'ont, pensons-nous, aucun avantage sur les solutions de baume de Canada pour les travaux ordinaires d'histologie ou d'embryologie, et leur sont même inférieures sous le rapport de la durée ; mais elles présentent des avantages indiscutables lorsqu'il s'agit de la démonstration de détails de structure très fins, et, pour ce motif, c'est avec raison qu'on les emploie de préférence dans les recherches cytologiques.

FLEMMING (*Arch. f. mik., Anat.* 1881, p. 322) fait dissoudre de la résine damar dans un mélange à parties égales de benzine et d'essence de térébenthine, à l'aide de la chaleur ; il fait évaporer ensuite la solution jusqu'à la consistance d'un sirop épais. Nous avons beaucoup employé cette solution et avons trouvé qu'elle donne d'admirables résultats quant à la définition d'objets difficiles, mais nous avons aussi toujours trouvé que nos solutions devenaient troubles après quelques mois.

« C. M. J. » (*Journ. Roy. Mic. Soc.*, 1883, p. 145) explique que le damar n'est pas parfaitement soluble dans la benzine ou dans la térébenthine à la température normale; et que si l'on s'aide de la chaleur pour effectuer la dissolution, on arrive à une dissolution plus complète sur le moment, mais la solution devient laiteuse avec le temps. Il conseille de procéder ainsi. A 3 parties de résine damar broyée on ajoute 6 parties de benzine pure, et on laisse la résine se dissoudre à la température normale. Après deux jours, on décante la résine dissoute et l'on ajoute une partie d'essence de térébenthine. La solution ainsi préparée se maintient indéfiniment d'une limpidité parfaite, et l'addition d'essence de térébenthine suffit pour empêcher la résine de devenir trop cassante en séchant.

Nous ajouterons que nous avons trouvé que le damar se dissout entièrement à froid dans le xylol, et donne ainsi une solution de toute beauté et restant limpide indéfiniment; la résine devient cependant très cassante en séchant.

PFITZNER (*Morphol. Jahrb.*, 1880, p. 469) prend des parties égales de damar, de benzine et d'essence de térébenthine, les mêle et les laisse dans un endroit chaud jusqu'à ce que la dissolution soit faite. Puis il décante et fait évaporer à la consistance voulue. Nous pensons que c'est là une meilleure méthode de préparation que celle de Flemming.

378. Résine damar et baume. — On peut combiner les solutions de damar et de baume de Canada (par exemple, à volumes égaux). On obtient ainsi un mélange beaucoup plus incolore que le baume de Canada, et qui possède cependant toute la ténacité de ce dernier.

379. Colophane. — L'emploi d'une solution de colophane dans l'essence de térébenthine, préconisé par KLEINENBERG, est en effet fort à recommander. La solution est incolore et limpide, et reste indéfiniment limpide. Elle sèche très lentement. Elle donne de très bonnes définitions des objets difficiles. Nous employons beaucoup cette solution, et comme nous avons pu nous assurer qu'elle est la plus facile de toutes à manier, nous la recommandons spécialement aux commençants.

Kleinenberg met en garde contre l'emploi de la solution de colophane dans l'alcool absolu. Cette solution fournit des préparations qui sont d'abord extrêmement belles, mais qui sont bientôt ruinées par la formation de cristaux ou d'un précipité amorphe.

380. Styrax. — Le styrax est un baume de la consistance du miel et d'un gris brunâtre, que l'on retire par expression de l'écorce du *Liquidambar orientale*. Il est officinal en Angleterre (*Styrax praeparatus, prepared styrax*) et en France également. VAN HEURCK (*Bull. Soc. Belg. Mic.*, 1883, p. 134-136; *Journ. Roy. Mic. Soc.*, 1883, p. 741), qui fut le premier à suggérer l'emploi de cette substance, avait acquis son styrax chez Gehe und Cⁱᵉ, à Dresde.

D'après le *Journ. Roy. Mic. Soc.*, June 1884, le styrax fourni par Allen et Hanbury a un indice de réfraction de 1,585 (celui du baume de Canada est de 1,540). Si nous prenons comme indice de réfraction de la silice des diatomées le chiffre de 1,43, il s'ensuit que l'« indice de visibilité » du styrax pour les diatomées est de plus de 15, celui du baume étant de 9.

F. KITTON (*Journ. Roy. Mic. Soc.*, 1884, p. 318) donne les instructions suivantes. Le styrax doit être dissous dans une des menstrues suivantes : chloroforme, benzine, éther, ou un mélange de benzine et d'alcool absolu. Il faut filtrer la solution. Elle doit être d'une couleur de curaçao et de la consistance de l'huile d'olive.

VAN HEURCK conseille d'exposer le styrax du commerce en couches minces à l'air pendant plusieurs semaines avant de faire les solutions, dans le but d'éliminer les traces d'humidité qui peuvent s'y trouver; mais Kitton n'a pas trouvé que cela fût nécessaire.

A. B. AUBERT (*Amer. Mon. Mic. Journ.*, 1885, p. 86; *Journ. Roy. Mic. Soc.*, 1885, p. 744) recommande de faire les solutions avec du chloroforme, de laisser reposer et de décanter.

Aubert pense que le styrax est préférable au baume non seulement dans les cas où l'on désire mettre à profit son indice de réfraction plus élevé, mais aussi, en général, parce qu'il a l'avantage de ne pas devenir aussi cassant en séchant.

A. C. COLE, le préparateur bien connu d'objets microscopiques, est d'avis que le styrax ne laisse rien à désirer; il trouve que ses solutions se laissent manier encore plus facilement que les solutions de baume, et il pense que les préparations seront absolument permanentes.

Fol (*Lehrbuch*, p. 141) recommande également le styrax d'après ses propres expériences.

Il existe un baume très voisin du styrax, produit par le liquidambar d'Amérique, ou copalme (*Liquidambar styraciflua*). Ce baume, qui est connu sous le nom de liquidambar, ou baume de copalme, est semblable au styrax, mais serait à lui préférer à cause de sa couleur, qui est d'un jaune pâle transparent, ce qui est certainement bien préférable au brun foncé et opaque du styrax. Malheureusement on ne peut guère se procurer ce baume qu'en Amérique. (D'après une notice insérée dans le *Bull. Soc. Belge de Mic.*, 1884, p. 178, on peut se procurer du liquidambar aussi bien que du styrax chez Rousseau, 42-44, rue des Écoles, Paris.)

381. Le baume de tolu et le benjoin ont également été recommandés en vertu de leur indice de réfraction, supérieur même à celui du styrax; mais nous n'avons pu découvrir aucune raison pour supposer qu'ils soient appelés à être utilisés en histologie.

CHAPITRE XXVII

LUTS ET VERNIS

382. Choix d'un lut ou d'un vernis. — Les luts servent à maintenir solidement en place les cellules et les verres à couvrir, et à empêcher le contact entre le liquide d'inclusion et l'air ; on leur demande surtout une grande puissance d'adhésion au verre. Les vernis servent à fermer encore plus hermétiquement les bordures, et à protéger le lut lui-même contre l'influence désintégrante de l'air et contre les liquides employés avec les objectifs à immersion.

Avec CARPENTER nous ferons observer que les luts *ne doivent jamais contenir aucun mélange de particules solides ;* car les luts qui en contiennent peuvent avoir beaucoup d'adhésion au début, mais deviennent toujours poreux tôt ou tard, et laissent sortir le liquide d'inclusion et entrer l'air.

BEHRENS (*Zeit. f. wiss. Mik.*, p. 54) a fait récemment des expériences suivies sur la solidité des luts usuels, et il est arrivé à la conclusion que les luts qui montrent le plus de ténacité sont ceux qui sèchent le plus lentement ; les luts qui sèchent vite ont le défaut de devenir cassants. Il est donc bon d'éviter les luts et les vernis dont la menstrue est un corps très volatil, comme le chloroforme, l'éther, l'alcool ou la benzine. Nous devons dire cependant que nous pensons qu'on fera bien de ne pas prendre cette généralisation trop à la lettre ; car l'un des meilleurs luts qui nous soient connus est certainement le mastic de Bell, dont la menstrue paraît être, en partie du moins, l'éther.

Dans le tableau suivant nous donnons les résultats des expériences d'AUBERT (*Amer. Mon. Mic. Journ.*, 1885, p. 227; *Journ. Roy. Mic. Soc.*, 1886, p. 173) sur la puissance d'adhésion de divers mastics :

Mastic au caoutchouc, de Miller	1000
Mastic de Bell	735
Baume de Canada.	664
Mastic de Lovett (*Journ. Roy. Mic. Soc.*, p. 786) . .	626
Styrax d'Amérique	575
Mastic de King.	532
« Gold size ».	395
Glu marine (en solution	304
« Zinc white cement »	241

Le « gold size » employé aurait donné des résultats plus satisfaisants s'il avait été convenablement durci.

383. Manière de luter les préparations faites dans les milieux liquides. — La manière la plus sûre de fermer une préparation montée, par exemple, dans la glycérine, est la suivante. Avec une paire d'emporte-pièce d'acier nous découpons des anneaux de papier d'environ un millimètre de largeur. On choisit un de ces anneaux, d'une dimension correspondant à celle du verre à couvrir employé; il est bon que l'anneau ait un diamètre d'un millimètre de moins que celui du verre à couvrir. On pose l'anneau, humecté avec un peu du liquide d'inclusion, sur le porte-objet; on remplit de liquide d'inclusion la cellule ainsi formée; on y introduit l'objet; on pose le verre à couvrir, qui doit dépasser d'un demi-millimètre l'anneau de papier; on remplit de gelée à la glycérine la rigole circulaire formée par le débordement du verre à couvrir; et aussitôt que la gelée s'est solidifiée on applique avec une tournette une bordure de lut ou de vernis.

Il va sans dire qu'on ne peut pas toujours employer des cellules de papier; mais, suivant nous, il est essentiel d'employer toujours la bordure préliminaire de gelée à la glycérine.

384. Lut à la gélatine (MARSH; *Section Cutting*, p. 104). — On fait ramollir dans l'eau 15 grammes de gélatine, on fait fondre, on ajoute III gouttes de créosote, et l'on conserve dans un flacon bouché. Pour s'en servir, on la fait fondre.

Après avoir appliqué une bordure de cette gélatine, on peut, ou bien appliquer une bordure d'un autre lut ou vernis, ou bien procéder ainsi : on attend que la gélatine se soit solidifiée; puis on la badigeonne avec une solution à 2 p. 100 de bichromate de potasse dans l'eau. Cela doit se faire à la lumière du jour ; sous l'influence de la lumière la gélatine passe à l'état insoluble. On finit la préparation avec une couche d'un lut ou d'un vernis quelconque. Nous recommandons toutefois le mastic de Bell.

385. Mastic de Bell (Bell's microscopical Cement). — Composition inconnue. Paraît être une solution de gomme-laque dans l'alcool e l'éther, avec peut-être un peu de baume de Canada. On se le procur chez J. BELL and Co., chemists, 338, Oxford street, London, et chez les opticiens.

Ce mastic a la consistance d'un vernis ; il coule librement du pinceau, et sèche vite. On peut l'allonger avec l'éther ou le chloroforme. Il n'est pas attaqué par l'essence de cèdre employée pour les objectifs à immersion homogène. C'est la préparation que nous employons le plus, soit comme lut, soit comme vernis. Après une expérience d'une quinzaine d'années, nous pouvons assurer que ce mastic est d'une très grande durée, et nous le recommandons particulièrement.

386. Bitume de Judée. — Se trouve dans le commerce. Cette substance est soluble dans l'essence de térébenthine, la benzine, le naphte et d'autres menstrues. Il faut éviter d'employer les espèces brutes et presque toujours inférieures que l'on trouve chez les droguistes ; le mieux est de ne se servir que des dissolutions toutes faites que l'on trouve chez les opticiens. D'après le *Micrographic Dictionary*, ces préparations consisteraient en du bitume de Judée dissous dans de l'huile de lin bouillante, ou dans l'essence de térébenthine, ou dans un mélange des deux. D'après FOL, la présence d'un peu d'huile de lin est en tout cas nécessaire pour assurer une ténacité permanente dans le vernis. KITTON (*Mon. Mic. Journ.*, 1874, p. 34) recommande le bitume dissous dans la benzine avec addition d'une faible proportion de gold-size.

Pourvu qu'il soit de bonne qualité, le bitume de Judée est certainement un excellent mastic.

387. Vernis noir Brunswick (« Brunswick Black »). — Se trouve chez les opticiens. Pour la manière de le préparer, voyez BEALE (*How to work*, etc., p. 49).

Ce vernis est soluble dans l'essence de térébenthine. Il est agréable à manier et sèche bien. Il est particulièrement propre à faire des cellules avec la tournette.

388. Noir Brunswick et gold-size (EULENSTEIN, dans BEALE, *loc. cit.*). — Mélange à parties égales de noir Brunswick et de gold-size, avec une faible quantité de baume de Canada.

389. Gold-Size. — Se trouve dans le commerce et chez les opticiens. Nous recommandons de n'employer que le gold-size des opticiens; et nous supprimons la formule pour la préparation, très compliquée, de ce mastic, étant convaincu que c'est là une préparation qu'il convient de laisser aux gens du métier. Soluble dans l'essence de térébenthine. Excellent pour faire des cellules à la tournette. Contrairement à l'avis de BEHRENS (*Zeit. f. wiss. Mik.*, 1885, p. 55), nous trouvons que le gold-size est un excellent lut, et très durable, *pourvu qu'il soit de première qualité.*

390. Glu marine (« Marine glue »). — Se trouve dans le commerce, et (en Angleterre du moins) chez les opticiens. D'après CARPENTER, la meilleure sorte est connue sous la marque GK4. On trouvera des formules pour la préparer, dans COOLEY's *Cyclopædia.*

La glu marine s'emploie pour fabriquer les grandes cellules de verre; elle est absolument indispensable pour cet objet, les autres ciments, du moins autant que nous les connaissons, ne possédant pas la ténacité nécessaire. Pour s'en servir, on en coupe de petits morceaux avec un scalpel et on les fait fondre sur place sur le porte-objet en chauffant celui-ci au moment d'appliquer la cellule. On enlève le surplus de mastic avec de la potasse caustique.

La glu marine est soluble dans l'éther, le naphte, la potasse caustique.

391. Mastic à la gutta-percha (HARTING). — Voyez BEALE, *loc. cit.*

392. Mastic au caoutchouc. — Voyez BEALE, *ibid.*

393. Térébenthine de Venise (PARKER; *Journ. Roy. Mic. Soc.*, 1882, p. 724 : CSOKOR; *Arch. f. mik. Anat.*, 1882, p. 353). — On fait dissoudre de la térébenthine de Venise dans de l'alcool en quantité suffisante pour faire une solution qui se laisse filtrer; on filtre, et on évapore aux trois quarts sur un bain de sable. On doit obtenir une masse qui ne cède pas au doigt; en en laissant tomber une goutte dans l'eau froide, elle doit se solidifier en une larme très dure, à fracture vitreuse.

Pour s'en servir, on emploie un fil de cuivre courbé à angle droit, de manière à avoir un bras de la longueur du côté des verres à couvrir (qui doivent être carrés) qu'on emploie. On chauffe le fil de cuivre et on le plonge dans la masse de térébenthine; on le retire, et on applique sur le bord du verre à couvrir la térébenthine fondue qu'il emporte. La térébenthine se durcit immédiatement, et la préparation est définitivement achevée aussitôt qu'on a ainsi luté les quatre côtés du verre à couvrir.

Ce mastic s'applique spécialement à la fermeture des préparations à la glycérine; il est d'un emploi très commode et très sûr, et possède une grande ténacité.

On peut se servir de la térébenthine ordinaire du commerce; et il n'est pas nécessaire de la dissoudre dans l'alcool.

394. Paraffine. — On fait des bordures temporaires ou préliminaires avec la paraffine en appliquant la paraffine avec une aiguille courbée, comme nous venons de le dire pour la térébenthine.

395. Baume de Canada. Damar. — On emploie quelquefois ces deux résines pour fermer les préparations dans les liquides. La meilleure manière de les employer est de faire une cellule avec le baume ou le damar, en se servant de la tournette, de déposer au milieu de cette cellule l'objet dans une goutte du liquide d'inclusion, et de poser le verre à couvrir qu'on fait adhérer à la cellule par une légère pression. Après une expérience assez prolongée de cette méthode, nous devons dire que ni le baume ni le damar ne méritent confiance comme luts; avec le temps ils finissent toujours par s'imbiber du liquide de la préparation, deviennent poreux et perdent leur ténacité.

396. Vernis à l'ambre. — D'après Behrens (*Zeit. f. wiss. Mik.*, 1885, p. 54), ce vernis constituerait un mastic d'une très grande durée, et serait peut-être supérieur à tous les autres sous ce rapport.

Behrens n'indique pas la composition de son vernis, qu'il s'était procuré chez E. Pfannenschmidt, à Dantzig. Nous trouvons dans *Cooley's Cyclopædia* la formule suivante : On fait fondre 6 parties d'ambre, et on ajoute 8 parties d'huile de lin dégraissée chaude; on fait bouillir jusqu'à ce que la masse devienne filante; on laisse un peu refroidir et on ajoute 16 parties, ou q. s., d'essence de térébenthine. Ce vernis est très dur, et l'un des plus durables des vernis à l'huile.

396 *bis*. Vernis à l'ambre et au copal (Heydenreich; *Zeit. f. wiss.*

Mik., 1885, p. 338). — Heydenreich recommande comme étant
d'une solidité à toute épreuve un mélange de vernis copal et vernis
à l'ambre. Comme la préparation de ce mélange est extrêmement
longue et compliquée, nous pensons que peu d'anatomistes voudront
se donner la peine de l'entreprendre; d'autant plus que l'on peut se
procurer le mélange préparé d'après la formule de Heydenreich
chez LUDWID MARX, à Saint-Pétersbourg, Moskowskaja Sastawa,
n° 110; ou à Vienne, Gaden, n° 79; ou à Mayence, Roemerthal,
n° 1. On trouvera des instructions très détaillées pour le préparer soi-
même, *loc. cit.*

397. **Gomme-laque** (BEALE; *loc. cit.*) — Solution épaisse de gomme-
laque dans l'alcool. Nous croyons que cette solution ne mérite pas grande
confiance comme lut. Le *Mic. Dict.* recommande d'ajouter XX gouttes
d'huile de ricin par 30 cc. de la solution. Comme vernis, la gomme-laque
sert à protéger les bordures contre l'essence de cèdre employée avec les
objectifs à immersion homogène.

Pour une méthode un peu compliquée pour la préparation de gomme-
laque chimiquement pure (ce qui offre de sérieux avantages), voyez WITT,
dans *Zeit. f. wiss. Mik.*, p. 199.

398. **Cire à cacheter.** — Solution très épaisse (ayant la consistance
d'un mastic) de cire à cacheter dans l'alcool. Nous conseillons de ne pas
l'employer comme lut, mais seulement comme vernis, et nous pensons
que même pour cela elle n'est pas recommandable. Avec le temps elle
devient cassante et s'écaille.

399. **Baume de tolu** (CARNOY; *Biologie cellulaire*, p. 129).

    Baume de tolu. . . . . 2 parties
    Baume de Canada. . . . . 1 —
    Gomme-laque en sol. sat. dans le
        chloroforme. . . . . 2 —

On ajoute assez de chloroforme pour porter le mélange jusqu'à
consistance sirupeuse. D'après Carnoy, ce mélange est le meilleur de
tous les luts.

400. **Mastic blanc de Ziegler.** — Composition inconnue. Se trouve
chez les fournisseurs de microscopie en Allemagne et en France.
Ce mastic est très employé en Allemagne.

401. **Mastic au blanc de zinc** (STIEDA; *Arch. f. mik. Anat.*, 1866,
p. 435). — On broie de l'oxyde de zinc avec de la térébenthine, et on ajoute,

en remuant, pour 1 partie de l'oxyde, 8 parties d'une solution sirupeuse de résine damar dans l'essence de térébenthine. On obtient un mastic blanc qui ressemble à celui de Ziegler. Pour avoir un mastic rouge, on prend au lieu de zinc deux fois autant de cinabre. Ce mastic peut être allongé avec de l'essence de térébenthine, de l'éther ou du chloroforme. Nous devons ajouter que plusieurs auteurs se sont occupés récemment du « zinc white cement », et que tous sont d'accord pour trouver que ces compositions ne valent rien comme luts; tout au plus peuvent-elles être utiles comme vernis.

CHAPITRE XXVIII

INJECTIONS; MASSES A LA GÉLATINE

402. Véhicule à la gélatine (Robin ; *Traité du Mic. et des Injections,*
p. 30). — On prend de la colle de Paris, on la laisse ramollir dans
l'eau, et on la fait dissoudre au bain-marie dans 7, 8, 9 ou même
10 parties d'eau. Selon Robin, c'est une erreur commune d'employer
des solutions trop concentrées de gélatine. Ce véhicule peut maintenant être combiné avec la masse colorante au carmin, n° 404,
avec la masse de ferrocyanure de cuivre, n° 405, avec le bleu de
Prusse, n° 406, avec le cadmium, n° 407, avec le vert de Scheele,
n° 408, avec des couleurs à l'aniline insolubles dans l'eau, mais
qui se laissent mêler au véhicule après avoir été dissoutes dans un
peu d'alcool (en ce dernier cas, il faut prendre la glycérine au lieu
d'alcool pour la conservation des pièces injectées).

Si l'on désire conserver ce véhicule pendant quelque temps, il
faut prendre des précautions pour prévenir le développement de
moisissures. Ni le camphre ni l'acide phénique ne suffisent. On peut
couvrir la gélatine d'une couche d'alcool; la gélatine devient opaque,
mais retrouve sa transparence aussitôt que l'alcool a été chassé par
la chaleur. Ou bien on peut suspendre au bouchon du flacon qui la
contient une éponge imbibée d'alcool et de quelques gouttes
d'essence de térébenthine, en veillant à ce que l'éponge ne touche
pas la gélatine.

D'après Hoyer (*Biol. Centralbl.*, 1882, p. 20-21), l'hydrate de
chloral sert à conserver toutes ces masses. Il faut en ajouter plusieurs centièmes, au moins deux pour cent.

403. Véhicule à la gélatine glycérinée (ROBIN; *loc. cit.*, p. 32). — On fait dissoudre au bain-marie 50 grammes de colle de Paris dans 300 cc. d'eau contenant de l'acide arsénieux en dissolution, on ajoute 150 gr. de glycérine et quelques gouttes d'acide phénique. A combiner avec l'une des six masses colorantes des six formules qui vont suivre.

Ce véhicule se conserve indéfiniment.

404. Masse au carmin (ROBIN; *loc. cit.*, p. 33). — On broie dans un mortier 3 grammes de carmin avec un peu d'eau et assez d'ammoniaque pour dissoudre le carmin. On ajoute 50 gr. de glycérine, et l'on filtre.

On mêle ensemble 5 gr. d'acide acétique et 45 gr. de glycérine, et l'on ajoute le mélange peu à peu au carmin, jusqu'à ce qu'on ait obtenu une réaction faiblement acide, ce dont on s'assure à l'aide d'un morceau de papier tournesol humecté et tenu au-dessus du mélange.

On combine 1 partie de cette masse colorante avec 3 ou 4 parties du véhicule n° 402 ou du véhicule n° 403, ou du véhicule à la glycérine et alcool, ci-après, n° 439.

405. Masse au ferrocyanure de cuivre (ROBIN; *loc. cit.*, p. 34).

(1) — Ferrocyanure de potassium (sol. concentrée). 20 cc.
     Glycérine. . . . . 50 gr.

(2) — Sulfate de cuivre (sol. concentrée). . . . . 35 cc.
     Glycérine. . . . . 50 gr.

On mêle peu à peu, et en agitant, les solutions (1) et (2). Au moment de s'en servir on combine le mélange avec 3 volumes de l'un des véhicules n°ˢ 402, 403 ou 439.

406. Bleu de Prusse (ROBIN; *loc. cit.*, p. 35). — On prend :

(1) — Sulfocyanure de potassium (sol. sat.). . . . . . 90 cc.
     Glycérine. . . . . 50 cc.

(2) — Perchlorure de fer liquide, à 30°. . . . . 3 gr.
     Glycérine. . . . . 50 gr.

On mêle peu à peu les deux solutions, et l'on combine le mélange avec 3 volumes de l'un des véhicules n°ˢ 402, 403 ou 439.

407. Cadmium (Robin; *loc cit.*, p. 36). — Prenez :

(1) — Solution saturée de sulfate de cadmium. . . . . 40 cc.
      Glycérine. . . . . : . . . 50 gr.

(2) — Solution saturée de sulfure de sodium. . . . . 30 cc.
      Glycérine. . . . . 50 gr.

Mêlez, en agitant, (1) et (2), et combinez avec 3 volumes de l'un des véhicules n°s 402, 403 ou 439.

408. Vert de Scheele (Robin; *loc. cit.*, p. 37). — Prenez :

(1) — Arséniate de potasse (sol. sat.). . . . . 80 cc.
      Glycérine. 50 gr.

(2) — Sulfate de cuivre (sol. sat.). . . . . 40 cc.
      Glycérine. 50 gr.

Mêlez les deux solutions (1) et (2), et combinez avec 3 volumes de l'un des véhicules n°s 402, 403 ou 439.

409. Couleurs à l'aniline (Robin; *loc. cit.*, p. 37). — On peut employer des couleurs à l'aniline comme matière colorante, à condition de choisir des couleurs qui ne soient pas solubles à l'eau, et d'éviter l'emploi de l'alcoo dans le traitement ultérieur des pièces injectées. Robin recommande de dissoudre dans un peu d'alcool le bleu d'aniline, le violet d'aniline ou le jaune d'aniline, et de les combiner avec l'un des véhicules que nous avons cités. Les pièces peuvent être conservées dans la glycérine. Nous croyons que l'on n'a pas jusqu'ici trouvé le moyen d'employer les couleurs d'aniline d'une manière satisfaisante pour les injections.

MASSES AU CARMIN.

410. Masse au carmin et à la gélatine (Ranvier; *Traité technique*, p. 116). — On prend 5 gr. de gélatine de Paris qu'on laisse ramollir dans l'eau pendant une demi-heure à une heure; on la lave à l'eau distillée, on la laisse égoutter et on fait fondre au bain-marie. On ajoute peu à peu, et en remuant constamment, une solution de carmin préparée en broyant, 2,5 gr. de carmin avec un peu d'eau distillée et assez d'ammoniaque pour donner une solution transparente.

On doit maintenant avoir environ 15 cc. de solution ammoniacale de carmin dans la gélatine. Il s'agit alors de rendre cette solution aussi complètement neutre que possible. C'est un point très important ; car, pour peu que la solution soit ammoniacale, elle diffuse dans les tissus ; et si au contraire il y a un excès d'acide, le carmin se précipite en granulations qui rendent l'injection opaque par places, et peuvent même boucher les petits vaisseaux. Voici comment on peut obtenir la neutralisation complète de la masse. On maintient la gélatine carminée dans le bain-marie, et l'on ajoute, goutte à goutte, en remuant avec une baguette de verre, un mélange de 1 partie d'acide acétique cristallisable avec 2 parties d'eau. C'est par l'odeur que l'on reconnaît le moment où il faut cesser d'ajouter de l'acide acétique. Le mélange carminé exhale d'abord une forte odeur d'ammoniaque ; à mesure que l'on ajoute de l'acide acétique, cette odeur diminue, et il arrive un moment où elle est transformée en une odeur aigre. C'est le moment où il faut s'arrêter. Pour y arriver plus facilement, il est bon d'étendre, vers la fin de l'opération, la solution d'acide acétique avec de l'eau. Si, en examinant la liqueur au microscope, on reconnaît la présence de granulations, il faut considérer la masse comme perdue.

Ranvier trouve qu'il n'y a pas d'autre moyen certain d'arriver à la neutralisation parfaite. Il ne faut pas avoir confiance dans certaines formules d'injections dans lesquelles les auteurs ont indiqué des proportions d'ammoniaque et d'acide acétique qui doivent se neutraliser. Les solutions d'ammoniaque que l'on a dans les laboratoires présentent en effet des richesses très diverses. La méthode de titrage de l'acide acétique et de l'ammoniaque dont on se sert, proposée par Frey, est également illusoire, parce qu'il arrive très souvent que la gélatine du commerce est acide, ce qui peut conduire à dépasser le point de neutralisation.

La masse ayant été neutralisée, on la filtre sur de la flanelle neuve.

410 *bis*. Masse au carmin et à la gélatine (VILLE ; *Gaz. hebd. d. Sciences méd. de Montpellier*, Fév. 1822 ; à part, Delahaye et Lecrosnier, Paris, 1882). — Ville trouve, comme Ranvier, que le procédé de titrage recommandé par Frey est défectueux, non pas tant à cause de l'acidité des gélatines du commerce que pour un autre motif. En effet, lorsqu'on traite le carmin par l'ammoniaque, une certaine partie de l'ammoniaque se fixe sur le carmin pour donner une combinaison transparente rouge pourpre ; et il reste un excès d'ammoniaque ; c'est la neutralisation de cet excès qu'il faut atteindre. Or, d'après la méthode de Frey, il faudrait employer une quantité d'acide suffisante pour neutraliser toute la proportion d'ammoniaque qu'on a ajoutée au carmin. Il n'est donc pas étonnant qu'on dépasse le point de neutralisation et qu'on obtienne une masse granuleuse.

Quant à l'acidité de la gélatine du commerce, on peut d'une manière bien simple se mettre à l'abri de cette cause d'erreur. Voici comment on y arrive : — Au lieu de plonger la gélatine dans un bain d'eau, on la place dans un entonnoir effilé assez grand, ou mieux dans un entonnoir à robinet. On dispose le tout sous une fontaine et on règle le filet d'eau de manière que la gélatine soit bien immergée. On lui fait subir un lavage prolongé (une heure environ) qui lui enlève les traces d'acide mécaniquement retenu. Ville a constaté que des gélatines franchement acides perdent bien vite cette réaction quand on les soumet à ce traitement.

Quant à la neutralisation de la masse, Ville trouve que le critère de la neutralisation donné par Ranvier — l'odeur aigre qui succède à l'odeur ammoniacale — est peu sûr à réaliser dans la pratique. Car, après une séric d'essais, le sens olfactif s'émousse, et cela juste au moment où il faudrait qu'il intervînt avec le plus de finesse en vue de la neutralisation partielle déjà accomplie, ce qui rend l'investigation très difficile.

Il est bien préférable, selon Ville, de se servir de papier de tournesol sensibilisé, ou dichroïque, qui, comme on le sait, peut être indistinctement appliqué à la recherche des acides ou des bases.

Pour préparer ce papier, on acidule légèrement, par un excès d'acide sulfurique, la teinture obtenue par décoction de pain de tournesol. On neutralise ainsi l'excès d'alcali ou de carbonate alcalin que renferme toujours cette décoction et qui diminue la sensibilité du réactif. On agite à chaud avec un excès de carbonate de baryte précipité, et on filtre.

Cette solution sensible de tournesol est exposée à l'air dans de larges vases, jusqu'à ce que sa couleur bleue intense ait fait place à une teinte rougeâtre. On immerge dans cette solution des bandes de papier blanc non collé, que l'on fait sécher ensuite à l'ombre, sur des fils tendus, en ayant bien soin d'éviter la présence des vapeurs ammoniacales.

Si cette opération paraît trop longue, on peut se contenter d'ajouter à la teinture de tournesol des laboratoires de l'acide sulfurique très dilué, goutte à goutte jusqu'à la coloration rouge. Alors, par l'addition successive de traces d'alcali et d'acide sulfurique en solutions très étendues, on cherchera à obtenir la teinte rougeâtre ou dichroïque. La teinture de tournesol ainsi sensibilisée sert à préparer le papier, en opérant comme dans le premier cas.

Ce papier de tournesol sensibilisé permet de déceler des traces infinitésimales de vapeurs ammoniacales; Ville a constaté qu'il donne une réaction très nette et très rapide alors que le sens olfactif le mieux doué était depuis longtemps impuissant à percevoir la moindre odeur ammoniacale.

On emploie ce papier, comme le papier réactif ordinaire, en le mouillant d'eau distillée, et en l'approchant aussi près que possible de la masse à injection maintenue au bain-marie. Il bleuit d'abord très vite et très nettement ; mais, à mesure qu'on ajoute de nouvelles quantités d'acide, cette réaction s'affaiblit, et bientôt le changement de couleur ne se fait que d'une façon très lente. C'est à ce moment qu'il faut cesser l'addition d'acide ; l'opération est terminée.

On peut aussi préparer du papier sensibilisé d'une grande délicatesse avec d'autres réactifs, le *réactif de Nessler*, l'hématoxyline en solution alcoolique, et, surtout, une solution faite ainsi qu'il suit : — On prend de la liqueur orange numéro 3 (liqueur qui se trouve dans le commerce, et qui est employée pour la reconnaissance des acides) ; on y ajoute une trace d'acide sulfurique dilué ; la liqueur change d'aspect et prend une coloration groseille.

On peut faciliter la préparation de la masse à injection en tenant une provision d'acide acétique et d'ammoniaque de concentration connue. Avec l'acide acétique on n'aura pas de difficulté ; il suffit de conserver de l'acide cristallisable dans un flacon bien bouché. Mais il n'en est pas de même pour la solution ammoniacale. Il ne suffit pas de la maintenir dans un vase hermétiquement fermé, car les transvasements à l'air libre, surtout s'ils étaient répétés, feraient varier d'une manière notable la richesse de la solution. Ville a imaginé un appareil qui permet de conserver la solution d'ammoniaque dans un vase hermétiquement clos, et d'en soutirer à volonté une quantité connue sans que l'air ait accès sur le reste de la solution. Nous ne pouvons donner ici la description de cet appareil, qui serait longue et ne serait pas compréhensible sans les figures destinées à l'expliquer ; on trouvera la description et la planche des figures dans le mémoire original de Ville.

Sauf les différences que nous avons mentionnées, Ville prépare la masse à injection selon les prescriptions de RANVIER.

411. Masse au carmin et à la gélatine (GERLACH). — On en trouvera la formule dans *Arch. f. mik. Anat.*, 1865, p. 148, et dans le *Traité* de RANVIER, p. 118.

412. Masse au carmin et à la gélatine (THIERSCH). — Voyez *Arch. f. mik. Anat.*, 1865, p. 148.

413. Masse au carmin et à la gélatine (CARTER) (BEALE ; *How to work,* etc., p. 113). — Voyez *loc. cit.* ou *The Microtomist's Vade-Mecum*, p. 261.

414. Masse au carmin et à la gélatine (DAVIES ; *Prep. and Mounting of Mic. Objects,* p. 138). — Voyez *loc. cit.*, et *The Microtomist's Vade-Mecum*, p. 269.

415. Masse au carmin et à la gélatine (HOYER ; *Biol. Centralb.,*

1882, p. 21). — A une solution concentrée de gélatine on ajoute une quantité correspondante de solution ammoniacale de carmin neutralisée par le procédé que nous avons donné plus haut, n° 88 ; on fait digérer le mélange au bain-marie jusqu'à ce que sa couleur rouge-violet commence à passer à une nuance rouge clair; on ajoute 5 à 10 p. 100 de glycérine, et au moins 2 p. 100 d'hydrate de chloral (en solution forte), on filtre à travers de la flanelle, et l'on conserve la masse dans une capsule couverte par un globe de verre. Elle se maintient sans altération pendant des mois.

416. Masse au carmin et à la gélatine (Fol ; *Zeit. wiss. Zool.*, 1883, p. 492, et *Lehrb.*, p. 13.) — On prend 1 kilo de gélatine fine (1) qu'on laisse ramollir pendant deux ou trois heures dans une faible quantité d'eau. On la fait fondre, et on ajoute 1 litre de solution ammoniacale concentrée de carmin (solution forte d'ammoniaque, 1 partie; eau, 3 ou 4 parties ; carmin, à saturation; filtrer, pour enlever l'excès de carmin qui doit se trouver dans la solution). On agite continuellement pendant que l'on verse le carmin. On neutralise à peu près (il n'est pas nécessaire que la neutralisation soit complète, pourvu qu'on ne la dépasse pas, ce qui précipiterait le carmin) avec de l'acide acétique. On laisse la masse se solidifier, et on la découpe en morceaux qu'on enveloppe dans du tulle ou dans un filet fin. On pétrit la masse ainsi enveloppée avec la main dans de l'eau contenant 0,1 p. 100 d'acide acétique; par la pression la masse est exprimée à travers les mailles du filet sous forme de vermicelles. On lave ces vermicelles pendant plusieurs heures sur un tamis à travers lequel on fait passer un courant d'eau. On les fait fondre et on verse la masse fondue en une couche mince sur du papier-parchemin imbibé de paraffine. On met les feuilles de papier sécher dans un endroit sec. Lorsque la masse est sèche, elle se laisse séparer du papier sous forme de feuilles qu'on découpe en bandes avec des ciseaux, et qu'on met dans un flacon pour les conserver. Pour s'en servir, il n'y a qu'à ramollir dans l'eau pendant quelques minutes la quantité voulue, et la faire fondre au bain-marie dans 10 à 20 parties d'eau.

Les avantages de cette méthode de préparation sont : que la masse se conserve indéfiniment, ce qui, selon Fol, ne serait pas le

---

(1) Fol recommande la gélatine photographique qu'on se procure à la. Simeon's *Gelatine-fabrik*, Winterthur (Suisse); il est probable que la gélatine photographique de Coignet, à Paris, donnerait le même résultat.

cas avec la masse au chloral de Hoyer ; et que sa préparation est facile, vu qu'elle exige moins que les autres masses la neutralisation exacte de la solution de carmin.

On peut simplifier ce procédé de la manière suivante, sans que les résultats en soient de beaucoup inférieurs. On prend de la gélatine en lames (ou mieux de la gélatine photographique molle). On laisse macérer ces feuilles pendant deux jours dans une quantité suffisante de la solution de carmin que nous avons décrite. On les rince et on les met pendant quelques heures dans de l'eau acidulée par l'acide acétique. Puis on les lave pendant plusieurs heures sur un tamis avec de l'eau courante ; on les sèche sur du papier-parchemin, et on conserve comme nous l'avons dit.

MASSES BLEUES.

417. Bleu de Prusse de Robin. — *Voyez* n° 406.

418. Bleu de Prusse de Ranvier (*Traité*; p. 119). — On prend 1 partie de gélatine solide et 25 parties de solution saturée de bleu de Prusse (préparée comme nous le dirons tout à l'heure). Laisser ramollir la gélatine une demi-heure à une heure dans l'eau ; la laver à l'eau distillée et la faire fondre dans une éprouvette au bain-marie. Mettre la solution de bleu de Prusse dans une autre éprouvette plongée dans le même bain-marie, pour la maintenir à la même température que la gélatine. Verser la gélatine peu à peu dans le bleu de Prusse ; maintenir le mélange dans le bain-marie et remuer continuellement avec un agitateur de verre jusqu'à ce que le précipité grumeleux qui s'est formé au premier moment ait disparu. On constate que le bleu est parfaitement dissous lorsque la baguette de verre retirée du liquide ne présente pas de granulations bleues à sa surface. Filtrer sur de la flanelle neuve, et maintenir l'injection au bain-marie à la température de 40°, jusqu'à ce qu'on en remplisse la seringue.

Il y a des gélatines avec lesquelles il se produit un précipité persistant ; il faut les rejeter absolument ; mais il faut savoir que le précipité qui se forme toujours, même avec la meilleure gélatine, disparaît quand on continue de chauffer.

La solution de bleu de Prusse se prépare ainsi :

On prend une solution concentrée de sulfate de protoxyde de fer dans l'eau distillée, et on la verse lentement dans une solution concentrée de prussiate jaune de potasse : il se précipite du bleu de Prusse insoluble. A la fin de l'opération il doit rester un excès de prussiate de potasse dans la liqueur, ce dont on s'assure en en prenant une petite portion et en constatant qu'une nouvelle goutte de sulfate de fer y donne encore un précipité. On filtre sur une chausse de feutre. Au-dessous de celle-ci est disposé un entonnoir de verre avec un filtre en papier. Le liquide coule d'abord clair et jaunâtre dans l'entonnoir inférieur. On ajoute par petites quantités de l'eau distillée dans la chausse, et l'on continue à laisser filtrer ; peu à peu le liquide sort de la chausse légèrement teinté en bleu, mais au-dessous du second filtre il ne présente pas cette coloration. On continue ainsi pendant plusieurs jours à ajouter de l'eau distillée dans la chausse, jusqu'à ce que le liquide bleuisse au-dessous du second entonnoir, dans le flacon disposé pour cela. A ce moment, le bleu de Prusse est devenu soluble. Pour le recueillir, il faut retourner la chausse et l'agiter dans l'eau distillée. Le bleu s'y dissout, si la quantité d'eau est suffisante.

La solution ainsi obtenue peut être conservée telle quelle pour les injections, mais, comme il est plus commode d'avoir une provision de bleu de Prusse soluble à l'état solide, il est utile de l'évaporer à l'étuve et de conserver le résidu solide dans des flacons. Pour s'en servir on le fait dissoudre à saturation dans l'eau distillée ; pour les injections il est toujours nécessaire que la solution soit saturée.

On peut injecter cette solution telle quelle ; jamais elle ne transsude à travers les parois des vaisseaux. On peut aussi mélanger ce bleu de Prusse avec la glycérine au quart.

Ranvier a trouvé que les injections au bleu de Prusse soluble sont les seules qui lui aient donné de très bons résultats.

419. **Bleu de Berlin soluble** (Brücke ; *Arch. f. mik. Anat.*, 1865, p. 87). — On verse dans une solution concentrée (10 p. 100 ou plus) de ferrocyanure de potassium une quantité de solution diluée de perchlorure de fer telle que le poids du perchlorure qu'elle contient soit le 1/8 ou le 1/10 de celui du ferrocyanure. On met le précipité sur une chausse, et on le lave avec l'eau mère jusqu'à ce qu'il ne s'écoule plus qu'un liquide jaune ; puis on le lave, toujours sur la chausse, avec de l'eau distillée jusqu'à ce que le liquide filtré passe bleu ; alors on sèche le précipité, on le comprime dans une presse entre des feuilles de papier buvard, on brise en morceaux la masse comprimée, et on sèche les morceaux à l'air.

Ou bien, on emploie le procédé suivant, qui a l'avantage d'être moins coûteux :

On fait une solution de ferrocyanure de potassium contenant 217 gr. de ce sel par litre d'eau, et l'on ajoute 2 volumes de solution saturée de sulfate de soude. On fait aussi une solution de 1 partie de chlorure de fer sec du commerce dans 10 parties d'eau, et on ajoute également 2 volumes de solution saturée de sulfate de soude. On ajoute, en remuant, 1 volume de la solution de chlorure à 1 volume de la solution de ferrocyanure. On met sur une chausse le précipité qui se forme, on le lave et on traite pour le reste comme ci-dessus.

Pour se servir de ce bleu soluble, on en combine la solution saturée avec assez de gélatine pour former une gelée après refroidissement. Chauffer à 60° environ, et injecter avec une seringue chauffée; il n'est pas nécessaire de chauffer le sujet. Il vaut mieux, selon Brücke, éviter la glycérine pour monter les pièces, la glycérine ayant pour effet de faire pâlir la couleur (nous pensons cependant que la glycérine doit suffire à conserver la couleur, si elle est acidulée par l'acide acétique (1 p. 100 environ).

420. Bleu de Prusse (Thiersch; *Arch. f. mik. Anat.*, 1865, p. 148). — On prend :

1° Une solution saturée de sulfate de fer.

2° Une solution saturée de prussiate rouge (ferricyanure) de potassium.

3° Une solution saturée d'acide oxalique.

4° Une solution de 1 partie de gélatine dans 2 parties d'eau.

On mêle 12 cc. de la solution de sulfate de fer avec 30 grammes de la solution de gélatine, à une température de 25° R.

Puis on mêle, à la même température, 24 centimètres cubes de la solution de ferricyanure avec 60 grammes de la solution de gélatine, et l'on ajoute 24 centimètres cubes de la solution d'acide oxalique. On agite bien, puis on ajoute le mélange de gélatine et de sulfate de fer. On maintient le tout à la température de 20° à 25° R., en remuant toujours, jusqu'à ce que tout le bleu de Prusse soit précipité. On chauffe alors à 70° R., et l'on filtre sur de la flanelle.

421. Masse au bleu de Berlin soluble (Hoyer; *Arch. f. mik. Anat.*, 1865, p. 150). — Hoyer recommande de précipiter du bleu de Berlin, et de le mettre avec un peu d'eau dans un dialyseur. On change l'eau extérieure jusqu'à ce que le bleu de Prusse commence à dialyser à travers le parchemin. On peut alors, après avoir allongé le bleu de Prusse avec de l'eau, le filtrer sur du papier, opération qui devient facile après la dialyse.

On peut injecter la solution telle quelle, ou la combiner à la gélatine.

A cet effet, il convient de mêler d'abord une petite quantité d'une solution très diluée et chauffée de bleu de Berlin avec une petite quantité d'une solution modérément diluée de gélatine; on obtient ainsi une solution parfaitement claire et homogène qu'on peut alors additionner de solution de gélatine plus concentrée et de solution de bleu de Berlin plus concentrée. On procède ainsi jusqu'à ce qu'on ait obtenu une masse saturée de bleu de Berlin, mais parfaitement homogène et transparente. Hoyer a toujours trouvé qu'en mêlant la gélatine et le bleu de Berlin sans cette précaution on obtient une masse granuleuse ou grumeleuse. Par l'addition d'hydrate de chloral (n° 415), cette masse peut être conservée sans altéraion pendant longtemps.

422. Masse au bleu de Berlin (FOL; *Zeit. f. wiss. Zool.*, 1883, p. 494; *Lehrb.*, p. 14). — Fol recommande de faire une masse en gélatinisant le bleu de Berlin soluble du commerce, ou bien celui de Brücke. Ce bleu ne se conservant pas très bien, le bleu de Prusse de Thiersch (n° 420) lui est préférable sous ce rapport. On peut injecter la masse telle quelle, ou bien on peut la laisser solidifier et l'envelopper dans du tulle ou un filet fin et la comprimer en vermicelles sous l'eau, comme nous l'avons dit ci-dessus (n° 416), laver ces vermicelles, les mettre sécher sur du papier-parchemin, et les conserver dans des flacons. Pour s'en servir, on les laisse ramollir dans l'eau et on les fait fondre avec une addition d'acide oxalique suffisante pour permettre d'obtenir la solution complète. (On ne peut pas faire fondre les vermicelles avant de les sécher, parce qu'ils ne fondent pas assez bien sans l'addition d'acide oxalique.)

AUTRES COULEURS.

423. Masse jaune au cadmium (ROBIN). — Voyez n° 407.

424. Masse jaune au chromate de plomb (THIERSCH; *Arch. f. Mik. Anat.*, 1865, p. 149). — On prend:

1° Une solution de 1 partie de gélatine dans 2 parties d'eau.

2° Une solution de 1 partie de chromate neutre de potasse dans 11 parties d'eau.

3° Une solution de 1 partie d'azotate de plomb dans 11 parties d'eau.

On mêle 4 parties de la solution de gélatine avec 2 parties de la solution de plomb. Dans un autre récipient on mêle 4 parties de la solution de gélatine avec 1 partie de la solution de chromate de potasse. On chauffe à 25° R. et l'on mélange les deux solutions ainsi obtenues, en remuant constamment, jusqu'à ce que tout le chromate de plomb se soit précipité ; puis on chauffe à 70° R. et on filtre à travers de la flanelle.

Cette masse est très belle. Fol fait observer qu'il faut toujours la préparer au moment de s'en servir, car le chromate de potasse employé fait bientôt passer la gélatine à l'état insoluble.

424 *bis*. Masse jaune au chromate de plomb (Hoyer ; *Arch. f. mik. Anat.*, 1867, p. 136). — On prend :

1 volume d'une solution de 1 partie de gélatine dans 4 parties d'eau ;

1 volume de solution saturée de bichromate de potasse ;

1 volume de solution saturée d'acétate neutre de plomb.

On ajoute la solution de bichromate à la solution de gélatine. On chauffe presque à ébullition, et l'on ajoute la solution d'acétate de plomb, préalablement chauffée. On laisse refroidir à la température du sang et l'on injecte de suite.

On peut varier la préparation de la manière suivante : on mêle la solution de plomb à une partie de la solution de gélatine, et la solution de bichromate à une autre partie ; on chauffe ce dernier mélange, et l'on y ajoute graduellement le premier en remuant constamment.

Il ne faut jamais mêler les solutions à une température basse, parce qu'il se forme alors un précipité à granulations grumeleuses. De plus, en ce cas, on obtient un précipité jaune vif ; tandis qu'en mêlant l'acétate à une solution chaude de bichromate on obtient un précipité d'une belle couleur rouge-orange.

On peut garder en provision les solutions d'acétate et de bichromate, ce qui permet de préparer très rapidement la masse au moment de s'en servir.

Cette masse est presque transparente, pénètre bien, même dans les lymphatiques les plus fins, et, ayant une couleur beaucoup plus intense que la masse de Thiersch, rend les vaisseaux beaucoup plus distincts. Elle est aussi plus facile à manier que la masse de Thiersch, parce qu'elle se solidifie moins rapidement. Elle donne de bonnes images soit à la lumière transmise, soit à l'éclairage direct.

425. Masse jaune au chromate de plomb (Fol ; *Lehrb.*, p. 15). — On fait une solution de 60 parties d'acétate de plomb dans 100 cc. d'eau, et une solution de 25 parties de bichromate de potasse dans la même quantité d'eau. On mêle les deux solutions avec précaution dans un verre cylindrique: il se précipite du chromate de plomb. On laisse ce précipité déposer, on décante, on lave le précipité à l'eau distillée, et on l'ajoute sans tarder à une solution de gélatine. Il ne faut pas laisser le précipité demeurer longtemps dans l'eau, car il s'y produirait alors des granulations grossières.

Cette masse est moins belle que celle de Thiersch, mais se conserve mieux.

426. Masse jaune au nitrate d'argent (HOYER; *Biol. Centralb.*, 1882, p. 21). — On mêle à chaud un volume de solution concentrée de gélatine et 1 volume d'une solution de nitrate d'argent à 4 p. 100; on chauffe et on ajoute une faible quantité d'une solution aqueuse d'acide pyrogallique. L'argent se réduit en peu de secondes, et la masse prend une coloration brune; elle paraît aussi brune dans les grands vaisseaux, mais jaune dans les capillaires. En ajoutant de la glycérine et de l'hydrate de chloral (n° 415), on peut la conserver pendant longtemps. Les pièces injectées peuvent être traitées par l'alcool, l'acide acétique, l'acide chromique, ou les bichromates, sans que l'injection en soit affectée.

427. Masses vertes (HOYER; *loc. cit.*, p. 22). — On obtient de bonnes masses vertes en combinant une masse bleue et une masse jaune.

428. Masse au vert de Scheele (ROBIN). — Voyez n° 408.

429. Masse verte (THIERSCH; *Arch. f. mik. Anat.*, 1865, p. 149). — Combiner en diverses proportions la masse bleue n° 420, et la masse jaune n° 424.

430. Masse blanche au carbonate de plomb (HARTIG : FREY; *Le Microscope*, p. 190). — On fait dissoudre 125 grammes d'acétate de plomb dans une quantité d'eau telle que le tout pèse 500 gr.

Et on fait dissoudre 95 gr. de carbonate de soude dans une quantité d'eau telle que le tout pèse 500 gr.

On mêle ces deux solutions à volumes égaux, et l'on ajoute deux volumes de solution de gélatine.

431. Masse blanche au sulfate de baryte (FREY; *ibid.*). — On met dans un verre cylindrique 125 à 185 gr. de solution saturée de chlorate de baryte. On ajoute lentement, goutte à goutte, de l'acide sulfurique. On laisse déposer pendant douze heures le précipité qui se forme, et l'on décante. On prend le résidu mucilagineux formé par le précipité, et on le combine à parties égales avec une solution concentrée de gélatine.

Cette masse est très fine. Les pièces injectées peuvent être conservées dans l'acide chromique.

432. Masse blanche au chlorure d'argent (TEICHMANN: FREY; *loc. cit.*, p. 191). — On fait dissoudre 3 parties de nitrate d'argent dans une solution de gélatine, et l'on ajoute 1 partie de chlorure de sodium.

Cette masse est très fine, et n'est pas décomposée par l'acide chromique. Malheureusement elle noircit facilement.

433. Masse brune (FOL; *Zeit. f. wiss. Zool.*, 1883, p. 494, et *Lehrb.*, p. 16). — On fait fondre 14 grammes de sel de cuisine dans 200 cc. d'eau; on ajoute 50 grammes de gélatine, on la laisse ramollir et on la fait fondre. A la masse fondue on ajoute graduellement, en remuant constamment, une solution de 30 grammes de nitrate d'argent dans 100 cc. d'eau. (Si l'on désire avoir une masse extrèmement fine, il faut allonger les deux solutions de deux ou trois volumes d'eau.) On laisse la masse se prendre, on l'enveloppe de tulle et on la traite comme nous l'avons dit pour la masse au carmin, n° 426. On traite les vermicelles, à la lumière du jour, avec un mélange de solution saturée d'oxalate de potasse, 300 cc., et de solution de sulfate de fer, 100 cc., jusqu'à ce qu'ils paraissent entièrement noircis. On les lave, on les sèche, et, si on le désire, on les refond et on les conserve comme nous l'avons dit au n° 416.

Cette masse est d'un brun sépia à la lumière transmise. Si l'on préfère un ton noir-gris, on n'a qu'à employer dans la première solution 25 grammes de bromure de potassium, au lieu du sel de cuisine.

434. Masse acajou (ROBIN). — Voyez n° 405.

435. Masse à la gélatine pour imprégnations (RANVIER; *Traité*, p. 123).

> Solution concentrée de gélatine.   2, 3 ou 4 parties.
> Solution de nitrate d'argent à 1 p. 100.   1 partie.

436. Métagélatine (FOL; *Lehrb.*, p. 17). — La nécessité de faire à chaud les injections ordinaires à la gélatine complique beaucoup les manipulations et peut souvent compromettre la réussite de l'opération. Dans le but d'éviter cette complication, on a proposé des masses mucilagineuses qui se laissent injecter à froid et coaguler ensuite dans les vaisseaux. Telles sont les masses au blanc d'œuf et à la gomme arabique. Ces masses ont l'inconvénient que le véhicule ne se prête pas bien à la préparation de la masse colorante; pour cette raison Fol propose de leur substituer la métagélatine.

Si on laisse cuire une solution de gélatine additionnée d'une faible quantité d'ammoniaque pendant plusieurs heures, elle passe à la fin à un état où elle n'est plus susceptible de se coaguler par le simple refroidissement : c'est la métagélatine. A cette solution, liquide à froid, de métagélatine, on peut ajouter des masses colorantes au bleu de Berlin, au jaune de chrome, ou autres. Ou bien, on peut cuire la masse brune n° 433, jusqu'à ce que la gélatine ait passé à l'état de métagélatine. On peut ajouter à la masse de l'alcool dilué, ce qui lui donne une consistance plus liquide, et permet d'injecter les capillaires les plus fins. Après injection, on met les pièces dans l'alcool fort ou dans l'acide chromique ; dans ces liquides la masse ne tarde pas à se coaguler.

D'après Fol, ces masses laissent peu à désirer sous le rapport de la commodité des manipulations.

CHAPITRE XXIX

INJECTIONS; AUTRES MASSES

437. Masse au blanc d'œuf (Joseph; *Ber. Naturw. Sect. Schles. Ges.*, 1879, pp. 36-40; *Journ. Roy. Mic. Soc.*, 1882, p. 274). — A du blanc d'œuf filtré on ajoute 1 à 5 p. 100 de solution de carmin. Cette masse reste liquide à froid; elle se coagule par l'acide nitrique dilué, l'acide chromique ou l'acide osmique, tout en restant transparente; les réactifs l'altèrent peu. Utile pour Invertébrés.

438. Masse à la gomme arabique (Bjeloussow; *Arch. f. Anat. u. Phys.*, 1885, p. 379). — On fait une solution sirupeuse de gomme arabique, et une solution saturée de borax dans l'eau. On mêle ces solutions en des proportions telles qu'il se trouve dans le mélange une partie de borax pour deux de gomme arabique. On obtient une masse gélatineuse, presque transparente, et presque insoluble dans l'eau. On la broie avec de l'eau distillée, qu'on ajoute peu à peu; puis on la force à passer à travers un linge fin. On répète ces opérations jusqu'à ce qu'on obtienne une masse liquide ne contenant plus de grumeaux gélatineux en suspension. (Si l'opération a réussi, la masse doit se coaguler en présence de l'alcool, en se dilatant au double de son volume.) On combine la masse avec la matière colorante que l'on veut, à l'exception toutefois du cadmium et du cobalt; le carmin est peut-être le plus à recommander pour les injections fines. Après injection, on met les pièces dans l'alcool; la masse s'y prend immédiatement, en augmentant de volume comme nous l'avons dit, ce qui fait que les vaisseaux se montrent toujours largement distendus.

Chez les animaux à sang froid, on peut pratiquer l'injection sur le vivant. Les pièces se conservent bien dans l'alcool. La glycérine les rend très transparentes. La masse ne s'écoule pas des vaisseaux coupés. Désire-t-on éloigner la masse d'une partie de la préparation, on le fait facilement à l'aide d'acide acétique dilué, qui la dissout. Cette masse est très facile à préparer et commode à manier.

MASSES GLYCÉRIQUES A INJECTER A FROID (1).

439. Masse de carmin à la glycérine (ROBIN; *Traité du Mic.*, p. 33). — On fait le mélange suivant, pour servir de véhicule :

Glycérine.	2 parties.
Alcool.	1 —
Eau.	1 —

On combine 2 ou 3 volumes de ce véhicule avec 1 volume de la masse colorante au carmin n° 404.

440. Masse de carmin à la glycérine (BEALE: RANVIER; *Traité*, p. 119). — On fait dissoudre 25 centigrammes de carmin dans V ou VI gouttes d'ammoniaque et l'on ajoute 15 grammes de glycérine. Puis on ajoute encore graduellement 15 grammes de glycérine acidulée avec VIII à X gouttes d'acide acétique. On ajoute enfin un mélange de 15 gr. de glycérine, 3,5 gr. d'alcool et 10,5 gr. d'eau.

Ranvier dit avoir essayé ce liquide et avoir eu de mauvais résultats. Nous devons dire que nous l'avons essayé, et que nous avons eu des résultats assez satisfaisants pour que nous puissions le recommander comme étant très commode, quoiqu'il ne donne sans doute

(1) Les masses à la glycérine sont importantes parce que, s'injectant à froid, elles sont très commodes à employer. Et il nous semble qu'on ne peut pas nier qu'elles donnent de bons résultats. Nous avertissons qu'elles ont toutes un défaut lorsqu'il s'agit de l'injection des pièces fraîches, c'est-à-dire dans esquelles la rigidité cadavérique ne s'est pas encore établie. C'est que la glycérine provoque la contraction des artérioles. Ces contractions sont souvent si violentes qu'il ne faut rien de moins qu'une main très expérimentée pour vaincre la résistance qu'elles opposent au passage de la masse.

pas des résultats qui puissent prétendre à la beauté esthétique. Il faut avoir soin de ne pas trop neutraliser avec l'acide acétique.

441. Bleu de Prusse à la glycérine (ROBIN; *Traité*, p. 35). — A 2 volumes du véhicule glycérique n° 439 on ajoute 1 volume de la masse colorante au bleu de Prusse, n° 406.

442. Bleu de Prusse à la glycérine (RANVIER; *Traité*, p. 120). — Trois volumes de solution saturée de bleu de Prusse dans l'eau (n° 418) et un volume de glycérine.

443. Bleu de Prusse à la glycérine (BEALE; *How to work*, etc., 4ᵉ éd., p. 93). — On fait dissoudre 75 centigrammes de ferrocyanure de potassium dans un mélange de 5,5 gr. de glycérine avec 22,5 gr. d'eau. On fait aussi un mélange de 1,75 gr. de teinture de perchlorure de fer avec 5,5 gr. de glycérine et 22,5 gr. d'eau. On ajoute *très graduellement* ce dernier mélange à la solution de ferrocyanure, en agitant constamment et vigoureusement dans un flacon. On ajoute enfin, graduellement, en agitant toujours, un mélange de 28 grammes d'alcool avec 66 gr. d'eau.

Les pièces acidulées doivent être conservées dans la glycérine acidulée avec environ 1 p. 100 d'acide acétique; ou bien dans le baume de Canada.

Cette masse n'est pas très belle dans les capillaires, mais elle pénètre bien, elle est facile à préparer, et, d'après notre expérience, nous pouvons la recommander comme étant très commode et très utile. Nous lui préférons toutefois la suivante :

444. Bleu de Prusse à la glycérine pour injections très fines (BEALE; *l. c.*, p. 296). — On fait dissoudre 23 centigrammes de ferrocyanure de potassium dans 28 gr. de glycérine de Price. On fait aussi un mélange de 28 gr. de glycérine de Price, et de X gouttes de teinture de perchlorure de fer. On ajoute ce mélange, goutte à goutte, lentement, en agitant constamment et vigoureusement, dans un flacon, à la solution de ferrocyanure de potassium. On ajoute 28 cc. d'eau avec III gouttes d'acide chlorhydrique concentré; on peut ajouter aussi, si on le désire, 7 gr. d'alcool.

Nous trouvons cette formule vraiment excellente. Nous possédons un peu de ce liquide préparé il y a plus de cinq ans, qui a encore l'apparence d'une solution parfaite. Cette formule nous paraît préférable à la précédente sous tous les rapports, si ce n'est que la préparation en est plus coûteuse.

445. Bleu de Turnbull (Formule de BEALE, modifiée d'après celle de RICHARDSON; BEALE, *loc. cit.*, p. 94). — On fait une solution de 32 centigrammes de sulfate de fer dans 28 gr. de glycérine. On fait aussi une solution de 64 centigrammes de ferricyanure (prussiate rouge) de potassium dans un peu d'eau, et on la mêle à 28 gr. de glycérine. On ajoute graduellement la solution de fer à la solution de ferricyanure, en agitant. Puis on ajoute, graduellement, en agitant, un mélange de 35 gr. d'alcool et 28 cc. d'eau.

Ce liquide a une couleur plus vive que le liquide au bleu de Prusse, et sa couleur passe pour être plus permanente.

446. Liquide acajou à la glycérine (ROBIN; *Traité*, p. 34). — Un volume de la masse colorante nº 405 avec deux volumes du véhicule nº 439.

447. Liquide au cadmium et à la glycérine (ROBIN; *loc. cit.*, p. 36 — Un volume de la masse colorante nº 407 et deux volumes du véhicule nº 439.

448. Liquide au vert de Scheele et à la glycérine (ROBIN; *loc. cit.*, p. 37.) — Un volume de la masse colorante nº 408 et deux volumes du véhicule nº 439.

MASSES AQUEUSES.

449. Bleu de Berlin (MÜLLER; *Arch. f. mik. Anat.*, 1865, p. 150). — On précipite une solution concentrée de bleu de Berlin soluble (voyez nºˢ 418, 419) en ajoutant de l'alcool à 90°. On obtient un précipité extrêmement fin, et l'on a un liquide *parfaitement neutre*. La préparation est on ne peut plus simple.

450. Bleu de Prusse (RANVIER; *Traité*, p. 120). — La solution saturée dans l'eau du bleu de Prusse soluble, nº 418, peut être injectée telle quelle; jamais elle ne transsude à travers les parois des vaisseaux.

451. Carmin (EMERY; *Mitth. Zool. Stat. Neapel*, 1881, p. 21). — On prend une solution ammoniacale de carmin à 10 p. 100, à

laquelle on ajoute de l'acide acétique jusqu'à ce qu'elle passe à une
couleur rouge de sang. On la décante et on l'injecte telle quelle. Les
pièces injectées sont mises dans de l'alcool fort, qui fixe le carmin.

Pour injections de Poissons.

452. Injection rouge (Brücke; *Arch. f. mik. Anat.*, 1866, p. 91). —
Injection d'une solution concentrée de ferrocyanure de potassium suivie
par l'injection d'une solution concentrée de sulfate de cuivre (qui ne doit
pas contenir de fer). Laisser les pièces vingt-quatre heures avant de les
préparer. Il n'y a pas d'inconvénient à cela, ces liquides étant de puissants
antiseptiques.

MASSES AU COLLODION.

453. Masses à la celloïdine (Schiefferdecker; *Arch. f. Anat. u. Phys.*,
1882, p. 201). — Ces masses trouvent leur emploi principal pour les
préparations par corrosion; mais elles donnent aussi de bons résultats
pour les injections ordinaires. Elles ont surtout l'avantage de conserver
très bien la forme des vaisseaux.

Les seringues doivent être bien nettoyées de toute graisse. On remplit
la canule d'éther. Il faut pousser l'injection rapidement, car la masse se
prend vite par le contact des tissus aqueux. On nettoie les seringues et
les canules avec de l'éther.

Pour faire la corrosion des pièces injectées, on les jette dans de l'acide
chlorhydrique, et on les y laisse, en renouvelant de temps à autre l'acide si
cela paraît nécessaire, jusqu'à ce que les tissus soient détruits. On lave
sous un robinet d'eau pendant plusieurs semaines, et l'on monte dans
la glycérine ou dans le liquide de Calberla (n° 364).

1. *Celloïdine à l'asphalte.* — On pulvérise de l'asphalte dans un
mortier, et on le laisse macérer avec de l'éther dans un récipient bien
fermé, pendant vingt-quatre heures. Puis on décante la solution et l'on
y fait dissoudre de la celloïdine en petits morceaux jusqu'à consistance
d'huile. C'est la meilleure de ces masses.

2. *Celloïdine à la vésuvine.* — On fait une solution concentrée de vésuvine dans l'alcool absolu, et l'on y fait dissoudre de la celloïdine. La
couleur n'est pas durable.

3. *Celloïdine bleu foncé.* — A une solution de celloïdine dans un
mélange à parties égales d'éther et d'alcool absolu on ajoute du bleu de
Berlin pulvérisé.

4. *Celloïdine rouge foncé.* — Comme le mélange précédent, le cinabre
pulvérisé étant employé à la place du bleu de Berlin. Ces deux couleurs
doivent être broyées dans un mortier avec un peu d'alcool absolu, de

manière à former une pâte que l'on ajoute à la solution de celloïdine. Il faut éviter d'employer une trop grande quantité de ces couleurs, sous peine de voir la masse devenir fragile. On peut passer la masse à travers une chausse de flanelle saturée d'éther.

AUTRES MASSES

454. Asphalte à la benzine (Budge; *Arch. f. mik. Anat.*, 1877, p. 70). — On verse de la benzine sur de l'asphalte, dont il faut prendre une quantité considérable, et on laisse reposer plusieurs jours. Avant d'injecter, on ajoute 1/3 à 1/2 volume de benzine et l'on filtre. On peut aussi employer le chloroforme ou l'essence de térébenthine comme dissolvant.

Pour l'injection des canalicules du cartilage par piqûre, ou autrement.

455. Gomme-laque (Hoyer; *Arch. f. mik. Anat.*, 1876, p. 643). — On met une certaine quantité de gomme-laque dans un flacon à large goulot et l'on ajoute assez d'alcool à 80 p. 100 environ pour la couvrir. On laisse pendant vingt-quatre heures et l'on chauffe au bain-marie jusqu'à dissolution complète. Après refroidissement, on allonge avec de l'alcool, si cela paraît nécessaire, et l'on passe à travers de la mousseline. On colore la masse avec des couleurs à l'aniline en solution alcoolique concentrée, ou avec des matières colorantes granuleuses suspendues dans l'alcool.

Cette masse n'est pas attaquée par l'acide chlorhydrique, par suite elle est applicable aux préparations par voie de corrosion.

456. Couleurs à l'huile. Térébenthine. Cire à cacheter. — Voyez Robin; *Traité*, p. 23.

457. Empois d'amidon (Pansch). — Pour cette masse, d'un emploi plutôt macroscopique, voyez *Arch. f. Anat. u. Entw.*, 1877, pp. 480-2; 1881, p. 76; 1880, pp. 232, 371; 1882, p. 60; 1883, p. 265.

458. Masses à l'huile de lin (Teichmann). — Voyez S. B. Math. Kl. Krakau Akad., VII, pp. 108, 158; et *Journ. Roy. Mic. Soc.*, 1882, pp. 125 et 716.

459. Axonge. Blanc de baleine. — Voyez Robin; *Traité*, p. 23.

460. Cire et huile. — Voyez Griesbach; *Arch., f. mik Anat.*, 1882, p. 824-7.

460 bis. Huile d'olive pour préparations par corrosion. — Voyez n° 485.

461. Injections naturelles (Robin; *Traité*, p. 6). — Pour conserver les organes injectés naturellement par stase sanguine, Robin conseille de les jeter dans un liquide composé de :

Perchlorure de fer liquide. . . . .   10 parties.
Eau.   100   —

CHAPITRE XXX

MACÉRATIONS ET CORROSIONS, DIGESTION

DÉCALCIFICATION, DÉSILICIFICATION ET DÉPIGMENTATION.

462. Procédés de macération. — Pour faciliter la dissociation des éléments histologiques, il y a souvent utilité à traiter les tissus par des agents « macérateurs ». Ce sont des réactifs qui ont la propriété de ramollir et même de détruire entièrement certains éléments — généralement les substances intercellulaires — tout en maintenant l'intégrité des formes des éléments qu'on désire isoler pour l'étude. Les tissus ayant été exposés à l'action d'un agent macérateur approprié, on achève la dissociation par des moyens mécaniques. On dilacère avec des aiguilles; ou l'on agite les pièces dans une éprouvette avec un peu de liquide; ou bien on met en œuvre le procédé de désagrégation par chocs répétés. A cette fin, on met sur un porte-objet la portion de tissu à dissocier, dans une goutte de liquide, et on le couvre d'une lamelle soutenue par quatre petits pieds formés de boulettes de cire molle ou d'un mélange de cire et de térébenthine. En frappant à petits coups secs sur la lamelle, on amène à la longue, quelquefois même assez rapidement, la désagrégation des tissus. Cette méthode, si simple en apparence, est souvent plus efficace qu'aucune autre.

463. Sérum iodé. — Nous avons donné la préparation de ce réactif au n° 323. Voici les instructions de RANVIER sur la manière de l'employer pour les macérations.

On prend un fragment de tissu d'un volume inférieur à celui d'un pois, et on le place dans un flacon bien bouché avec 4 ou 5 cc. de sérum faiblement iodé; généralement dès le lendemain on peut pratiquer la dissociation par l'un des moyens indiqués plus haut. Si le tissu n'est pas encore suffisamment macéré, il faut prolonger son séjour dans le sérum; mais on remarquera que, dès le second jour, le sérum est tout à fait décoloré, c'est-à-dire que le tissu a absorbé tout l'iode qu'il contenait, et, si on laissait les choses en cet état, la putréfaction ne tarderait pas à survenir. Pour l'empêcher, on ajoute quelques gouttes de sérum fortement iodé (voyez n° 323) jusqu'à ce que le liquide ait repris une légère coloration brune. Le séjour du tissu dans le sérum peut ainsi être prolongé pendant plusieurs semaines, si l'on ajoute du sérum iodé chaque fois que le liquide se décolore. C'est l'addition successive de nouvelles quantités d'iode qui constitue la clef de cette méthode de macération.

464. Sérum iodé artificiel (FREY). Voyez n° 324. — Ranvier trouve que cette formule ne fournit pas un sérum utile pour les macérations.

465. Alcool dilué. — On peut se servir de diverses concentrations d'alcool, depuis un mélange de 1 partie d'alcool avec 3 d'eau (THIN, pour l'isolation des fibrilles nerveuses de la rétine), jusqu'à l'alcool à 50 p. 100. Mais le plus utile de ces alcools est sans contredit l'*alcool au tiers* de RANVIER (*Traité*, p. 77). C'est un mélange de 1 partie d'alcool à 36° (90 p. 100) et de 2 parties d'eau. Ce mélange macère plus rapidement que le sérum iodé. La plupart des épithéliums s'y macèrent bien en vingt-quatre heures.

De l'avis de tous les observateurs, l'alcool au tiers est un macérateur doux de premier ordre. LIST (*Zeit. f. wiss. Mik.*, 1885, p. 511) trouve qu'il ne doit être employé qu'avec précaution pour l'isolation de cellules glandulaires, à cause des gonflements qu'il y produit; et il pense que le liquide de Müller ou l'acide osmique est préférable pour ce genre d'objets.

466. Chlorure de sodium. — La solution à 10 p. 100 de chlorure de sodium est un agent de macération très employé et très efficace.

467. Chlorure de sodium et alcool (MOLESCHOTT et PISO BORME; *Moleschott's Untersuchungen z. Naturl.*, XI, p. 99-107 : RANVIER ; *Traité*, p. 242).

Chlorure de sodium à 10 p. 100. . . . . 5 volumes
Alcool absolu 1   —

Ce mélange fut particulièrement recommandé par les auteurs cités en premier lieu pour l'étude des cellules à cils vibratiles. Ranvier le trouve inférieur à l'alcool au tiers.

467 *bis*. Hydrate de chloral. — En solution pas trop forte, de 2 à 5 p. 100 environ, l'hydrate de chloral est un macérateur doux très recommandable parce qu'il conserve on ne peut mieux les éléments délicats. Lavdowsky (*Arch. f. mik. Anat.*, 1876, p. 359) le recommande beaucoup pour les glandes salivaires. Hickson le recommande pour la rétine des Arthropodes (*Quart. Journ. Mic. Sc.*, 1885, p. 244).

468. Potasse caustique ou soude caustique (Ranvier; *Traité*, p. 78). — Ces alcalis servent à procurer très rapidement des préparations fugitives qui ne se laissent conserver que très peu de temps. On les emploie en solutions *fortes*, de 35 à 50 p. 100 (Moleschott); à ces degrés de concentration ils ne modifient que légèrement les cellules, tandis qu'à des doses faibles ils détruisent tous les éléments. On emploie cependant des solutions faibles pour dissocier les éléments des ongles, des poils et de l'épiderme. Les solutions fortes s'emploient en les faisant agir sur le tissu étalé sur le porte-objet.

469. Sulfocyanure d'ammonium ou de potassium (Stirling; *Journ. Anat. and Phys.*, 1883), p. 208). — La solution à 10 p. 100 de l'un ou de l'autre de ces sels constitue un milieu dissociateur admirable pour les épithéliums. Il faut faire macérer de petits morceaux pendant vingt-quatre heures, et colorer avec la fuchsine, l'éosine ou le picro-carmin.

470. Salive artificielle (Calberla; *Arch. f. mik. Anat.*, 1875, p. 449). — Après avoir essayé plusieurs réactifs dans le but d'obtenir la dissociation du tissu musculaire et nerveux embryonnaire d'Amphibiens et d'Ophidiens, Calberla trouva que les meilleurs résultats furent donnés par le mélange de salive et de liquide de Müller employé par Czerny. Cela le conduisit à imaginer la salive artificielle dont nous allons donner la formule (nous supprimons la première des deux formules données par Calberla, la deuxième étant beaucoup moins compliquée et donnant des résultats tout aussi bons).

Chlorure de potassium . . . . $0^{gr},4$
Chlorure de sodium. . . . . 0 ,3
Phosphate de soude. . . . . 0 ,2
Chlorure de calcium . . . . 0 ,2

On fait dissoudre ces ingrédients dans 100 parties d'eau. Puis on fait passer de l'acide carbonique à travers la solution jusqu'à saturation. On ajoute à cette solution un demi-volume de solution de Müller (ou de solution de chromate d'ammoniaque à 2,5 p. 100), et un volume d'eau.

On fait macérer les embryons dans ce mélange pendant un ou deux jours. On achève la dissociation par la dilacération et l'agitation dans un flacon, et l'on monte les pièces dans l'acétate de potasse.

Calberla a toujours eu les meilleurs résultats alors qu'il saturait le mélange d'acide carbonique au moment même de s'en servir.

470 *bis*. Mélange de Landois (LANDOIS; *Arch. f. mik. Anat.*, 1885, p. 445).

Solution saturée de chromate neutre d'ammoniaque.   5 parties
Solution saturée de phosphate de potasse. . . .   5   —
Solution saturée de sulfate de soude.   5   —
Eau distillée. 100   —

GIERKE, d'après qui nous citons cette formule, recommande particulièrement ce liquide pour toutes sortes de macérations, mais surtout pour le système nerveux central, pour lequel il lui donne la préférence sur tous les autres liquides macérateurs. Il s'emploie de la même manière que l'acide chromique; de petits fragments du tissu à dissocier sont mis à macérer pendant un à trois, ou même quatre et cinq jours dans le liquide, puis mis pendant vingt-quatre heures dans du carmin ammoniacal allongé d'un volume du liquide macérateur.

471. Permanganate de potasse. — C'est un agent macérateur très énergique. Son action ressemble à celle de l'acide osmique, si ce n'est que nous doutons qu'il puisse fournir des préparations permanentes conservant les caractères des cellules. ROLLETT (*Stricker's Handb.*, p. 1108) le recommande, soit seul, soit combiné à l'alun, comme le meilleur réactif pour la dissociation des fibres de la cornée.

472. Bichromate de potasse. — Solution à 0,2 p. 100 environ.
La solution de MÜLLER s'emploie à la même concentration.

473. Acide chromique. — S'emploie généralement à des doses beaucoup plus faibles, 0,02 p. 100 environ. « Il est bon pour la plupart des tissus de l'organisme, et en particulier pour les cellules nerveuses. Il en faut prendre 10 cc. pour un fragment d'environ 5 mm. de côté. Au bout de vingt-quatre heures de séjour dans ce liquide, le tissu nerveux se dissocie avec facilité. » (RANVIER ; *Traité*, p. 78.)

474. Acide osmique. — S'emploie en solutions d'une concentration de 0,1 p. 100 ou moins, qu'on laisse agir selon les cas depuis quelques minutes jusqu'à quinze jours (écorce du cerveau du Bœuf) (RINDFLEISCH).

475. Liquide des Hertwig (HERTWIG O. U. R. ; *Nervens. u. Sinnesorg. d. Medusen*, p. 4).

Acide osmique à 0,05 p. 100. . . . . 1 partie
Acide acétique à 0,2 p. 100. . . . . . 1 —

Pour les *Méduses*. On les traite avec ce mélange pendant deux ou trois minutes, selon leur grosseur ; puis on les lave à l'acide acétique à 0,1 p. 100 souvent renouvelé, jusqu'à ce qu'on ait éloigné les dernières traces d'osmium. On les laisse ensuite pendant un jour dans l'acide acétique de la même concentration, on les lave à l'eau, et on colore au carmin de Beale, qui a pour effet de prévenir le noircissement des pièces par l'osmium. On conserve les pièces dans la glycérine.

Pour les *Actinies*, la formule doit être modifiée (*Jen. Zeitschr.*, 1879, p. 457) :

Acide osmique 0,04 p. 100 dans l'eau de mer. 1 partie
Acide acétique 0,2 p. 100   —   —   —   1 —

et l'acide acétique doit être pris plus concentré pour le lavage, à savoir, 0,2 p. 100. Si la macération se montre complète, on colore avec le picro-carmin ; sinon, avec le carmin de Beale.

Ces méthodes sont très importantes pour l'étude des Cœlentérés.

475 *bis*. Acide acétique et glycérine (BÉLA HALLER ; *Morphol. Jahrb.*, XI, p. 321).

Acide acétique cristallisable. . . . . . 1 partie.
Glycérine. . . . . 1 partie.
Eau . . . . 2 parties.

Ce mélange est particulièrement recommandé par Haller pour la macération des centres nerveux des Mollusques (Rhipidoglosses). On obtient une macération suffisante en trente à quarante minutes, et cela sans que les éléments aient souffert le ratatinement produit par les autres agents macérateurs.

476. Acide nitrique. — S'emploie à une concentration de 20 p. 100 pour la macération du tissu musculaire. Après une macération de vingt-quatre heures dans ce liquide, on parvient en général à dissocier les fibres musculaires en agitant une portion du tissu avec de l'eau dans une éprouvette.

477. Acide nitrique et chlorate de potasse (KÜHNE : dans RANVIER ; *Traité*, p. 79). — On fait, dans un verre de montre, un mélange de chlorate de potasse avec 4 fois son volume d'acide nitrique ; on y enfouit un fragment de tissu musculaire frais ; après une demi-heure on le retire et on l'agite dans un tube avec de l'eau.

478. Acide sulfurique (RANVIER ; *Traité*, p. 78). — « Concentré et à chaud, ce réactif peut être employé pour isoler les cellules des parties cornées, des poils, des ongles, etc. Pour isoler les fibres du cristallin, MAX SCHULTZE place cet organe dans 30 grammes d'eau additionnée de IV ou V gouttes d'acide sulfurique concentré. Au bout de vingt-quatre heures de macération, il suffit d'agiter un fragment du cristallin dans le liquide pour le voir se décomposer en ses éléments constituants. »

ODENIUS a trouvé ce réactif (moins de 1 p. 100, pendant une ou deux semaines) excellent pour l'étude des terminaisons nerveuses dans les *Poils Tactiles*. Voyez ce paragraphe (n° 597).

479. Acide oxalique. — On a employé avec fruit la macération, prolongée pendant plusieurs jours, dans une solution concentrée de cet acide, pour l'étude des terminaisons nerveuses.

LIQUIDES DIGESTIFS ARTIFICIELS

480. Liquide digestif de Beale (BEALE ; *Arch. of Medicine*, I, pp. 269-316). — On exprime sur des lames de verre le contenu des glandes stomacales du Porc, et on l'y fait sécher rapidement. On le réduit en poudre et on le conserve dans des flacons bouchés. Huit décigrammes de la poudre suffisent à digérer entièrement cent grammes de blanc d'œuf coagulé.

Pour s'en servir, on fait une solution dans l'eau et l'on filtre. On combine cette solution avec de la glycérine (acidulée au besoin avec une trace d'acide chlorhydrique), et l'on fait digérer le tissu pendant quelques heures à une température de 37°,5 C.

481. Liquide de Brücke (nous empruntons la formule à Carnoy; *Biologie Cell.*, p. 94).

Extrait glycériné d'estomac de Porc. 1 volume
Acide chlorhydrique à 0,2 p. 100 . . 3 volumes
Thymol. . . . . quelques cristaux.

482. Liquide de Bickfalvi (Bickfalvi; *Centralb. f. d. Med. Wiss.*, 1883, p. 833; *Zool. Jahresb.*, *f.* 1883, p. 25). — On mêle 1 gramme de muqueuse stomacale desséchée avec 20 cc. d'acide chlorhydrique à 0,5 p. 100, et on le met dans un incubateur pendant trois à quatre heures. On filtre. On fait macérer le tissu dans le liquide pendant une demi-heure à une heure au plus.

CORROSION

483. Potasse caustique. Soude caustique. Acide nitrique. — Un moyen très efficace pour séparer les parties molles des parties du squelette qu'on désire étudier à part (appendices des Arthropodes, spicules d'Éponges ou d'Échinodermes, etc.) consiste à les faire bouillir, ou macérer pendant un temps prolongé, dans une solution concentrée d'un de ces réactifs.

484. Eau de Javelle. Eau de Labarraque. — Noll (*Zool. Anzeig.*, 1882, p. 528) recommande l'eau de Javelle (solution d'hypochlorite de potasse) pour la corrosion des parties molles des Eponges. On en ajoute quelques gouttes à une portion d'Eponge sur le porte-objet. Les parties molles sont détruites au bout de vingt à trente minutes. On traite la préparation avec de l'acide acétique, pour éloigner les précipités qui peuvent s'être formés, et l'on passe par des alcools successifs à l'essence de girofle et au baume.

Looss (*Zool. Anzeig.*, 1885, p. 333) trouve que l'eau de Javelle ou bien l'eau de Labarraque (solution d'hypochlorite de soude) suffit à dissoudre complètement la chitine en peu de temps à l'aide de la chaleur. A cet effet, il faut employer les solutions commerciales concentrées et bouillantes.

Si l'on prend des solutions allongées avec 4 à 6 volumes d'eau, et que l'on y fasse macérer des organes chitineux pendant vingt-quatre heures ou plus selon leur grosseur, la chitine n'est pas dissoute, mais devient transparente, molle, et perméable par les solutions colorantes, aqueuses aussi bien qu'alcooliques. Les structures les plus délicates, telles que les terminaisons nerveuses, ne sont pas altérées par ce traitement, selon Looss. On peut avantageusement traiter de cette manière les Nématodes et leurs œufs (objet dont la résistance est bien connue).

On a prétendu que l'eau de Javelle peut être appliquée à la préparation de pièces calcaires. Nous sommes convaincus que pour peu que le calcaire soit délicat, il doit s'y dissoudre.

485. **Méthode de préparation par corrosion** (ALTMANN; *Arch. f.mik. Anat.*, 1879, p. 471). — Les corps gras, et surtout les corps gras qui ont été durcis par l'osmium, résistent beaucoup plus longtemps que les autres éléments des tissus à l'action de l'eau de Javelle. Si donc on introduit un corps gras dans les tissus, par injection ou par imbibition, qu'on le durcisse par l'acide osmique, et qu'on soumette ensuite les tissus à la corrosion par l'eau de Javelle, on obtient, après destruction des tissus, une reproduction en graisse noircie des espaces dans lesquels on l'avait introduite.

On comprendra facilement l'application de ce principe aux injections. On injecte de l'huile d'olive; on durcit l'huile en jetant la pièce dans l'acide osmique à 1 p. 100; on traite ensuite la pièce par l'eau de Javelle; et les parties molles ayant été détruites, on lave la préparation à la glycérine et on la monte dans le même milieu. Nous renvoyons à l'article cité pour les détails du mode opératoire pour la préparation d'injections de l'iris, de la choroïde, de la peau, du mésentère, des corpuscules de la cornée, etc., de la Grenouille et d'autres animaux. Le procédé se montre surtout d'un bon secours pour l'injection d'organes très pigmentés.

Nous renvoyons également à l'article cité pour les détails, assez compliqués, du procédé d'imbibition. Ce procédé a pour résultat une imprégnation des tissus par l'osmium, les éléments non imprégnés étant éloignés par la corrosion. Cette méthode n'est en tout cas que d'une application très spéciale, et nous pensons qu'elle est loin de pouvoir rendre les services que peut très certainement rendre la méthode d'injection.

DÉCALCIFICATION

486. Réactifs décalcifiants. — Nous empruntons le résumé suivant à l'article de Busch sur la Technique de l'Histologie du Tissu Osseux dans *Arch. f. mik. Anat.*, 1877, p. 481.

Le réactif le plus employé pour la décalcification est l'*acide chlorhydrique*. Son action est très rapide, même quand on le prend très dilué, mais il a l'inconvénient de causer des gonflements très sérieux dans les tissus. Pour parer à cet inconvénient, on peut le combiner à l'alcool, ou à l'acide chromique. Ou bien on peut en prendre une solution à 3 p. 100 et y faire dissoudre 10 à 15 p. 100 de sel de cuisine. Ou bien (WALDEYER), on peut employer une solution de 10 p. 100 avec 0,1 p. 100 de chlorure de palladium.

L'*acide chromique* est également très employé. Il a les deux inconvénients d'avoir une action très lente et de rataliner fortement les tissus. Pour cette raison on ne doit jamais l'employer en solutions de plus de 1 p. 100, et pour des structures délicates on doit prendre des solutions beaucoup plus faibles.

L'*acide phosphorique* a été recommandé pour des os jeunes.

Les *acides acétique*, *lactique* et *pyroligneux* ont une action assez énergique, mais ils causent des gonflements sérieux.

L'*acide picrique* a une action très lente, et n'est propre que pour de très petits objets.

L'*acide nitrique* est, selon Busch, préférable à tous ces réactifs. Il agit d'une manière efficace, ne produit pas de gonflements, et n'altère pas les éléments des tissus.

487. Acide nitrique (BUSCH; *loc. cit.*). — On allonge 1 volume d'acide nitrique pur, de la densité de 1,25, avec 10 volumes d'eau. C'est cette concentration qu'on emploie pour les os volumineux et durs; pour les os jeunes, il est bon de l'allonger encore jusqu'à 1 p. 100.

On procède ainsi. On met les os d'abord pendant trois jours dans l'alcool à 95°; puis on les met dans l'acide nitrique, qui doit être renouvelé tous les jours, pendant huit à dix jours. Il faut les sortir de l'acide aussitôt que la décalcification est complète, autrement ils seront jaunis. On les lave pendant une heure ou deux dans un courant d'eau et on les met dans l'alcool à 95° qu'on renouvelle après quelques jours.

Les os jeunes et fœtaux doivent être mis en premier lieu dans une

solution contenant 1 p. 100 de bichromate de potasse et 0,1 p. 100
d'acide chromique; on les décalcifie ensuite avec de l'acide nitrique
de 1 à 2 p. 100, auquel on peut ajouter un peu d'acide chromique
(0,1 p 100) ou de chromate de potasse (1 p. 100). En les mettant
ensuite dans l'alcool on obtient la coloration verte connue.

488. Acide nitrique et alcool. — 3 p. 100 d'acide nitrique dans
l'alcool à 70°. Il faut laisser macérer dans ce liquide pendant quelques
jours à quelques semaines. Nous ne savons qui a recommandé ce
mélange.

489. Acide chromo-nitrique. — 1° Mélange de MARSH.

> Acide chromique cristallisé. . . . .   1 partie.
> Acide nitrique. . . . .   2 parties.
> Eau 225   —

Faire macérer pendant trois à quatre semaines dans cette solution,
souvent renouvelée.

2° Mélange de FOL (*Lehrb.*, p. 112.)

> Solution d'acide chromique à 1 p. 100   70 volumes.
> Acide nitrique.   3   —
> Eau 200   —

490. Acide chromique. — Pur, cet acide s'emploie à des concentrations de 0,1 à 1 p. 100. Il est bon de prendre les solutions faibles
d'abord, et d'en augmenter peu à peu la concentration. Il faut faire
macérer les os pendant deux à trois semaines.

491. Acide chromo-chlorhydrique. (BAYERL; *Arch. f. mik. Anat.,*
1885, p. 35).

> Sol. d'acide chromique à 3 p. 100. .   1 partie.
> Acide chlorhydrique à 1 p. 100 . . .   1   —

Pour le cartilage en voie d'ossification.

492. Acide chlorhydrique. — Pur, on peut le prendre d'une concentration de 50 p. 100; il a alors une action extrêmement rapide. (RANVIER.)

493. Acide picrique. — Solution saturée.
Nous avertissons que l'*acide picro-sulfurique* doit être évité pour

les décalcifications, parce qu'il donne lieu à la formation de sulfate de chaux. On peut employer cependant l'acide picro-nitrique, ou l'acide picro-chlorhydrique.

493 *bis*. Glycérine. Carmin à l'alun. — Nous rappelons que ces réactifs attaquent le calcaire.

493 *ter*. Phoroglucine (ANDEER ; *Centralbl. f. d. med. Wiss.*, n. 12, 33, pp. 193, 579 ; *Intern. Monatsch.*, I, p. 350 ; *Zeit. f. wiss. Mik.*, 1885, pp. 375, 539). — Andeer recommande un mélange de phoroglucine avec de l'acide chlorhydrique. Il prend pour des os de Batraciens, 5 à 10 p. 100 d'acide ; pour des Chéloniens et des Oiseaux, 10 à 20 p. 100 ; pour des Mammifères, 20 à 40 p. 100. Dans ces mélanges les os sont décalcifiés en peu d'heures. Ils y deviennent si tendres qu'il est nécessaire de les durcir par la suite.

DÉSILICIFICATION

494. Acide fluorhydrique (MAYER ; *Zool. Anzeig.*, 1881, p. 593). — On met les objets à désilicifier dans un récipient de verre enduit de paraffine. On ajoute de l'acide fluorhydrique goutte à goutte, en veillant soigneusement à ne pas s'exposer à ses vapeurs. De petits fragments d'Éponges siliceuses peuvent être désilicifiés en quelques heures, une *Wagnerella borealis* en quelques minutes. Les tissus ne sont pas endommagés.

Nous pensons que personne n'entreprendra cette opération si dangereuse à moins de nécessité absolue. Des Éponges siliceuses peuvent très bien être coupées au microtome sans désilicification ; les spicules se brisent devant le couteau.

DÉPIGMENTATION ; BLANCHIMENT.

495. Emploi du chlore (MAYER ; *Mitth. Zool. Stat. Neapel*, 1881, p.8). — On met les objets à décolorer dans l'alcool de 70 à 90 degrés. On ajoute assez de fragments de chlorate de potasse pour couvrir le fond du flacon. On ajoute avec une pipette quelques gouttes d'acide chlorhydrique ; il se dégage bientôt du chlore, reconnaissable à sa couleur verte ; on agite alors le mélange et l'on chauffe si le dégagement de chlore n'est pas suffisamment énergique. La plupart des objets peuvent cependant être décolorés en une demi-journée sans l'application de la chaleur. Les tissus ne souffrent nullement.

Au lieu d'acide chlorhydrique, on peut employer l'acide nitrique ; en ce cas l'agent décolorant est l'oxygène au lieu du chlore.

La méthode de décoloration par le chlore fut imaginée pour blanchir des préparations qui ont été noircies par l'action excessive de l'osmium ; on peut l'appliquer à la décoloration d'organes pigmentés (yeux d'Insectes, etc.).

496. Emploi du chlore (MARSH ; *Section Cutting*, p. 89). — Marsh fait dégager du chlore dans un flacon en traitant des cristaux de chlorate de potasse avec de l'HCl fort, et conduit le gaz à travers un tube de verre courbé deux fois à angle droit jusqu'au fond d'un autre flacon contenant les objets à décolorer.

497. Eau de chlore (SARGENT ; *Journ. Roy. Mic. Soc.*, 1883, p. 151).

> Chlorate de potasse . . . . 0 gr. 9
> Eau . . . . 28 cc.
> Acide chlorhydrique. . . . .   X gouttes.

Faire macérer dans cette solution pendant un ou deux jours. Nous faisons observer que ce procédé n'est applicable qu'à la préparation de parties de squelette, les tissus mous étant détruits par ce traitement, qui ne revient guère à autre chose qu'à un blanchiment par l'eau de Javelle.

498. L'acide nitrique est connu pour avoir une action plus ou moins dissolvante sur les pigments animaux.

499. Chloroforme. — D'après SAZEPIN, le chloroforme sert à éclaircir la chitine fortement pigmentée ; en ajoutant après quelque temps une goutte d'acide nitrique concentré, on arrive à une décoloration complète. (Voyez au chapitre des « ARTHROPODES », n° 718).

500. Créosote (POUCHET, *Journ. de l'Anat.*, 1876, p. 8 et suiv.). — D'après le mémoire que nous citons, il paraît que la plupart des pigments animaux granuleux sont solubles dans la créosote.

501. Eau oxygénée (POUCHET ; *Précis* de M. DUVAL, p. 234). — L'eau oxygénée est un décolorant assez énergique. Pouchet conseille de faire macérer les pièces dans la glycérine additionnée d'eau oxygénée (V ou VI gouttes pour un verre de montre de glycérine).

On peut souvent se procurer de l'eau oxygénée chez les coiffeurs, qui s'en servent comme teinture pour les cheveux, et en vendent sous le nom d' « Auréoline », etc.

502. **Mélange de Grenacher pour yeux d'Arthropodes et autres.** (Grenacher; *Abh. nat. Ges. Hall-a-S,* Bd. XVI; *Zeit. f. wiss. Mik.,* 1885, p. 244).

> Glycérine. . . . . 1 partie.
> Alcool à 80 degrés. . . . . 2 parties.

Et pour 100 volumes de ce mélange, 2 à 3 d'acide chlorhydrique.

Le pigment se dissout dans ce liquide et forme une teinture qui, en douze à vingt-quatre heures, produit la coloration des noyaux de la préparation. On peut colorer les pièces en premier lieu par le carmin au borax, puis les mettre dans ce liquide; le pigment s'y extrait plus rapidement que le carmin; mais il faut veiller attentivement à arrêter la décoloration au bon moment.

DEUXIÈME PARTIE

MANIPULATIONS SPÉCIALES ET EXEMPLES

Dans cette deuxième partie, nous donnons les détails de certaines manipulations spéciales que, dans l'intérêt de la clarté de l'exposition, nous n'avons pu admettre dans notre première partie. Nous y avons ajouté une série de paragraphes contenant un résumé des méthodes qui ont été employées par les anatomistes pour l'étude d'objets difficiles. Nous prions l'étudiant de bien vouloir considérer ces paragraphes à titre de renseignements historiques, et non à titre de modèles à copier. Comme renseignements historiques, ils doivent lui être utiles, en lui enseignant ce qui a été déjà fait dans telle ou telle direction; cette connaissance est une condition essentielle de tout perfectionnement dans les méthodes. Vouloir s'en servir à titre de modèles à copier, et s'en tenir là, serait faire preuve d'un esprit conservateur antiscientifique, et aboutirait à fermer la porte à tout progrès. Ajoutons que, si dans les études faciles — dans cette anatomie microscopique qui est presque de l'anatomie macroscopique — on peut se servir de méthodes simples et peu variées, il en est tout autrement dans les recherches vraiment délicates. Là, il ne saurait être question de copier les méthodes imaginées par les autres ou par soi-même; car — c'est une vérité incontestable — chaque objet demande un traitement différent. On n'est histologiste qu'autant qu'on a acquis le don de deviner la diversité du traitement approprié à chaque objet d'étude; et l'on n'acquiert ce don que par l'étude patiente et minutieuse de la nature des objets auxquels on a affaire.

CHAPITRE XXXI

MÉTHODES EMBRYOLOGIQUES.

503. Méthodes générales. — Il n'existe pour ainsi dire pas de méthodes embryologiques spéciales, et la plupart des méthodes générales qui ont été exposées dans la première partie de cet ouvrage sont applicables à l'étude des embryons. Nous croyons cependant devoir donner avec quelques détails les modes de préparation et d'étude d'un certain nombre d'embryons, pour que ces exemples puissent servir de guide au débutant dans les recherches qu'il entreprendra.

Pour un assez grand nombre d'œufs d'animaux, surtout parmi les Invertébrés, on peut suivre, à l'état vivant, le développement sous le champ même du microscope, en examinant les œufs par transparence ou à la lumière directe. Tels sont, par exemple, les œufs de certains Poissons osseux, de l'Épinoche, de la Perche, du Macropode et de plusieurs espèces pélagiques, les œufs du *Chironomus*, de l'*Asellus aquaticus*, des Ascidies, du Planorbe, de beaucoup de Cœlentérés, etc. On devra, autant que possible, suivre les phases du développement sur les œufs vivants et dessiner les différents stades, afin d'avoir des points de repère lorsqu'on étudiera les œufs par la méthode des coupes.

Pour examiner les œufs des animaux aquatiques, il suffit de les placer sur une lame de verre dans une goutte d'eau douce ou d'eau de mer, suivant l'habitat de l'animal, et de les recouvrir d'une lamelle munie à ses angles de petites boulettes de cire à modeler, ce qui permet

d'exercer une pression modérée comprimant légèrement les œufs et
les maintenant en place. Souvent de simples petits morceaux de papier,
d'épaisseur variable, interposés entroe le porte-objet et la lamelle,
suffisent pour empêcher les œufs d'être écrasés. Ce dispositif permet
de faire tourner les œufs et d'examiner leurs différentes faces, en
imprimant de légers mouvements à la lamelle. Il a aussi le grand
avantage de pouvoir faire arriver au contact des œufs différents
réactifs dont on règle l'action à l'aide d'une petite bande de papier
à filtrer placée sur le bord de la lamelle, du côté opposé à celui
par lequel on fait arriver le réactif. On peut, de cette manière,
obtenir des préparations permanentes d'objets délicats en les soumettant successivement aux réactifs durcissants, colorants, etc.

Lorsque les œufs sont un peu volumineux, on les placera sur une
lame portant une excavation ; s'ils sont très résistants, l'emploi
des compresseurs pourra rendre de grands services.

Certains œufs d'Insectes et d'Arachnides qui sont complètement
opaques quand on les examine soit à la lumière transmise, soit à la
lumière directe, deviennent transparents si on les place dans une
goutte d'huile ; en ayant soin de laisser leur surface simplement
imprégnée d'huile, ils continuent à se développer normalement.
(Méthode du professeur BALBIANI.)

Les petits artifices que nous venons d'indiquer brièvement ne
permettent en général d'étudier que les formes extérieures des
embryons, à moins que ceux-ci ne soient très petits et très transparents, auquel cas on obtient des coupes optiques en faisant varier
la mise au point du microscope. Mais il faut presque toujours en
arriver à la méthode des coupes, à laquelle on doit les progrès
rapides de l'embryogénie depuis quelques années. De même que
pour les autres tissus, les œufs et les embryons ne peuvent être
coupés qu'après avoir été convenablement fixés et durcis.

504. **Fixation et durcissement.** — Comme en histologie, la fixation est un point des plus importants de la technique embryologique.
Nous avons déjà indiqué dans les chapitres II, III, IV, V et VI, les
meilleurs agents fixateurs pour les embryons ; il n'y a donc pas lieu
d'y revenir ici. Nous ferons cependant observer que le choix de la
méthode de fixation doit dépendre de la nature et du volume de
l'embryon ainsi que du genre de recherche qu'on se propose. C'est
ainsi que l'acide osmique, seul ou associé à d'autres agents, fixe très
bien les petits embryons, tandis qu'il ne vaut rien pour les objets plus
volumineux. L'acide osmique a une tendance à diminuer le volume

des éléments cellulaires, aussi fait-il nettement apparaître les fentes qui séparent les feuillets blastodermiques, les cavités et les canaux en voie de formation; il noircit fortement les matières grasses et par conséquent les éléments vitellins, la myéline, etc.; cet agent fixateur rendra donc de grands services pour l'étude du développement du système nerveux.

L'acide chromique est indispensable pour l'étude de la forme extérieure des embryons; il accuse très bien les creux et les saillies en conservant admirablement les rapports des parties, mais il a le grand inconvénient d'altérer le plus souvent les éléments cellulaires et d'empêcher leur coloration ultérieure.

Les liquides fixateurs qui ont pour base l'acide picrique, à l'inverse de l'acide osmique, gonflent légèrement les éléments et tendent à effacer les espaces qui peuvent exister entre eux; malgré cela, l'acide picrique et principalement le liquide de Kleinenberg sont parmi les meilleurs fixateurs ceux qu'emploient de préférence les embryologistes.

Le durcissement des embryons se fait comme celui des petits animaux et des tissus délicats. On devra préférer la coloration en masse à l'aide d'un agent bien pénétrant tel que le carmin de Grenacher ou le carmin aluné acide ou par la méthode de Bœttcher et Hermann. Comme masse à inclusion, nous avons toujours obtenu d'excellents résultats avec le collodion durci ensuite dans le chloroforme suivant la méthode de Viallanes, ou avec la paraffine. Cette dernière permet la confection de coupes plus minces et plus égales, et l'emploi de l'admirable microtome à bascule de la Société des instruments scientifiques de Cambridge (*Rocking microtome*) qui nous paraît être actuellement l'instrument le plus pratique pour les embryologistes, puisqu'il permet, en quelques minutes, de débiter un embryon en un grand nombre de coupes, toutes d'égale épaisseur, et rigoureusement disposées en série continue.

505. Reconstruction de l'embryon au moyen des coupes. — Lorsqu'on veut, au moyen d'une série de coupes, reconstruire un embryon pour bien se rendre compte de sa configuration, de la forme de ses viscères, suivre le trajet d'un vaisseau, etc., on a recours à la méthode exposée par Fol dans son Traité d'anatomie microscopique comparée (*Lehrbuch der vergl. mikr. Anatomie*, p. 35).

On commence par faire un dessin de l'embryon à couper, ou par le photographier à un grossissement donné. L'embryon étant débité suivant un plan normal à celui du dessin, en coupes transversales d'égale épaisseur et disposées en série, on dessine ou on photographie les coupes au même grossissement que la vue d'ensemble de l'embryon. On trace ensuite sur le dessin d'ensemble une série de traits parallèles qui correspondent aux coupes, distants d'un millimètre, si c'est de dixième de millimètre en dixième de millimètre que l'on a recueilli les coupes et si le dessin a été grossi dix fois.

Puis, sur une plaque de verre, plus grande que le dessin d'ensemble, recouverte d'une couche de gélatine sèche, on trace une série de traits parallèles très rapprochés, avec un certain nombre d'encres colorées, employées dans le même ordre et assez variées pour que la même nuance ne revienne qu'à une certaine distance. Perpendiculairement à ces traits, on coupe la plaque de verre au diamant, en deux parties inégales.

Une de ces parties est alors appliquée sur le dessin de l'une des coupes transversales, l'autre est placée sur le dessin d'ensemble de façon que son bord coupé au diamant recouvre le trait correspondant à la coupe transversale en question : on a soin que sur les deux plaques les limites extrêmes des deux dessins correspondent aux traits colorés de même nuance; si, par exemple, le bord du dessin d'ensemble correspond sur la plaque à un trait rouge en haut et à un trait bleu en bas, il faut qu'il en soit de même pour la plaque appliquée sur le dessin de la coupe.

On calque, sur la plaque appliquée sur le dessin de la coupe, le contour des organes internes; en rapprochant ensuite cette demi-plaque de l'autre moitié qui est sur le dessin principal, on pourra facilement marquer sur le trait du dessin principal qui correspond à la coupe une série de points correspondant aux limites des contours des organes internes.

Quand on aura fait la même opération pour une série de coupes transversales, il n'y aura plus qu'à réunir ces points par des lignes pour avoir dans le dessin principal le tracé des organes internes vus du même côté.

Lorsqu'on veut se faire une idée exacte d'un organe de forme très compliquée, on colle les dessins ou les photographies des coupes, faits au même grossissement, chacun sur un carton, dont l'épaisseur est proportionnelle à l'épaisseur de la coupe et au grossissement de la photographie ou du dessin, puis on découpe chaque carton en enlevant toutes les cavités, tant du cœlome que des organes; enfin on colle les découpures les unes sur les autres. On obtient ainsi une représentation dans l'espace de la portion de l'embryon qu'on veut étudier.

Pour un exposé détaillé de toutes les méthodes possibles pour la construction des coupes et pour le modelage, voyez STRASSER, dans *Zeit. f. wiss. Mik.*, 1886, p. 179.

506. Fécondations artificielles. — On éprouve souvent de grandes difficultés à se procurer les premières phases du développement de certains animaux ; aussi, chaque fois qu'on étudie l'embryogénie d'animaux à fécondation extérieure, est-il avantageux de pratiquer la fécondation artificielle.

Cette opération se réalise aisément pour les Amphibiens anoures, les Poissons osseux, les Cyclostomes, les Echinodermes, beaucoup de Vers et de Cœlentérés.

Pour les Amphibiens, on ouvre la femelle et le mâle, on prend dans les utérus de la femelle les œufs qu'on place dans un verre de montre ou dans un cristallisoir ; on les arrose avec de l'eau dans laquelle on a dilacéré le testicule du mâle ou mieux les canaux déférents.

Les femelles des Poissons osseux laissent facilement échapper leurs œufs lorsqu'on pratique une légère pression sur l'abdomen ; il en est de même des mâles dont on obtient la semence en exerçant une pression semblable ; mais quelquefois on devra sacrifier le mâle (Epinoche) pour prendre les testicules et les dilacérer dans l'eau. Les spermatozoïdes des Poissons, surtout ceux des Salmonides, perdant rapidement leur vitalité au contact de l'eau, on mettra la laitance sur les œufs extraits du corps de la femelle et on versera ensuite sur le tout une petite quantité d'eau ; après quelques minutes on place les œufs dans un appareil à incubation recevant de l'eau courante.

La fécondation artificielle chez les Invertébrés ne présente aucune difficulté, lorsqu'on a à sa disposition des animaux renfermant des produits sexuels arrivés à maturité. Il suffit de dilacérer dans un peu d'eau (eau douce ou eau de mer) un fragment de testicule et d'ovaire, et de mélanger les deux liquides. L'opération peut se faire sur la platine même du microscope et on peut suivre la pénétration du spermatozoïde dans l'œuf, comme l'ont fait Fol, Hertwig, Selenka et d'autres chez les Echinodermes.

MAMMIFÈRES

507. Lapin. — Nous prendrons comme type l'embryon du Lapin. Pour observer les premiers développements du Lapin, il faut rechercher les ovules dans les trompes, un certain nombre d'heures après l'accouplement. La déhiscence des follicules se fait environ dix heures après le premier coït.

Une même Lapine peut servir à faire deux observations différentes à quelques heures ou à quelques jours d'intervalle. Pour cela, on pratique sur la ligne médiane ou sur le côté de l'abdomen une incision longitudinale de 8 à 10 centimètres ; tandis qu'un aide empêche les intestins de sortir, on place une première ligature à la base de la corne utérine, au-dessus du col, puis on comprend dans une seconde ligature tout le mésométrium et le mésovarium. On détache alors, avec des ciseaux, l'ovaire, la trompe et la corne utérine. Il n'y a plus qu'à refermer l'abdomen par quelques points de suture comprenant d'abord la couche musculaire, puis la peau. Les Lapines supportent très bien cette opération qui n'entrave nullement le développement des ovules du côté opposé. Lorsqu'on veut observer ces derniers, on sacrifie l'animal, à moins qu'on ne lui fasse subir une seconde laparotomie si on désire le garder pour des vivisections ultérieures.

La trompe et la corne utérine étant extraites de l'animal, il faut les laisser refroidir pendant quelque temps et attendre que les contractions musculaires aient cessé. Puis, à l'aide de petits ciseaux ou d'un bon scalpel, on débarrasse soigneusement toutes les circonvolutions du conduit génital de leur enveloppe péritonéale.

Si les ovules sont encore contenus dans la trompe, c'est-à-dire jusqu'à la fin du troisième jour, on étend la trompe sur une longue lame de verre et on l'ouvre longitudinalement avec une paire de ciseaux fins et coupant bien. A l'aide d'aiguilles et de brucelles on étend la muqueuse tubaire afin d'en effacer autant que possible les plis, et on examine l'organe avec une forte loupe, ou à l'aide d'un microscope d'un très faible grossissement. Lorsqu'on a trouvé les ovules, on les enlève avec la pointe d'un scalpel, avec une aiguille à cataracte, ou à l'aide d'une petite pipette, après avoir déposé sur chaque ovule une goutte de liquide indifférent. Les ovules peuvent être examinés à l'état frais, soit dans le liquide péritonéal de la Lapine, si l'animal a été sacrifié, ou dans l'humeur aqueuse de l'œil, soit dans du liquide amniotique, du sérum sanguin, du sérum artificiel, ou du liquide de Kronecker.

Quand on n'a pas réussi à trouver les ovules, à l'aide de verres grossissants, soit à la lumière directe, soit à la lumière transmise, on peut passer sur la muqueuse tubaire un petit scalpel qui enlève l'épithélium ; le produit du raclage de la muqueuse est délayé dans un peu de liquide indifférent, et on cherche les ovules à la lumière transmise.

Une autre méthode, employée par Kœlliker (*Embryologie de l'Homme et des animaux sup.*, trad. Paris, 1882), consiste à injecter dans l'oviducte, à l'aide d'une petite seringue, de la liqueur de Müller ou de l'acide osmique dilué. Le liquide est reçu dans une série de verres de montre, qui, portés sur le microscope, montrent les œufs avec facilité.

Les quatrième, cinquième et sixième jours après l'accouplement, les ovules de la Lapine sont libres dans les cornes utérines; ils sont bien visibles à l'œil nu, et on les extrait comme de la trompe. A partir du septième jour, les ovules se fixent dans l'utérus, mais ils ne contractent pas encore d'adhérence avec la muqueuse, de sorte qu'on peut les enlever en totalité. A cette époque on distingue, à l'aspect seul de la corne utérine, les endroits où se trouvent les œufs : ceux-ci forment une saillie de la grosseur d'un petit pois. On coupe transversalement la corne utérine en autant de segments qu'il y a de renflements ovulaires, en ayant soin que chacun de ceux-ci soit au milieu de chaque segment. On fixe, au moyen de deux épingles, le segment utérin au fond d'un petit cristallisoir garni d'une couche de cire ou d'une rondelle de liège ; la face mésométriale reposant sur le fond du vase, et le renflement ovulaire étant tourné vers l'observateur. On remplit alors le vase, soit de sérum, soit de liqueur de Müller, d'une solution d'acide osmique à 1 p. 1000, de liquide de Kleinenberg, d'une solution d'acide nitrique, ou d'une solution saturée d'acétate d'urane. Avec un petit scalpel on pratique à la surface du renflement ovulaire une petite incision longitudinale qui n'intéresse que la tunique musculaire, puis avec deux petites pinces on dilacère délicatement la muqueuse utérine sous-jacente. On aperçoit alors l'œuf, et, en continuant à dilacérer la muqueuse, on le met facilement en liberté dans le liquide.

Lorsque les œufs sont greffés sur la muqueuse utérine, on ne peut plus les enlever en totalité; l'embryon se trouvant toujours du côté de la face mésométriale, on ouvre le renflement ovulaire par une incision cruciale et on étend avec des épingles le lambeau de la muqueuse utérine, auquel l'embryon adhère, au fond du vase renfermant le liquide fixateur. En opérant ainsi dans du sérum de Kronecker, à la température du corps, Ed. van Beneden (*Archives de Biologie*, t. V, fasc. III, 1885, p. 378) a pu observer la circulation de l'embryon vivant pendant des heures entières; dans ce cas il faut avoir soin de ne pas trop étendre l'incision cruciale, afin de ne pas intéresser le sinus terminal.

La préparation des ovules et des embryons varie suivant le genre d'observation qu'on se propose de faire. S'agit-il de conserver d'une manière durable des ovules aux différents stades de la fécondation ou de la segmentation, ED. VAN BENEDEN (*Archives de Biologie*, t. I, fasc. I, 1880, p. 149) recommande d'opérer de la manière suivante : L'œuf vivant est porté sur un porte-objet dans une goutte d'acide osmique à 1 p. 100, puis enlevé sur la pointe d'un scalpel et placé dans le liquide de Müller. Après une heure, le liquide est renouvelé et la préparation abandonnée pendant deux ou trois jours dans une chambre humide. On ajoute alors une gouttelette de glycérine très diluée, puis de la glycérine plus pure, enfin l'ovule peut être monté dans la glycérine formique. On peut remplacer le liquide de Müller par le bichromate d'ammoniaque ou le liquide de Kleinenberg. Si l'on veut obtenir des préparations colorées, après avoir traité l'œuf par l'acide osmique, on le place dans l'alcool au tiers pendant une heure, on le lave avec soin, et on le soumet à l'action du carmin de Beale ou du picrocarmin.

Pour faire apparaître nettement les contours des cellules blastodermiques, on traite l'œuf par le nitrate d'argent. L'œuf vivant est porté directement dans une solution de nitrate d'argent à un tiers p. 100. Il y séjourne pendant une demie à deux minutes, suivant l'âge de la vésicule. Il est ensuite immergé dans de l'eau pure et exposé à la lumière. L'excès de la solution d'argent qui a pénétré dans l'intérieur de l'œuf ne peut être enlevé par le lavage, aussi les préparations noircissent rapidement et ne peuvent se conserver.

A partir du quatrième jour, la vésicule blastodermique peut être ouverte au moyen d'aiguilles fines; on lave le blastoderme dans l'eau distillée, on le colore par le picro-carminate, le carmin, l'hématoxyline, l'éosine ou des couleurs d'aniline et on monte soit dans la glycérine soit dans le baume. Ed. van Beneden a obtenu aussi de bonnes préparations au moyen du chlorure d'or.

Pour les taches embryonnaires et les embryons plus avancés, KŒLLIKER recommande l'emploi de l'acide osmique. Il plonge l'œuf dans une solution à 5 p. 1000, jusqu'à ce qu'il ait pris une teinte légèrement foncée, ce qui exige environ une heure, puis il le met dans l'alcool faible, et douze heures après dans l'alcool à 33° Cartier. Si l'œuf adhère à la muqueuse utérine, il laisse le fragment de muqueuse qui porte l'embryon, étendu, au moyen d'épingles, dans une solution d'acide osmique à 1 p. 1000 pendant quatre à six heures. On peut alors enlever facilement la vésicule blastodermique, et on l'immerge encore pendant quelques heures dans une solution d'acide osmique à 5 p. 1000, avant de la mettre dans l'alcool.

Lorsqu'on veut pratiquer des coupes du blastoderme ou de jeunes embryons, il faut fixer avec soin les objets, puis les durcir. Kœlliker donne la préférence à l'acide osmique. Ed. van Beneden traite les œufs par une solution d'acide chromique à 1 p. 400 pendant vingt-quatre heures. Ils sont ensuite lavés avec soin et placés dans l'alcool faible, puis dans l'alcool de plus en plus fort et enfin dans l'alcool absolu. L'avantage de l'acide chromique est de durcir la vésicule en maintenant une adhésion parfaite des cellules ectodermiques contre la zone pellucide. Le même auteur recommande aussi le liquide de Kleinenberg comme agent fixateur. Nous avons souvent employé ce liquide pour préparer des taches embryonnaires et des embryons de différents âges et nous avons toujours obtenu de très bonnes préparations. Le liquide de Flemming, préparé suivant la formule de Fol, nous a aussi bien réussi ; il en est de même du mélange d'acide osmique et d'alcool préconisé par Ranvier et Vignal. Comme réactif colorant, nous employons le carmin boraté ou l'hématoxyline de Delafield ; si l'embryon est un peu volumineux, le carmin aluné acide permet seul d'obtenir une bonne coloration en masse.

Comme masse à inclusion, Kœlliker emploie de la moelle épinière durcie ou un mélange de paraffine et d'huile de lin ; Ed. van Beneden se sert d'un mélange de 4 parties de blanc de Baleine pour 1 d'huile de ricin. Nous préférons la paraffine pure de Merck. Les coupes sont faites en série à l'aide du microtome à bascule, à une épaisseur de 1/100 à 1/200 de millimètre et montées dans le baume de Canada, par la méthode de Giesbrecht.

OISEAUX

508. Poule. — L'œuf de la plupart des Oiseaux commence à se segmenter dans l'oviducte ; pour étudier les premières phases du développement, il faudra donc prendre l'œuf dans les voies génitales de la femelle : le grand développement du vitellus permet de manipuler facilement les œufs. Après la ponte, les œufs sont mis en incubation, soit sous la femelle, soit, ce qui est plus commode, dans un appareil spécial à température constante (couveuse, étuve d'Ar-

sonval, etc.). La température doit être maintenue dans le voisinage
de 38° C. Si l'on veut conduire le développement assez loin, il faut avoir
soin de laisser refroidir chaque jour les œufs pendant quelques instants, de maintenir une certaine humidité dans la couveuse, et de les
retourner.

Pour étudier l'œuf à l'état frais, on le place au sortir de la couveuse dans une cuvette assez grande pour qu'il puisse être recouvert
de liquide. On verse dans le vase une solution contenant 0,75 p. 100
de chlorure de sodium, chauffée à 38°. Puis briser d'un coup sec la
coquille à la grosse extrémité, et agrandir l'ouverture vers la partie
supérieure de l'œuf, à l'aide d'une pince ou de ciseaux. L'aire embryonnaire étant mise à découvert, on peut observer à la loupe l'embryon qui continue à vivre assez longtemps dans le liquide indifférent.
Si l'on veut examiner l'embryon vivant par transparence, après avoir
enlevé une partie de l'albumine, on sort l'œuf du liquide, et on applique à la surface du vitellus un anneau de papier gommé entourant l'aire embryonnaire; au bout de quelques minutes, lorsque le
papier adhère à la membrane vitelline, on incise circulairement le
blastoderme en dehors de l'anneau de papier. On enlève alors cet
anneau, après avoir plongé de nouveau l'œuf dans le liquide indifférent; le blastoderme se détache en même temps que la membrane
vitelline et l'anneau de papier, et il peut ainsi être placé dans un verre
de montre ou sur une lame de verre et être porté sur le microscope
(DUVAL).

509. **Fixation et durcissement des œufs d'Oiseaux.** — Pendant les
premières vingt-quatre heures de l'incubation, il est très difficile de
séparer le blastoderme du vitellus; celui-ci doit être durci en entier,
au moins superficiellement.

Pour les œufs d'Oiseaux dont le développement est plus avancé,
lorsque l'embryon est déjà apparent, on peut facilement séparer le
blastoderme du vitellus, ce qui facilite singulièrement les manipulations. L'œuf ayant été ouvert dans une solution de sel marin, on
soulève l'œuf, de manière que le blastoderme fasse saillie hors de
l'eau; à l'aide d'une pipette ou d'un tube de verre, on fait tomber à
la surface du blastoderme une petite quantité de liquide fixateur
(acide osmique à 1 p. 100, mélange d'acide osmique et d'alcool,
sérum iodé, liquide de Kleinenberg, acide nitrique à 10 p. 100, etc.). En
maintenant le doigt à l'extrémité supérieure du tube ou de la pipette,
tandis que l'extrémité inférieure demeure en contact avec le liquide
qui recouvre le blastoderme, il reste ainsi au-dessus de l'aire embryon-

naire une quantité suffisante de liquide fixateur qu'on renouvelle au fur et à mesure qu'elle s'écoule, en débouchant de temps en temps l'extrémité supérieure du tube ou de la pipette. Au bout de quelques minutes, lorsqu'on juge la fixation suffisante (lorsque l'aire embryonnaire commence à noircir sous l'influence de l'acide osmique, par exemple), on immerge l'œuf dans la solution salée, et à l'aide de petits ciseaux on pratique une incision circulaire autour de l'aire embryonnaire.

Avec un peu de précaution, on fait alors flotter le blastoderme excisé et on le conduit dans un verre de montre, en ayant soin de le maintenir aussi bien étalé que possible. On peut ainsi le sortir du vase qui contenait l'œuf, et le transporter, soit sous le microscope, pour l'examiner directement, soit dans le réactif durcissant. Au préalable, on enlève, à l'aide de pinces et de quelques secousses dans le liquide, le lambeau de membrane vitelline qui recouvre le blastoderme.

Pour le durcissement, FOSTER et BALFOUR (*Éléments d'embryologie*) recommandent le liquide de Kleinenberg pendant cinq heures, puis l'alcool. On peut employer aussi l'acide chromique, une solution à 1/1000 pendant vingt-quatre heures, puis une solution plus forte à 3/1000 pendant encore vingt-quatre heures; l'embryon est mis ensuite dans l'alcool à 70°, pendant un jour, dans l'alcool à 90° pendant deux jours, et enfin dans l'alcool absolu. Si la préparation n'est pas absolument débarrassée d'acide chromique, il faut avoir soin de changer l'alcool jusqu'à ce que l'acide ait complètement disparu.

Foster et Balfour ont employé aussi une solution d'acide osmique à 0,5 p. 100, dans laquelle on laisse l'embryon pendant deux heures et demie, à l'obscurité et dans un vase fermé. On met ensuite la préparation dans l'alcool absolu, en prenant soin d'enlever complètement l'acide par plusieurs lavages à l'alcool.

Nous préférons l'emploi simultané de l'acide osmique et de l'alcool, d'après la méthode de Ranvier et Vignal (n° 13 *bis*), ou du liquide de Flemming, avec durcissement dans des alcools de plus en plus forts.

Pour colorer l'embryon en masse, Foster et Balfour recommandent le carmin de Beale ou un carmin alcoolique quelconque, et l'hématoxyline de Kleinenberg. On obtient aussi de belles colorations avec le picro-carminate, l'éosine hématoxylique, le carmin aluné, etc.

L'inclusion des embryons d'Oiseaux ne présente rien de spécial; nous renverrons donc le lecteur au chapitre des « INCLUSIONS », en

recommandant cependant plus particulièrement, comme pour les
embryons de Mammifères, la paraffine et la celloïdine.

510. Préparation de l'embryon tout entier. — Lorsque l'embryon
a été fixé par l'acide picrique, l'acide osmique ou le sérum iodé, puis
durci par l'alcool, on peut, jusque vers la 50e heure environ, en faire
des préparations permanentes en surface. L'embryon est coloré, par
l'une des méthodes indiquées ci-dessus, puis monté dans la glycérine
ou dans le baume, après déshydratation. A partir du troisième
jour, l'embryon est trop volumineux pour pouvoir être préparé ainsi
en totalité.

511. *Méthode de* MATHIAS DUVAL (*Ann. des Sc. nat. Zool.*, 1885). —
Dans les premiers stades du développement de l'œuf d'Oiseau, avant
l'apparition de la ligne primitive, il est difficile d'orienter la cicatricule durcie, afin de pratiquer des coupes suivant une direction
déterminée. M. Duval, se basant sur ce fait que dans l'œuf incubé
l'embryon est presque toujours couché sur le jaune, de telle sorte
que le gros bout de l'œuf est à sa gauche et le petit bout à sa droite,
oriente le blastoderme de la manière suivante. Avec une petite
bande de papier, large de 5 millimètres et longue de 50 millimètres,
on fait une sorte de cuvette triangulaire sans fond. Celle-ci est
appliquée à la surface du jaune, autour de la cicatricule, de façon
que sa base réponde à la future région antérieure, et son sommet à
la future région postérieure de l'embryon. C'est-à-dire que si le gros
bout de l'œuf est à la gauche de l'observateur, le triangle en papier
aura son sommet dirigé vers l'observateur.

Avec une pipette on remplit la cuvette en papier d'une solution
d'acide osmique à 1 p. 300; au bout de quelques minutes, quand le
fond de la cuvette commence à noircir, on dépose l'œuf dans une
solution faible d'acide chromique : l'albumine est enlevée, et la pièce
est mise dans une solution propre d'acide chromique, où elle durcit
en quelques jours. Il reste sur la sphère vitelline une surface triangulaire noire, comprenant la cicatricule et indiquant de quel côté se
trouve la partie antérieure ; on détache avec un scalpel et de fins
ciseaux cette portion triangulaire, dont on achève le durcissement
par l'acide chromique et l'alcool.

Duval conseille aussi d'activer le durcissement en plaçant l'œuf,
après l'action de l'acide osmique, dans une solution chromique qu'on
porte à l'ébullition au bain-marie : après refroidissement, on enlève

la région du triangle noir, qui est ensuite durcie plus complètement par l'acide chromique et l'alcool.

La pièce durcie est montée dans le collodion ; on pratique le collodionnage des surfaces de section, et les coupes sont colorées par une solution de picro-carmin étendue d'une forte proportion de glycérine.

512. *Méthode de* KŒLLER (*Arch. f. mik. Anat.*, 1881, p. 182). — Le jaune, débarrassé autant que possible de l'albumine, est placé dans une solution d'acide chromique à 0,1 p. 100 pendant deux à trois jours. Quand la surface du jaune est solidifiée, on détache avec soin la partie qui contient le blastoderme, et on la met dans l'eau pendant vingt-quatre heures, puis dans l'alcool faible et dans de l'alcool de plus en plus fort.

Méthodes de HIS et de WOLFF, voir n° 20.

513. Observation sur le vivant (GERLACH ; *Nature*, 1886, p. 497 ; *Journ. Roy. Mic. Soc.*, 1886, p. 359). — Enlever avec des ciseaux la coquille du petit bout de l'œuf ; sortir avec une pipette un peu d'albumine ; le blastoderme vient alors se présenter au-dessous de l'ouverture qu'on a pratiquée, et l'on remet l'albumine. Puis on enduit de gomme arabique les bords de la fenêtre, et sur la gomme on construit un petit mur circulaire avec de la ouate ; sur la ouate on pose un petit verre de montre qu'on y colle avec de la gomme. Lorsque la gomme est assez sèche, on achève de coller le verre de montre par le collodion et le vernis à l'ambre, puis on remet l'œuf dans la position normale dans l'incubateur. Par ce moyen on peut suivre, à travers la fenêtre, le développement de l'embryon jusqu'au cinquième jour.

REPTILES

514. Les méthodes exposées pour les embryons des Oiseaux sont applicables à l'étude du développement des Reptiles ; pour les premiers stades du développement, le blastoderme sera durci en place sur le vitellus ; plus tard l'embryon sera isolé facilement et traité par le liquide de Kleinenberg et l'alcool (STRAHL).

Méthode de KUPFFER (*Archiv. f. Anat. u. Entwick.*, 1882, p. 4). —

Les œufs sont ouverts dans une solution d'acide osmique à 1 p.1000 ;
on enlève l'albumine et on place le jaune dans une quantité suffisante d'une solution d'acide chromique à 1/3 p. 100. Au bout de
vingt-quatre heures, on détache le blastoderme, on le lave à l'eau et
on le met pendant trois heures dans le liquide de Calberla (n° 364) ; la
pièce est finalement durcie dans l'alcool à 90°. On colore par le carmin
neutre de Böhn (n° 95), pendant vingt-quatre heures ou davantage
si elle mesure plus de 1 millimètre d'épaisseur, puis on lave avec un
mélange à parties égales de glycérine et d'eau renfermant 1/2 p. 100
d'acide chlorhydrique afin d'obtenir une bonne coloration nucléaire.

515. *Méthode de C.-F.* Sarasin (Semper's *Arbeiten*, 1883, p. 159). —
L'auteur, pour étudier les phénomènes qui accompagnent la maturation de la segmentation de l'œuf du *Lacerta agilis*, traite les œufs par
l'acide chromique, ou les coagule par l'eau chaude, et finit de les
durcir par l'alcool ; il colore par le brun Bismarck, le carmin aluné,
l'hématoxyline ou le picro-carmin. Il monte dans le collodion et
pratique le collodionnage des coupes (n° 252 *bis*).

AMPHIBIENS

516. Les œufs des Amphibiens, qu'on peut se procurer très aisément, sont cependant difficiles à préparer à cause de l'épaisse couche d'albumine qui les entoure. La transparence de cette enveloppe permet de suivre à la loupe ou au microscope les premières
phases de la segmentation et les différents stades du développement
de l'embryon ; il suffit pour cela d'éclairer l'œuf à l'aide d'une len-
tille qui concentre à sa surface les rayons solaires, ou les rayons
émis par une lumière artificielle.

Lorsqu'on veut soumettre les œufs à la méthode des coupes, il est
indispensable de les dépouiller de leur enveloppe albumineuse. En
plaçant des œufs de Grenouille ou de Crapaud dans une solution
d'acide chromique à 1 p. 100 pendant deux ou trois jours et en les
secouant vivement dans le liquide, on les débarrasse de leur albumine ;
mais les œufs ainsi traités sont très cassants et ne donnent que de
mauvaises coupes. Ils peuvent cependant être conservés dans la

gélatine fondue et très concentrée pour l'étude des formes extérieures.

517. Axolotl. — Les œufs de l'Axolotl sont plus faciles à préparer
que ceux des Batraciens anoures, parce que le vitellus est séparé
de la couche albumineuse par un large espace rempli de liquide qui
ne se coagule pas sous l'action des réactifs. Les œufs sont placés dans
le liquide de Kleinenberg, ou celui de Mayer, pendant quelques
heures; puis, à l'aide de petits ciseaux ou d'aiguilles, on ouvre le
chorion interne et on fait échapper l'œuf à travers l'ouverture par
une légère pression. On traite ensuite par l'alcool faible, puis par
l'alcool de plus en plus fort.

Une méthode qui a nous donné aussi de bons résultats est celle que
Hertwig emploie pour la préparation des œufs de Grenouille (voir
n° 518). Les œufs sont colorés en masse par le carmin boracique ou
le carmin aluné acide et inclus dans la paraffine ou la celloïdine.
Quand ils sont inclus dans la celloïdine, on pratique le collodionnage
des coupes suivant la méthode de Duval.

518. Grenouille. *Méthode de* O. Hertwig (*Jenaische Zeitschrift f.
Naturwiss.*, XVI, 1883, p. 249). — Les œufs sont placés dans l'eau
chaude presque bouillante (90° à 96° C.) pendant cinq à dix minutes.
L'œuf est coagulé et en même temps durci, tandis que l'enveloppe
gélatineuse se sépare un peu de la surface de l'œuf et devient plus
friable. On coupe l'enveloppe de l'œuf sous l'eau et on en fait sortir
le contenu. A l'aide d'un tube de verre formant pipette on transporte
les œufs dans une solution d'acide osmique à 1/2 p. 100 ou dans
l'alcool à 70°, 80° et 90°. L'acide chromique rend les œufs cassants ;
ceux-ci ne doivent pas rester dans la solution plus de douze heures.
Les œufs durcis dans l'acide chromique ne changent pas de forme
et ne deviennent pas mous quand on les met dans l'eau ; ceux qui
ont été traités par l'alcool perdent leur dureté, gonflent, et changent
souvent de forme quand on les met dans l'eau ou dans l'alcool faible.
L'acide chromique détruit ou altère le pigment de l'œuf ; l'alcool au
contraire le conserve, ce qui est très important pour l'étude des
feuillets embryonnaires.

On peut colorer les œufs par des teintures alcooliques ; mais
la coloration se fait mal pour les œufs durcis par l'acide chromique.

Hertwig emploie pour enrober les œufs durcis par l'acide osmique
la masse de Calberla.

519. *Méthode de* WHITMAN (*Meth. of Research. in Mic. Anat. and Embryol.*, 1883, p. 156). — Acide osmique, à 0,25 p. 100, vingt minutes. Mélange chromo-platinique (n° 69), vingt-quatre heures. Eau, deux heures. Alcool. Carmin boracique.

519 bis. **Crapaud** (*Bufo cinereus*). *Méthode d'*OELLACHER (*Arch. f. mik. Anat.*, VII, 1872, p. 158). — Les embryons sont durcis par l'acide chromique, jusqu'à ce que le pigment ait entièrement disparu. On peut aussi retirer les embryons de l'acide chromique avant que le pigment ait entièrement disparu.

520. Triton. *Méthode de* W.-B. SCOTT et H.-F. OSBORN (*Quart. Journ. of Mic. Sc.*, 1879, p. 449). — La préparation des œufs de Triton présente de grandes difficultés. Avant de durcir l'œuf, il faut, au préalable, le débarrasser de sa couche d'albumine ; le vitellus étant très fluide et la membrane vitelline étant très délicate, cette opération doit être faite avec les plus grands soins. Il existe dans la couche d'albumine plusieurs membranes concentriques, et il faut inciser chacune d'elles avec des ciseaux fins avant de pouvoir extraire l'œuf ou l'embryon. Ceux-ci sont fixés, soit par l'acide osmique, soit par le bichromate de potasse ou le liquide de Müller ; mais le meilleur réactif est le liquide de Kleinenberg. On achève le durcissement par l'alcool et on colore par l'hématoxyline de Kleinenberg.

521. *Méthode de* HERTWIG (*Jen. Zeitschr. f. Naturwiss.*, 1881-82, p. 291). — Les œufs sont mis dans un mélange à parties égales d'acide acétique à 2 p. 100 et d'acide chromique à 0,5 p. 100. Au bout de dix heures on coupe les membranes et on place les embryons dans l'alcool à 70°, 80° et 90°. Pour faire sortir les embryons de l'œuf, il suffit de couper avec de petits ciseaux l'une des extrémités du chorion interne et d'exercer sur ce dernier une légère pression à l'aide d'une aiguille.

POISSONS

522. Poissons osseux. — L'œuf de beaucoup de Poissons osseux peut être étudié à l'état vivant par transparence ; mais celui des

Salmonides doit être durci et dépouillé de sa membrane d'enveloppe, si l'on veut étudier les formes extérieures de l'embryon. Enfin tous les œufs doivent être fixés avec soin et durcis lorsqu'ils sont destinés à être mis en coupe.

Pour l'étude de la forme extérieure de l'embryon, les œufs sont mis pendant quelques minutes dans de l'eau acidulée par l'acide acétique (1 à 2 p. 100), puis dans une solution d'acide chromique à 1 p. 100. Au bout de trois jours, on enlève la capsule de l'œuf au moyen de petites pinces fines, en ayant soin d'entamer la capsule du côté opposé au germe ou à l'embryon, pour ne pas les endommager. L'œuf dépouillé de sa membrane est mis dans l'eau distillée pendant vingt-quatre heures, puis dans l'alcool faible et finalement dans l'alcool à 90°. Les embryons ainsi préparés ne sont pas déformés, et leurs éléments histologiques sont à peu près bien conservés. Mais la masse vitelline devient rapidement très dure et très cassante, ce qui est un grave inconvénient pour la pratique des coupes.

Les procédés suivants donnent d'excellents résultats au point de vue de la préparation des embryons destinés à être coupés.

Les œufs sont placés pendant quelques minutes dans une solution d'acide osmique à 1 p. 100; lorsqu'ils ont pris une coloration brun-clair, on les transporte dans un vase renfermant de la liqueur de Müller. Dans ce liquide chaque œuf est ouvert avec des ciseaux fins; le vitellus, qui se coagule immédiatement au contact de l'eau, se dissout au contraire dans le liquide de Müller; le germe et la couche corticale peuvent être extraits de la capsule de l'œuf. Le germe ou l'embryon sont laissés dans de la liqueur de Müller propre pendant quelques jours, puis lavés avec soin dans l'eau pendant vingt-quatre heures; on les met ensuite dans l'alcool faible, puis dans l'alcool fort.

Un autre procédé, qui nous a toujours bien réussi, consiste à fixer les œufs dans le liquide de Kleinenberg additionné de 10 p. 100 d'acide acétique. Au bout de dix minutes, les œufs sont ouverts dans de l'eau renfermant 10 p. 100 d'acide acétique qui dissout le vitellus. Les embryons extraits des œufs sont mis pendant quelques heures dans le liquide de Kleinenberg pur, puis dans l'alcool à 60°, à 70° et à 90°.

Les embryons durcis sont colorés en masse par le carmin aluné acide, le carmin boracique ou l'hématoxyline, et enrobés dans le collodion ou la paraffine.

523. *Méthode de* Kupffer (*Arch. f. Anat. u. Entwick.*, 1884, p. 20). —
Kupffer place les œufs dans une solution d'acide chromique à 1/3 p. 100,
pendant vingt-quatre heures, puis deux heures dans l'eau distillée. On
enlève la capsule de l'œuf. Eau. Alcool. Coloration. Coupes.

Méthode de Kollmann (Voir n° 21 *bis*). — *Méthode de* Perenyi
(Voir n° 21).

524. *Méthode d'*Agassiz *et* Whitman (*Proced. of the american Acad.
of arts and sciences*, vol. XX, 1884). — Les œufs sont placés dans un
verre de montre, dans quelques gouttes d'eau de mer à laquelle on
ajoute une quantité égale d'une solution d'acide osmique à 1 p. 100.
Après cinq à six minutes, les œufs sont transportés dans le liquide
de Merkel, modifié par Eisig (n° 68). On les y laisse pendant vingt-
quatre heures ou plus. On peut alors séparer le blastoderme du
vitellus à l'aide d'aiguilles. Pour les stades plus avancés du développement, les auteurs préfèrent l'emploi du liquide de Perenyi.

525. Développement du système nerveux des Poissons osseux.
Méthode de Rabl-Rückhard (*Arch. f. Anat. u. Entwick.*, 1882, p. 67). —
Solution d'acide nitrique à 10 p. 100. Après quinze minutes d'immersion,
on enlève les membranes, pour empêcher la déformation des embryons.
On laisse les œufs dans l'acide pendant une heure, puis dans une solution
d'alun de 1 à 2 p. 100 pendant encore une heure, et enfin on durcit par
l'alcool.

526. *Méthode de* Goronowitsch (*Morph. Jahrb.*, X, 1884, p. 381).
— Pour obtenir des vues en surface, l'auteur met les œufs dans une
solution d'acide nitrique à 5 p. 100 jusqu'à ce que l'embryon devienne visible à travers la membrane (au bout de trois minutes),
puis il les place dans une solution d'alun à 5 p. 100. Au bout d'une
heure le vitellus est transparent et l'embryon se détache sur lui en
blanc. On coupe la membrane de l'œuf dans la solution d'alun et on
la sépare de l'embryon. Si l'on veut conserver la préparation, on la
monte dans la glycérine à 10 p. 100, à laquelle on ajoute une petite
quantité de sublimé.

527. Développement des nerfs crâniens des Plagiostomes. *Méthode
de* Milnes Marshall (*Quart. Journ. of Mic. Sc.*, 1881, p. 72.) —
Les embryons sont placés pendant vingt-quatre heures dans une
solution d'acide chromique à 1/4 pour 100, à laquelle on ajoute

quelques gouttes d'acide osmique à 1 pour 100. Alcool, etc., comme d'habitude.

528. Cyclostomes. *Méthode de* CALBERLA (*Arch. f. mikr. Anat.*, III, p. 238). — Acide chromique à 1 p. 100 pendant huit à douze heures, puis alcool à 90°. Pour les embryons plus avancés, le liquide de Merkel.

TUNICIERS

529. Ascidies (MAURICE et SCHULGIN; *Ann. Sc. Nat. Zool.*, XVII, 1884.) — Les embryons d'*Amaræcium*, préalablement retirés de la cavité incubatrice de leur mère, sont colorés au carmin boracique, décolorés par l'HCl, puis lavés dans l'alcool à 70°. Ensuite on les met pendant quinze à vingt heures dans une solution extrêmement faible de bleu de Lyon dans l'alcool à 70° additionnée de quelques gouttes d'acide acétique. Après coloration, éclaircir rapidement et inclure dans la paraffine. Ce procédé est surtout recommandable pour la facilité avec laquelle il permet de distinguer les trois feuillets de l'embryon. L'ectoderme prend une coloration beaucoup plus foncée que l'endoderme, ces deux feuillets paraissant surtout bleus, tandis que les cellules mésodermiqnes, à cause de leurs noyaux volumineux, semblent presque entièrement rouges.

MOLLUSQUES

530. Céphalopodes. *Méthode* d'Ussow (*Arch. de Biologie*, II, 1881, p. 582). — Les œufs (du *Loligo vulgaris*) sont placés, sans qu'on ait enlevé le chorion, dans une solution d'acide chromique à 2 p. 100, pendant deux minutes, puis l'œuf est mis dans un verre de montre rempli d'eau à laquelle on ajoute une goutte d'acide acétique. Au bout de deux minutes on peut enlever facilement le chorion. Le vitellus de nutrition se répand dans l'eau ; le vitellus de formation, ou le blastoderme, qui a été seul durci par l'action rapide de l'acide chromique, reste seul et peut être coloré par le carmin et monté dans la glycérine.

531. Gastéropodes. *Méthode de* RABL (*Morph. Jahrb.*, 1879, p. 652).
— On déchire les enveloppes de l'œuf et on fait sortir le germe sur
lequel on dépose une goutte d'acide osmique à 1 p. 100. Pour les
stades plus avancés, on dépose les œufs dans un verre de montre
renfermant de l'eau additionnée d'une faible quantité d'alcool, suffisante pour avoir une légère saveur alcoolique. Après deux ou trois
minutes on ajoute de l'alcool goutte à goutte; quand il ne se produit
plus de tourbillonnement à la surface du liquide, on emploie des
alcools à 30°, 50°, 70° et finalement l'alcool absolu. Au bout d'une
demi-heure, on sort les œufs, on colore et on fait les coupes par les
procédés connus.

532. Limace (*Limax campestris*). *Méthode de* MARK (*Bull. Mus.
Comp. Zool. Harvard Coll.*, VI, 1881). — Les œufs sont traités par
l'acide acétique à 1-2 p. 100 pendant quatre heures ou plus. On
prend l'œuf entre le pouce et l'index de la main gauche, on introduit
la pointe d'une paire de ciseaux fins à travers les deux membranes
externes, et on pratique une ouverture suffisante pour que la membrane résistante de l'albumine s'échappe avec son contenu. On
place l'œuf sur une lame de verre avec une goutte d'eau et on enlève
les enveloppes extérieures. Des portions de l'enveloppe semi-fluide
restent attachées à la surface de la membrane résistante. Sous
une loupe à disséquer on enfonce une aiguille à travers la membrane
résistante et on maintient l'œuf, tandis qu'avec une autre aiguille
on déchire la membrane pour faire sortir l'œuf avec l'albumen. On
sépare l'œuf de l'albumen; on colore et monte à la glycérine.

Pour les stades plus avancés du développement et pour pratiquer
des coupes, on traite par l'acide osmique au lieu d'employer l'acide
acétique, et on durcit les enveloppes albumineuses en même temps
que l'œuf.

533. Helix. — Nous avons obtenu de bonnes préparations d'embryons d'*Helix* en opérant de la manière suivante : les œufs sont
mis dans le liquide picro-nitrique (n° 36) pendant quatre à six heures. Le carbonate de chaux qui incruste la membrane extérieure
est dissous et l'enveloppe albumineuse de l'œuf est coagulée. On
ouvre l'œuf avec des aiguilles; l'albumine se détache par fragments
et on peut facilement extraire l'embryon. Celui-ci est traité successivement par l'alcool à 50', 70° et 90°, puis coloré par le carmin boraté alcoolique ou l'hématoxyline et monté dans la paraffine après

avoir été déshydraté et traité par l'essence de girofle ou l'huile de
cèdre.

ARTHROPODES

534. Lépidoptères. *Méthode de* BOBRETSKZY (*Zeit. f. wiss. Zool.*,
XXXI, 1878, p. 198). — Les œufs (de *Pieris cratægi* et de *Porthesia
chrysorrhæa*) sont légèrement chauffés dans l'eau et placés pendant
seize à vingt heures dans une solution d'acide chromique à 0,5 p. 100.
Les membranes peuvent alors être enlevées et les œufs, mis pendant quelques heures dans l'alcool absolu, sont colorés par le carmin et coupés.

535. Phryganides (*Neophalax*) **et Blatte.** *Méthode de* PATTEN
(*Quart. Journ. of Micr. Sc.*, Oct. 1884, p. 549). — Les œufs ou les
larves sont placés dans de l'eau froide qu'on porte graduellement
à 80° C. On cesse de chauffer quand les œufs sont durs et blancs.
Après refroidissement, on les met dans l'alcool à 20°, auquel,
au bout d'un ou deux jours, on ajoute 10 p. 100 d'alcool jusqu'à
ce qu'on arrive à un alcool à 90°; on évite ainsi le rataline-
ment des tissus. Les teintures alcooliques peuvent seules traverser
le chorion ; celles qui donnent les meilleurs résultats sont l'hématoxyline de Kleinenberg et la teinture de cochenille de Mayer
à 70 p. 100. Les œufs doivent rester dans l'hématoxyline pendant
cinq à six jours; on les décolore graduellement par l'alcool acidulé
par l'acide chlorhydrique (une goutte d'acide chlorhydrique dans
20 grammes d'alcool), dans lequel les œufs doivent rester pendant
plusieurs jours. On les transporte alors dans l'alcool pur, que l'on
renouvelle une ou deux fois jusqu'à ce que les œufs aient repris leur
couleur violette. On traite ensuite par l'alcool absolu, le benzol, une
solution saturée de paraffine dans le benzol, et finalement on enrobe
dans la paraffine pure.

536. Aphidiens. *Méthode de* L. WILL (*Semper's Arbeiten*, 1883,
p. 223). — On pratique des coupes à travers le Puceron entier renfermant des œufs et des embryons. Pour cela, l'animal est mis dans de
l'eau chaude à 70° C., puis dans l'alcool faible et de plus en plus
fort. Pour colorer en masse, il faut piquer avec une aiguille fine

la cuticule du Puceron; le carmin au borax et l'hématoxyline sont les colorants qui réussissent le mieux. On enrobe dans le collodion et on pratique le collodionnage des coupes (n° 252 *bis*).

537. Histolyse des tissus larvaires des Diptères. *Méthode de* H. Viallanes (*Ann. des sc. nat. Zool.* 1883, p. 129 du tirage à part). — Acide picrique, ou liqueur de Kleinenberg, 2 à 3 jours. Coloration en masse (hématoxyline de Kleinenberg). Alcool; éther; collodion (plusieurs jours); chloroforme (n° 275). Coupes. Baume.

538. Araignées. *Méthode de* Balfour (*Quart. Journ. of micr. Sc.*, 1880, p. 167). — Balfour a employé la méthode de Bobretzsky pour les Insectes (voir n° 534) en la modifiant un peu. Les embryons sont durcis dans le bichromate de potasse après avoir été placés pendant quelque temps dans de l'eau presque bouillante. Après avoir enlevé les membranes, on colore en masse par l'hématoxyline et on enrobe, pour les coupes, dans l'albumine coagulée.

538 *bis*. Œufs d'Agelena (Locy; *Bull. Mus. Comp. Zool.*, *Cambridge Harvard Coll.*, XII, n° 3, 1886; *Zeit. f. wiss. Mik.*, 1886, p. 242). — Fixer les œufs en les chauffant à 80° C. dans l'eau, et conserver dans l'alcool. Ou bien, employer le liquide de Perenyi (n° 21), qui ne rend pas le vitellus aussi cassant que le sublimé. L'acide osmique ne pénètre pas suffisamment, et l'acide chromique ne se laisse pas suffisamment extraire par le lavage.

539. Phalangides. *Méthode de* Balbiani. — Les œufs du *Phalangium opilio* sont entourés d'un chorion couvert de corpuscules jaunes qui les rend tout à fait opaques. Pour les éclaircir on les place dans une petite capsule de porcelaine renfermant de l'eau à laquelle on ajoute quelques gouttes d'une dissolution de potasse; on chauffe jusqu'à ébullition. On met les œufs sur du papier à filtrer et, en les frottant légèrement avec un pinceau, on enlève facilement le chorion. La membrane vitelline reste intacte et sa transparence permet de voir l'embryon.

540. Écrevisse. *Méthode de* Reichenbach (*Zeitsch. f. wiss. Zool.*, XXIX, 1877, p. 124). — Les œufs sont mis dans un vase renfermant de l'eau qu'on porte graduellement à la température de 80° C. Après refroidissement, on pratique, à l'aide d'un scalpel bien affilé, une incision au chorion; celui-ci est enlevé à l'aide d'aiguilles; on agit de même pour la membrane délicate qui double intérieurement le chorion. Avec un bon rasoir mouillé d'alcool on enlève le disque embryonnaire.

541. Moïna rectirostris. *Méthode de* Grobben. (*Arb. aus dem Zool. Inst. der Univ. Wien,* 1878, p. 208). — La femelle renfermant des œufs dans la poche incubatrice est placée sur un porte-objet; on enlève l'eau et on la remplace par une solution d'acide osmique à p. 100; on ouvre la poche dans ce réactif, et on y laisse les embryons pendant quelque temps; on lave à l'eau et on colore au picro-carmin. On monte dans la glycérine d'abord étendue puis de plus en plus concentrée. Coupes selon les procédés connus.

542. Amphipodes (*Orchestia*). *Méthode d'*Ulianin (*Zeit. f. wiss. Zool.,* XXXV, 1881, p. 441). — Les œufs, dans les premiers stades du développement, sont traités pendant deux heures par le liquide de Kleinenberg; le chorion se gonfle et éclate. On lave à l'alcool et on colore au carmin de Beale. A un stade plus avancé, quand les œufs sont entourés d'une membrane cuticulaire qui renferme un liquide albumineux, il faut, avant de les mettre dans le réactif, ouvrir la membrane avec des aiguilles et enlever le liquide albumineux.

VERS

543. Clepsine. *Méthode de* O. Whitman (*Quart. Journ. of. Mic. Sc.,* 1878, p. 216).

Vues en surface des bandes germinatives. Les œufs traités par l'acide chromique pendant cinq à dix heures montrent bien la disposition linéaire des cellules nerveuses. Pour voir la face interne, il est nécessaire de séparer les bandes germinatives du vitellus. Pour cela, l'embryon est placé à l'état frais sur le porte-objet avec une goutte d'eau à laquelle on ajoute un peu d'acide acétique, avec l'extrémité d'une aiguille; à l'aide de deux aiguilles on brise l'œuf du côté dorsal, et on peut ainsi séparer le vitellus. On enlève une partie de l'eau avec du papier buvard; on ajoute quelques gouttes d'acide osmique sans déranger l'objet. Au bout d'une heure, on lave et on colore au carmin de Beale. On n'a plus qu'à laver et à traiter par l'alcool faible, l'alcool fort et l'alcool absolu, puis à monter dans la glycérine ou dans le baume.

544. Lombric (*Lumbricus trapezoïdes*). *Méthode de* KLEINENBERG
(*Quart. Journ. of Mic. Sc.*, 1879, p. 207). — Les premiers stades
du développement peuvent être suivis sur l'œuf vivant, mais lorsque
les contours des cellules cessent d'être visibles, on doit avoir recours
aux réactifs. L'acide osmique employé à l'état de vapeur donne de
bons résultats, mais le liquide picro-sulfurique (liqueur de Kleinenberg) vaut encore mieux. Lavage à l'alcool à 70°, et 90°, puis
coloration par l'hématoxyline (n° 139). Déshydratation et coupes par
la paraffine.

545. Polygordius. *Méthode de* HATSCHEK (*Arb. aus dem Zool. Inst.
der Univ. Wien*, 1878, p. 300). — Acide osmique à 1 p. 100, une à
deux minutes, alcool à 40° et alcool à 90°; coloration au picro-
carmin, puis déshydratation par l'alcool. Essence de girofle et baume
de Canada. Toute la préparation se fait sur le porte-objet.

546. Œufs de l'Ascaris megalocephala. *Méthode d'*ED. VAN BENEDEN.
(*Archives de Biologie*, IV, 1883, p. 279). — Pour étudier les œufs vivants, on ouvre l'animal dans le sérum artificiel de Kronecker
(n° 323 *bis*) et on examine les œufs soit dans ce liquide, soit dans le
liquide naturel du corps de l'Ascaride.

Pour obtenir de bonnes préparations permanentes, il faut fixer
les œufs par l'acide nitrique à 3 p. 100. Après un séjour d'une heure
environ dans ce liquide, les œufs sont lavés à l'eau, puis portés dans
de l'alcool au tiers et après une heure ou deux dans de l'alcool à
70°. On colore avec le carmin boracique, la fuchsine ou le vert de
méthyle. Pour les œufs non fécondés et pour les premiers stades de
la fécondation, il faut traiter sur le porte-objet les œufs extraits
de l'oviducte. Pour les œufs renfermés dans les neuf dixièmes inférieurs de l'utérus, on peut traiter l'utérus entier par les réactifs et
colorer en masse.

On peut employer avec grand avantage l'alcool au tiers, puis l'alcool à 70°, au lieu de l'acide nitrique, pour durcir les œufs. On colore
soit par le picro-carmin, soit par le carmin boracique; on monte soit
dans la glycérine, soit dans le baume. Il faut prendre de grandes
précautions pour empêcher la rétraction et la déformation des membranes quand on monte dans le baume. Pour cela il convient de ne
pas passer directement de l'alcool à l'essence et de celle-ci au baume,
mais d'user d'une série de mélanges successifs et gradués.

L'acide osmique à 1 p. 100 rend aussi des services pour l'étude des
œufs de l'oviducte. Il faut laisser agir quelques secondes à peine,

laver ensuite avec soin et colorer par le picro-carmin (24 heures). On dépose alors sur les bords de la lamelle une goutte de glycérine picro-carminatée ; au bout de quelques jours on obtient de superbes préparations.

L'acide acétique glacial donne aussi de bons résultats pour l'étude des derniers stades de la fécondation et pour la segmentation ; on peut colorer en laissant longtemps les œufs dans le carmin acétique, et en décolorant par l'alcool.

Le liquide de Kleinenberg et le liquide de Flemming nous ont donné aussi de bonnes préparations pour les œufs non fécondés.

547. *Méthodes de* CARNOY (*La Cellule*, t. II, fasc. I, 1886, p. 17, 18). l'our l'étude de matériaux frais, Carnoy procède ainsi : Un petit tronçon de l'ovaire extrait de l'animal est vidé sur le porte-objet dans une légère goutte de vert de méthyle qui conserve bien les œufs dans leur état naturel, et qui permet de les étaler convenablement sur le verre. Ensuite on fixe les œufs :

(*a*) Par la méthode de l'acide nitrique de van Beneden (voyez au paragraphe précédent), si ce n'est qu'au lieu de tenir les œufs pendant deux heures dans l'alcool au tiers, Carnoy trouve préférable, pour le maintien des figures karyokinétiques, de laver simplement la préparation avec cet alcool, jusqu'à ce que tout l'acide soit enlevé, puis à diverses reprises par l'alcool à 70° ;

(*b*) Ou bien par l'alcool absolu tenant en solution une quantité notable d'acide sulfureux. On fait aller et venir sur les œufs du porte-objet une forte goutte de cet alcool, jusqu'à ce que le vert de méthyle soit complètement décoloré ; on lave ensuite avec soin pour enlever jusqu'à la dernière trace d'acide, qui nuirait à la coloration ultérieure.

Carnoy colore dans tous les cas par le vert de méthyle. On ajoute ensuite une goutte de la liqueur de Gilson (n° 347), ou de la liqueur de Ripart (n° 348) additionnée d'un peu de glycérine, et la préparation est achevée.

Pour fixer et durcir les ovaires destinés à un usage ultérieur, Carnoy les traite ou bien par l'acide nitrique, comme on vient de le dire, ou bien par l'alcool sulfureux, dans lequel on laisse séjourner les objets pendant un temps variant de une à huit heures, suivant l'épaisseur de la membrane des œufs. Après les avoir lavés ensuite à plusieurs reprises, on les reporte dans l'alcool fort. Carnoy emploie aussi, pour fixer, la liqueur durcissante de Gilson (n° 582). Les ovaires y sont maintenus de vingt minutes à une heure, puis lavés à grande eau, et conservés dans l'alcool. Les œufs traités par l'une ou l'autre de ces méthodes se colorent très bien par le vert de méthyle.

De ces divers réactifs, c'est l'alcool sulfureux qui a fourni à Carnoy ses meilleurs résultats, sans doute pour ce double motif, qu'il n'introduit·point d'eau dans les œufs, et qu'il les tue rapidement, en même temps qu'il fixe leur élément nucléinien.

548. Planaires d'eau douce. *Méthode de* IIJIMA. (*Zeitschrift. f. wiss. Zool.*, XL, 1884, p. 359). — La capsule renfermant les œufs est ouverte, à l'aide de fines aiguilles, dans de l'acide nitrique dilué à 2 p. 100 sur le porte-objet. On imprime quelques secousses à la lame de verre pour détacher autant que possible les œufs des cellules vitellines. Les œufs se montrent à l'œil nu comme de petites masses blanches. Une lamelle supportée par de petits pieds de cire ou de petits morceaux de papier est placée sur les œufs. Après environ trente minutes, on remplace l'acide acétique par de l'alcool à 70°. Au bout d'une heure on remplace l'alcool par de l'alcool à 90°, dans lequel les œufs restent deux heures. On substitue ensuite à l'alcool un mélange par parties égales d'eau et de glycérine, et finalement de la glycérine pure. Pour obtenir des coupes des embryons, qui sont trop petits pour être traités séparément, on durcit en masse le contenu de la capsule par l'acide chromique à 1 p. 100.

549. Ténias. *Méthode de* ED. VAN BENEDEN (*Arch. de Biologie*, II, 1881, p. 187). — Les œufs sont soumis sur le porte-objet à l'action d'une solution d'acide osmique à 1 p. 100, puis traités pendant une heure environ par l'alcool au tiers, lavés ensuite à l'eau distillée et soumis pendant deux ou trois jours à l'action du picro-carmin. On monte les œufs dans la glycérine picro-carminatée. Lorsqu'il s'est formé autour de l'embryon une membrane chitineuse, celle-ci ne permet plus aux réactifs de pénétrer. Avec un peu d'habitude, on parvient à enlever au moyen de papier à filtrer une quantité suffisante de liquide pour que le couvre-objet, exerçant sur les embryons une pression modérée, détermine la rupture de l'enveloppe chitineuse; l'embryon peut alors subir l'action des réactifs.

ECHINODERMES

550. Cucumaria doliolum. *Méthode de* SELENKA (*Zeitschr. f. wiss. Zool.*, XXXV, p. 167). — Les embryons et les larves sont mis dans un verre de montre avec le moins d'eau possible, et traités par l'acide osmique ou mieux par une solution d'acide chromique à 1 ou 3 p. 100 additionnée de quelques gouttes d'acide osmique à 1 p. 100. Au bout de trois à cinq minutes, on lave à l'eau, puis on traite par l'alcool, l'alcool absolu, l'essence de térébenthine et on monte dans le baume. Quand on veut pratiquer des coupes, on colore au préalable par le carmin et on enrobe dans la paraffine.

Pour les métamorphoses des larves, voyez n° 751.

CŒLENTÉRÉS

551. Eponges. *Méthode de* F. E. SCHULTZE (*Zeit. f. wiss. Zool.*, XXXI, p. 295). — Pour étudier le développement du *Sycandra ra-phanus*, Schultze place les œufs et les larves dans une petite chambre humide sur le porte-objet et entretient l'aération de l'eau au moyen de petits fragments d'algues vertes qui dégagent de l'oxygène. Il fixe les œufs par l'acide osmique et colore au picro-carmin.

552. SCHULTZE (*ibid.*, 1880, p. 416) prépare ainsi les larves plus avancées et sessiles de *Plakina :* On choisit des larves qui se sont attachées à des feuilles d'algues minces ; on les traite en place, avec l'algue, par acide osmique, alcool à 52°, carmin aluné, eau distillée, alcool à 52°, alcool à 70°, 95°, absolu, essence de térébenthine, paraffine. On pratique les coupes à travers l'embryon et l'algue.

CHAPITRE XXXII

MÉTHODES CYTOLOGIQUES

553. Nos connaissances sur la structure intime de la cellule ont
fait des progrès considérables depuis une dizaine d'années. Ces
progrès sont dus en partie au perfectionnement des objectifs et des
appareils d'éclairage des microscopes (objectifs à immersion homogène et concentrateurs), et principalement aux méthodes d'investigation employées par les observateurs. Les phénomènes si complexes
et si intéressants qui accompagnent la division cellulaire ne sont
connus et n'ont pu être étudiés avec soin que depuis que les histologistes ont à leur disposition des méthodes de fixation qui tuent
instantanément les éléments cellulaires et des réactifs colorants qui
permettent de différencier les diverses parties de ces éléments. Bien
que les études cytologiques soient de date récente, elles ont cependant donné lieu à un nombre considérable de travaux ; chaque auteur a pour ainsi dire sa méthode, ses réactifs favoris, auxquels il
attribue les faits qu'il a observés. Il serait oiseux de rapporter dans
ce chapitre toutes les méthodes cytologiques proposées : nous nous
bornerons à faire un choix, donnant la préférence aux méthodes
que nous avons pu expérimenter par nous-même, et à celles des
auteurs les plus compétents dans ce genre de recherches.

554. Etude de la cellule vivante. — Généralement l'examen de la
cellule vivante, isolée ou en place dans les tissus d'un animal, ne
donne que des renseignements très imparfaits sur la structure de•

cet élément. Les organismes inférieurs, les Protozoaires, les globules sanguins, les œufs, etc., peuvent cependant être étudiés à l'état vivant. C'est ainsi que Balbiani a pu observer dans l'ovule des Arachnides la formation de vacuoles dans la tache germinative et les mouvements de cette tache.

On peut aussi examiner les cellules vivantes dans la queue transparente des jeunes larves d'Amphibiens, Axolotl, Triton, Grenouille, Crapaud. On insensibilise les larves soit par le curare, soit par l'éther.

Curare. — On dissout une partie de curare dans 100 parties d'eau et on ajoute 100 parties de glycérine. On place la larve dans un verre de montre rempli d'eau, dans laquelle on verse cinq à dix gouttes de la solution, suivant la grosseur de la larve. Il faut une demi-heure à une heure d'immersion pour obtenir la curarisation de la larve. Il n'est pas nécessaire de laisser les larves dans la solution jusqu'à ce qu'elles soient immobiles : dès que leurs mouvements sont ralentis, on les enlève et on les met sur un porte-objet avec du papier brouillard. Si on les remet dans l'eau, elles reviennent à l'état normal au bout de huit à dix heures, et peuvent être curarisées de nouveau plusieurs fois. (Peremeschko, *Arch. f. mik. Anat.*, XVI, 1879, p. 437.)

Éther. — Une solution d'éther à 3 p. 100, ou d'alcool au même titre, peut être employée pour anesthésier les larves d'Amphibiens. Ces agents n'arrêtent pas le processus de la division cellulaire, mais leur action anesthésique est inconstante.

Peremeschko, pour étudier les cellules vivantes, emploie aussi un autre moyen : il coupe la queue à une larve vivante, et place l'organe dans un milieu indifférent, tel que le sérum iodé, une solution de sel marin à 1 p. 100, le sirop, l'eau froide ($+$ 1° C.) ou l'eau chaude (35° à 40° C.).

Flemming, dans le même but, a choisi la Salamandre. Chez l'adulte, on peut observer la vessie qui est assez transparente ; chez la larve, les branchies et la nageoire caudale. Les branchies sont difficiles à fixer dans une position convenable pour l'observation ; de plus, elles sont fortement pigmentées. Dans la queue, il y a toujours, au voisinage des membres postérieurs, un endroit dépourvu de pigment ; et, sur les larves faiblement pigmentées, on peut trouver de semblables endroits, sur la moitié ventrale de la queue et le long de la ligne latérale. Sur une larve à queue aplatie il est possible d'étudier les endroits dépourvus de pigment avec un numéro 12 à immersion de Hartnack. La larve est fixée dans une cellule appropriée, ou enveloppée dans du papier brouillard mouillé ; on peut aussi la curariser, ou en séparer la queue. Des objets favorables pour faire des préparations sont fournis par les lamelles délicates qui sont attachées aux branchies cartilagineuses du côté de la bouche.

Les larves sont produites par des individus adultes, conservés en captivité, et ayant à leur portée un vase renfermant de l'eau dans laquelle ils déposent spontanément leur progéniture. Au mois de mai, on peut tuer les femelles et extraire les larves. Celles-ci peuvent être conservées en changeant fréquemment l'eau, et en leur donnant chaque jour, ou tous les deux jours, à manger des Vers aquatiques, tels que le *Tubifex rivulorum*. Il est très important que l'alimentation soit abondante et régulière, sans quoi les cytodiérèses deviennent rares, et peuvent même faire défaut entièrement.

Schleicher (*Arch. f. mik. Anat.*, XVI, p. 248) a pu suivre les différentes phases de la karyokinèse dans les cellules vivantes du cartilage des têtards de Grenouille et de Crapaud. Le cartilage se desséchant très vite au contact de l'air, il faut, pour en étudier des coupes fraîches, les placer de suite sous une lamelle lutée ensuite avec de la paraffine. On peut aussi se servir de la chambre humide ; si on veut employer des réactifs, on les fait arriver par imbibition sous la lamelle.

555. Fixation des éléments cellulaires. — Lorsqu'on veut étudier avec soin la structure des cellules et en particulier le processus de la cytodiérèse, il est indispensable de fixer ces éléments par des réactifs qui n'altèrent pas leur structure intime. Flemming, qui a fait une étude approfondie de l'action des divers agents fixateurs sur les différents éléments cellulaires, a publié le résultat de ses recherches dans différents mémoires parus dans l'*Arch. f. mik. Anat.* (1879, 1880, 1881), et dans son ouvrage *Zellsubstanz, Kern und Zelltheilung*, 1882). Nous lui empruntons en grande partie les faits que nous allons exposer.

Flemming fait remarquer avec raison que certains liquides dits indifférents ne sont pas cependant sans action sur les cellules et les noyaux ; tels sont le sérum iodé, l'eau salée, le sérum sanguin, l'humeur aqueuse, la lymphe, etc., qu'il faut considérer comme des agents fixateurs faibles.

Les acides acétique, formique, chlorhydrique et nitrique en solution très faible (1 pour 100 ou moins) sont de bons agents fixateurs des cellules. En suivant leur action sous le microscope, on voit apparaître dans le protoplasma cellulaire et dans le noyau des détails très délicats, mais qui ne tardent pas à disparaître si l'action du réactif se prolonge. Si l'on n'arrête à temps l'action du réactif, il devient très difficile d'obtenir de bonnes préparations permanentes, parce que la fixation n'a pas été suffisante et que la cellule se laisse gonfler ou ratatiner par les réactifs auxquels on la soumet ultérieurement. Lorsqu'on se contente de faire des préparations *extemporanées*, et lorsqu'on se propose de déceler la présence de noyaux, soit dans un organisme inférieur soit dans des éléments cellulaires, une solution faible d'acide acétique colorée par le vert de méthyle rendra les plus grands services ; son action est presque instantanée, les noyaux sont colorés en même temps que fixés.

L'acide osmique en solution de 0,1 à 2 pour 100 fixe bien la forme de la cellule entière, mais il gonfle les noyaux et ratatine les nucléoles ; quelquefois il rend de plus le « réticulum » nucléaire invisible, et empêche une bonne coloration ultérieure des éléments. Ce réactif est cependant précieux lorsqu'on veut fixer des éléments doués de mouvement, comme les cellules amiboïdes, parce qu'il les tue instantanément avec la forme qu'ils possèdent au moment où on le fait agir.

Les solutions d'acide chromique de 0,1 à 0,5 pour 100 fixent bien les noyaux : des solutions plus fortes les ratatinent, mais il est à remarquer qu'avec la même solution et les mêmes objets on n'obtient pas toujours un résultat identique, ce qui ne peut s'expliquer, d'après Flemming, que par un état physiologique différent des tissus. L'acide chromique, comme l'acide osmique, ne permet pas d'obtenir une bonne coloration, et nous avons remarqué qu'il altérait souvent les figures karyokinétiques. Cependant l'acide chromique donne de bons résultats pour les cellules des Vertébrés, lorsque son action n'est pas prolongée.

Les sels de chrome, bichromate de potasse ou d'ammoniaque, font nettement apparaître un réseau dans le protoplasma cellulaire et dans le noyau ; mais ces sels altérant considérablement les figures karyokinétiques au point de les rendre le plus souvent méconnaissables, on ne peut avoir grande confiance dans les résultats qu'ils donnent dans l'étude de la structure intime des cellules. KLEIN, (*Quart. Journ. of mic. Sc.*, 1878-79) et EIMER (*Arch. f. mik. Anat.*, 1871, 72, 75, 77) qui ont employé dans leurs recherches le chromate neutre d'ammoniaque et le bichromate d'ammoniaque, ont décrit une structure compliquée de certaines cellules qui demanderait à être contrôlée à l'aide de réactifs plus fidèles. Nous nous rangeons entièrement à l'opinion de Flemming qui dit que « ceux qui cherchent à étudier la division cellulaire au moyen du bichromate de potasse et des autres sels de chrome font entièrement fausse route. »

Le bichromate d'ammoniaque peut cependant donner de bons résultats dans certains cas; c'est ainsi que RANVIER (*Comptes rend. de l'Ac. des Sc.*, 1879) a pu établir les connexions qui relient entre elles les cellules du corps muqueux de Malpighi sur des pièces durcies par ce sel de chrome.

L'acide picrique, en solution concentrée ou diluée, est un bon agent de fixation; il gonfle quelquefois légèrement le noyau, mais il conserve bien les figures karyokinétiques. Il vaut mieux employer des solutions fortes que des solutions faibles. Les sels picriques (de potasse, de soude ou de baryte) ne valent rien pour les études cytologiques.

L'alcool exerce sur les cellules à peu près la même action que l'acide chromique, mais il ratatine plus souvent les noyaux.

Le chlorure d'or conserve bien la forme des cellules, mais n'agit pas, en général, sur le noyau. Le nitrate d'argent exerce une action très irrégulière et doit être rejeté.

La solution d'acide nitrique d'Altmann (n° 20), le liquide de Perenyi (n° 21), le liquide de Kleinenberg (n° 35), sont d'excellents fixateurs lorsqu'on veut constater la présence de la cytodiérèse dans les tissus, mais ils conviennent moins bien pour l'étude spéciale de la division des noyaux.

Le meilleur agent pour fixer, en général, les cellules, soit à l'état de repos, soit en voie de division, est, d'après Flemming, le mélange chromo-acéto-osmique (n° 18). Si, dans ce liquide, on ne met pas d'acide chromique, on n'obtient pas de bons résultats. Si l'on supprime l'acide acétique (comme dans la formule de Max Flesch), les figures nucléaires apparaissent bien moins nettement. La présence de l'acide acétique ou de l'acide formique dans les solutions osmiques favorise la précision de la coloration ultérieure par le picro-carmin, l'hématoxyline et le violet de gentiane. Mais les mélanges d'acide osmique et d'acide acétique sans acide chromique (EIMER) ne donnent pas d'aussi bons résultats que le mélange chromo-acéto-osmique. Les mélanges d'acide picrique et d'acide osmique, ou d'acides picrique, osmique et acétique (A. picrique, 50 p. 100, A. osmique 0,1 pour 100, A. acétique, 0,1 pour 100), fixent presque aussi bien que les mélanges chromiques, mais la coloration subséquente est encore plus difficile à obtenir qu'après le traitement par un mélange acéto-osmique. Flemming conclut de ses recherches que l'action favorable de l'acide osmique dans tous ces mélanges doit être attribuée à la rapidité avec laquelle il tue les éléments, les autres acides ayant pour fonction de rendre nettement *visible* la structure de ces éléments.

Les mélanges contenant de l'acide osmique doivent être employés toutes les fois qu'on désire fixer les figures chromatiques le plus fidèlement possible ; l'acide chromique pur s'emploiera quand il s'agira d'obtenir une coloration bien nette.

Pour l'étude des figures achromatiques, Flemming recommande le mélange chromo-acétique n° 16, puis la coloration par l'hématoxyline (les couleurs d'aniline ne donnant pas de bons résultats dans ces cas). Pour l'étude des corpuscules polaires, il recommande les mélanges osmiques, ou l'acide chromique pur, avec coloration par le violet de gentiane.

555 *bis*. L'*acide sulfureux* est un réactif fixateur qui a été l'objet d'études récentes de la part de Carnoy (*La Cellule*, I, 1885, p. 212, II, 1886, p. 17), et de Gilson (*ibid.*, II, 1886, p. 84). Voici ce qu'écrit ce dernier savant, *loc. cit.* :

« Nous avons entrepris sur différents corps une série d'essais qui nous ont conduit à l'emploi de l'anhydride sulfureux.

« Ce réactif est encore à l'étude dans notre laboratoire ; mais dès maintenant nous pensons qu'il est parfaitement adapté a l'étude du noyau.

« Nous l'appliquons tantôt à l'état gazeux, tantôt en solution.

« Dans le premier cas nous retournons le slide portant la préparation fraîche additionnée de vert de méthyle sur le goulot d'un flacon renfermant une solution alcoolique d'anhydride sulfureux.

« L'action est prolongée jusqu'à décoloration complète du vert de méthyle.

« Appliqué de cette manière, ce gaz a pour effet :

1° De tuer instantanément les cellules, à part certaines cellules à membrane épaisse et réfractaire telles que les œufs des Vers (Ascarides, Cestodes) qui résistent un peu plus longtemps ;

2° De n'altérer nullement l'action subséquente du vert de méthyle ;

3° De conserver les corps nucléiniens dans l'intégrité de leur forme ;

4° Enfin de faire paraître ces corps avec une évidence toute particulière.

« Ces avantages en rendent l'usage bien préférable à celui de l'acide osmique pour l'étude intime du noyau. Son action est du reste toute différente. L'acide osmique est avant tout un fixateur ; il n'est pas sans

provoquer l'absorption des matières colorantes par le protoplasma ;
de plus il opacifie toujours plus ou moins ce dernier, même quand la
durée de son action n'a pas été exagérée.

« Il en résulte que les corps nucléiniens se trouvent souvent à demi
masqués, surtout dans les noyaux riches en caryoplasma. L'anhydride sulfureux, au contraire, éclaircit le protoplasma et dégage les
corps nucléiniens. Il paraît ne fixer que ces derniers.

« En somme, son action ne diffère pas essentiellement de celle des
acides dilués en général. En effet, on sait que la nucléine est insolu
ble dans ces derniers. D'autre part, beaucoup d'entre eux et surtout
l'acide sulfurique éclaircissent certains protoplasmas en les gonflant
plus ou moins. L'application directe de ce dernier acide très dilué
donne des résultats analogues à ceux de l'anhydride sulfureux, mais
elle a l'inconvénient de produire souvent des vacuoles et de désor-
ganiser rapidement la cellule. L'anhydride sulfureux paraît devoir
la délicatesse de son action à son état physique de gaz très diffusi-
ble qui lui permet de pénétrer dans la cellule sans en produire la
plasmolyse. Ce qui le prouve, c'est que sa solution aqueuse, même
fraichement préparée et ne renfermant encore que des traces d'acide
sulfurique, a les mêmes inconvénients que l'eau acidulée de ce dernier.

« D'autres acides volatils nous ont donné de moins bons résultats :
les acides chlorhydrique et nitrique sont nuisibles à l'action du vert
de méthyle. L'acide acétique glacial en vapeur produit trop rapidement un gonflement considérable du protoplasma. Présentement
l'anhydride sulfureux reste donc à nos yeux le plus utile des agents
auxquels on puisse recourir dans l'étude des corps nucléiniens.

« L'évidence particulière qu'il donne à cês corps, tout en les fixant
dans leur forme, résulte sans doute de la légère tuméfaction qu'il
fait subir au protoplasma. Cette action, liée à son principal avantage,
constitue un inconvénient au point de vue de la conservation des préparations. Elle entraîne la nécessité de l'étude immédiate des objets
frais. Mais il est à noter que cette étude est d'absolue nécessité en
cytologie ; et il se démontre de plus en plus que certaines erreurs qui
ont eu cours dans la science n'ont dû leur vogue qu'à l'inobservation
presque générale de cette règle élémentaire. A l'Institut cytologique
de Louvain, l'examen des objets frais, simplement colorés par le
vert de méthyle ou faiblement fixés, est le contrôle obligé des résultats obtenus par toutes les autres méthodes.

« Voici pourquoi :
1° Cette méthode appliquée sous le microscope aux cellules vivan-

tes observées dans *leur* milieu naturel, ne produit aucune altération qui puisse devenir une source d'erreur ;

2° Elle a sur le simple examen des cellules vivantes le grand avantage de fournir les premières indications précises sur la nature chimique et sur l'état physique des principaux éléments de la cellule :

a) L'élément nucléinien, déjà visible et observable sur le vivant, devient plus distinct tout en gardant sa forme ;

b) De plus, grâce à la coloration qu'il prend, il se différencie nettement des autres corps, privés de nucléine, que peut renfermer le noyau ;

c) Le réticulum plasmatique, visible aussi sur le vivant, devient plus apparent ;

d) Enfin, certaines vacuoles qui, dans le plasma naturel, ou dans les divers sérums en usage (1), ne se différencient pas bien des enclaves solides, cessent de cacher leur véritable nature (point très important dans l'étude de la spermatogenèse).

« Néanmoins nous avons cherché en modifiant notre méthode à profiter des avantages de l'anhydride sulfureux tout en conservant les préparations. Une des modifications qui nous ont rendu le plus de services consiste à unir l'action de la vapeur d'alcool à celle de l'anhydride sulfureux. A cet effet nous renversons le slide portant la préparation fraîche, additionnée de vert de méthyle, sur le goulot d'un ballon dans lequel une solution d'anhydride sulfureux dans l'alcool absolu est soumise à une ébullition ménagée. Un ballon dont le col est muni d'une tubulure latérale est très commode pour cette opération ; la vapeur peut se dégager par cette tubulure pendant que la slide ferme l'ouverture du goulot principal ; elle peut ainsi être conduite à l'extérieur du laboratoire, et l'opérateur s'en évite le contact irritant.

« Il n'est point difficile d'imaginer des expédients adaptés au traitement des objets *in globo* ; souvent nous disposons un petit « cover »

---

(1) « Sans nier d'une manière absolue l'utilité de ces solutions, nous nous permettrons de déclarer qu'elle est à nos yeux assez restreinte. Avant tout parce qu'elles méritent très rarement le nom de « liquide indifférent » dont on les décore. Il n'y a pour nous de liquide vraiment indifférent que le plasma qui baigne les cellules dans l'individu même d'où on les extrait. Ensuite parce que la possession de notre méthode de contrôle rend très souvent l'observation sur le vivant inutile à celui qui possède la pratique d'un genre donné de cellules. Dans le cas d'une observation exceptionnellement délicate, ce n'est pas à ces sérums qu'il faut recourir, c'est au plasma naturel, du même individu, tenant en solution du vert de méthyle, du brun Bismarck ou d'autres matières colorantes en proportion minime. »

comme un plateau de balance, en y fixant trois fils avec du collodion. Nous le suspendons au moyen d'une épingle à la face inférieure d'un bouchon destiné à fermer le goulot principal, par lequel nous introduisons ce système dans le ballon après avoir disposé l'objet sur le cover. Nous le maintenons dans les vapeurs pendant quelques minutes. Enfin pour les objets entiers nous appliquons encore la solution alcoolique elle-même. Ce liquide sa prépare en faissant passer un courant de gaz SO^2 bien sec à travers l'alcool absolu refroidi. Maintenue dans un vase contenant de l'eau en un lieu frais et à l'abri de la lumière, cette solution se conserve assez longtemps.

« Nous l'employons comme suit : l'organe est disséqué et extirpé soit à sec, soit dans un bain de vert de méthyle, liquide qui ne produit pas d'altérations, si son action n'est pas trop prolongée. Il est ensuite débarrassé autant que possible, au moyen de papier buvard, de tous les liquides qui peuvent le baigner, puis plongé brusquement dans la solution sulfureuse. Il y est maintenu un temps qui varie de deux à dix minutes, suivant sa dimension. S'il est trop volumineux, on y fait des incisions après quelques minutes d'immersion, et on le replonge ensuite dans le réactif.

« La fixation étant jugée complète, l'objet est retiré du liquide alcoolique, placé dans un alcool faible (en dessous de 60°) pendant un temps très court, puis dans la solution acide de vert de méthyle. Celui-ci se décolore sous l'action de l'anhydride sulfureux ; aussi ne juge-t-on le lavage complet qu'au moment où la pièce commence à se colorer.

« Si l'objet est destiné à être conservé dans son intégrité, il est alors monté dans une des solutions glycérinées en usage dans notre laboratoire et qui contiennent un mélange à parties égales d'eau et de glycérine additionné de quelques gouttes d'acide acétique ou formique et d'une faible proportion d'un agent styptique, tel que le benzoate de soude, l'alcool, le phénol, le thymol, le tannin (en faible proportion) ou l'hydrate de chloral. Il est à remarquer que ces diverses solutions ne s'emploient pas indifféremment ; leur choix doit être adapté aux divers objets et guidé par l'expérience.

« Voici la formule de celle dont nous avons le plus fréquemment fait usage :

Glycérine. . . . . 50 gr.
Eau. . . . . 50 gr.
Acide acétique fort. . . . . 10 gr.
Benzoate de soude. . . . . 0 gr. 20

« Si l'on désire un liquide possédant un indice de réfraction plus élevé, on augmente la proportion de glycérine.

« Fixés par l'alcool sulfureux seul, les objets ordinaires ne résistent pas très bien à l'action défavorable de l'enrobage à la paraffine. Mais nous avons retiré grand avantage de l'application de ce réactif précédant l'action durcissante des solutions mercuriques. Les objets que nous destinons au microtome y sont toujours baignés de deux à dix minutes, puis maintenus pendant vingt minutes dans la solution mercurique dont la formule est indiquée dans notre première communication. » (Voyez « MÉTHODES CYTOLOGIQUES », n° 582.)

« En général, nous montons nos coupes dans la solution glycérinée ou dans celle de Ripart et Petit. Le baume de Canada et les autres résines sont de détestables médiums pour la plupart des recherches cytologiques.

« Il est parfois utile de rafraîchir les coupes en les exposant aux vapeurs d'acide acétique glacial pendant quelques minutes avant de les colorer.

« Une dernière observation que nous avons faite au cours de nos recherches : dans l'étude des *petits objets*, auxquels notre méthode s'adapte bien, il est utile d'opérer rapidement, et d'enrober et de couper aussitôt après la fixation. Un séjour dans l'alcool ordinaire ou dans tout autre liquide est défavorable à leur conservation. »

556. Coloration. — Lorsque les éléments cellulaires ont été convenablement fixés par l'un des procédés exposés ci-dessus, on procède à leur coloration. Mais au préalable il faut les débarrasser des agents fixateurs par des lavages à l'eau ou à l'alcool, suivant qu'on a employé l'acide chromique ou l'acide picrique.

Les réactifs colorants qui ont une action élective sur les noyaux devront naturellement être préférés en cytologie. Nous plaçons en première ligne le *vert de méthyle* qui possède pour la matière chromatique une affinité vraiment remarquable. (N° 156.) Malheureusement la coloration obtenue par ce réactif n'est pas très stable.

Le vert de méthyle ne colore, *au sein du noyau*, que la nucléine seule ; il ne colore ni les nucléoles, ni le caryoplasma ou suc nucléaire des auteurs, ni la membrane. C'est pour cela que nous lui attribuons le caractère de réactif spécifique de la nucléine, caractère qu'il ne convient pas d'attribuer aux carmins, à l'hématoxyline, à la safranine, etc., ces réactifs colorant selon les cas d'une manière plus ou moins intense les nucléoles, le réticulum caryoplasmique, et la membrane. Nous rappelons qu'en dehors du noyau le vert de méthyle peut colorer diverses substances, telles que les enclaves du protoplasma cellulaire, certaines membranes et certaines sécrétions, telles que la séricine. Il ne faut donc pas se laisser aller à croire que tout ce qui est coloré en vert par le vert de méthyle, surtout dans une préparation qui a subi l'action des réactifs durcissants, doit être pris pour de la nucléine, sans égard à ses caractères et rapports morphologiques et à ses caractères chimiques. Le vert de méthyle n'est un réactif spécifique de la nucléine *que dans le noyau*. Ajoutons encore un fait qu'il est important de connaître : — L'intensité de la coloration par le vert de méthyle varie d'un tissu à l'autre et souvent de noyau à noyau dans le même tissu. On trouve des noyaux qui se colorent fort peu sous l'influence de ce réactif ; et cela est particulièrement vrai pour une certaine classe de noyaux — les vésicules germinatives. Mais il ne faudrait pas, comme on l'a fait, conclure hâtivement de la faiblesse ou l'absence de coloration, que la nucléine manque en partie ou en totalité dans les noyaux qui présentent ces réactions. Il faut, en ces cas-là, essayer à nouveau de produire la coloration dans des conditions meilleures, et, au besoin, avoir recours aux dissolvants de la nucléine pour s'assurer si les éléments incolorables sont réellement privés de cette substance. (Voyez plus loin, n° 574.)

Les carmins, entre autres le carmin boraté alcoolique n° 120, le carmin aluné pur ou acidulé par l'acide acétique, le carmin alcoolique de Mayer, n° 124, l'hématoxyline donnent de bonnes colorations pour les noyaux à l'état de repos ou en voie de division. Avec l'hématoxyline, il faut employer des solutions très diluées et colorer lentement.

Parmi ces teintures, nous citerons le carmin aluné comme étant celle qui se rapproche le plus du vert de méthyle sous le rapport de son électivité pour la nucléine. L'hématoxyline a l'avantage de colorer d'une façon beaucoup plus énergique les pièces qui ont été traitées par les liquides chromiques ou osmiques; elle a aussi la particularité de colorer plus ou moins l'élément plastinien du noyau, ce qui fait qu'elle rend des services particuliers pour l'étude de la figure achromatique et des membranes.

Pour obtenir des colorations nucléaires bien nettes, Flemming préfère employer la méthode de Bœttcher et Hermann.

557. Méthode de Bœttcher et Hermann. — Cette méthode, qui a été trouvée d'une façon indépendante par BŒTTCHER et par HERMANN, consiste à laver par l'alcool des tissus colorés par les couleurs d'aniline, de manière à leur enlever la coloration diffuse et à ne laisser une coloration bien nette et permanente que dans les noyaux. Ce qui constitue la valeur particulière de cette méthode, c'est qu'elle permet d'obtenir des préparations permanentes dans le baume de tissus *fixés par l'acide chromique*, ayant une coloration brillante et bien définie des noyaux.

Ainsi que nous l'avons déjà dit, l'acide chromique, qui est un des meilleurs fixateurs de la structure intime des cellules et des noyaux, a le grave inconvénient de ne pas permettre d'obtenir de bonnes colorations avec les colorants ordinaires, tels que le carmin et l'hématoxyline. La méthode des auteurs allemands est précieuse parce que c'est la seule qui jusqu'ici permette de conserver les préparations colorées par les dérivés de l'aniline, qui, à part quelques exceptions, perdent leur couleur dans la glycérine et l'acétate de potasse.

558. Méthode de Flemming. — Flemming a réglé de la manière suivante la précédente méthode : Les objets sont fixés par l'acide chromique de (0,1 à 0,5 p. 100 suivant les tissus) ou par le mélange chromo-acéto-osmique. Ils restent dans le liquide de quelques heures à quelques mois ; mais il vaut mieux ne les y laisser qu'un petit nombre de semaines, sans quoi ils deviennent friables. Si l'on emploie l'alcool pour achever de durcir, il faut laver au préalable par l'eau et commencer par de l'alcool faible.

On peut colorer les coupes isolément, ou des portions de tissus perméables, débarrassées de l'acide par un lavage à l'eau. On les place pendant une durée de douze à vingt-quatre heures dans une petite quantité (environ 1 cc.) d'une solution de l'une des couleurs ci-dessous mentionnées. La couleur d'aniline est dissoute dans l'alcool absolu, auquel on ajoute ensuite moitié d'eau. Le dahlia est employé en solution aqueuse ou acétique, sans alcool. On lave ensuite les objets par l'alcool et on les porte dans l'alcool absolu, pendant une demi-minute ou plus longtemps jusqu'à ce qu'ils prennent une coloration qui laisse passer la lumière. On peut alors ou les éclaircir et les monter de suite, ou les mettre dans l'eau distillée pendant qu'on les examine et qu'on les trie. On éclaircit par l'essence de girofle et on monte *de suite* dans la résine damar ; il faut monter de suite, sans quoi l'essence enlève la couleur ; la créosote a une action semblable encore plus marquée. Les objets qui ont été traités par l'alcool au lieu de l'acide chromique, et qui y ont séjourné trop longtemps, ne prennent plus une coloration nucléaire pure avec les couleurs d'aniline.

Flemming a expérimenté avec les couleurs suivantes : safranine, rose de Magdala, dahlia, mauvéine, rouge fluorescent, vert solide, ponceau, orange, éosine, fuchsine, brun Bismarck. (La plupart de ces couleurs provenaient de la fabrique de Bindschedler et Busch, à Bâle.)

Il a trouvé que l'éosine et le ponceau ne doivent pas être employés, parce qu'ils ne donnent pas de coloration nucléaire. L'orange colore avec précision, mais trop faiblement. Toutes les autres couleurs donnent de bons résultats. La mauvéine et le rouge fluorescent colorent souvent quelques noyaux beaucoup plus fortement les uns que les autres dans une même préparation. Le vert solide donne une coloration plus faible que la safranine et le rose de Magdala ; il exerce une action spécifique sur la charpente nucléaire et les nucléoles. La fuchsine donne une coloration plus faible que le rose de Magdala, la safranine, le dahlia et la mauvéine ; le brun Bismarck ne réussit pas bien avec les préparations à l'acide chromique : avec les préparations alcooliques récentes il donne une bonne coloration nucléaire qui manque cependant de précision. Les meilleurs résultats ont été obtenus en général avec la safranine, le rose de Magdala et le dahlia.

La principale modification apportée par Flemming à la méthode de Hermann consiste dans *l'action prolongée* de solutions *concentrées* sur les objets à colorer.

559. Nouvelle méthode de Flemming (*Zeitschr. f. wiss. Mikr.*, I, 1884, p. 349). — Flemming emploie actuellement la méthode suivante pour la recherche des cytodiérèses dans les tissus ; il faut bien comprendre qu'il ne la préconise pas pour l'étude de la structure cellulaire ou des processus intimes de la cytodiérèse. — Les tissus frais sont mis en fragments, n'ayant pas plus d'un demi-centimètre cube de volume, dans le *nouveau* mélange chromo-acéto-osmique (n° 18 *bis*) et ils y restent au moins un jour. Pour obtenir un durcissement complet, il faut deux ou trois jours ; mais on peut laisser les tissus dans le mélange pendant des semaines et des mois, et sans inconvénient exposés à la lumière.

On lave ensuite à l'eau pendant une heure ou davantage ; un bon procédé consiste à renfermer l'objet dans une petite cage en toile métallique et à le placer dans l'eau courante. Après quoi, on traite par l'alcool absolu pendant quelques heures.

La pièce étant encore saturée d'alcool absolu, on la monte dans la paraffine, la moelle de sureau ou la celloïdine. On n'obtient pas de la sorte des coupes très minces et uniformes, mais les figures nucléaires sont mieux conservées. Les coupes se font avec un rasoir mouillé d'alcool.

On lave les coupes dans l'eau et on les porte dans une solution concentrée de safranine ou de violet de gentiane pendant vingt-quatre heures ou plus. Après avoir lavé de nouveau à l'eau, on les place dans de l'alcool absolu, auquel on ajoute un peu d'acide chlorhydrique (1/2 p. 100 ou moins); on les y laisse seulement quelques instants, jusqu'à ce qu'elles ne perdent presque plus de couleur. Elles sont alors mises dans l'alcool absolu pur, puis dans l'essence de girofle, et montées dans la résine damar ou dans le baume.

Flemming a expérimenté cette méthode pour la recherche des figures karyokinétiques dans les tissus des animaux et des végétaux, et elle lui a donné toujours de bons résultats.

560. Méthode de Pfitzner (*Morph. Jahrb.*, XI, 1885, p. 54). — Une larve de Salamandre est placée vivante dans une solution d'acide osmique à 0,1 p. 100 ; elle est lavée pendant un ou deux jours dans l'eau, et mise pendant plusieurs jours dans la liqueur de Müller ou le sulfate de soude. Puis elle est de nouveau lavée à l'eau et traitée par l'alcool. On peut aussi, au sortir de l'acide osmique, laver et mettre directement dans l'alcool pour ne traiter que plus tard par la liqueur de Müller, après lavage dans l'eau. On prend les lames branchiales, on en sépare les cartilages et on les examine dans la glycérine ou mieux dans l'eau. On dessine, à la chambre claire, une esquisse de la préparation en prenant le contour des noyaux. On porte alors la préparation dans une solution concentrée d'hématoxyline de Delafield (n° 130), on lave, on examine la couche épithéliale superficielle pour chercher les figures nucléaires, on compare avec soin le contour des cellules avec le dessin fait au préalable, et l'on reconnaît les figures nucléaires bien délimitées dans les cellules qui en renferment. Par ce procédé, PFITZNER dit avoir étudié les figures karyokinétiques contenues dans l'intérieur du noyau qui conserve sa membrane. Le traitement par l'acide osmique suivi de la liqueur de Müller conserve nettement la structure protoplasmique du corps cellulaire; le noyau est homogène, coloré en gris brun, avec des contours bien accusés ; il présente dans son intérieur quelques granulations brillantes. L'auteur pense que par ce traitement l'achromatine est devenue opaque et masque la chromatine; la coloration par l'hématoxyline fait apparaître ensuite nettement la charpente nucléaire.

561. Méthode de Rabl (*Morph. Jahrb.*, X, 1884, p. 215). — RABL a étudié la structure et la division cellulaire dans la peau et le rein du Protée, et dans l'épithélium buccal des larves de Salamandre. Les fuseaux achromatiques se voient bien dans le tissu rénal.

De petits fragments de tissus frais sont placés, pendant douze à vingt-quatre heures, dans la solution chromo-formique (n° 16 *bis*).

On peut aussi employer, pour fixer, la solution de chlorure de platine (n° 24); ce mode de fixation permet de mieux voir la division longitudinale des filaments chromatiques.

On lave avec soin et on durcit lentement par l'alcool d'abord à 60 ou 70 degrés pendant vingt-quatre à trente-six heures, puis par l'alcool absolu. Rabl colore soit avec l'hématoxyline de Delafield (n° 130) étendue d'eau, pendant vingt-quatre heures, suivie, après lavage à l'eau, d'un lavage à l'alcool acidulé par l'acide chlorhydrique; soit par la safranine de Pfitzner (n° 160) pendant deux à quatre heures, suivie d'un lavage à l'alcool absolu. Il obtient aussi une double coloration en colorant d'abord faiblement par l'hématoxyline, puis par la safranine. On examine les préparations avec de forts grossissements, tels que le 1/18 de Zeiss à immersion homogène, et le condensateur Abbe. Il est bon de travailler avec la lumière verte, qu'on obtient en plaçant sous la platine du microscope une lame de verre colorée en vert. Afin de pouvoir examiner la préparation sur les deux faces, Rabl monte l'objet dans la résine damar entre deux lamelles minces: il colle ces lamelles à l'aide du baume, sur le milieu d'un châssis formé par quatre lames de verre étroites réunies également par du baume.

562. Méthode de Uskoff (*Arch. f. mik. Anat.*, XXI, 1882, p. 292). — Les tissus frais, des embryons par exemple, sont fixés par l'acide nitrique à 5 p. 100 pendant dix à trente minutes, lavés dans une dissolution d'alun diluée, puis placés pendant douze à vingt-quatre heures dans l'alcool faible. Coloration par le carmin aluné de Grenacher pendant vingt-quatre ou quarante-huit heures, suivant l'épaisseur de l'objet. Alcool ordinaire. Enrobage dans le blanc de baleine. Les coupes sont montées dans la glycérine ou dans le baume.

563. Méthodes de Strasburger (*Arch. f. mik. Anat.*, XXI, 1881, p. 477). 1° Fixation par l'alcool absolu, coloration par la safranine, décoloration par l'alcool, essence de girofle, résine damar. — 2° Fixation par une solution à 1 p. 100 d'acide acétique colorée par le vert de méthyle. — 3° Fixation par l'acide nitrique à 50 p. 100, lavage, coloration par le vert de méthyle.

564. Cytodiérèse des Arthropodes. *Méthode de* J.-B. CARNOY (*La Cellule*, I, 1885, p. 209). — L'étude de la cytodiérèse chez les Arthropodes est entourée de difficultés ; on ne trouve guère de cellules en voie de division que dans les organes génitaux, principalement dans le testicule. Les éléments présentent une grande altérabilité de l'élément nucléinien pendant la division, et sont difficiles à fixer. Les fixations qui ont donné les meilleurs résultats à l'auteur sont le mélange de Flemming (la nouvelle formule n° 18 *bis*, dans laquelle la dose d'acide osmique est élevée d'un tiers et la concentration de l'acide chromique plus que doublée), ou la solution de sublimé avec 1 p. 100 d'acide acétique. Le second paraît mieux conserver l'élément nucléinien dans son état naturel.

Les testicules enlevés de l'animal vivant sont déposés dans le réactif, où ils séjournent de six à dix minutes. Après leur fixation, ils sont lavés à l'eau distillée et laissés pendant quelques minutes dans l'alcool à 60 degrés, afin d'enlever le restant du réactif et affermir les pièces. On peut alors procéder à leur coloration ou les conserver dans l'alcool à 90 degrés pour un usage ultérieur. Carnoy emploie de préférence, pour colorer, le carmin aluné ; il enrobe dans le chloroforme et coupe au microtome. Les coupes sont montées dans le baume de Canada, la résine damar, la sandaraque dissoute dans l'alcool, la glycérine, la liqueur de Ripart et Petit.

Carnoy recommande aussi avec raison la dissociation des objets vivants, soit à sec en les humectant avec l'haleine, soit dans un liquide réactif. On dissocie dans une goutte de vert de méthyle ; la préparation colorée est soumise pendant dix à vingt minutes aux vapeurs osmiques en solution à 2 p. 100 ; après avoir déposé une goutte de la solution de Ripart et Petit ou d'un autre médium, ou examine.

On peut remplacer dans le traitement précédent l'acide osmique par l'acide sulfureux dissous dans l'alcool (voyez n° 555) ; ce gaz est un bon fixateur du noyau, mais fixe moins bien le protoplasma. La préparation, dissociée sans réactif, est renversée pendant trois à cinq secondes seulement, sur le goulot d'un flacon contenant la dissolution. Avant de procéder à la coloration, il est nécessaire d'enlever jusqu'à la dernière trace de l'acide par des lavages soignés, car il décompose le vert de méthyle. On peut aussi traiter les objets directement par une goutte de la solution pendant quelques secondes seulement, si l'on veut passer de suite à la préparation ultérieure. Pour fixer et durcir des matériaux destinés à être conservés longtemps avant la préparation définitive, on les laisse plus longtemps, jusqu'à des heures, si les objets sont peu perméables, dans l'alcool sulfureux. (*La Cellule*, t. II, 1er fasc., p. 18.) (Voyez aussi n° 547.)

565. Division de l'œuf des Échinodermes. *Méthode de* FLEMMING (*Arch. f. mik. Anat.*, XX, 1881, p. 3). — Les œufs sont colorés directement sur le porte-objet par l'addition du réactif sur les bords de la lamelle. On emploie la safranine ou d'autres couleurs d'aniline. Dès que l'œuf entier a pris une teinte foncée, on enlève le réactif à l'aide de papier buvard et on le remplace par l'acide acétique à 1 p. 100. Le carmin acétique de Schneider (n° 119) donne aussi de bons résultats.

Flemming emploie également la méthode suivante : les œufs segmentés sont traités par l'acide acétique à 40 ou 50 p. 100, puis lavés à l'eau jusqu'à ce que la couleur jaune de l'acide nitrique ait disparu. Coloration par le carmin acétique de Schneider; puis glycérine. Ces préparations ne sont pas permanentes; au bout d'un certain temps, la coloration devient si foncée qu'on ne peut plus distinguer les figures nucléaires.

566. Jeunes ovules de la Grenouille. *Méthode de* O. HERTWIG (*Morph. Jahrb.*, X, 1884, p. 338). — Hertwig, pour étudier certaines formations fusiformes dans le vitellus des jeunes ovules de la Grenouille, examine les œufs frais dans le sérum iodé ou dans la solution physiologique de sel marin. Il fixe aussi les ovaires pendant deux ou trois minutes par un mélange à parties égales d'une solution d'acide osmique à 0,3 p. 100 et d'une solution d'acide acétique à 0,1 p. 100, puis il les place dans le sérum iodé, ou dans une dissolution de chromate pour empêcher le noircissement. L'acide osmique rend les œufs homogènes, en conservant leur transparence, tandis que l'acide acétique délimite nettement le contour des éléments figurés, vésicule et taches germinatives, etc. Si les œufs sont trop fortement noircis par l'acide osmique, on peut les décolorer par l'eau oxygénée, d'après la méthode de Solger. Les préparations se conservent très bien dans la glycérine.

567. Noyau vitellin (cellule embryogène). *Méthode de* BALBIANI. *(Zool. Anzeiger*, VI, 1883, p. 659). — La vésicule embryogène se voit à l'état frais sans aucun réactif dans l'œuf de certains animaux, entre autres un grand nombre d'Arachnides et de Myriapodes. Pour la faire apparaître plus nettement, on fait agir directement sur l'œuf, sous le champ du microscope, un mélange à parties égales d'acide acétique et d'acide osmique à 1 p. 100, auquel on ajoute une petite quantité de sel marin. Ce mélange rend les œufs moins granuleux que l'acide acétique dilué employé seul.

568. « Nebenkern », ou corpuscule accessoire. — PLATNER, qui a récemment étudié avec soin ce corps dans les cellules sexuelles de *Helix*, donne les instructions suivantes (*Arch. f. mik. Anat.*, 1886, p. 343). On se procure des individus fraîchement récoltés de *Helix pomatia* (il faut avoir bien soin, dans toutes les recherches qui ont trait aux cytodiérèses dans les glandes sexuelles des Pulmonés, de ne jamais employer des individus qui ont été gardés en captivité, car chez ceux-ci les produits sexuels se trouvent plus ou moins atrophiés). On enlève les coquilles en les arrachant morceau par morceau avec une petite pince, on enlève rapidement la glande géni-tale et on la porte dans le mélange de Flemming (n° 18). Elle doit y sé-journer au moins trente minutes, car il est de toute nécessité que le « Nebenkern » soit parfaitement bien fixé. Laver à l'eau, durcir dans l'alcool, faire des coupes par le procédé de la celloïdine, les colorer, les unes par l'hématoxyline, les autres par la safranine, éclaircir par l'essence d'origan, et monter au baume.

D'après V. LA VALETTE SAINT-GEORGE (*Arch. f. mik. Anat.*, 1886, pp. 8 et 9), le meilleur procédé pour démontrer ce corps particulier est l'étude de la cellule vivante ou fraîche dans un liquide indifférent ; car les réactifs le font souvent disparaître. Par exemple, sous l'action de l'acide acétique à 1 p. 100, il disparaît en laissant une vacuole à sa place ; on peut cependant le reconnaître au milieu de cette va-cuole, si l'on colore la préparation par une solution aqueuse de dahlia. V. La Valette recommande beaucoup l'emploi d'un liquide indifférent fait en broyant du dahlia dans du sérum iodé (Voyez *op. cit.*, 1885, p. 584).

569. Démonstration de la cytodiérèse dans le tissu épithélial. *Mé-thode de* TIZZONI (*Bull. delle Sc. Med. di Bologna*, 1884, p. 259). — Fixation des tissus pathologiques par la liqueur de Müller ; durcis-sement et conservation par l'alcool ordinaire, coloration par le carmin aluné. Les noyaux à l'état de repos prennent une teinte violette ; les noyaux en voie de division sont colorés en rouge. L'auteur emploie le carmin de Grenacher modifié par Pisenti (nº 108).

570. Recherche des figures cytodiérétiques dans les tubercules. *Méthode de* BAUMGARTEN (*Zeit. f. wiss. Mikr.*, I, 1884, p. 415). — Les coupes de tissus durcis par l'acide chromique sont placées pendant vingt-quatre heures dans une solution alcoolique concentrée de fuchsine étendue d'eau (huit à dix gouttes dans un verre de montre rempli d'eau), puis lavés rapidement dans l'alcool absolu. On les traite ensuite par une solution aqueuse concentrée de bleu de méthylène pendant quatre à cinq minutes, puis par l'alcool absolu pendant cinq à dix minutes et finalement par l'essence de girofle. Le bleu de méthylène enlève la coloration rouge de la substance fondamentale des tissus et laisse les noyaux colorés en rouge.

571. Recherche des figures cytodiérétiques dans les tissus. *Méthode de* BIZZOZERO (*Zeit. f. wiss. Mik.*, III, 1886, p. 24). — Les tissus sont fixés et durcis soit par l'alcool absolu, soit par l'acide chromique ou les mélanges chromiques de Flemming suivis d'un lavage à l'eau prolongé et de déshydratation par l'alcool. Les coupes sont mises pendant cinq à dix minutes (ou plus longtemps) dans le liquide d'EHRLICH (violet de gentiane, 1 ; alcool, 15 ; aniline, 3 ; eau, 80), puis lavées rapidement dans l'alcool absolu, et portées dans une solution d'acide chromique à 1 p. 1000. On les y laisse pendant trente à quarante secondes, puis on les met, pendant trente à quarante secondes, dans de l'alcool absolu propre, où elles se décolorent en partie. Puis, pour mieux fixer la couleur sur les figures nucléaires, on remet de nouveau les coupes pendant trente secondes dans la solution chromique et ensuite dans l'alcool absolu. Au bout de trente à quarante secondes, on les met dans quelques gouttes d'essence de girofle, où elles perdent encore de leur couleur ; on enlève l'essence et on la remplace par de l'essence propre, puis on monte dans la résine damar.

On obtient encore un meilleur résultat en faisant précéder le traitement par la solution chromique par l'action d'une solution d'iode. La série des opérations est alors la suivante : 5 à 10 minutes dans le liquide d'Ehrlich ; lavage pendant 5 secondes à l'alcool absolu ; 2 minutes dans la solution d'iode (iode, 1 ; iodure de potassium, 2 ; eau, 300) ; 20 secondes dans l'alcool absolu ; 30 secondes dans la solution chromique ; 15 secondes dans l'alcool absolu ;

trente secondes dans la solution chromique pour la deuxième fois ; trente secondes dans l'alcool absolu ; deux lavages successifs dans l'essence de girofle ; résine damar.

La première méthode s'emploie pour les organes lymphoïdes ; la seconde, pour les tissus dont les noyaux se décolorent facilement (foie, glandes salivaires, reins, pancréas). Dans les préparations bien réussies, le protoplasma cellulaire est incolore ; dans les noyaux au repos, les nucléoles seuls sont faiblement colorés ; les mitoses sont d'un violet intense, presque brun. On examine avec l'éclairage d'Abbe.

572. Méthodes de Babes (*Arch. f. mik. Anat.*, 1883, p. 356). — (*a*) Des coupes de tissus durcis à l'alcool ou à l'acide chromique sont colorées pendant une demi-heure soit dans une solution concentrée de safranine dans l'eau, faite à l'aide de la chaleur, soit dans un mélange à parties égales de solution aqueuse concentrée et de solution alcoolique concentrée, de safranine. On les lave à l'eau, et on passe par l'alcool absolu (quelques minutes) et l'essence de térébenthine, pour les monter au baume. Il n'y a de coloré (en général) que les mitoses, les nucléoles, quelques microbes et les productions pathologiques ; les noyaux au repos demeurent parfaitement incolores.

(*b*) On prépare une solution sur-saturée de safranine dans l'eau, on la chauffe à 60° , et filtre à chaud. En se refroidissant, la solution se trouble par suite de la précipitation de petits cristaux. C'est dans cette solution troublée qu'on place les coupes à colorer, dans un verre de montre. On chauffe le tout pendant quelques secondes (jusqu'à ce que la solution ait retrouvé sa transparence) au-dessus de la flamme d'une lampe à alcool. On laisse les coupes pendant une minute dans la solution devenue transparente, et on les passe par l'eau, l'alcool absolu, et l'essence de térébenthine, comme dans la méthode précédente. Si les coupes ne prennent pas de suite la coloration voulue, il faut les chauffer à plusieurs reprises dans la solution de safranine. Cette méthode donne les mêmes résultats que la précédente. Dans l'un et l'autre de ces procédés, il est important d'éviter l'emploi de l'essence de girofle. La deuxième méthode peut être appliquée non seulement à la recherche des mitoses, mais aussi à l'étude des détails de structure intime des noyaux.

(*c*) Colorer dans l'une ou l'autre des solutions sus-indiquées, ou dans une solution alcoolique concentrée, mais pendant douze heures à deux ou trois jours, et traiter comme ci-dessus, si ce n'est que les coupes peuvent séjourner plus longtemps dans l'alcool ou l'essence de térébenthine, et qu'au lieu de cette dernière on peut employer l'essence de girofle ou d'origan.

(*d*) Coloration comme dans (*b*), suivie de coloration par l'éosine, qui aide à la décoloration.

Babes recommande particulièrement toutes ces méthodes pour l'étude des nucléoles.

573. Noyaux des cellules lactogènes (Nissen ; *Arch. f. mik. Anat.,* 1886, p. 338). — Nissen a employé, dans ses intéressantes recherches, les glandes mammaires de la Chienne, de la Lapine et de la Chatte allaitantes. On sacrifie les animaux, on extirpe les glandes, on les divise en petits morceaux qu'on fixe, les uns dans le nouveau mélange de Flemming (nº 18 *bis*), les autres dans une solution concentrée de sublimé chauffée à 40° C. environ. Les pièces fixées au mélange de Flemming, dans lequel elles doivent séjourner vingt-quatre heures, sont lavées durant deux ou trois jours à l'eau courante. On les déshydrate par l'alcool absolu, et on les enrobe dans la paraffine. Les coupes sont traitées par l'essence de térébenthine et l'alcool, puis colorées par un procédé emprunté à la méthode de Gram pour la coloration des microbes dans les tissus. On fait dissoudre 1 gramme de violet de gentiane dans un mélange de 15 grammes d'alcool absolu et 3 grammes d'huile d'aniline, et l'on ajoute 100 grammes d'eau distillée. Les coupes séjournent dans cette teinture trois à cinq minutes ; on les rince pendant quelques secondes dans l'alcool absolu (ce qui facilite la décoloration), on les traite par une solution de 1 partie d'iode dans 300 parties d'eau additionnée de 2 parties d'iodure de potassium ; on décolore par l'alcool absolu, on éclaircit par l'essence de girofle, et on monte au baume. On obtient ainsi une coloration nucléaire parfaitement pure.

Les pièces traitées par le sublimé y séjournent douze heures ; elles sont lavées durant vingt-quatre heures dans un courant d'eau, et durcies par l'alcool absolu. Puis elles sont colorées pendant vingt-quatre heures au moins dans une solution aqueuse d'hématoxyline à 1 p. 100. On les lave pendant vingt-quatre heures au moins dans une solution aqueuse d'alun à 1 p. 100 ; cette solution doit être fréquemment renouvelée, et le lavage doit être continué jusqu'à ce que la solution ne se teinte plus. On traite par l'alcool et l'on passe à l'inclusion dans la paraffine.

574. Expériences de contrôle. — Nous avons rappelé plus haut (n° 556) que quoique le vert de méthyle soit un réactif spécifique de la nucléine, en ce sens qu'il ne colore dans le noyau que la nucléine seule, son action laisse cependant à désirer en ce sens que l'intensité de la coloration qu'il produit varie de noyau à noyau, et peut même, pour certains noyaux, être extrêmement faible ou même entièrement absente. Il faut en ces cas recourir à d'autres moyens pour établir avec certitude la présence ou l'absence de la nucléine. C'est à CARNOY (voyez ses publications depuis 1883, *passim*) que revient l'honneur d'avoir établi ce principe, et d'avoir mis en œuvre d'une manière systématique les méthodes microchimiques dans l'étude des noyaux. Nous lui empruntons les indications suivantes. — La nucléine se distingue (CARNOY, *Manuel de Microscopie*, etc., 1879) des lécithines et des albuminoïdes en ce que, à l'encontre de celles-ci, elle est insoluble (ou à peu près) dans l'eau et les acides minéraux étendus, tels que l'acide chlorhydrique au millième. Elle est facilement soluble dans les acides minéraux concentrés, dans les alcalis même très dilués, et dans quelques sels alcalins, tels que le carbonate de potasse et le biphosphate de soude. En présence d'une solution de chlorure de sodium au dixième, elle se gonfle et forme une masse gélatineuse, ou même, ce qui arrive souvent, se dissout entièrement (CARNOY, *La Biologie cellulaire*, pp. 208-9). Elle ne se digère (lorsqu'elle est *in situ* dans le noyau) qu'en partie dans le liquide digestif. Dans la pratique, on peut employer comme dissolvants la potasse à 1 p. 100, l'acide chlorhydrique fumant, ou, ce qui vaut souvent mieux, le cyanure de potassium ou le carbonate de potasse. Carnoy (*loc. cit.*, p. 244) préfère en général ces deux réactifs aux alcalis dilués. Il les emploie en solution de 40 à 50 p. 100. Si l'on désire enlever toute la nucléine, il est nécessaire de prolonger l'action des dissolvants, surtout lorsqu'on opère sous le verre à couvrir, ce qui est toujours à conseiller pour éviter la déformation des noyaux. Il faut souvent jusqu'à deux ou trois jours pour enlever jusqu'aux dernières traces de nucléine. Il faut se rappeler (*loc. cit.*, p. 210) que ces expériences doivent être faites sur des cellules *fraîches*, car à la suite du durcissement opéré par les agents fixateurs, la nucléine paraît subir des modifications assez profondes ; elle devient pour ainsi dire insoluble dans l'ammoniaque, la potasse, le phosphate de soude, etc.; seul, l'acide chlorhydrique la gonfle et la dissout encore, quoique difficilement.

La nucléine présente vis-à-vis de l'iode, de l'acide nitrique (au moins à chaud), et du réactif de MILLON, les réactions des matières protéiques.

Nous venons de parler des dissolvants de la nucléine comme fournissant une preuve de la vraie nature chimique des substances que l'on peut soupçonner être de la nucléine. Ces dissolvants ont une autre qualité précieuse. En enlevant totalement toute la nucléine d'un noyau, on arrive à pouvoir étudier à l'aise la structure réticulée du *caryoplasma*, élément qui dans la plupart des noyaux se trouve caché par l'abondance de l'élément nucléinien. Dans ce but, il convient de faire agir les réactifs avec une grande lenteur.

La digestion partielle peut rendre des services pour l'étude de l'élément nucléinien. Nous avons dit que la nucléine *in situ* dans les noyaux se laisse digérer en partie, à l'état frais. Mais elle résiste beaucoup plus longtemps que les albumines à l'action du liquide digestif; une digestion modérée sert donc à mettre à nu l'élément nucléinien en le débarrassant des granulations caryoplasmiques qui en obcurcissent les contours, et sert de la même manière à éclaircir le corps cellulaire.

SPERMATOZOÏDES ET SPERMATOGENÈSE

575. L'étude des spermatozoïdes est susceptible des mêmes méthodes que celle des cellules. L'examen des éléments vivants dans leur milieu naturel, le liquide spermatique, suffit pour la connaissance de leur forme extérieure, mais, pour pénétrer leur structure intime, il est nécessaire de les soumettre à l'action des réactifs.

Pour suivre le développement des spermatozoïdes dans le testicule, on fait des dilacérations de pièces fraîches dans des liquides indifférents ou dans des agents fixateurs, ou on étudie des pièces préalablement fixées. Les coupes fines à travers des testicules durcis sont préférables, parce qu'elles permettent de saisir les rapports des divers éléments.

L'action exercée sur les spermatozoïdes par les différents réactifs se trouve exposée dans la plupart des traités d'histologie, auxquels nous renverrons le lecteur. Les réactifs qui conviennent le mieux pour fixer et colorer les spermatozoïdes sont l'acide osmique en vapeur ou en solution, l'acide chromique dilué, le bichromate d'ammoniaque à 5 pour 100, l'acide picrique concentré, le chlorure d'or. Pour colorer, on emploie les diverses espèces de carmin, le vert de méthyle, l'hématoxyline, la cyanine (EIMER), le rouge Magenta (1) (rouge Magenta, 1 partie; glycérine, 200; alcool, 150; eau, 150 — pendant deux à quatre minutes, puis lavage à l'eau). (Dowdeswel, *Quart. Journ. of mic. Sc.*, 1883, p. 336.)

On conservera les spermatozoïdes dans la glycérine, le liquide de Ripart et Petit ou dans le baume. Les liquides mercuriques de Pacini et autres sont très indiqués pour ces conservations.

Pour bien voir le filament caudal qui est quelquefois d'une ténuité extrême, on pourra employer la teinture d'iode, ou bien laisser sécher du sperme dilué sur une lame de verre, puis colorer par une solution concentrée de fuchsine ou d'une autre couleur d'aniline, laver à l'eau, et examiner dans l'eau ou dans la glycérine diluée.

576. Spermatogenèse des Vertébrés (Sélaciens, Salamandre, Taureau). (Swaen et Masquelin ; *Archives de Biologie*, IV, p. 752.) — Les auteurs ont cherché à obtenir dans leurs préparations les figures caractéristiques de la cytodiérèse.

L'acide nitrique à 3 p. 100 conserve particulièrement bien les éléments des Sélaciens. De petits fragments de testicule sont placés pendant vingt-quatre heures dans la solution, puis dans l'alcool à 70°. Au bout d'un jour on colore en masse par le carmin boracique ou aluné, ou par l'hématoxyline. Pour obtenir une coloration intense, on laisse les pièces pendant deux jours dans les réactifs. On traite ensuite par l'alcool absolu, l'essence de térébenthine et la paraffine. Ce mode de préparation conserve très bien tous les éléments du testicule, à l'exception des nématoblastes.

L'acide nitrique rend aussi de grands services dans l'étude du testicule de la Salamandre, mais le liquide de Flemming paraît préférable. Après un séjour de vingt-quatre heures dans ce mélange, les testicules, divisés en longueur, sont placés dans l'alcool à 70°, puis colorés en masse dans le picro-carmin, pendant deux jours. Les pièces sont ensuite traitées par l'alcool absolu et l'essence de térébenthine, et montées dans la paraffine.

Pour le testicule des Mammifères, la solution d'acide osmique à 1 pour 100 donne les plus belles préparations. Une injection interstitielle est poussée dans le testicule à l'aide d'une seringue de Pravaz; les parties atteintes sont placées dans la solution, ou passent directement dans l'alcool. On colore en masse par le carmin, ou bien les coupes sont colorées par le picro-carmin ou l'hématoxyline et montées dans la glycérine.

(1) Le Magenta des Anglais n'est autre chose que la fuchsine.

Les auteurs ont eu recours, pour la dissociation, à l'eau de mer, à l'eau salée colorée par le violet de méthyle, à l'iodo-sérum, à l'alcool au tiers de Ranvier et aux injections interstitielles d'acide osmique à 1 pour 100. Les parties atteintes par l'injection sont placées dans l'eau salée ou dans la glycérine picro-carminatée.

L'alcool absolu, le mélange d'acide osmique et d'acide chromique à 0,5 pour 100 dans l'eau distillée, le liquide de Flemming, mais surtout l'acide osmique à 1 pour 100 conviennent bien pour conserver les spermatozoïdes et les nématoblastes.

577. Spermatogenèse chez les Mammifères (RENSON ; *Archives de Biologie*, III, 1882, p. 302). — L'auteur a étudié principalement le testicule du Rat ; ses recherches ont porté aussi sur ceux du Taureau, du Porc et du Lapin.

Dissociation. — On dilacère rapidement un petit fragment de testicule encore chaud dans l'humeur aqueuse, ou dans une solution d'acide osmique à 0,5 pour 100 ; en ajoutant un peu de glycérine à ces dernières dissociations, on obtient des préparations permanentes.

Le liquide de Müller conserve pendant deux ou trois jours l'aspect normal des cellules ; plus tard surviennent des altérations qui enlèvent toute valeur aux préparations. L'alcool au tiers de Ranvier rend de grands services. Un fragment de testicule frais déposé dans ce réactif se couvre au bout de quelques heures de flocons blanchâtres que l'on recueille avec une pipette pour les colorer au picro-carminate d'ammoniaque ou à l'éosine.

Coupes. — Les coupes les plus démonstratives sont fournies par des fragments de testicule traités par l'acide osmique à 1 pour 100, puis par l'alcool. Après un séjour de vingt-quatre heures dans l'essence de girofle, les fragments sont placés pendant quelques heures dans un mélange de cire et d'huile maintenu à la température de fusion (60° au plus). La méthode de Giesbrecht (chloroforme et paraffine) donne aussi de bons résultats.

Les organes durcis dans le liquide de Kleinenberg, ou l'acide nitrique à 3 pour 100, fournissent des préparations susceptibles de coloration par le carmin aluné de Grenacher et l'hématoxyline. Ces préparations montrent des détails intéressants sur l'aspect des noyaux, mais ne présentent pas, aux autres points de vue, les avantages du procédé à l'acide osmique.

Imprégnation. — Les canalicules séminifères isolés sont plongés pendant quelques minutes dans une solution de nitrate d'argent à 3/4 pour 100.

578. Spermatogenèse chez les Mammifères (BENDA; DU BOIS REY-MOND's *Arch. f. Anat. u. Phys.*, *Phys. Abth.*, 1886, p. 186). — Benda emploie pour la coloration la méthode à l'hématoxyline de Weigert (n° 631) modifiée de la manière suivante. Des coupes de testicule fixé dans le liquide de Flemming, et préparé selon les méthodes connues, sont collées sur des verres à couvrir et mises pendant vingt-quatre heures dans une forte solution d'acétate de cuivre, le tout étant tenu dans un incubateur. On lave et on colore pendant cinq minutes dans une solution à 1 pour 100 d'hématoxy-line dans l'eau. On décolore par le lavage dans de l'acide chlorhy-drique (à 1/300 d'eau), lavage que l'on prolonge plus ou moins selon qu'on désire obtenir une coloration purement nucléaire ou une co-loration plus ou moins plasmatique. Par cette décoloration, les pré-parations passent à une teinte jaune ; pour restituer la coloration violette de l'hématoxyline et la fixer, on remet les préparations dans la solution d'acétate de cuivre. Ce procédé a l'avantage de fixer les mitoses d'une manière très énergique.

579. Spermatogenèse des Invertébrés et des Sélaciens. (JENSON; *Archives de Biologie*, IV, 1883, p. 11 et *passim*). — Jenson a employé, entre autres réactifs durcissants, la solution concentrée d'acide oxa-lique : ce réactif réussit bien surtout pour l'étude des premiers modes de développement des spermatozoïdes des Sélaciens.

580. Méthodes de Mathias Duval (*Revue des Sc. nat.*, 1879-1880). — *Paludina vivipara :* dissociation dans l'acide osmique, l'alcool au tiers, le chlorure d'or, l'acide chromique à 3 p. 1000. — *Helix :* dissocia-tion dans des solutions faibles d'acide osmique ou de chlorure d'or. Coupes sur des glandes durcies par l'action prolongée de l'acide chromique, ou rapidement durcies par l'action successive de l'acide osmique et de l'alcool absolu. Coloration au picro-carmin ou au bleu d'aniline. — *Grenouille :* coupes de testicules durcis par l'emploi successif de l'acide osmique, de l'acide chromique et de l'alcool.

581. Méthode de Balbiani (*Leçons sur la Génér. des Vertébrés,* p. 244, 1879). — Les testicules de Sélaciens et de Mammifères sont durcis

par l'alcool absolu ou le bichromate d'ammoniaque ou de potasse à
2-4 p. 100 ; les coupes sont colorées par le picro-carminate et le
vert de méthyle. Les jeunes éléments se colorent en bleu, les éléments moins avancés en lilas ; les cellules qui forment la paroi des
canalicules ne prennent qu'une coloration rouge.

Nous avons appliqué aussi la double coloration par le vert de
méthyle et l'éosine à l'étude des glandes hermaphrodites des Mollusques (*Helix aspersa*). On obtient ainsi de très belles préparations
dans lesquelles les ovules sont colorés en rose et les spermatozoïdes
en vert bleuâtre.

582. Spermatogenèse des Arthropodes. *Méthodes de* Gilson (*La Cellule*, I, 1885, pp. 40, 56, 121, 141). — La méthode suivante, que Gilson
recommande pour l'étude de la spermatogenèse chez les Chilopodes,
peut servir de type pour ce genre de recherches. On ouvre l'animal
à sec, on en extrait le tube testiculaire que l'on sectionne vers son
milieu sur le porte-objet. On en exprime le contenu en promenant le
dos d'un scalpel légèrement le long du tronçon. On étend ce contenu
avec des aiguilles, en ayant soin de tenir la préparation légèrement
humectée en dirigeant l'haleine sur l'objet. Cela fait, on peut procéder à l'examen des éléments spermatiques à l'état vivant ; mais il
vaut mieux, en général, les fixer de suite. Cela se fait soit en les
exposant pendant une vingtaine de secondes aux vapeurs d'acide
osmique, soit en les traitant avec un liquide fixateur. Gilson préconise à cet effet le mélange suivant :

Sol. de Ripart et Petit. . . . . 5 parties.
Sol. d'acide osmique à 2/1000 . . . . 1 partie.

Avant de placer la lamellle, on ajoute à ce liquide une goutte
de solution acide de vert de méthyle. On peut employer de la
même manière l'acétate d'uranium, qui fixe bien et qui ne précipite pas le vert de méthyle, ce qui permet de fixer et de colorer à
la fois en employant une solution saturée d'acétate d'uranium
additionnée d'une quantité suffisante de vert de méthyle.

Il est quelquefois utile de varier cette méthode en colorant les
éléments par la solution légèrement acide de vert de méthyle *avant*
de les exposer, pour achever la fixation, aux vapeurs d'osmium.
De cette façon on est sûr d'obtenir toujours une localisation
parfaite de la matière colorante sur l'élément nucléinien, ce qui

n'est pas toujours le cas lorsqu'on emploie l'osmium en premier lieu. On sait que le vert de méthyle lui-même fixe suffisamment pour que cette marche soit légitime.

Dans certains cas, il peut être utile d'employer d'autres agents fixateurs. Pour la préparation de certains organes entiers qui sont en même temps opaques et délicats, tels que par exemple le testicule de *Feronia* (*loc. cit.*, p. 87), il peut être utile de fixer en exposant les pièces pendant quelques minutes à la vapeur d'*alcool*. Pour atténuer l'opacité que produit ce traitement, on les monte, après coloration, dans la solution conservatrice que voici :

> Alcool à 60 p. 100 d'eau. . . . . 60 cc.
> Eau distillée. . . . . 30 cc.
> Glycérine. . . . . 30 cc.
> Sol. d'acide acétique crist. à 15 p. 85
>   d'eau. . . . . , ... 2 cc.
> Sublimé. . . . . 0 gr. 15

(*Loc. cit.*, p. 58.)

Dans ses recherches les plus récentes (Spermatogenèse des Edriophthalmes, *La Cellule*, II, 1886), Gilson a employé surtout la fixation par l'acide sulfureux, méthode que nous avons décrite plus haut au n° 555.

Pour mettre en évidence certaines membranes, on peut faire agir sur la préparation les vapeurs dégagées d'un mélange d'acide osmique et d'acide acétique glacial, pendant une minute. (*Ibid.*, p. 96.)

Les colorations se font en général avec le vert de méthyle; des autres colorants usuels, c'est le carmin à l'alun qui est le plus digne de confiance.

Gilson conserve en général ses préparations dans la liqueur de Ripart et Petit ; seulement il trouve utile d'y remplacer le camphre par le thymol.

Les liquides dissociants se sont montrés en général de peu d'utilité ; cependant Gilson s'est quelquefois servi avec avantage du mélange suivant :

> Chlorure de sodium sol. à 10 p. 100 aq. dist.   1 vol.
> Sol. très acide de vert de méthyle. . . . . 1 vol.

Ce liquide rend plus facile la dissociation des colonies de cellules spermatiques, mais il n'est pas favorable à l'étude du noyau.

Gilson trouve que la méthode des coupes ne peut également guère servir que dans l'étude des rapports des cellules. Voici de quelle manière il la pratique. — Le testicule entier ou sectionné en fragments, suivant ses dimensions, est plongé dans une solution particulière qui est ainsi composée :

Acide nitrique à 46° Baumé.	3	volumes.
Acide acétique 15 p. 85 eau.	3	—
Sublimé sol. sat. aq. dist.	31	—
Alcool 60°.	10	—
Eau.	53	—

On laisse séjourner l'objet pendant dix à quinze minutes dans 30 cc. environ de cette liqueur. Passé ce temps, on ajoute, en plusieurs fois, au liquide contenant les pièces, son volume d'alcool à 90°. On attend ensuite dix minutes pour les extraire et les porter dans l'alcool pur au même titre, où elles sont conservées. Pour les colorer, on les enlève de cet alcool et on les porte dans l'eau distillée ; après quelques minutes, elles tombent au fond du vase, et on les y laisse pendant un quart d'heure. On décante alors le liquide, qui est remplacé par la solution colorante dont on veut faire usage. On passe ensuite à l'alcool absolu et au chloroforme, et l'on enrobe dans la paraffine.

Notons que comme colorant des matières albuminoïdes, Gilson se sert habituellement de l'*acide osmique iodé*, qui se prépare en ajoutant à la solution d'acide osmique à 2 p. 100, une petite quantité d'une solution concentrée d'iode dans l'iodure de potassium. Cette solution a sur la solution ordinaire l'avantage de fixer énergiquement, et de conserver les matériaux, auxquels elle imprime une coloration très vive.

583. Glande sexuelle des Lamellibranches (RYDER ; *Bull. U. S. Fish Com.*, 1883 ; WHITMAN'S *Methods*, etc., p. 52). — Ryder procède ainsi pour l'Huître : La coquille ayant été enlevée, l'animal est durci pendant plusieurs jours dans l'acide chromique à 1 ou 2 p. 100. On le lave pendant deux jours à l'eau, et on le met dans l'alcool pour achever le durcissement. L'alcool ayant été éloigné par un séjour de vingt-quatre heures dans l'eau, on enrobe les pièces dans la gomme arabique et on fait des coupes à main levée. On éloigne la masse en traitant les coupes par l'eau; puis on les colore pendant deux à trois heures dans un mélange à parties égales de safranine et de vert de méthyle, en solution alcoolique saturée, allongé de huit volumes d'eau. On décolore pendant cinq à dix minutes dans l'alcool à 95 p. 100, on éclaircit à l'essence de girofle et l'on monte au baume. Ryder a trouvé, comme nous l'avions déjà constaté (voyez n° 581), que cette méthode de teinture produit une coloration différentielle des produits sexuels d'un même follicule, — les noyaux des ovules étant colorés en rouge par la safranine, et les têtes des spermatozoïdes se colorant en vert bleuâtre par le vert de méthyle.

CHAPITRE XXXIII

ORGANES TÉGUMENTAIRES

584. Tissu épithélial. — Pour des vues de surface des épithéliums tégumentaires, il est souvent d'une grande utilité, ou même quelquefois nécessaire, d'employer des imprégnations au nitrate d'argent. Nous renvoyons pour ce qui concerne ces manipulations à notre chapitre des « IMPRÉGNATIONS ». Le lecteur pourra également consulter avec fruit les excellentes instructions données par RANVIER (*Traité technique*, p. 246 et suiv.), de même que le mémoire de TOURNEUX ET HERMANN (*Journ. de l'Anat.*, 1876, p. 200).

Dentelures et canaux intercellulaires des cellules de l'épiderme. — Outre la macération qui est une méthode des plus importantes pour l'étude de ces objets, les imprégnations peuvent rendre des services. MITROPHANOW (*Zeit. wiss. Zool.*, 1884, p. 302, et *Arch. f. Anat. u. Phys.*, 1884, p. 191) recommande le procédé suivant (pour la queue des têtards d'Axolotl) : On rince la queue à l'eau distillée; on la met pour une heure dans du chlorure d'or à 0,25 p. 100 avec une goutte d'acide chlorhydrique pour un verre de montre de la solution ; on lave et on réduit dans un mélange de 1 partie d'acide formique avec 6 parties d'eau.

Les *coupes* se font très facilement d'après les méthodes communes. Le meilleur réactif durcissant pour la peau paraît être la solution de Müller (n° 64). C'était déjà la conclusion de F. E. SCHULTZE en 1867 (*Arch. f. mik. Anat.*, p. 145), et c'est celle de TIZZONI qui a fait les recherches les plus importantes sur cet organe (Voyez n° 569).

Pour les épithéliums glandulaires, il est souvent préférable d'employer un liquide chromique, ou l'acide osmique (voyez par exemple RANVIER; *loc. cit.*, p. 258 et suiv.) ou bien l'alcool absolu (BLANC; *Arch. f. Anat u. Phys.*, 1884, p. 231); le liquide de Kleinenberg est moins bon.

Les *macérations* se font : — pour les épithéliums mous, avec un agent dissociant doux , tel que le sérum iodé, l'alcool au tiers, la salive, ou un mélange de salive et de solution de Müller (SCHULTZE), ou de salive avec 3 à 4 volumes de solution de sel de cuisine à 0,75 p. 100 (BIZZOZERO; *Intern. Monatsch. f. Anat.*, 1885, p. 278); — pour les épithéliums durs, avec des dissociateurs énergiques, tels que la potasse à 40 p. 100.

On pourra colorer, selon les besoins. Nous recommandons le carmin à l'alun comme étant un réactif très sûr pour ce genre d'objets.

585. Poils, ongles. — Pour la dissociation, la solution de potasse à 40 p. 100 (il faut laisser macérer pendant un temps prolongé); ou bien faire chauffer avec l'acide sulfurique concentré.

586. Nerfs intra-épidermiques. — Ils doivent être étudiés par la méthode de l'or; voyez RANVIER (*Traité*, p. 900). Ranvier recommande l'emploi du mélange d'acide formique et de chlorure d'or dont nous avons parlé n° 191. On fait bouillir ensemble 4 parties de solution de chlorure d'or à 1 p. 100, et 1 partie d'acide formique ; on laisse refroidir le mélange. On prend de petits morceaux de peau, on les met pendant une heure environ dans ce mélange, et l'on effectue la réduction à la lumière du jour dans de l'eau légèrement acidulée par l'acide acétique. La réduction obtenue, on met les fragments dans l'alcool qui achève de les durcir, et qui a l'avantage d'arrêter la réduction ultérieure de l'or, ce qui fait que les préparations ne noircissent pas par la suite. On fait des coupes par les méthodes connues.

587. Ménisques tactiles du groin de Porc (RANVIER ; *loc. cit.*, p. 910). — On les étudiera sur des coupes verticales du groin traité par la méthode du chlorure d'or avec l'acide formique que nous venons de donner, ou par la méthode du chlorure d'or avec le jus de citron dont nous donnerons le détail à propos de la cornée (n° 599). On pourra également étudier par ces méthodes le groin de la Taupe, qui est un objet très commode.

588. Innervation du museau du Bœuf (Cybulsky; *Zeit. f. wiss. Zool.*, 1883, p. 653). — Cybulsky recommande une modification de la méthode de Hénocque que nous avons donnée au n° 191. De petits morceaux (frais) du museau et de la lèvre supérieure sont enrobés dans de la moelle de sureau, et débités en coupes avec un rasoir mouillé d'alcool, — l'épiderme de ces organes étant très dur, on obtient ainsi des coupes suffisamment minces. On met les coupes pendant une demi-heure dans une solution de chlorure d'or à 0,5 p. 100, ou, ce qui est mieux, beaucoup plus faible, jusqu'à 1/16 p. 100. On lave à l'eau distillée et on met pendant une heure et demie à deux heures dans un flacon hermétiquement clos avec une quantité considérable de solution d'acide tartrique saturée ou allongée avec un volume d'eau ; on tient le tout à une température de 50° à 60° C. La réduction commence au bout d'un quart d'heure ; on examine les coupes de temps à autre et on les sort au moment où l'on a atteint le degré voulu d'imprégnation.

589. Corpuscules tactiles (Fischer; *Arch. f. mik. Anat.*, 1875, p. 366). — Fischer employait la méthode à l'or de Lœwit, que nous avons donnée au n° 191. Cette méthode est également recommandée par Ranvier. Après avoir imprégné des morceaux de peau en bloc, on les durcit par l'alcool et on fait des coupes. On emploiera aussi l'acide osmique et le picro-carmin selon les procédés connus. Nous avons trouvé que les auteurs sont d'accord pour insister sur l'importance de ces deux réactifs dans ces recherches.

590. Corpuscules tactiles (Ranvier; *Traité,* p. 919). — Imprégnation par l'or, selon la méthode de l'acide formique, n° 586, ou selon la méthode du jus de citron (n° 599). Faire des coupes et les colorer par le picro-carmin, la purpurine, l'hématoxyline, etc.

591. Corpuscules tactiles et corps muqueux de Malpighi (Langerhans; *Arch. f. mik. Anat.*, 1873, p. 730). — Si l'on met des morceaux frais de peau pendant vingt-quatre heures dans une quantité considérable d'acide osmique à 0,5 p. 100, on trouvera au bout de ce temps qu'ils sont imprégnés et durcis également au degré voulu et l'on pourra faire des coupes.

592. Corpuscules tactiles (Merkel; *Arch. f. mik. Anat.*, 1875, p. 639). — On prend des morceaux de peau du bec de Canard ou d'Oie, on les met pendant un ou deux jours dans l'acide osmique à 0,5 à 1 p. 100, on lave à l'eau pendant un temps pareil, on met les morceaux dans l'alcool fort pendant deux à trois semaines et l'on fait des coupes. Les cellules tactiles demeurent incolores. On peut couper la langue du Canard sans la durcir.

593. Corpuscules tactiles (CARRIÈRE; *Arch. f. mik. Anat.*, 1882, p. 146.) — On prend des morceaux de peau du bec de Canard et on les traite ainsi : Acide osmique à 1 p. 100, vingt-quatre heures; alcool à 40°, 70° et 90°; coupes; carmin neutre, picro-carmin, fuchsine ou hématoxyline (c'est cette dernière qui vaut le mieux).

Ou bien : Acide formique à 50 p. 100, vingt minutes; enlever l'épithélium corné; laver; chlorure d'or à 1 p. 100, vingt minutes; laver; réduire pendant dix-huit heures dans l'obscurité dans le liquide de PRICHARD ; laver; alcool; paraffine; coupes.

Il est important de n'employer qu'une quantité relativement faible de chlorure d'or, environ 10 cc. pour un certain nombre de morceaux de peau. Il faut prendre, au contraire, une quantité considérable de liquide de Prichard. Pour la solution de Prichard, voyez n° 191, méthode de BOEHM.

594. Corpuscules de Pacini (MICHELSON; *Arch. f. mik. Anat.*, 1869, p. 147). — Michelson a trouvé que la macération pendant plusieurs jours dans une solution concentrée d'acide oxalique rend des services en permettant d'isoler les masses centrales.

595. Corpuscules tactiles (KULTSCHIZKY; *Arch. f. mik. Anat.*, 1884, p. 358). — Faire macérer des morceaux de langue de Canard pendant dix-huit à vingt-quatre heures dans l'acide nitrique à 0,1 p. 100; acide osmique 0,1 p. 100; coupes, picro-carmin.

596. Corpuscules de Krause dans la conjonctive (LONGWORTH; *Arch f. mik. Anat.*, 1875, p. 655). — On énuclée soigneusement le bulbe d'un œil, de manière à épargner la conjonctive autant que possible; on nettoie l'hémisphère postérieur, on réfléchit la conjonctive sur cet hémisphère et on l'y maintient tendue par des fils qu'on passe en plusieurs endroits de sa marge. On l'expose pendant vingt-quatre heures aux vapeurs d'acide osmique, ou bien on le met pour le même temps dans une solution d'acide osmique à 1/3 p. 100. On éloigne l'épithélium avec un pinceau, et l'on examine dans l'eau ou l'acide acétique à 1 p. 100. Lorsqu'on a trouvé des corpuscules, on colore et monte à la glycérine. Il est bon de faire un grand nombre de préparations, parce que les corpuscules ne se trouvent pas avec une égale fréquence dans tous les yeux ni dans toutes les régions de la conjonctive. Si l'on divise une conjonctive en cinq segments, on trouvera en général que sur deux de ces segments les corpuscules font défaut, tandis que dans les trois autres on en pourra trouver de trente à soixante.

(Nous reviendrons sur le sujet des corpuscules de Pacini, à propos des corpuscules de Golgi, dans le chapitre des « TERMINAISONS NERVEUSES DANS LES MUSCLES ».)

597. Poils tactiles (ODENIUS ; *Arch. f. mik. Anat.*, 1886, p. 463). — Isoler les follicules ; en fendre la gaine ; les mettre dans une solution d'acide sulfurique « anglais » de 2/3 p. 100. Après huit à quinze jours on peut procéder à l'isolation des terminaisons nerveuses par la dissection avec des aiguilles.

598. Poils tactiles (RANVIER ; *Traité*, p. 914). — Ranvier recommande la méthode du chlorure d'or à l'acide formique (n° 586). Après avoir isolé les bulbes et en avoir incisé la capsule, on les maintient pendant une heure environ dans le mélange de chlorure d'or et d'acide formique, on réduit dans de l'eau légèrement acétifiée, on durcit à l'alcool et l'on fait des coupes longitudinales et transversales.

599. Cornée. — Les imprégnations à l'or et à l'argent sont indispensables pour l'étude de la cornée.

On obtient facilement des images négatives des cellules fixes de la cornée par la méthode de l'imprégnation avec le nitrate d'argent en nature (KLEIN). Il faut enlever l'épithélium conjonctival sur une cornée vivante, et passer à plusieurs reprises, sur la surface de la cornée mise à nu, un crayon de nitrate d'argent. Après une demi-heure environ, on peut exciser la cornée et la soumettre à l'observation dans l'eau distillée.

Pour obtenir des images positives des cellules fixes, RANVIER (*Traité*, p. 863) recommande de faire macérer deux ou trois jours dans l'eau distillée une cornée dans laquelle on a déterminé d'abord une imprégnation négative au nitrate d'argent. On obtient une imprégnation secondaire, positive, qui donne des images très nettes et élégantes.

On obtient les mêmes résultats en cautérisant une cornée avec le crayon et en la laissant en place, sur l'animal vivant, pendant deux ou trois jours, ou bien en traitant par une solution diluée de chlorure de sodium ou d'acide chlorhydrique une cornée à laquelle on a fait subir une imprégnation négative (His).

Mais les meilleures images positives sont celles que fournit le chlorure d'or. Ranvier (*Traité*, p. 864) recommande de procéder de la manière suivante. La cornée détachée est posée pendant cinq minutes dans du jus de citron fraîchement exprimé et filtré sur de la flanelle. On la porte ensuite pendant un quart d'heure environ dans une solution de chlorure double d'or et de potassium à 1 p. 100, et l'on obtient la réduction à la lumière du jour dans de l'eau acétifiée (II gouttes d'acide acétique pour 50 cc. (*Traité*, p. 813). Il importe que le séjour de la membrane dans la solution d'or ne soit pas trop long ; car, au delà d'une certaine limite qui, en général, ne dépasse pas vingt-cinq minutes, l'imprégnation porte seulement sur les nerfs, et les cellules fixes ne sont plus colorées que d'une façon incomplète.

Les nerfs de la cornée doivent être étudiés par la même méthode.

Rollett (*Stricker's Handbuch*, p. 1115) recommande une imprégnation double par l'argent suivi de l'or, pour obtenir l'imprégnation *négative* par l'or. On traite une cornée *pendant très peu de temps* par une solution de nitrate d'argent à 0,5 p. 100, on opère la réduction et l'on met la cornée dans une solution de chlorure d'or à 0,5 p. 100. La coloration brune de l'argent disparaît aussitôt que la cornée est placée dans la solution d'or ; après quelques minutes, on expose la préparation à la lumière dans l'eau acétifiée. L'or s'y réduit rapidement ; et à la place de la coloration brune de l'argent, la substance fondamentale prend la coloration violette de l'or. Les cellules fixes sont cependant toujours visibles, reconnaissables à leur aspect granuleux et à leur coloration jaune.

Renaut (*Comptes rendus*, 1880, p. 137) procède ainsi : — Acide formique, 20 p. 100, dix minutes ; chlorure d'or, 1 p. 100, vingt-quatre heures ; acide formique au tiers, vingt-quatre heures.

Voyez aussi la méthode de Ciaccio, au n° 608.

600. Cornée, autres méthodes (Rollett ; *Stricker's Handbuch*, p. 1102). — Rollett recommande particulièrement le procédé suivant : — On met une cornée fraîchement extirpée dans une chambre humide où on l'expose aux vapeurs d'iode. Aussitôt qu'elle est devenue brune, on pourra enlever l'épithélium. Si la réaction n'est pas complète, on remet la cornée dans la chambre humide et l'on continue l'action de l'iode. Lorsque la préparation a absorbé une quantité suffisante d'iode, on pourra l'examiner, et l'on trouvera alors le réseau de cellules fixes démontré avec une évidence qui ne le cède guère à celle des préparations faites par l'or. Cette méthode possède l'avantage de ne jamais manquer, ce qui n'est malheureusement pas le cas avec l'or. La méthode est également admirable sous le rapport de la bonne fixation des cellules.

Macération. — Pour la dissociation des fibres, Rollett recommande la macération dans une solution de permanganate de potasse, additionnée ou non d'alun. Aussitôt que le tissu a bruni, on l'agite dans une éprouvette avec de l'eau.

601. Cristallin ; durcissement (Lœwe ; *Arch. f. mik. Anat.*, 1878, p. 537). — Mettre un bulbe frais dans *plusieurs litres* de solution de bichromate de potasse à 1 p. 100 ; changer la solution fréquemment en en augmentant graduellement la concentration jusqu'à avoir une solution saturée. Après être resté dans cette solution au moins *un an et demi*, le bulbe aura acquis une consistance permettant de faire des coupes.

602. Cristallin ; macération. — Acide sulfurique de Max Schultze, (n° 478).

CHAPITRE XXXIV

MUSCLES ET TENDONS ;

LEURS TERMINAISONS NERVEUSES

603. Coupes du muscle strié (Rollett; *Denkschr. math. naturw. Kl. k. Acad. Wiss. Wien*, 1885; *Zeit. f. wiss. Mik.*, 1886, p. 92). — Outre les méthodes ordinaires des coupes, nous rappelons les procédés suivants de Rollett, comme pouvant rendre des services pour l'étude de la structure intime de ce tissu difficile : — 1° La méthode de la congélation du tissu frais, c'est-à-dire vivant, dans le blanc d'œuf, que nous avons donnée au n° 293 *bis*. — 2° La même méthode pour des muscles fixés, pourvu qu'ils n'aient pas séjourné trop longtemps dans l'alcool. — 3° Pour les muscles qui ont été plus longtemps dans l'alcool, Rollett préfère la celloïdine (celloïdine en solution très diluée dans l'alcool et l'éther, vingt-quatre à quarante-huit heures, puis vingt-quatre heures dans une solution de 1 partie de celloïdine dans 4 parties d'un mélange à parties égales d'alcool et d'éther, évaporation lente de la masse jusqu'à consistance gélatineuse dans un petit tube, durcissement de la masse prise, pendant vingt-quatre heures, dans un mélange de 2 parties d'alcool à 93° et 1 partie d'eau). Rollett colore pendant plusieurs heures dans l'hématoxyline glycérique de Renaut (n° 137) allongée d'eau jusqu'à n'avoir plus qu'une coloration violette faible. Alcool, essence d'origan (que Rollett recommande particulièrement), damar au xylol.

MUSCLES STRIÉS.

604. Dissociation du tissu musculaire. — Voyez au chapitre XXX, et surtout au n° 477.

LANGERHANS (*Arch. f. mik. Anat.*, 1875, p. 291) conseille de faire macérer l'Amphioxus dans l'acide nitrique à 20 p. 100. On dissocie facilement ainsi les plaques musculaires. En laissant macérer un animal entier pendant trois jours, et en agitant ensuite vigoureusement dans l'eau, on peut dégager le système nerveux en totalité, jusqu'aux ramifications périphériques les plus fines des nerfs.

605. Plaques motrices (FISCHER; *Arch. f. mik. Anat.*, 1876, p. 365). — Pour les Mammifères, Fischer employait la méthode de Lœwit (n° 191).

Pour les Oiseaux, il prenait un muscle (le *M. complexus*), le découpait en lambeaux de 1 à 2 millimètres d'épaisseur et 10 millimètres de longueur. Il traitait ces lambeaux par l'acide formique au tiers jusqu'à ce qu'ils devinsent transparents; pendant cette macération il les dissociait avec des aiguilles pour faciliter la pénétration de l'or. Il les mettait pendant un quart d'heure dans du chlorure d'or à 1 p. 100. Il les lavait à l'eau, et les mettait pendant vingt-quatre heures dans l'acide formique au quart. Il évitait de les traiter par l'acide concentré comme le faisait Lœwit.

Pour les Reptiles et Poissons, même méthode. Pour les Amphibiens, même méthode, si ce n'est qu'il employait l'acide acétique au lieu d'acide formique pour gonfler les tissus en premier lieu.

606. Plaques motrices (RANVIER; *Traité*, p. 813). — Pour les Batraciens, Reptiles, Poissons, Oiseaux et Mammifères, Ranvier trouve que la méthode du chlorure d'or au jus de citron donne des résultats meilleurs que la méthode du chlorure à l'acide formique (n° 191 et 586), et de beaucoup supérieurs à ceux que donne la méthode de Lœwit. Les éléments délicats du *buisson de Kühne* sont beaucoup mieux ménagés que par le procédé de Lœwit.

Voici le mode opératoire : — Jus de citron fraîchement exprimé et filtré sur de la flanelle, cinq à dix minutes; laver à l'eau; chlorure d'or à 1 p. 100, vingt minutes; laver; réduire à la lumière pendant vingt-quatre à quarante-huit heures dans un mélange de 50 cc. d'eau et deux gouttes d'acide acétique, ou bien (ce qui vaut mieux pour la permanence des préparations) dans l'acide formique au quart, à l'obscurité. Monter dans la glycérine pure ou additionnée d'acide formique.

La méthode de l'or donne des images *positives*, les structures nerveuses étant colorées en un violet plus ou moins foncé. Il convient de compléter l'étude par la méthode de l'argent, qui donne des images *négatives*, le buisson de Kühne étant réservé en blanc sur fond coloré en brun.

Le mode opératoire est le suivant : On dissocie soigneusement dans du sérum frais de l'animal quelques faisceaux musculaires du gastrocnémien d'une Grenouille. On les traite pendant dix à vingt secondes par une solution de nitrate d'argent de 2 à 3 p. 1000. On réduit dans l'eau distillée, à la lumière du jour et directement au soleil, si c'est possible. Puis on porte les pièces dans l'acide acétique à 1 p. 100, jusqu'à ce que, se gonflant peu à peu, elles aient repris les dimensions qu'elles avaient avant d'avoir été ratatinées par l'action du nitrate d'argent. On monte dans un mélange à parties égales d'eau et de glycérine.

607. Plaques motrices (BREMER; *Arch. f. mik. Anat.*, 1882, p. 195). — Après avoir imprégné des morceaux de muscle de Grenouille ou de Lézard par la méthode de Fischer (n° 605) Bremer les met pendant deux à trois semaines dans la glycérine additionnée de 20 p. 100 d'acide formique. Ils s'y décolorent un peu, et le tissu musculaire y macère de manière à faciliter la dissociation des faisceaux. On monte à la glycérine avec 1 p. 100 d'acide formique.

608. Plaques motrices (CIACCIO; *Journ. de Micrographie*, 1883, p. 38). — Jus de citron, cinq minutes; laver; chlorure double d'or et de cadmium, 1 p. 100, demi-heure, à l'obscurité; laver; acide formique, 1 p. 100, douze heures, à l'obscurité; le même acide, douze heures à la lumière directe du soleil; acide formique concentré, vingt-quatre heures, à l'obscurité; laver; monter à la glycérine.

Pour la cornée, et aussi pour les terminaisons nerveuses dans les muscles (*Torpedo marmorata*), voyez *Arch. Ital. de Biol.*, III, p. 75.

609. Ramifications nerveuses dans les muscles (MAYS; *Zeit. f. Biol. von Kühne u. Voit*, 1884, p. 449; *Zeit. f. wiss. Mik.*, 1885, p. 242). — On met des muscles minces et délicats dans un mélange fraîchement préparé de :

Solution à 0,5 p. 100 de chlorure double
    d'or et de potassium. . . . .   1 gr.
Solution d'acide osmique à 2 p. 100. . .   1 gr.
Eau . . . . 20 gr.

On les y laisse jusqu'à ce que les ramifications dendritiques des nerfs commencent à paraître, puis on les met dans le mélange suivant :

Glycérine . . . . 40 gr.
Eau . . . . 20 gr.
Acide chlorhydrique à 25 p. 100 . . . . .   1 gr.

On les y laisse environ un jour. Ils ne noircissent pas outre mesure par la suite.

On traite des muscles épais de la manière suivante : — On met le muscle frais pendant douze heures dans de l'acide acétique à 2 p. 100, puis dans un mélange fraîchement préparé de :

Solution à 0,5 p. 100 de chlorure double
    d'or et de potassium. . . . .   1 gr.
Solution d'acide osmique à 2 p. 10 . . . .   1 gr.
Solution d'acide acétique à 2 p. 100. . . . 50 gr.

On y laisse le muscle deux ou trois heures, jusqu'à ce que les nerfs soient imprégnés. puis on le met pendant quelques heures dans le mélange de glycérine et d'acide chlorhydrique.

Les arborescences terminales des nerfs sont colorées par ce pro cédé. Le noircissement par la suite fait presque entièrement défaut.

610. Plaques motrices (WOLFF ; *Arch. f. mik. Anat.*, 1881, p. 353). — On resèque le muscle pectoral d'une Grenouille et on le tend sur un anneau de liège collé sur un porte-objet; on remplit la cellule de liège avec de la solution de sel à 0,5 p. 100; ainsi préparé, le muscle peut être étudié, même avec les objectifs les plus puissants, pendant des heures. Il est quelquefois utile de traiter un muscle ainsi tendu par l'acide osmique à 0,02 p. 100 pendant vingt-quatre heures; en ce cas il faut employer des piquants de Hérisson au lieu d'épingles pour tendre le muscle. Pour l'empêcher de noircir par la suite, on le traite pendant quelque temps par le carmin de Beale.

Wolff employait aussi la méthode de CARL SACHS : — Le muscle vivant est mis pendant vingt-quatre heures dans l'acide acétique à 1 p. 100, puis lavé et mis pendant vingt-quatre heures dans de l'acide picrique très dilué. On l'observe dans la glycérine diluée. Les préparations qu'on obtient de cette façon sont extrêmement transparentes.

611. Plaques motrices (KRAUSE; *Intern. Monatsch. f. Anat. u. Hist.*; *Zeit. f. wiss. Mik.*, 1885, p. 547). — Mettre un muscle pendant trois à quatre heures dans de l'acide oxalique concentré, puis faire bouillir pendant deux minutes dans l'eau, puis imprégner pendant vingt-quatre heures dans l'acide osmique à 0,1 p. 100, et observer dans la glycérine. On peut également imprégner par l'or, mais l'acide oxalique n'est pas favorable à la réaction.

TERMINAISONS NERVEUSES DANS LES TENDONS

612. Corpuscules de Golgi (RANVIER; *Traité*, p. 929). — On les met facilement en évidence en traitant par le mélange de chlorure d'or et d'acide formique (n° 586) le tendon d'insertion antérieur et supérieur des muscles jumeaux du Lapin, après qu'on l'a enlevé avec une couche aussi mince que possible des fibres musculaires qui y adhèrent. Lorsque la réduction de l'or est opérée, on racle le tendon avec un scalpel afin de le débarrasser des fibres musculaires qui masquent les organes « musculo-tendineux ».

613. Corpuscules de Golgi (MARCHI; *Arch. per le scienze med.*, V, n° 15). — On met des yeux, soigneusement énucléés avec leurs muscles moteurs du bulbe oculaire et leurs tendons dans du bichromate de potasse à 2 p. 100, où ils restent au moins trois jours. On isole alors les muscles et leurs tendons, et les traite par le chlorure d'or et l'acide osmique (Golgi), ou par les méthodes suivantes, dues à MANFREDI :

1. Les muscles et tendons sortis du bichromate sont mis pendant une demi-heure dans une solution d'acide arsénique, ou dans l'acide acétique à 1 p. 100. On les met ensuite dans du chlorure d'or, 1 p. 100, pendant une demi-heure; on les lave, et on opère la réduction à la lumière du soleil, jusqu'à production d'une coloration

violette foncée, dans de l'acide arsénique à 1 p. 100, qu'on renouvelle à mesure qu'il brunit.

2. *Méthode de* MARCHI. — Les muscles et les tendons sortis du bichromate sont traités par l'acide arsénique, 1 p. 100, demi-heure; et l'acide osmique, 1 p. 100, cinq à six heures.

3. Les muscles et les tendons frais sont traités par le chlorure d'or, 1 p. 100, demi-heure; acide oxalique, 0,5 p. 100; chauffer à 36° au bain-marie, laisser refroidir, et examiner dans la glycérine.

Toutes ces préparations doivent être montées à la glycérine. Ces méthodes ne réussissent que par un temps clair.

TISSU MUSCULAIRE LISSE.

614. **Muscles lisses; dissociation** (SCHWALBE; *Arch. f. mik. Anat.*, 1868, p. 394). — Macération dans l'acide chromique de 0,02 p. 100. Ce réactif serait à préférer aux autres macérateurs, pour cet objet, parce qu'il conserve mieux la structure intime des cellules.

615. **Muscle lisse, terminaisons nerveuses** (GSCHEIDLEN; *Arch. f. mik. Anat.*, 1877, p. 325). — Acide formique, 2 à 4 p. 100, vingt-quatre heures; chlorure d'or, 1 p. 100, quinze minutes ou jusqu'à ce que le tissu soit devenu jaune paille; laver; acide formique, 2 à 4 p. 100, vingt-quatre heures à l'obscurité; laver; monter à la glycérine. Gscheidlen pense que les préparations doivent être parfaitement permanentes; les siennes s'étaient conservées sans aucun changement pendant plus de deux ans.

616. **Vessie de la Grenouille** (TOLOTSCHINOFF; *Arch. f. mik. Anat.*, 1869, p. 509). — On distend largement la vessie d'une Grenouille vivante en y soufflant de l'air à l'aide d'un tube de verre courbé que l'on introduit dans le cloaque. On en badigeonne la surface exposée avec une solution de chlorure d'or à 0,5 p. 100, jusqu'à ce que les muscles blanchissent (dix minutes environ). On resèque la vessie et on la met pendant dix minutes dans la solution d'or; on réduit dans l'eau acidulée, pendant trois jours. Il est bon de colorer les pièces ensuite par le carmin.

617. **Vessie de la Salamandre** (FLEMMING; *Zeit. f. wiss. Zool.*, XXX,

Supp., p. 468). — La durcir dans du bichromate de potasse à 1 p. 100 ou plus concentré, enlever l'épithélium avec un pinceau, colorer par l'hématoxyline, l'éosine, ou une couleur d'aniline, et observer dans l'eau.

618. Vessie de la Grenouille (WOLFF ; *Arch. f. mik. Anat.*, 1881, p. 362). — Une Grenouille ayant été sacrifiée, faire une injection dans la vessie, à travers le cloaque, d'une solution de chlorure d'or à 1/20000. (Si l'injection s'échappe lorsqu'on retire la canule, il faut poser une ligature autour des cuisses.) Ouvrir l'abdomen, lier l'intestin au-dessus de la vessie, et reséquer en une seule pièce la vessie avec le rectum et les pattes de derrière. (Il faut tenir la vessie humectée avec la solution d'or pendant ces opérations.) Mettre les pièces dans du chlorure d'or à 1/2000 pendant quatre heures ; séparer la vessie, la fendre, la tendre avec des piquants de Hérisson sur un liège, avec la face interne en haut ; la laver sous le robinet jusqu'à ce tout l'épithélium ait été enlevé ; ou la brosser même avec un pinceau si cela est nécessaire. La mettre ensuite dans une solution de chlorure d'or à 1/6000 ; laver à l'eau ; réduire « pendant quelque temps » dans l'eau acidulée à l'obscurité, et achever la réduction dans l'eau pure à la lumière du jour. Les muscles doivent être d'un pourpre pâle, les nerfs à myéline d'un pourpre foncé, les nerfs sympathiques et les ganglions d'un rouge carmin.

619. Vessie de la Grenouille (RANVIER ; *Traité*, p. 854). — Ranvier recommande d'employer soit la méthode du chlorure |d'or au jus de citron (n° 599), soit celle du chlorure d'or à l'acide formique (n° 586, pour les deux). Lier le cloaque aussi bas que possible ; injecter, par une petite incision longitudinale pratiquée dans le rectum, soit du jus de citron, soit le mélange de chlorure d'or et d'acide formique, suivant le procédé qu'on a choisi. On pose alors une ligature au delà de la canule, on enlève les parties distendues pour les mettre pendant une demi-heure dans la solution de chlorure d'or, on ouvre la vessie dans l'eau distillée, on la lave, et on opère la réduction à la lumière dans un flacon renfermant 50 cc. d'eau distillée et III gouttes d'acide acétique.

620. Muscle dilatateur de la pupille (DOGIEL ; *Arch. f. mik. Anat.*, 1870, p. 91). — Ce muscle est difficile à préparer à cause de la pigmentation de l'iris. Dogiel a obtenu les meilleurs résultats en opérant ainsi : — Un iris est mis pendant douze heures dans de l'acide acétique fort, ou pendant plusieurs jours dans de l'acide acétique faible. On le nettoie avec un pinceau, et on en fend le bord avec la pointe d'un scalpel. Il devient alors possible de séparer de la surface antérieure le tissu conjonctif et les vaisseaux, et de la surface postérieure le tissu conjonctif, en partie du moins, les vaisseaux et le pigment. On colore la préparation selon les méthodes connues.

Le traitement par l'acide chromique à 0,01 p. 100, le chlorure d'or à 0,1 p. 100, ou le chlorure de palladium, a l'avantage de donner à l'iris une consistance qui rend plus facile sa division.

621. Iris (Koganei; *Arch. f. mik. Anat.*, 1885, p. 1). — On peut enlever l'épithélium pigmenté en le brossant avec un pinceau fin, après une macération prolongée dans le liquide de Müller. On peut décolorer le pigment par l'eau de chlore, qu'on ne doit cependant laisser agir que quelques heures jusqu'à ce que le pigment soit devenu d'un brun clair; si on prolongeait la réaction jusqu'à décoloration complète, ce que l'on obtient en vingt-quatre heures, les tissus en souffriraient.

CHAPITRE XXXV

RÉTINE, OREILLE INTERNE, NERFS.

RÉTINE

622. Fixation de la rétine. — L'acide osmique est le réactif par excellence pour l'étude de la rétine. Quoique, même récemment, nous voyions çà et là des anatomistes (par exemple Dennissenko; *Arch. f. mik. Anat.*, 1881, p. 395) employer des mélanges chromiques pour la fixation et le durcissement de la rétine, nous sommes convaincu que pour les coupes aucun réactif ne saurait être comparé à l'acide osmique, car ce réactif est le seul connu qui conserve d'une manière fidèle les éléments nerveux si délicats de cet organe.

On peut l'employer en solution ou en vapeur. D'après Ranvier (*Traité*, p. 954), on peut fixer la rétine d'un Triton en exposant l'œil entier aux vapeurs d'une solution à 1 p. 100 d'acide osmique pendant dix minutes. La sclérotique étant extrêmement mince chez cet animal, il n'est pas nécessaire d'ouvrir l'œil en premier lieu.

Des yeux pas trop gros peuvent être également fixés dans les solutions avant d'être ouverts; on pourra procéder ainsi avec des yeux de Mouton ou de Veau. Mais il nous semble qu'il est toujours préférable d'ouvrir l'œil par une incision équatoriale, et de dégager l'hémisphère postérieur avant de le mettre dans la solution.

Pour les coupes, on doit toujours fixer et durcir dans des solutions *fortes* à 1 p. 100, ou, ce qui vaut encore mieux, à 2 p. 100. Les solutions fortes conservent parfaitement toutes les structures de la rétine; ce qui n'est pas le cas avec les solutions faibles. Il faut laisser agir les solutions de six à vingt-quatre heures; nous recommandons plutôt le temps plus court. Voyez aussi n° 625 *bis*.

623. Coloration de la rétine. — La coloration doit avoir lieu aussitôt que possible après l'action de l'acide osmique; plus on tardera et plus elle sera difficile, à moins de conserver la rétine après fixation dans le bichromate de potasse. Mais le plus simple est de colorer, après lavage par l'eau, avant de passer à l'alcool, ou un autre liquide quelconque. Pour les colorations, nous recommandons le carmin à l'alun (plusieurs heures) ou bien (FLEMMING) l'hématoxyline de Delafield ou de Bœhmer (une heure en solution concentrée ou un jour en solution diluée).

623 *bis*. BERNHEIMER *(S. B. K. Akad. Wiss. Wien*, 1884; *Journ. Roy. Mic. Soc.*, 1886, p. 167) emploie la méthode suivante pour la coloration des fibres nerveuses : — Solution de Müller; eau distillée, vingt-quatre heures; solution alcoolique concentrée d'hématoxyline, fraîchement préparée, avec quelques gouttes d'une solution d'alun de 1/300 et quelques gouttes d'une solution diluée d'ammoniaque, vingt-quatre heures; eau distillée, vingt-quatre heures; glycérine.

624. Les coupes peuvent être faites par la méthode de la paraffine, du moins nous ne voyons pas d'avantage à employer le collodion. Flemming recommande de les monter à la glycérine. Ce milieu est sans doute plus avantageux pour la définition des détails fins des éléments, mais nous doutons qu'il puisse conserver ces structures si délicates pendant un temps indéfini. L'huile de ricin ne serait-elle pas indiquée ici?

625. Dissociation de la rétine. — Pour les dissociations, il faut fixer avec des solutions faibles d'acide osmique (0,2 à 0,5 p. 100), ou bien pendant un temps plus prolongé avec des solutions plus fortes, les bulbes n'étant pas incisés. THIN *(Journ. of Anat. and Physiol.*, 1879, p. 139) recommande (pour la dissociation des fibres nerveuses) de fixer pendant trente-six à quarante-huit heures dans l'alcool au tiers, ou au quart, ou à 45 p. 100. On peut faire macérer les pièces fixées par l'osmium dans l'acide chromique à 1/50 p. 100 (M. SCHULTZE) ou dans le sérum iodé (SCHULTZE) ou dans l'alcool dilué (LANDOLT), ou enfin dans l'eau pure pendant deux ou trois jours (RANVIER, *Traité*, p. 957).

KRAUSE *(Intern. Monatschr. f. Anat. u. Hist.*, 1884, p. 225 ; *Zeit.*

f. wiss. mik., 1885, p. 140, 396), recommande, pour les dissociations par les aiguilles, de traiter la rétine (fraîche ou fixée?) pendant plusieurs jours par une solution d'hydrate de chloral à 10 p. 100. Krause obtient des colorations instructives en traitant la rétine fraîche par le perchlorure de fer ou de vanadium à 1 p. 100 puis par une solution à 2 p. 100 d'acide tannique ou pyrogallique. Ces réactifs ne colorent que les grains externes et internes et les noyaux des cellules ganglionnaires. Les éléments des autres couches peuvent être colorés ensuite par une teinture d'aniline, ou mieux par la fuchsine acide (*Säurefuchsine*).

625 bis. Rétine (BARRETT; *Quart. Journ. Mic. Sc.*, 1886, p. 607). — Après de nombreuses expériences, Barrett est arrivé aux conclusions suivantes : — Le meilleur procédé de fixation consiste à mettre le bulbe oculaire, frais et pas ouvert, pendant vingt-quatre à trente-six heures dans le liquide suivant :

      Acide osmique. . . . . .   0,2 p. 100 dans l'eau
      Acide chromique . . . . .   1/6 p. 100

L'œil est durci ensuite pendant quatorze jours dans de l'alcool contenant 2 p. 100 d'acide phénique. La conservation histologique des pièces traitées par l'alcool phénique est bien supérieure à celle des pièces traitées par l'alcool ordinaire. Puis on colore en masse, soit par l'hématoxyline de Kleinenberg (douze à vingt-quatre heures), soit par une teinture au carmin que Barrett attribue à WOODWARD, et dont voici la formule, qui a beaucoup de rapport avec celle de THIERSCH :

      Carmin . . . .   1 partie
      Borax . . . .   1 parties
      Eau 251   —

Faire dissoudre à la chaleur, et évaporer de moitié; puis ajouter 7 volumes d'alcool par 4 volumes du liquide réduit. Les pièces doivent séjourner dans la teinture de deux à quatre jours; il est convenable, pour avoir une belle élection, de les décolorer dans l'alcool acidulé par l'HCl. On fait les coupes ou bien par inclusion dans la celloïdine, les coupes étant faites par le microtome à congélation; ou bien, ce qui est mieux, par inclusion dans le beurre de cacao (n° 262 *bis*), masse qui d'après Barrett, donnerait des résultats beaucoup meilleurs que la paraffine. Puis Barrett colore les coupes par l'éosine, pour démontrer les fibres de Müller ; ce qu'il fait de la manière suivante : — On verse sur les coupes, avant d'en avoir éloigné la masse de beurre de cacao, quelques gouttes de solution alcoolique d'éosine. Cette teinture pénètre rapidement la masse et les coupes; après quelques minutes, on en éloigne l'excès par du papier buvard, on chauffe à 35° C., on enlève autant que possible la masse fondue avec du papier buvard, on chasse le reste par une goutte d'essence de girofle, et l'on y ajoute du baume et un verre à couvrir.

Notons que Barrett a trouvé, comme Krause, que l'hydrate de chloral en solution à 10 p. 100 conserve admirablement la couche des bâtonnets; il ne durcit pas, mais, si on le laisse agir pendant quelques jours sur des pièces fraîches, il fixe ces éléments et permet de les durcir ensuite par l'alcool phéniqué d'une manière satisfaisante.

625 *ter*. **Coupes de l'œil entier** (BARRETT; *loc. cit.*). — Pour faire des coupes de l'œil entier, Barrett met les yeux frais pendant une semaine dans une solution aqueuse d'acide phénique à 2 p. 100, puis il durcit par l'alcool d'abord faible et graduellement plus fort selon la méthode connue. Par ce moyen, on peut en général éviter que le cristallin ne devienne cassant et n'entrave les coupes. Les coupes peuvent se faire à la celloïdine, soit par la méthode ordinaire, soit après congélation de la masse par le microtome à congélation. (Voyez n° 275.) C'est la méthode ordinaire de durcissement de la masse par l'alcool qui convient le mieux pour des coupes destinées à montrer le cristallin *in situ*; ces coupes n'ont du reste, guère qu'une valeur topographique.

OREILLE INTERNE

626. Limaçon (WALDEYER; *Stricker's Handbuch*, 1872, p. 958). — Pour les coupes : Ouvrir le limaçon en deux ou trois endroits (à moins qu'il ne soit très petit); le mettre pendant vingt-quatre heures dans du chlorure de palladium de 0,001 p. 100, ou dans l'acide osmique à 0,2 p. 100 (pour les petits limaçons) ou de 0,5 à 1 p. 100 (pour les grands). Alcool absolu, vingt-quatre heures (ce traitement peut être omis). Décalcifier dans du chlorure de palladium à 0,001 p. 100 avec 1/10 d'acide chlorhydrique, ou dans de l'acide chromique à 0,25 à 1 p. 100. Faire l'inclusion dans de la moelle épinière ou du foie; Waldeyer obtenait ainsi de meilleurs résultats qu'en faisant usage des masses d'inclusion pénétrantes.

627. Limaçon (URBAN PRITCHARD; *Proc. Roy. Soc.*, n° 168; *Journ. Roy. Mic. Soc.*, 1876, p. 211). — Durcir dans une solution de 0,33 p. 100 d'acide chromique dans l'alcool méthylique, dix jours. (Voyez, pour la manière de faire cette solution, n° 59.) Décalcifier dans l'acide nitrique de 1 p. 100. Enrober dans la gomme arabique et durcir la masse par l'alcool.

628. Limaçon (LAVDOWSKY; *Arch. f. mik. Anat.*, 1876, p. 497). — Dans ce très important travail, Lavdowsky recommande de traiter les tissus frais avec du nitrate d'argent à 1 p. 100, puis de les laver pendant dix minutes dans de l'eau avec quelques gouttes d'une solution d'acide osmique à 0,5 à 1 p. 100. Monter dans la glycérine avec une trace d'osmium. Ces préparations ne sont pas permanentes.

629. Limaçon (MAX FLESCH; *Arch. f. mik. Anat.*, 1878, p. 300). — Fixer et durcir pendant vingt-quatre à trente-six heures dans le mélange chromo-osmique n° 17. Compléter la décalcification, si cela est nécessaire, dans l'acide chromique de 0,25 à 0,50 p. 100. Il n'est pas nécessaire de colorer les pièces. Monter à la glycérine ou au baume.

Les tissus sont en général bien conservés par cette méthode, mais les cils des cellules auditives sont pour la plupart perdus.

630. Limaçon (TAFANI; *Arch. Ital. de Biol.*, VI, p. 207). — Tafani durcit dans un mélange de 20 cc. d'une solution à 0,40 p. 100 de bichromate de potasse et 5 cc. d'une solution d'acide osmique à 10 p. 100.

NERFS

631. Nerfs à myéline (*Procédé de* WEIGERT; *Fortsch. d. Med.*, 1884, p. 113, 190; 1885, p. 136; *Zeit. f. wiss. Mik.*, 1884, pp. 290, 564; 1885, p. 399, 484). — Les méthodes ordinaires de coloration par l'hématoxyline reposent sur la production d'une laque d'hématoxyline à base d'alumine. La méthode de Weigert est basée sur la production d'une autre laque d'hématoxyline, à base de chrome ou de cuivre. C'est par suite de la formation de ces laques que l'hématoxyline acquiert la propriété de colorer d'une manière tout à fait spécifique la myéline des nerfs.

Dans le procédé de Weigert, ces laques sont formées dans la préparation elle-même. Dans sa première méthode, le mode opératoire était le suivant : — On emploie des tissus qui ont été durcis dans la solution de Müller ou la solution d'Erlicki, jusqu'à être *bruns*, et non *verts*. On en fait des coupes qu'on colore dans une solution d'hématoxyline pendant deux heures à une température de 35° à 45° C., ou pendant vingt-quatre heures à la température normale (EDINGER). Il se forme dans les tissus une laque chromique d'hématoxyline. On rince les coupes à l'eau et on les met pendant une demi-heure, ou jusqu'à ce que l'on constate que les nerfs soient nettement différenciés en noir sur un fond jaune, dans une solution de ferricyanure de potassium dans de la solution de borax. On rince à l'eau et on passe par des alcools successifs au baume de Canada. Nous donnerons plus bas la composition des solutions colorante et décolorante.

Les tissus durcis par le liquide de Müller ou d'Erlicki ne doivent pas subir le contact de l'eau avant d'être mis dans la solution colorante ; il faut donc faire les coupes avec un rasoir mouillé d'alcool. Ou bien il faut employer le procédé de MAX FLESCH (*Zeit. f. wiss. Mik.*, 1884, p. 564), qui constitue du reste une simplification des manipulations. Les coupes — faites au collodion ou autrement — sont mises pendant quelques minutes ou plus dans de l'acide chromique à 0,5 p. 100 ; on les rince légèrement dans l'eau, et on les porte dans la solution colorante, où elles prennent beaucoup plus rapidement que dans le procédé originel une coloration suffisante. Par ce moyen on peut se dispenser de l'emploi d'une étuve, sans être obligé pour cela d'attendre vingt-quatre heures pour que la coloration s'achève, comme l'avait proposé Edinger. Cette méthode a aussi l'avantage de dispenser d'employer uniquement des tissus devenus seulement bruns dans le liquide durcissant, les tissus verts pouvant également servir.

La laque hématoxylique à base de chrome n'est pas la seule qui puisse donner la coloration spécifique de la myéline ; WEIGERT a trouvé en effet que la laque à base de cuivre donne des résultats encore meilleurs. Il procède maintenant de la manière suivante : On se sert de tissus durcis dans le bichromate de potasse (nous pensons cependant que les liquides de Müller et d'Erlicki peuvent également servir). — Les tissus préalablement durcis comme nous l'avons dit, puis collés sur un liège avec de la celloïdine et durcis selon la méthode connue (1), sont mis pendant un à deux jours

(1) Cela veut dire que le mordançage se pratique, ou peut se pratiquer, sur des pièces déjà préparées pour les coupes par inclusion dans le collodion ; la solution de cuivre pénètre suffisamment à travers le collodion. C'est encore une qualité précieuse du collodion. Max Flesch (*Zeit. f. wiss. Mik.*, 1886,

dans une solution saturée d'acétate neutre de cuivre allongée avec
un volume d'eau ; on maintient le tout dans un incubateur. On peut
employer des tissus bruns ou des tissus devenus verts, pourvu qu'ils
aient été bruns, au préalable. Il est bon de les avoir traités pendant
quelque temps par l'alcool, ce qui fait qu'il se forme moins facilement des précipités à leur surface. Après le traitement par le cuivre,
ils sont devenus verts, le manteau de celloïdine est d'un vert bleu.
On peut les conserver dans l'alcool à 80°.

On fait des coupes, avec un rasoir mouillé avec de l'alcool, et on
les transporte dans la solution colorante, où elles restent un temps
variable, selon la nature des tissus — moelle épinière, deux heures ;
couches médullaires du cerveau, deux heures ; couches corticales,
vingt-quatre heures. La solution colorante est composée de :

> Hématoxyline . . . . 0,75 à 1 partie.
> Alcool . . . . 10 parties.
> Eau 90   —
> Sol. sat. de carbonate de lithine . . 1   —

(Au lieu de carbonate de lithine on peut ajouter une trace d'un autre
alcali quelconque ; — le but de l'addition de l'alcali est de faire « mûrir » la
solution d'hématoxyline, qui autrement ne déploierait l'énergie voulue de
coloration qu'après avoir absorbé de l'ammoniaque de l'air en quantité
suffisante pour la faire passer au ton foncé bien connu des solutions
« mûres. » L'addition d'une trace d'alcali produit ce changement instantanément). — Il n'est pas nécessaire (comme cela était le cas dans le procédé
originel) de tenir les coupes dans un incubateur pendant la coloration (1).

p. 50) trouve que le mordançage dans la celloïdine entrave la coloration ultérieure qu'on peut désirer pratiquer par d'autres réactifs que l'hématoxyline,
et préfère mordancer ses coupes séparément. Il les porte dans la solution de
cuivre sur du papier closet (n° 305 *bis*), et, après mordançage, il les porte sur
une spatule dans de l'alcool à 70 degrés, et de là dans la teinture.

(1) L'emploi de la solution d'hématoxyline de Weigert peut devenir assez
coûteux si l'on jette la solution employée, surtout lorsqu'il s'agit de la coloration de pièces volumineuses. Nous devons à BERLINER BLAU (*Zeit. f. wiss. Mik.*,
1886, p. 50) la méthode suivante pour la régénération des solutions employées:
On ajoute à la solution qui a servi environ 2,5 à 5 p. 100 d'eau de baryte, on
agite, et on laisse reposer vingt-quatre heures, puis on fait barboter de l'acide
carbonique (obtenu en faisant agir sur du marbre de l'acide chlorhydrique
brut) à travers la solution, après quoi on laisse reposer encore vingt-quatre
heures et l'on filtre. La solution filtrée donne des colorations qui ne se distinguent en rien de celles données par la solution primitive.

La coloration faite, les coupes sont rincées légèrement dans l'eau et passées dans la solution décolorante, ou elles restent — une demi-heure à plusieurs heures — jusqu'à différenciation complète des nerfs. La solution décolorante se compose de :

Borax.	2,0 parties
Ferricyanure de potassium. . . .	2,5 —
Eau	200,0 —

(Dans le procédé primitif on ne prenait que 100 parties d'eau).

On rince à l'eau et on passe par les alcools usuels pour monter dans le baume. Les tissus colorés par ce procédé peuvent être colorés ensuite par le carmin à l'alun pour la démonstration des noyaux.

Il est à remarquer que pour des objets très « difficiles » (nerfs pathologiques) on doit prendre la solution décolorante très allongée d'eau, et donner à la décoloration une durée proportionnellement prolongée. GELPKE (*Zeit. f. wiss. Mik.*, 1885, p. 489) a trouvé que pour des coupes transversales de nerfs atrophiés il faut allonger la solution de cinquante volumes d'eau, et décolorer pendant douze heures pour le moins; pour les coupes longitudinales on peut employer une solution allongée avec dix volumes d'eau.

La méthode est applicable à des pièces qui n'ont pas été durcies d'abord dans une solution d'un sel chromique, mais, par exemple, dans l'alcool, à condition de les mettre dans une solution d'un sel chromique jusqu'à ce qu'elles aient bruni, avant de passer au mordançage dans le cuivre.

Cette méthode est spécialement destinée à l'étude des trajets des tubes nerveux à myéline dans les centres nerveux; pour ce but, c'est le meilleur procédé qui ait été imaginé jusqu'ici. Nous pouvons témoigner qu'elle donne des résultats superbes. Mais elle s'applique aussi à l'étude de la distribution des nerfs périphériques, et nous pensons qu'elle sera d'un grand secours dans les recherches neurologiques de l'embryologie des Vertébrés. Voyez aussi BENDA, *Berliner Physiol. Ges.*, 28 mai 1886; *Nature*, 8 July 1886. (Mordancer par le sulfate de fer.)

632. **Nerfs périphériques** (GRUENHAGEN; *Arch. f. mik. Anat.*, Bd. XXII, p. 369). — Traiter les pièces pendant pas plus d'une demi-heure avec de l'acide acétique dilué (XII gouttes pour 100 cc. d'eau); colorer pendant vingt-quatre heures dans une solution concentrée d'hématoxyline (décoc-

tion forte de bois de Campêche additionnée de 1 volume de solution saturée d'alun); décolorer, si cela est nécessaire, dans de la glycérine additionnée d'acide chlorhydrique, et neutraliser ensuite avec de la solution de soude caustique (allongée, naturellement). Pour la démonstration de plexus nerveux très fins.

633. Topographie des nerfs périphériques. Leurs terminaisons. — On se servira pour ces études de l'une ou l'autre des méthodes pour l'emploi du chlorure d'or que nous avons données au chapitre des « IMPRÉGNATIONS » et dans les chapitres XXXIII et XXXIV; on pourra également employer avec fruit, surtout pour les études topographiques, la méthode de FREUD, que nous donnerons au chapitre des « CENTRES NERVEUX » (n° 656). Cette méthode a été modifiée pour les nerfs périphériques par BECKWITH (*Journ. Roy. Mic. Soc.*, 1885, p. 894), par l'intercalation entre le traitement par la soude et le traitement par l'iodure de potassium d'un traitement pendant trente minutes par une solution à 10 p. 100 de carbonate de potasse.

634. Tubes nerveux à myéline. — On peut acquérir des notions générales sur la structure de ces éléments par les méthodes ordinaires. On étudiera des coupes microtomiques longitudinales et transversales de nerfs colorés par différentes teintures; on dissociera des nerfs frais dans l'humeur aqueuse, le sérum iodé, etc. Pour mettre en évidence le cylindre-axe et la gaîne de Schwann, on enlèvera la myéline par des méthodes appropriées : — on peut faire bouillir dans la soude caustique et neutraliser ensuite; — faire bouillir dans un mélange d'alcool absolu et d'éther, et ajouter de la soude caustique; — faire bouillir dans l'acide acétique cristallisable; — faire bouillir dans l'acide nitrique fumant et ajouter de la potasse caustique; — ou enfin traiter par l'eau de Javelle.

Méthode de KUHNT (*Arch. f. mik. Anat.*, 1876, p. 441). — On met un nerf pendant vingt-quatre heures dans de l'acide osmique à 0,25 p. 100, on lave à l'eau et on met pendant vingt-quatre heures dans un mélange de 10 cc. d'eau et 10 à 30 grammes d'ammoniaque caustique. On dissocie dans l'eau.

Méthode de TIZZONI (*Arch. per le Scienze mediche*, 1878, p. 4). — On durcit un nerf pendant plusieurs jours dans l'alcool, en commençant par l'alcool à 36° B. et en finissant par l'alcool absolu. Ensuite on fait bouillir pendant une ou deux heures dans une quantité considérable de chloroforme (l'éther ou la benzine peuvent servir, mais moins bien); il faut renouveler le chloroforme deux ou trois fois. On

examine au microscope de temps à autre pour voir si la dissolution
de la myéline est complète. On conserve ensuite les pièces dans l'alcool jusqu'au moment de s'en servir. Colorer à l'hématoxyline
ou au picrocarmin. L'hématoxyline colore le cylindre-axe et les
noyaux des tubes; le picro-carmin colore d'une manière intense les
noyaux, le cylindre-axe à peine, et teinte légèrement en jaune le
« réticulum corné ».

635. **Tubes nerveux à myéline** (Ranvier; *Traité*, pp. 718 et suiv.).
— On trouvera *loc. cit.* la méthode de Ranvier pour maintenir les
nerfs à leur degré naturel d'extension physiologique pendant la fixation. Golgi est d'avis que cette méthode ne doit pas être employée
pour l'étude de la charpente en entonnoirs découverte par Rezzonico
dans la gaîne de myéline (*Arch. per le scienze mediche*, 1879, p. 237).

Pour la manière dont Ranvier emploie le nitrate d'argent, voyez
son *Traité*, p. 725.

636. **Tubes nerveux à myéline** (*Méthode de* Golgi; nous citons
d'après l'intéressant travail de Rezzonico, *Sulla struttura delle fibre
nervose del midollo spinale*, dans l'*Archivio per le scienze mediche*,
1879, p. 85). — On prend des morceaux de moelle épinière parfaitement fraîche, on les met dans une solution de bichromate de potasse
à 2 p. 100 pendant un temps qui varie selon la température (en été il
peut suffire de huit à quinze jours, en hiver il faut environ un mois).
On lave les pièces et on les met dans une solution de nitrate d'argent à 0,75 p. 100 pendant un temps qui varie également selon la
température; il faut en été deux à trois jours, en hiver, huit, dix ou
même davantage. On déshydrate ensuite de petits morceaux (ou
bien des coupes) avec l'alcool, on éclaircit dans l'essence de térébenthine, on dissocie dans l'essence avec des aiguilles, et l'on fait
des préparations au baume. On abandonne maintenant ces préparations soit à la lumière directe du soleil (huit à dix jours), soit à la
lumière diffuse du jour (vingt, trente ou quarante jours). C'est pendant ce temps que se produit une imprégnation secondaire qui met
en évidence, dans les gaînes de myéline, les « entonnoirs » de Rezzonico. Ces entonnoirs se montrent être composés d'un filament
spiral étroitement enroulé et former une chaîne, chaque entonnoir
embrassant avec son ouverture étroite le cylindre de l'axe et avec sa
grande ouverture la surface externe de l'entonnoir qui lui fait suite.
Si, avant de mettre les tissus dans la solution de bichromate, on les
traite par l'acide osmique (par injection interstitielle), on obtient une

réaction plus précise, et il suffira d'un séjour de seulement quatre, six ou huit jours dans le bichromate.

Pour l'étude des nerfs périphériques, GOLGI (*Arch. per le scienze med.*, 1879, p. 238) modifie la méthode précédente ainsi qu'il suit. Des morceaux de nerf sont mis dans la solution de bichromate pendant quatre, six ou huit heures, ou au plus deux jours. On en transporte par intervalles dans la solution de nitrate d'argent, où ils séjournent de douze à vingt-quatre heures. On les lave avec de l'alcool plusieurs fois renouvelé. On dissocie dans l'alcool, on éclaircit dans l'essence de térébenthine, et on monte dans la résine damar. On réduit à la lumière directe du soleil ; il faut pour cela en été quelques jours, en hiver quelques semaines. Comme les préparations faites par la méthode précédente, celles-ci se conservent indéfiniment.

Ou bien : on met des morceaux de nerf dans un liquide composé de :

> Sol. de bichromate à 2 p. 100. . . . . 10 parties
> Sol. d'acide osmique à 1 p. 100. . . . 2 —

Après une heure, on découpe le nerf en morceaux plus petits qu'on remet dans le liquide. Trois heures plus tard, on commence à transporter les morceaux dans de la solution de nitrate d'argent à 0,5 p. 100, en en transportant un certain nombre toutes les trois heures, de manière à être sûr que dans la massse il y en aura qui auront eu un bain de bichromate de la durée voulue. Cette durée se trouvera en général être comprise entre les limites de six et vingt-quatre heures. On laisse les pièces dans le nitrate d'argent pendant au moins huit heures ; on peut les y laisser indéfiniment. On déshydrate, on éclaircit à l'essence de térébenthine, et on monte au damar. Cette méthode est plus rapide et plus facile que la première de ces méthodes, et les résultats en sont même un peu plus précis, mais les préparations ne se laissent pas conserver d'une manière permanente.

MONDINO (*Arch. per le sc. med.*, VIII, p. 45 ; *Zeit. f. wiss. Mik.* 1885, p. 547) recommande de laisser les pièces dans le mélange de bichromate et d'osmium plus longtemps que ne le conseille Golgi — de un à huit jours ; et également de les laisser au delà de vingt-quatre heures dans le nitrate d'argent.

637. Cylindre de l'axe (KUPFFER ; *Sitzb. math. phys. Kl. k. bayr. Acad. d. Wiss.*, 1884, p. 446 ; *Zeit. f. wiss. Mik.*, 1885, p. 106). —

On étale un nerf sur un liège et on le traite pendant deux heures avec de l'acide osmique à 0,5 p. 100 ; on lave à l'eau pendant deux heures ; on colore pendant vingt-quatre à vingt-huit heures dans une solution saturée de fuchsine acide (« Säurefuchsine ») dans l'eau ; on décolore pendant six à douze heures (pas plus, en tout cas) dans l'alcool absolu ; on éclaircit dans l'essence de girofle ; et l'on fait l'inclusion dans la paraffine. Dans les coupes on constate que le cylindre de l'axe est un paquet de fibrilles flottant dans un liquide albumineux ; les fibrilles paraissent dans les coupes transversales comme des points rouges. On peut démontrer ces fibrilles par l'osmium seul, mais moins bien (acide osmique, 1 p. 100, vingt à vingt-quatre heures).

638. **Colorations de nerfs à l'état vivant** (EHRLICH ; *Abh. k. Akad. Wiss.* Berlin, 25 Feb. 1885 ; *Nature*, 1885, p. 547). — Nous ne mentionnons que pour mémoire ces importantes expériences , qui sont plutôt d'ordre physiologique. En injectant des animaux vivants avec des solutions de bleu de méthylène, Ehrlich a obtenu des colorations de cylindres de l'axe de nerfs périphériques ; ces éléments appartenaient toujours à des nerfs sensitifs, les nerfs moteurs ne contenant aucun élément qui montrât cette réaction.

CHAPITRE XXXVI

CENTRES NERVEUX.

639. Méthodes pour les coupes. — Pour les petits objets — moelle ou encéphale des Vertébrés inférieurs ou des petits Mammifères — les méthodes ordinaires suffisent. La moelle et l'encéphale des Batraciens, par exemple, ne demandent pas d'autre traitement que le sublimé corrosif, demi-heure environ, l'alcool à 50° ou à 70°, deux heures environ , coloration par le carmin boracique, ou, ce qui sera peut-être mieux, par la cochenille alcoolique de Mayer, inclusion dans la paraffine, coupes. Les mêmes organes d'animaux un peu plus gros (Chat, Lapin) ne demanderont pas non plus de méthodes spéciales; on peut les fixer et durcir dans une solution d'un bichromate — liquide d'Erlicki de préférence, — laver à l'eau, longuement, colorer par les méthodes usuelles, ou bien faire l'inclusion dans le collodion et colorer les coupes soit par le carmin à l'alun, le carmin à l'ammoniaque, ou une autre teinture ordinaire, ou bien par l'hématoxyline de Heidenhain ou par celle de Weigert, si l'on désire mettre surtout en évidence les cellules ou les trajets nerveux. La moelle même de l'Homme est susceptible d'être traitée par ces mêmes méthodes; ou plutôt elle le serait si elle n'arrivait presque toujours entre les mains de l'anatomiste dans un état de ramollissement *post mortem* qui exige des soins particuliers pour le durcissement.

Il en est tout autrement de l'encéphale si volumineux des animaux supérieurs, et surtout de l'Homme. Cet objet demande des précautions spéciales pour le durcissement, pour la manipulation des coupes, et pour la coloration.

Par suite de la lenteur de pénétration des réactifs, il faut évidemment renoncer à la fixation des éléments de l'organe entier dans le sens histologique ; on ne saurait espérer conserver que l'état *post martem*; c'est pourquoi nous commençons par les procédés de durcissement.

DURCISSEMENT

640. Durcissement par congélation. — La méthode de la congélation est très admissible ici et peut surtout rendre des services pour l'étude histologique de l'écorce. Pour une description détaillée des manipulations de la congélation et des coupes, nous renvoyons au traité consciencieux de BEVAN LEWIS (*The Human Brain; Histological and Coarse Methods of Research*. Londres, 1882). — Nous dirons seulement deux mots de la méthode de congélation à employer. S'il s'agit d'un organe qui a été déjà durci par les procédés connus, on pourra employer la méthode de congélation par le mélange de glace et de sel de cuisine ; mais en ce cas il faut avoir soin d'infiltrer préalablement le tissu par une masse mucilagineuse ou gélatineuse (n°s 291 à 294), sous peine de voir se former dans les tissus des aiguilles de glace qui rendront impossible l'obtention de belles coupes. Mais s'il s'agit d'un organe frais, c'est la méthode de congélation par un vaporisateur à l'éther qu'il convient de prendre. Cette méthode, qui permet de créer rapidement et de maintenir ou de faire cesser à volonté tous les degrés d'intensité de congélation, permet de se dispenser de l'emploi de masses d'infiltration ayant pour but de prévenir la formation de cristaux de glace ; c'est la seule méthode qui permette d'obtenir des coupes un peu satisfaisantes de tissu nerveux non durci. On fait flotter les coupes sur l'eau, on les traite (LEWIS) pendant une minute sur le porte-objet par l'acide osmique à 0,25 p. 100, on lave pendant cinq minutes à l'eau, et l'on colore.

641. Durcissement par les réactifs. — Avant d'exposer un organe nerveux ou une portion d'un tel organe à l'action d'un réactif durcissant, il convient de prendre les précautions nécessaires pour que les pièces ne se déforment pas. Si l'on ne soumet au durcissement que des portions relativement petites de tissu nerveux, le mode opératoire est très simple. On peut découper une moelle ou une région quelconque de l'encéphale en tranches de quelques millimètres d'épaisseur, les poser sur de la ouate, et les transporter avec la ouate dans un récipient dans lequel on verse ensuite le liquide durcissant. La ouate remplit deux fonctions: elle forme un coussin élastique sur lequel les pièces peuvent reposer sans se déformer par leur propre poids ; et elle leur permet d'être en contact avec le réactif par leurs faces inférieures aussi complètement que par leurs autres faces, ce qui est important au point de vue de la rapidité de pénétration du réactif et de l'égalité du durcissement obtenu. Il est bon de suspendre les pièces, toujours enveloppées de ouate, dans le récipient ; si l'on fait usage d'un récipient en forme de cylindre, et que l'on suspende les pièces vers le haut du cylindre, on activera notablement les processus de diffusion et la pénétration du réactif. En tout cas, si l'on pose des pièces à plat sur le fond du récipient, il ne faut jamais les poser les unes sur les autres.

S'agit-il de pièces volumineuses qu'on désire cependant ne pas diviser en portions, on fera autant que possible des incisions plus ou moins profondes dans les endroits les moins importants à sauvegarder ; nous recommandons de ne pas enlever les membranes, si ce n'est la dure-mère ; elles servent utilement à donner du support à la préparation. On pourra enlever en partie la pie-mère et l'arachnoïde après que le durcissement aura fait quelque progrès.

On peut durcir en totalité la moelle épinière, la moelle allongée, et le pont de Varole. On enlève la dure-mère, et l'on suspend la pièce dans un cylindre. On attache un petit poids à la partie inférieure de la préparation, dans le double but d'empêcher qu'aucune partie de la préparation ne vienne à nager au-dessus de la surface du liquide (ce qui arrive facilement avec l'emploi de liquides un peu denses, comme le liquide de Müller), et d'empêcher les torsions des tissus qui peuvent, sans cette précaution, être produites par les fibres élastiques de la pie-mère et de l'arachnoïde.

Le cerveau doit être très délicatement posé sur une couche de ouate, ou, si cela est possible, suspendu dans une enveloppe de ouate. On mettra des tampons de ouate dans la scissure de Sylvius, et entre l'operculum et le lobe médian, et, autant que, possible, entre les circonvolutions. Cette précaution est indiquée dans l'intérêt de la pénétration du liquide durcissant. Autant qu'il ne s'y oppose pas de raisons majeures, on divisera préalablement le cerveau en deux moitiés symétriques par une inclusion sagittale passant par le plan médian du corps calleux. BETZ conseille d'enlever, après quelques heures de durcissement, la pie-mère partout où elle est accessible, et également les plexus choroïdiens. Nous avons trouvé cette opération un peu délicate, et nous ne la recommandons qu'à des mains expérimentées.

Le cervelet se traite d'après les mêmes principes.

Un point important, c'est de maintenir les préparations au frais pendant le durcissement; on les tiendra à la cave, ou, mieux, dans une glacière (1).

Les durcissants les plus importants sont les sels chromiques. Vu la lenteur avec laquelle ces sels pénètrent, il est souvent recommandable de traiter les pièces en premier lieu pendant vingt-quatre heures ou plus par l'alcool de 80° à 90°, pour empêcher la macération des parties éloignées de la surface. On s'est beaucoup servi dans le temps d'acide chromique, mais la plupart des travailleurs sont maintenant d'accord que son action, quoique bien plus plus rapide que celle des sels chromiques, est plus inégale et donne souvent lieu à une friabilité désastreuse des tissus. L'acide osmique est excellent — selon BEVAN LEWIS, de beaucoup le meilleur des durcissants; — mais malheureusement son emploi est borné à des pièces très petites; on ne saurait guère l'employer avec des objets de plus de 1 centimètre cube de volume.

Relativement à la question de savoir jusqu'à quel point certaines altérations soi-disant pathologiques des cellules ganglionnaires doivent être attribuées à la putréfaction ou à l'influence des réactifs, voyez le *Neurologisches Centralblatt*, des années 1884 et 1885.

Pour les taches « pigmentaires » produites par le liquide d'Erlicki, voyez le n° 64.

642. Doses des réactifs durcissants. — Il faut se souvenir que, excepté pour le cas de l'osmium, il faut toujours commencer le dur-

---

(1) Il est une exception à cette règle. WEIGERT (*Centralbl. f. d. med. wiss.*, 1882, p. 819; *Zeit. f. wiss. Mik.*, 1884, p. 388) a trouvé que le durcissement des centres nerveux par le liquide de Müller ou par celui d'Erlicki est activé si l'on maintient les préparations dans un incubateur à une température de 30 à 40 degrés Centig. A cette température, le liquide de Müller peut durcir en huit à dix jours, le liquide d'Erlicki en quatre jours, tandis qu'à la température normale il en faudrait deux ou trois fois autant.

Notons ici que SAHLI, qui a récemment étudié en détail l'action des sels chromiques, est d'avis que le procédé du durcissement à l'incubateur est beaucoup moins sûr que le durcissement lent, et devrait être abandonné. Voyez *Zeit. f. wiss. Mik.*, 1885, p. 3.

cissement en employant le réactif à la dose la plus faible qui est compatible avec la bonne conservation des tissus; on changera fréquemment le liquide durcissant et on en augmentera à mesure la concentration.

Le bichromate de potasse s'emploie au début à une concentration, en général, de 2 p. 100; on passe ensuite à des solutions plus concentrées, jusqu'à 3 ou 4 p. 100 pour la moelle et pour le cerveau, et jusqu'à 5 p. 100 pour le cervelet.

Le bichromate d'ammoniaque se prend de moitié plus faible, et même encore plus dilué (jusqu'à 0,5 p. 100), du moins au début; on peut aller jusqu'à 5 p. 100 à la fin du durcissement, pour le cervelet.

L'acide chromique ne s'emploie guère plus, si ce n'est en combinaison avec un autre réactif; nous donnons plus bas les formules de quelques mélanges de ce genre.

L'acide osmique s'emploie à 1 p. 100; à cette dose il durcit convenablement de petits fragments de tissu nerveux en cinq à dix jours (EXNER).

L'acide nitrique a été employé à des doses de 10 à 12 p. 100. A cette dose il fournit des préparations ayant beaucoup de consistance; nous ne savons si la conservation histologique est bonne. Nous nous permettons de suggérer qu'on pourrait peut-être obtenir de bons résultats avec un acide plus faible, par exemple l'acide nitrique d'Altmann.

SAULI (*Zeit. f. wiss. Mik.*, 1885, p. 3), après avoir étudié l'action des liquides chromiques usuels, conclut que le meilleur durcissant pour les pièces fraîches est le chromate de potasse (nous pensons qu'il veut dire le bichromate) pur, en solution de 3 à 4 p. 100, à renouveler souvent, et durcir au frais. Il n'approuve pas l'addition de sulfate de soude (MÜLLER), et rejette entièrement le liquide d'Erlicki, à cause de la formation de précipités à laquelle il donne lieu si souvent.

643. Méthode de Betz (BETZ; *Arch. f. mik. Anat.*, 1873, p. 101). On met la *moelle épinière*, la *moelle allongée*, et le *pont de Varole* (après avoir enlevé la dure-mère) dans un vase cylindrique avec de l'alcool à 75° ou 80° auquel on a ajouté de l'iode en quantité suffisante pour produire une coloration brun clair. Après deux ou trois jours on enlève la pie-mère et l'arachnoïde. A mesure que l'alcool se décolore, on ajoute de nouvelles quantités d'iode. Si l'on a réussi à bien enlever les membranes, on verra qu'au bout de six jours la préparation n'absorbe plus d'iode, et le durcissement préliminaire est terminé.

On porte alors la préparation dans du bichromate de potasse à
3 p. 100, en ayant soin de la suspendre et de la munir en bas d'un
petit poids pour l'empêcher de surnager; on met le tout *dans un
lieu frais*. Aussitôt qu'on voit paraître un trouble brunâtre dans le
liquide et un dépôt brun à la surface de la préparation, le durcissement est achevé. On lave bien à l'eau et l'on conserve les pièces dans
une solution de bichromate de 0,5 à 1 p. 100.

Le *cervelet* se traite de même. Il faut enlever les membranes aussi
complètement que possible avant de la placer dans l'iode; si cette
opération présente beaucoup de difficulté, on laisse macérer la préparation dans l'alcool iodé qui a déjà servi au durcissement et qu'on
diluera avant de s'en servir. Au bout de dix à dix-sept jours de
traitement par l'iode, l'organe doit être suffisamment durci pour ne
pas plier quand on le soulève sur un doigt placé sous l'éminence ver-
miforme. On complète le durcissement par le bichromate à 3 p. 100.

Le *cerveau*, fendu dans le sens du plan sagittal médian du corps
calleux, et débarrassé de ses membranes autant que faire se peut,
est placé dans la même solution d'iode, dans un lieu frais. On aura
soin d'ajouter de l'iode aussitôt que le liquide se décolore. Après
vingt-quatre à quarante-huit heures on achève de dépouiller l'organe
de la pie-mère, et vers la même époque, ou un jour plus tard, on le
porte dans une nouvelle quantité de solution d'iode dans l'alcool
à 70°, où on le laisse jusqu'à ce que les hémisphères aient acquis
une dureté telle qu'ils se laissent soulever sur deux doigts sans plier.
On achève le durcissement par le bichromate à 4 p. 100. S'il se
montre dans le liquide un dépôt brun excessif avant que l'organe
ait acquis la consistance voulue, il faut le laver à l'eau et changer la
solution de bichromate. Un hémisphère bien durci doit montrer une
coloration brun-jaune d'égale intensité sur toute l'étendue d'une
section faite à travers toute son épaisseur.

Pour des cerveaux qui ne sont pas frais, il faut prendre un alcool
plus fort et accorder plus de temps au durcissement.

Au lieu de la solution d'iode, on peut employer un mélange à volumes égaux de chloroforme et d'éther ; mais ce liquide est moins à
recommander à cause de son action dissolvante sur le protoplasma
et les prolongements des cellules ganglionnaires.

644. Moelle (KRAUSE; *Arch. f. mik. Anat.*, 1875, p. 226). — Liquide
de Müller, vingt-quatre heures. Acide chromique, 1 p. 100. Au quatrième jour, on renouvelle l'acide. Quelques jours plus tard, si le
durcissement paraît suffisant, on éloigne l'acide par l'eau, et l'on

met la moelle dans l'alcool ordinaire, puis, après quelque temps, dans l'alcool absolu qu'on renouvelle au moins deux fois.

645. Cervelet (DENISSENKO; *Arch. f. mik. Anat.*, 1877, p. 205). — Des portions de cervelet sont durcies pendant deux à trois semaines ou plus dans la solution de Müller, ou dans du bichromate d'ammoniaque à 5 p. 100. Laver à l'eau pendant vingt-quatre heures et passer par des alcools successivement plus forts.

646. Cerveau (HAMILTON; *Journ. of Anat. and Physiol.*, 1878, p. 254). — Le cerveau doit être divisé en tranches de 1 pouce d'épaisseur, ou bien avoir sa surface incisée en de nombreux endroits. Il vaut mieux ne pas enlever les membranes. Mettre les pièces, supportées par de la ouate, comme nous l'avons dit au n° 641, dans le mélange suivant :

Liquide de Müller. . . . . 3 parties.
Alcool ordinaire (1). . . . . 1 —

Il se produit de la chaleur lorsqu'on mêle ces deux liquides; on laisse refroidir le mélange avant de s'en servir. On met le tout dans une glacière. Après vingt-quatre heures on retourne les pièces. Après quinze jours à trois semaines, on fait une incision dans une partie de la préparation, et, si l'on constate que le liquide n'a pas pénétré à l'intérieur, on renouvelle le liquide. Si au contraire on trouve que la pénétration est suffisante, on met la préparation dans une solution de bichromate d'ammoniaque à 0,25 p. 100. Après une semaine, on la met dans une solution de bichromate à 1 p. 100; et après encore une semaine dans une solution à 2 p. 100, où on la laisse une semaine, ou plus longtemps si cela est nécessaire. Le durcissement achevé, on conserve les pièces, jusqu'au moment de les mettre en coupes, dans une solution d'hydrate de chloral à 2,5 p. 100. (Nous pensons que l'hydrate de chloral rend ici le service d'atténuer la coloration jaune produite par les liquides chromiques.)

647. Encéphale entier (DUVAL; *Journ. de l'Anat.*, 1876, p. 497). — Bichromate de potasse de 2,5 p. 100, à renouveler au bout de vingt-quatre heures, et encore au bout de trois ou quatre jours. Après deux

(1) L'auteur met dans sa formule « alcool méthylique »; nous pensons qu'il n'emploie cet alcool que parce qu'il coûte moins cher, mais que l'alcool pur vaut mieux.

à trois semaines, acide chromique à 3 p. 1000. Il faut changer l'acide tous les jours pendant huit jours, et après ce temps tous les huit jours, jusqu'au milieu du second mois; après quoi il n'est plus nécessaire de le changer du tout. Il faut que les pièces restent au moins deux mois dans l'acide chromique; plus elles y resteront longtemps et meilleurs seront les résultats. On doit ajouter au liquide quelques morceaux de camphre pour prévenir le développement de moisissures.

Duval indique aussi le procédé suivant : On met les tissus dans un mélange à parties égales de glycérine et d'acide acétique, après vingt-quatre heures on les met dans la solution de Müller, et quarante-huit heures plus tard dans l'acide chromique (la concentration n'est pas indiquée). On renouvelle l'acide une ou deux fois. Le durcissement est complet au bout de huit à dix jours.

On peut durcir par ce moyen de petits encéphales (Rat, Chauve-souris) sans les extraire de la boîte crânienne, pourvu que celle-ci ait été largement ouverte avant de mettre la préparation dans la glycérine; il n'est pas même nécessaire de les extraire avant de procéder aux coupes, car le crâne se trouve complètement décalcifié.

La méthode est très rapide, et fournit des préparations d'une consistance excellente, très homogènes et point du tout friables, mais les éléments anatomiques sont plus ou moins altérés par le durcissement, qui produit des gonflements dans les cellules et dans les cylindres-axes; on ne doit donc l'employer que pour l'étude des relations topographiques.

648. Cerveau (Rutherford; nous citons d'après Bevan Lewis, *The Human Brain*, p. 103). — Mettre de petites portions de cerveau dans l'alcool méthylique (sans doute pour des motifs d'économie; nous pensons que l'alcool pur est préférable). Après vingt-quatre heures les mettre dans la solution suivante :

> Acide chromique crist. . . . . .   1 gramme.
> Bichromate de potasse crist. . .   2 grammes.
> Eau   1200   —

Renouveler ce liquide d'abord au bout de dix-huit heures, et ensuite une fois par semaine. Si au bout de six semaines les pièces ne sont pas suffisamment durcies, il faut les mettre dans l'acide chromique à 1/6 p. 100 pendant quinze jours, et ensuite dans l'alcool.

649. *Méthode de* Bevan Lewis (*The Human Brain*, p. 102). — Alcool méthylique, vingt-quatre heures; liquide de Müller, trois jours; après six jours, renouveler le liquide, ou bien substituer (ce qui vaut mieux) une solution de bichromate de potasse à 2 p. 100; après une semaine de traitement par cette solution, on passe à une solution de 4 p. 100; si au bout d'une semaine de séjour dans cette solution la préparation n'est pas encore de la consistance voulue, on achève le durcissement par l'acide chromique (la concentration n'est pas indiquée).

650. *Méthode de* DEECKE (*Journ. Roy. Mic. Soc.*, 1883, p. 449). — Deecke met un cerveau entier dans du bichromate d'ammoniaque de 0,5 à 1 p. 100, selon la consistance du cerveau. Quand le cerveau est ce qui s'appelle tendre, il ajoute à la solution 1/6 à 1/10 d'acide chromique et toujours un sixième à un quart de volume d'alcool. (Nous avouons que nous ne sommes pas sûr d'avoir bien compris ces instructions.) — Il met le tout dans une glacière, et renouvelle le liquide souvent. Au bout d'un mois il commence à ajouter de l'alcool, et en ajoute un peu toutes les semaines jusqu'à ce que le liquide contienne 90 p. 100 d'alcool. Puis il met la préparation dans l'alcool pur à 90° qu'il renouvelle aussi longtemps qu'il se colore. Il faut de douze à dix-huit *mois* pour mener ce traitement à bonne fin.

651. **Cerveau (écorce corticale seulement)** (GOLGI; *Archivio per le scienze mediche*, 1878, p. 3). — Durcir dans le liquide de Müller, ou dans une solution de bichromate de potasse dont on augmente graduellement la concentration de 1 p. 100 à 2,5 p. 100; il faut pour cela quinze à vingt jours, mais il vaut mieux prolonger le traitement jusqu'à vingt à trente jours. Mettre les pièces durcies directement dans une solution de sublimé corrosif de 0,25 à 50 p. 100; renouveler cette solution tous les jours pendant huit à dix jours. Faire des coupes, et *les bien laver à l'eau* avant de monter au baume. Il n'est pas nécessaire de colorer, car les tissus sont imprégnés par le mercure; ils paraissent blancs à la lumière réfléchie, noirs à la lumière transmise. Les éléments mis en relief par ce procédé sont : 1° les cellules ganglionnaires et leurs prolongements, qui sont rendus plus évidents que par aucun autre procédé, si ce n'est le procédé au nitrate d'argent de Golgi (n° 636); 2° les cellules du tissu conjonctif avec leurs prolongements rayonnants; 3° les vaisseaux.

La réaction est parfaitement sûre; les préparations se conservent indéfiniment ; mais on n'obtient de bons résultats qu'avec l'écorce seule du cerveau.

Le procédé de durcissement recommandé comme nouveau par GIACOMINI (*Fascia dentata del grande ippocampo*, Torino, 1883, p. 66; *Zeit. f. wiss. Mik.*, 1884, p. 449) est, d'après le compte-rendu que nous citons, identique à celui de Golgi, si ce n'est que Giacomini colore les coupes par le carmin ammoniacal. Cette méthode de durcissement aurait l'avantage de fournir des préparations d'une consistance admirable, même avec des cerveaux qui n'ont été mis en préparation que trente-six à quarante-huit heures après la mort.

652. Centres nerveux de Reptiles et de Batraciens (MASON; *Central Nervous System of certain Reptiles*, etc. 1879-1882; WHITMAN's *Methods*, p. 196). — Alcool iodé, six à douze heures; solution de bichromate de potasse à 3 p. 100 (avec un morceau de camphre dans le flacon), renouvelée toutes les deux semaines jusqu'à durcissement suffisant (six à dix semaines).

653. Méthode de l'osmium (EXNER; *Sitzb. d. k. Akad. Wiss. Wien*, 1881; BEVAN LEWIS, *The human brain*, p. 105). — On met des portions de cerveau (qui ne doivent pas avoir plus de 1 centimètre de côté) dans l'acide osmique à 1 p. 100. On renouvelle la solution à la fin du deuxième et du quatrième jour. Le durcissement est en général achevé au bout de cinq à dix jours. Laver à l'eau. Éclaircir les coupes par une goutte d'ammoniaque caustique. Couvrir et monter dans du verre soluble. (Ajoutons que la permanence de semblables préparations nous paraît plus que douteuse.)

BELLONCI (*Arch. Ital. de Biol.*, VI, p. 405) a récemment employé cette méthode dans ses recherches sur le nerf optique des Mammifères. Elle a l'avantage de donner des préparations dans lesquelles la masse générale du tissu cérébral est décolorée par l'ammoniaque, les tubes nerveux à myéline restant noirs. Bellonci prend l'acide osmique de 0,5 à 1 p. 100; il durcit seulement quatorze à vingt heures, traite les coupes trois à quatre heures par l'alcool à 80°, puis par l'ammoniaque.

INCLUSIONS.

654. Méthodes d'inclusion. — La paraffine ne peut servir que pour des organes ou portions d'organes nerveux très petits. La moelle de l'Homme peut être infiltrée de paraffine si l'on prend la précaution de n'employer pour l'inclusion que des tranches de

pas plus de 1 millimètre d'épaisseur. Les objets très gros — hémisphères entiers du cerveau humain — ne se laissent pénétrer par aucune masse d'inclusion jusqu'ici connue; on ne peut donc pratiquer que l'enrobage simple, procédé qui rend ici de grands services. Pour les objets intermédiaires — ceux dont la grosseur varie de celle d'une noisette à celle d'une noix — comment doit-on procéder? Selon nous, il n'y a pas d'hésitation possible : ces objets doivent être mis en coupes par la méthode du collodion; c'est la méthode la plus sûre, la plus commode et celle qui offre le plus d'avantages pour le traitement ultérieur des coupes.

Betz (*loc. cit.*) faisait l'inclusion dans un mélange de cire jaune et huile d'olive.

Krause (*loc. cit.*) employait la paraffine (pour la moelle).

Hamilton (*loc. cit.*) recommande la masse à congélation que nous avons indiquée au n° 291.

Bevan Lewis (*The Human Brain*, p. 86) préfère la méthode de congélation par l'éther pour le cerveau frais. Pour les cerveaux durcis il recommande (p. 108) un mélange de cire blanche et huile d'olive à raison de 1 : 1 ou plus, jusqu'à 3 : 1; puis un mélange de cire blanche et de beurre de cacao; et un mélange de 5 parties de paraffine avec 1 partie d'axonge.

Duval (*loc. cit.*) recommandait (en 1876) un mélange à volumes égaux de glycérine et de solution épaisse de gomme arabique, à durcir par l'alcool, l'objet étant emmailloté dans plusieurs tours d'une bandelette de moelle de sureau enduite de la masse.

Deecke (*loc. cit.*) place les hémisphères entiers du cerveau humain sur le piston d'un microtome modèle Ranvier, et les y cale avec des morceaux de liège tendre. Ensuite il enrobe le tout dans un mélange de paraffine, huile d'olive et axonge. Il laisse durcir la masse, et l'assujettit en position à l'aide d'un certain nombre de petites tiges courbées qui sont fixées dans le piston qu'elles débordent d'un pouce en hauteur. A mesure qu'on fait les coupes, on éloigne la masse sur une faible profondeur tout autour de la préparation avec des ciseaux, de sorte que le rasoir n'est jamais mis en contact avec autre chose que le tissu nerveux. On coupe sous l'alcool, le microtome étant submergé, dans une cuvette de cuivre. A mesure que les coupes sont faites, on les fait flotter sur des feuilles de papier glacé; c'est sur ces feuilles qu'on les porte dans le liquide colorant et dans les alcools successifs.

Il faut observer que pour faire des coupes aussi volumineuses que celles dont nous parlons, le couteau doit être manié avec un mouvement de scie. Il est important de ne pas enlever la pie-mère.

Osborn (*Proc. Acad. Nat. Sc. Philadelphia*, 1883, p. 178, et 1884, p. 262; Whitman's *Methods*, etc., p. 195) employait pour les cerveaux des Urodèles la masse à l'œuf de Ruge (n° 289). Il recommande d'injecter les ventricules avec la masse liquide.

COLORATION.

655. Colorations générales. — Pour les colorations générales, c'est-à-dire celles qui ont pour but de démontrer autant que possible la totalité des éléments de la préparation, nous avons :

Le carmin à l'ammoniaque. On pourra prendre la formule qu'on voudra; celle de Beale est à recommander sous le rapport de la bonne conservation des coupes. Le carmin à l'ammoniaque démontre bien les cellules ganglionnaires et leurs prolongements (nous pensons que sous ce rapport il est plus efficace que le carmin au borax), puis les cellules du tissu conjonctif et les vaisseaux.

Le picro-carmin. Il a à peu près la même action que le carmin à l'ammoniaque, mais il démontre encore mieux les éléments non nerveux. Beale a récemment (*Journ. Roy. Mic. Soc.*, 1886, p. 156) recommandé de colorer la moelle (du Bœuf) en masse par une immersion de douze heures dans le picro-carmin. Il n'a trouvé aucune méthode qui démontre avec autant d'évidence les prolongements des cellules ganglionnaires, ou qui permette de les suivre aussi loin.

Le carmin au borax peut être employé. Nous pensons qu'il sera surtout utile si on l'emploie en coloration double avec un autre réactif, par exemple le carmin d'indigo ou le bleu d'aniline. Nous nous souvenons d'avoir obtenu des préparations superbes avec le carmin au borax suivi de carmin d'indigo de Seiler (n° 209). Récemment le mélange de carmin boracique et carmin indigo de Merkel (n° 210) a été cité avec éloge pour les centres nerveux par Max Flesch (*Zeit. f. wiss. Mik.*, 1884, p. 566, et 1885, p. 349), qui dit qu'il fournit des images particulièrement belles, riches et instructives.

Duval (*Journ. de l'Anat.*, 1876) recommande la teinture suivante : Colorer au carmin, déshydrater à l'alcool, colorer les coupes pendant cinq à vingt minutes dans une teinture faite en ajoutant X gouttes d'une solution saturée de bleu d'aniline soluble à l'alcool à 10 grammes d'alcool absolu. On passe à l'essence de térébenthine sans laver à l'alcool, et l'on monte au baume. Cette coloration est très élective, les vaisseaux sanguins surtout apparaissent avec presque autant de netteté que s'ils avaient été injectés.

L'*hématoxyline* rend des services pour l'étude des noyaux, soit des cellules nerveuses, soit des autres éléments. Bevan Lewis recommande la formule de Minot (qui revient à celle de Bœhmer, n° 129) de préférence à celle de Kleinenberg. Il ne connaissait vraisemblablement pas la formule de Delafield (n° 130). L'hématoxyline de Bernheimer, que nous avons citée à propos de la rétine, pourra également être employée ici.

La *cochenille* de Mayer peut rendre des services pour la coloration de pièces en masse.

L'*alizarine* de Benczur (n° 141) sert à démontrer les éléments cellulaires, en même temps qu'elle colore en rouge les cylindres-axes.

Le *bleu d'aniline* seul peut servir pour l'étude des prolongements des cellules ganglionnaires. Voici le procédé de Zuppinger (*Arch. f. mik. Anat.*, 1874, p. 255). Des coupes de cerveau ou de moelle durcies au bichromate sont lavées dans l'eau acidulée, colorées *à l'obscurité* dans une solution de bleu d'aniline soluble légèrement acidulée par l'acide chlorhydrique ou acétique, lavées dans l'eau acidulée, rincées rapidement dans l'alcool absolu, éclaircies par la créosote *à l'obscurité*, et montées au baume. Il faut les conserver à l'abri de la lumière.

Le *noir d'aniline* (« aniline blue-black ») a été recommandé par Sankey (*Quart. Journ. Mic. Sc.*, 1876, p. 69). Il employait une solution de 0,5 à 1 pour 100, et, pour obtenir une coloration élective, décolorait pendant vingt à trente minutes dans une solution d'hydrate de chloral. Bevan Lewis (*The human brain*, p. 125) préconise ce réactif comme étant le plus précieux des colorants pour les centres nerveux. Il colore les coupes dans une solution aqueuse à 0,25 pour 100 pendant une heure, et passe par l'alcool et l'essence de girofle, s'il s'agit de coupes du cerveau ou de la moelle; pour la couche corticale du cervelet, il décolore les coupes pednant vingt à trente minutes dans une solution de chloral à 2 p. 100, puis les traite par un mélange à parties égales d'essence de girofle et d'une solution de chloral à 2 p. 100 auquel on a ajouté assez d'alcool pour avoir une solution claire. Il lave ensuite à l'alcool pur et passe à l'essence de girofle. Sankey et Stirling employaient aussi une solution alcoolique d'« aniline blue-black » à 0,05 ou 0,1 pour 100, que Lewis ne recommande pas.

D'après VEJAS (*Arch. f. Psychiatrie*, Bd XVI, p. 200), une solution de 1/3000 colore en dix-huit à vingt-quatre heures des coupes durcies par le chromate de potasse suivi d'alcool, et beaucoup mieux que le carmin. La coloration est absolument stable.

GIERKE (*Zeit. f. wiss. Mik.*, 1884, p. 379) raconte qu'il n'a jamais pu obtenir de bons résultats avec les échantillons de noir d'aniline qu'il avait pu se procurer en Allemagne, et que le traitement par l'hydrate de chloral rend les tissus impropres à la conservation.

LUYS (*Gaz méd. de Paris*, 1876, p. 346) préconise le noir d'aniline dit « noir Colin », solution à 0,1 p. 100, qu'on laisse agir pendant trois à quatre minutes.

MARTINOTTI (*Zeit. f. wiss. Mik.*, 1884, p. 478) a fait des expériences avec le noir d'aniline, et a trouvé, comme Gierke, qu'il lui donnait des résultats bien inférieurs au carmin. Il en était de même avec la nigrosine, employée seule.

MARTINOTTI trouve que la *nigrosine* employée sous forme de *picro-nigrosine* donne de bons résultats, surtout pour l'étude des altérations pathologiques des centres nerveux. Il colore des coupes, obtenues par n'importe quel procédé de durcissement, pendant deux ou trois heures, ou même pendant deux à trois jours, si l'on veut, dans la solution alcoolique de picro-nigrosine (n° 159) ; il lave à l'alcool et décolore dans un mélange de 1 partie d'acide formique avec 2 parties d'alcool, jusqu'à ce que les substances grises et blanches apparaissent clairement différenciées à l'œil nu; il déshydrate par l'alcool, et éclaircit dans l'essence de bergamote. Cette méthode donne de très belles différenciations de tous les éléments, et elle a surtout l'avantage d'être facile à pratiquer, et de réussir toujours, même avec des matériaux réfractaires à tout autre procédé de coloration. Martinotti la trouve précieuse pour l'étude des altérations pathologiques des centres nerveux.

JELGERSMA (*Zeit. f. wiss. Mik.*, 1886, p. 39) obtient des résultats excellents avec l'« aniline blue-black », *à condition de n'employer que la préparation anglaise*. Il fait des solutions à 1/100, 1/800 et 1/2000, qui servent à colorer des coupes, la première en un quart d'heure, la seconde en cinq heures, la troisième en douze heures. On obtient une coloration spéciale des cellules ganglionnaires et de leurs prolongements, et des cylindres-axes. Les altérations pathologiques des cellules deviennent très évidentes. Jelgersma préfère ce réactif au carmin pour l'étude des éléments que nous venons de nommer; il est sans valeur pour la névroglie et le tissu conjonctif. Les préparations sont parfaitement permanentes.

Pour le *molybdate d'ammonium*, voyez n° 201.

Les méthodes de GOLGI au bichromate de potasse suivi de nitrate d'argent pour l'étude des nerfs périphériques peuvent également être employées pour les centres nerveux; voyez n° 636. Et la méthode, du même auteur, de durcissement au bichromate suivi de sublimé corrosif donne aussi une imprégnation ayant l'effet d'une coloration. Nous avons donné cette méthode au n° 654.

656. Colorations spécifiques. — Pour l'étude des trajets des tubes nerveux à myéline, nous avons :

En premier lieu, et comme méthode par excellence, la coloration à l'*hématoxyline* de WEIGERT (n° 631).

MAX FLESCH (*Zeit. f. wiss. Mik.*, 1886, p. 51) reconnaît que la nouvelle méthode de Weigert (mordançage par le cuivre) est supérieure à la méthode de Max Flesch (mordançage par le chrome, n° 631) pour la démonstration de fibres nerveuses fines. Il trouve cependant que le procédé du mordançage par le chrome mérite la préférence sous le point de vue de la « démonstration des diverses susceptibilités de coloration des cellules nerveuses » (voyez la littérature qu'il cite en cet endroit); et cela est surtout vrai pour les ganglions périphériques, pour lesquels il a entièrement renoncé au procédé du cuivre. Le procédé du chrome a aussi l'avantage de mettre en relief mieux que ne le fait le procédé du cuivre « la diverse capacité de coloration de la myéline des nerfs centraux et des nerfs périphériques ».

A titre de contrôle des résultats obtenus par la méthode de Weigert, il pourra être utile de faire des préparations par la *méthode de l'or* de FREUD (*Arch. f. Anat. u. Phys.*, 1884, p. 453. Se basant sur une méthode de FLECHSIG (*Leitungsbahne im Gehirn*, 1876), que nous supprimons. parce qu'elle donne des résultats incertains, Freud procède ainsi : — Des coupes de matériaux durcis au liquide d'Erlicki (qui peut être suivi d'alcool sans nuire à l'imprégnation) sont lavées à l'eau et portées dans une solution de chlorure d'or à 1 pour 100, où elles séjournent trois à cinq heures. On les lave à l'eau et on les porte dans une solution de soude caustique *forte* (1 partie de soude caustique fondue pour 5 à 6 d'eau); on les y laisse trois minutes. Puis on les égoutte (il ne faut pas les laver), et on les porte dans une solution d'iodure de potassium à 10 ou 12 p. 100. Après cinq à quinze minutes, on lave à l'eau, on déshydrate, et on monte au baume. Il est utile d'allonger la solution de chlorure d'or avec un volume ou même deux d'alcool à 94°, pour les objets qui se colorent facilement ; les préparations montrent alors un degré supérieur d'élection. L'imprégnation peut se faire en quinze minutes si l'on chauffe la solution pendant ce temps, de manière à l'évaporer d'un tiers, mais les résultats ne sont pas aussi certains que par l'imprégnation lente.

Nous ne mentionnons que pour mémoire les deux méthodes de WEIGERT pour la coloration par *la fuchsine* acide, vu qu'elles paraissent avoir définitivement cédé la place à la méthode de l'hématoxyline, qui est à fois la plus simple et plus sûre, et donne de meilleurs résultats. On les trouvera au besoin dans *Centralb. f. d. med. Wiss.*, 1882, pp. 753, 772, et dans *Fortschr. d. Med.*, 1884, nᵒˢ 4 et 6 ; aussi dans *Zeit. f. wiss. Mik.*, 1884, p. 123, 290.

657. A ces deux méthodes de Weigert se rattache une méthode récente de SAHLI (*Zeit. f. wiss. Mik.*, 1885, p. 1). Des coupes de tissu durci par le bicrhomate au degré qu'il doit être durci pour la coloration à l'hématoxyline de Weigert, sont lavées pendant pas plus de cinq à dix minutes à l'eau, et colorées pendant plusieurs heures (jusqu'à coloration bleu foncé) dans une solution aqueuse concentrée de bleu de méthylène. On les rince à l'eau et on les colore pendant cinq minutes dans une solution saturée de fuchsine acide (« Säurefuchsine ») dans l'eau. Si maintenant on rince à l'alcool, et si l'on porte les coupes dans beaucoup d'eau, la coloration se différencie, et l'on obtient de très belles images, les cylindres de l'axe se montrant colorés en rouge, les gaines de myéline en bleu. Mais si, au lieu de les rincer à l'alcool pur, on les traite pendant quelques secondes par de l'alcool contenant 1/100 ou 1/1000 de potasse caustique, puis par l'eau pour différencier la coloration, ensuite par l'alcool et l'essence de cèdre suivie de baume dissous dans l'essence de cèdre, on obtient des images encore plus nettes. Les cylindres de l'axe sont toujours rouges, mais les gaines de myéline se montrent tantôt rouges, tantôt bleues. Sahli pense que cette réaction indique une différence de nature dans les tubes nerveux qui en sont le siège, et qui se montrent parfaitement identiques vis-à-vis des autres méthodes de coloration.

Le même auteur (*loc. cit.*, p. 50) donne la méthode suivante pour la coloration spécifique des tubes nerveux par le *bleu de méthylène* seul. Des coupes de matériaux durcis comme pour le procédé de Weigert sont colorées pendant quelques minutes à quelques heures dans la teinture suivante :

      Eau . . . . 40 parties
      Sol. Saturée de bleu de méthylène dans l'eau. 24   —
      Solution de borax à 5 p. 100. 16   —

(Mêler ensemble, laisser reposer un jour et filtrer.)

On lave les coupes soit dans l'eau soit dans l'alcool jusqu'à ce que la substance grise soit nettement distinguée de la blanche, on éclaircit à l'essence de cèdre, et on monte au baume. Les tubes nerveux se montrent colorés en bleu, les cellules ganglionnaires sont verdâtres, les noyaux de la névroglie sont bleus. Malheureusement Sahli n'a pas encore pu trouver de moyen sûr pour conserver ces belles préparations. La méthode a l'avantage de colorer en même temps des Micrococcus, s'il s'en trouve dans les tissus.

658. *La safranine suivie de bleu de méthylène* donne une coloration très spéciale de la moelle épinière. Voici comment procède ADAMKIEWICS (*Sitzber k. Acad. Wiss. Wien, Math. Naturw. Kl.*, 1884, p. 245; *Zeit. f. wiss. Mik*, 1884, p. 587) : Il faut laver les coupes à l'eau, puis dans de l'eau avec un peu d'eau d'acide nitrique, colorer dans une solution concentrée de safranine, rincer d'abord dans l'alcool, puis dans l'alcool absolu, et traiter par l'essence de girofle jusqu'à ce que les coupes ne cèdent plus de couleur. Puis revenir à l'eau, laver dans l'eau acidulée par l'acide acétique, colorer par le bleu de méthylène et traiter par les alcools et l'essence comme auparavant. Adamkiewicz croit avoir démontré par ce moyen l'existence de « zones chromoleptiques » entourant la substance grise de la moelle, pénétrant entre les cordons latéraux et envahissant en partie les cordons postérieurs.

659. *L'imprégnation par le chlorure d'or* est une méthode extrèmement importante pour l'étude des fibrilles nerveuses les plus fines de la moelle épinière. Voici les instructions que donne GERLACH (*Stricker's Handbuch*, p. 678). On durcit une moelle pendant quinze à vingt jours dans une solution de bichromate d'ammoniaque de 1 à 2 p. 100. On fait des coupes qu'on laisse pendant dix à douze heures (jusqu'à coloration légèrement violette) dans une solution de chlorure double d'or et de potassium à 1 pour 10,000, additionnée d'une trace d'acide chlorhydrique. On les lave dans l'acide chlorhydrique à 1 pour 2000 ou 3000, puis on les met pendant dix minutes dans un mélange de 1 partie d'acide chlorhydrique pour 1000 parties d'alcool à 60°, et l'on passe par l'alcool absolu à l'essence de girofle.

BOLL (*Arch. f. Psych. u. Nervenkr.*, IV, p. 42 ; GIERKE; *Zeit. f. wiss. Mik.*, 1884, p. 403) fait les observations suivantes sur la méthode de Gerlach : — Le durcissement dans le bichromate d'ammoniaque doit être aussi court que possible ; à partir de huit jours la susceptibilité des tissus pour la coloration élective commence à diminuer, et à partir de quinze jours elle est presque nulle. Il ne faut pas mouiller le rasoir avec de l'alcool ; les tissus ne doivent jamais subir le contact de l'alcool. Il ne faut employer qu'une quantité de solution de chlorure relativement faible par rapport au volume des coupes. La durée de l'imprégnation doit être de douze heures.

Gierke (*loc. cit.*) dit à ce propos : « Les préparations à l'or de Gerlach n'ont jamais été égalées sous le rapport de la démonstration des fibrilles nerveuses très fines. Seules les préparations de Weigert à la fuchsine acide pourraient leur être comparées sous ce rapport. »

Schiefferdecker (*Arch. f. mik. Anat.*, 1874, p. 472) recommande également le chlorure d'or pour l'étude des réseaux de fibrilles nerveuses dans les coupes *transversales*. Imprégner pendant une à trois heures dans une solution de 1 pour 5,000 ou 10,000. Laver à l'eau, réduire dans l'acide acétique à 0,5 à 1 p. 100, et monter au baume.

660. *Le chlorure de palladium* peut également servir. Henle et Merkel (*Henle's Handbh. d. Nervenlehre*, 1871), recommandent de mettre des coupes pendant une ou deux minutes (jusqu'à coloration jaune paille) dans une solution de 1 pour 300 ou 600, et de les colorer ensuite dans une solution concentrée de carmin à l'ammoniaque (cylindres de l'axe rouges, myéline jaune).

Schiefferdecker (*Arch. f. mik. Anat.*, 1874) met des coupes *longitudinales* (pas transversales, celles-ci se traitant avec plus d'avantage par le chlorure d'or) de moelle durcie dans le liquide de Müller pendant trois à cinq heures (jusqu'à coloration brun-clair) dans du chlorure de palladium à 1 pour 10,000.

MONTAGE DES COUPES

661. **Méthodes générales pour monter les coupes.** — Il est souvent utile de fixer les coupes en place sur le porte-objet avant d'ajouter le baume ou un autre milieu conservateur. Pour les coupes à la celloïdine on pourra employer la gélatine de Fol (n° 304), la gutta-percha de Frenzel (n° 301), le caoutchouc de Threlfall (n° 302), ou la méthode de Minot (n° 305). Pour les séries de coupes au collodion nous avons l'importante méthode de Weigert (n° 305 *bis*).

Osborn place ses coupes (sorties de l'alcool) en ordre sur le porte-objet, les couvre d'un morceau de papier buvard, et les traite avec l'essence éclaircissante à travers ce papier.

Pour l'éclaircissement des coupes, MAX FLESCH (*Zeit. f. wiss. Mik.*, 1886, p. 51) préconise la créosote.

662. Collodion-gélatine pour coupes volumineuses *Méthode de* GIACOMINI (*Gazzetta delle Cliniche*, nov. 1885; *Zeit. f. wiss. Mik.*, 1885, p. 531). — Cette méthode est presque une méthode macroscopique, les préparations ne pouvant guère être étudiées qu'à l'aide des plus faibles grossissements. Mais vu son importance pour l'étude topographique du cerveau, nous pensons que nos lecteurs nous sauront gré de l'avoir expliquée ici.

On fait une provision de plaques de verre à surface parfaitement unie et polie, et de dimensions correspondant à celles des coupes qu'on désire conserver. On les nettoie comme pour les opérations photographiques de manière à les rendre chimiquement et physiquement parfaitement propres (nous donnons quelques indications sur le nettoyage du verre dans notre dernier chapitre). On les couvre d'une couche unie de collodion, comme le font les photographes; on les laisse sécher sur un plan parfaitement horizontal jusqu'à ce que le collodion ait pris une consistance qui lui permette de conserver l'impression de l'ongle. On passe alors à la gélatinisation des plaques. On a préparé d'avance une solution de 8 à 10 pour 100 de gélatine parfaitement pure dans l'eau. On maintient cette solution à une température de 50° à 55°, au bain-marie, dans une cuvette. On place les plaques dans la gélatine, la surface collodionnée en haut. Bientôt il s'opère une combinaison entre le collodion et la gélatine; le moment venu (ce que l'on apprend en constatant que la couche de collodion ne laisse plus voir de stries ni autres inégalités), on sort la coupe à monter de l'eau distillée dans laquelle elle attendait, on la porte dans la gélatine et avec un pinceau fin on la met en place sur la plaque. Puis on soulève avec précaution la plaque, en ayant soin de la tenir toujours horizontale, et on la sort de la gélatine. On la laisse un peu égoutter, et on la met sécher, à l'abri de la poussière, sur un plan parfaitement horizontal. Si les coupes sont minces et que la couche de gélatine n'est pas épaisse, les préparations seront parfaitement sèches en douze à dix-huit heures. On peut estimer qu'elles sont suffisamment sèches lorsqu'elles paraissent parfaitement transparentes et que la gélatine ne se laisse plus imprimer par l'ongle. Si, pendant qu'elles sèchent, les coupes viennent à n'être plus couvertes par la gélatine, il faut ajouter une nouvelle couche de celle-ci, en en versant sur la plaque.

Les préparations étant bien séchées, on incise les couches de gélatine et de collodion sur tout le pourtour du verre, on introduit dans l'incision une lame mince de scalpel, et l'on sépare du verre les deux feuillets comprenant entre eux la coupe ou les coupes. Si le verre a été bien nettoyé et la couche de collodion bien posée, cette opération n'offre pas de difficulté. La préparation est maintenant terminée, et l'on conserve définitivement les coupes ainsi montées entre les feuilles d'un album; — il est bon de prendre un album un peu lourd, vu que les feuillets de gélatine ont une tendance à s'enrouler.

La grande utilité de cette méthode se trouve en ce qu'elle permet d'établir à peu de frais et de conserver dans un espace des plus restreints — un simple album — une collection de coupes de n'importe quelle importance; par ce moyen, tout anatomiste, tout pathologiste peut posséder une collection dont l'établissement et la conservation par les moyens ordinaires demanderaient les ressources d'un musée.

Nous ferons remarquer que cette méthode permet d'établir des séries parfaitement suivies de coupes; Giacomini a pu monter sur la même feuille de gélatine 200 coupes du pont de Varole.

AUTRES PROCÉDÉS

663. **Préparations à sec de l'encéphale** (GIACOMINI; *Arch. per le scienze medioche*, 1878, p. 11). — Par le procédé que nous allons décrire on obtient des préparations de l'encéphale qui se laissent conserver à sec, c'est-à-dire, à l'air. Les auteurs qui avaient cherché à faire de semblables préparations n'avaient pas réussi parce qu'ils visaient à avoir des préparations absolument sèches, c'est-à-dire déshydratées. Or, comme le tissu nerveux de l'encéphale ne contient pas moins de 88 p. 100 d'eau, il est évident que la déshydratation en masse ne saurait être accomplie sans amener des ratatinements qui nuisent sérieusement à la valeur scientifique des préparations. La méthode de Giacomini tend au contraire à retenir dans les tissus une quantité d'eau équivalente à leur eau naturelle; elle y arrive par l'imbibition à l'aide d'une substance hygroscopique — la glycérine.

On commence par le durcissement de l'organe à conserver. On peut durcir :

Dans *l'acide nitrique*, de 10 à 12 p. 100. Il faut pour cela de douze à quinze jours. Les encéphales nagent dans ce liquide, il faut les retourner fréquemment. C'est la méthode qui donne la meilleure consistance aux organes.

Dans *le bichromate de potasse* (2 p. 100 d'abord, ensuite plus concentré, jusqu'à 4 p. 100, le liquide étant renouvelé fréquemment pendant un mois au moins).

Dans *le chlorure de zinc* (c'est la méthode qui donne les meilleurs résultats). On met l'encéphale frais dans une solution saturée de ce sel dans l'eau (si les organes ne sont pas parfaitement frais et que l'on craigne que le tissu ne soit ramolli, il est bon d'injecter d'abord 600 grammes de la solution par les carotides internes). Après quarante-huit heures (pendant lesquelles il faut avoir retourné plusieurs fois l'encéphale, qui nage) on enlève l'arachnoïde et la pie-mère. On remet l'encéphale dans le liquide pendant deux ou trois jours. On verra qu'à mesure qu'il s'imbibe, il augmente de densité et tend à descendre vers le fond du vase. Aussitôt qu'il a gagné le fond, il faut l'enlever, autrement il absorberait trop d'eau. On le met dans l'alcool ordinaire.

Les préparations peuvent rester indéfiniment dans l'alcool; il suffit cependant d'un séjour de dix à douze jours pour les préparations au chlorure de zinc; pour les préparations au bichromate, six à huit jours; pour ces dernières on peut même omettre entièrement le traitement par l'alcool.

A la sortie de l'alcool on met les pièces dans la glycérine, soit pure, soit additionnée de 1 p. 100 d'acide phénique. Elles y nagent d'abord, mais peu à peu elles s'enfoncent. Aussitôt qu'elles se sont enfoncées au-dessous de la surface de la glycérine, on les enlève et on les expose à l'air. On les laisse à l'air pendant quelques jours; et dès que leur surface paraît sèche, on les vernit avec un vernis de caoutchouc, ou, mieux, avec un vernis à la glu marine allongée d'un peu d'alcool. La préparation est maintenant terminée.

Nous avons eu l'avantage de voir les préparations de Giacomini à l'Exposition Internationale de Milan en 1881; au point de vue macroscopique, nous les avons trouvées d'une grande beauté.

664. Méthodes de demi-éclaircissement des coupes. — — Depuis Lockhart Clarke, tous les observateurs ont remarqué que si l'on traite des coupes du système nerveux central sur porte-objets avec une essence éclaircissante, il arrive un moment où certains des éléments, retenant l'alcool plus longtemps que d'autres, sont mis en relief par le contraste entre leurs indices de réfraction et celui des éléments déjà pénétrés et éclaircis; — des prolongements cellulaires, des fibrilles nerveuses, de fins vaisseaux qui sont parfaitement invisibles dans la préparation éclaircie, se montrent avec un relief sculptural pendant cet état de demi-éclaircissement. On a cherché à rendre cet état permanent.

MERKEL (*Arch. f. mik. Anat.*, 1877, p. 622) procède ainsi. On laisse des coupes pendant au moins dix minutes dans l'alcool à 94° environ; on les éclaircit dans le xylol, et on les examine dans ce même milieu. Il arrive que certains éléments retiennent avec plus de fixité que d'autres la faible proportion d'eau dont ils sont imbibés à la sortie de l'alcool. Or, le xylol, étant absolument immiscible à l'eau, n'exerce pas d'action éclaircissante sur ces éléments, qui sont en conséquence mis en relief, comme nous l'avons dit, par le contraste entre les indices de réfraction des parties éclaircies de la préparation et ceux des parties non-éclaircies. Pendant quelque temps on ne voit que les cylindres-axes; après un moment apparaissent les cellules ganglionnaires avec leurs prolongements; cependant les vaisseaux et les noyaux de la préparation demeurent encore parfaitement invisibles. Merkel trouve ces préparations précieuses pour l'étude de la distribution des fibres nerveuses.

Les préparations ne sont pas permanentes; on peut les conserver pendant quelques semaines en les montant dans le baume. Après un certain temps, les préparations, soit au xylol soit au baume, finissent par s'éclaircir totalement et ne donnent plus alors d'images spécifiques. On peut les faire servir de nouveau en les imbibant d'alcool et en les éclaircissant de nouveau par le xylol.

LEWIS (*The Human Brain*, p. 122) dit qu'on peut fixer l'état de demi-éclaircissement produit par une huile essentielle en laissant tomber sur la préparation une goutte de baume du Canada (il ne dit pas si le baume doit être en solution ou non). Il recommande de placer sur le porte-objet des coupes colorées au carmin de Beale et imbibées d'alcool; lorsque l'alcool est presque entièrement évaporé, on laisse couler sur les coupes une goutte d'essence d'anis, on attend l'apparition de l'image qu'on désire conserver, et l'on ajoute une goutte de baume et un verre à couvrir. On peut aussi produire le demi-éclaircissement par la glycérine, et conserver l'image en montant dans la gélatine glycérinée.

665. Dissociation (STILLING; *Arch. f. mik. Anat.*, 1880, p. 471; « *Bau d. nervösen Centralorgane,* » 1882). — Des portions de cerveau durci sont traitées par l'acide pyroligneux, brut, rectifié ou « artificiel ». Celui que Stilling recommande le plus se compose de :

Acide acétique cristallisable . . 100 grammes.
Eau . . . . 800 —
Créosote . . . . XXX gouttes.

Le tissu conjonctif gonfle d'abord, puis macère, et permet de dissocier les fibres nerveuses avec des aiguilles. Colorer au picro-carmin, et éclaircir par l'essence de girofle.

Pour isoler des cellules ganglionnaires de la moelle, CARRIÈRE

(*Arch. f. mik. Anat.*, 1877, p. 126) recommande la macération de coupes de la moelle fraîche dans du bichromate de potasse à 1 pour 600 pendant dix jours, suivie d'un séjour de cinq jours dans du carmin à l'ammoniaque concentré; ou bien la macération pendant quatorze jours dans du chromate d'ammoniaque à 1 pour 600, suivie d'un séjour de trois jours dans le carmin.

Schiefferdecker (*Arch. f. mik. Anat.*, 1879, p. 38) fait macérer pendant plusieurs jours des portions de moelle d'un demi-centimètre d'épaisseur dans tout juste assez d'alcool au tiers pour les couvrir. Agiter de petites portions dans une éprouvette avec de l'eau. Ajouter un peu de glycérine et quelque gouttes de picro-carminate de soude, et laisser reposer un ou deux jours. Decanter; le dépôt qui reste consiste presque entièrement en cellules ganglionnaires. Mettre ce dépôt dans un verre de montre ou une cellule plate, ajouter une ou deux gouttes de glycérine et laisser le tout dans un dessiccateur avec de l'acide sulfurique pendant deux jours. Pour faire une préparation, on verse une goutte de la glycérine contenant les éléments dissociés sur un porte-objet.

666. **Dissociation par compression** (Bevan Lewis; *Mon. Micro. Journ.*, 1876, p. 106; « *The Human Brain* », p. 146). — On resèque une partie de l'écorce (fraîche) du cerveau, on enlève les membranes, et l'on fait à main levée, avec un rasoir mouillé d'alcool, des coupes aussi minces que possible. On les pose sur des porte-objets et on les traite pendant quelques secondes avec quelques gouttes de liquide de Müller (ceci a pour but d'empêcher les coupes de se coller à la lamelle pendant la manipulation suivante). On pose sur chaque coupe une lamelle mince ayant deux fois son diamètre. On comprime graduellement et avec fermeté la lamelle; la coupe s'aplatit en une membrane mince. On rince le porte-objet dans l'eau et on le met pendant trente à quarante secondes dans l'alcool. On le sort de l'alcool; on retient la lamelle par la pression d'un doigt sur l'un de ses bords, tandis que sous le bord opposé on insinue la pointe d'une aiguille avec laquelle on la soulève avec précaution. On lave la coupe à l'eau; on colore (de préférence avec le noir d'aniline à 1 p. 100); on déshydrate, et on monte au baume. Lewis préfère déshydrater sous un dessiccateur avec de l'acide sulfurique, et d'éclaircir par le chloroforme.

Lewis trouve que ces manipulations donnent lieu, beaucoup moins qu'on ne le croirait, à des lésions des tissus; la névroglie est très résistante et protège les éléments nerveux; il est d'avis que les résultats obtenus ont la valeur des dissociations les plus délicates, les prolongements des cellules ganglionnaires étant graduellement séparés du lacis de fibrilles nerveuses dans lequel ils sont enrobés, et tous les éléments de la préparation s'étalant avec une grande netteté.

667. Névroglie (GIERKE; *Arch. f. mik. Anat.*, 1885, p. 444). — Macération dans les solutions d'acide chromique ou de sels chromiques, dans l'humeur aqueuse ou le sérum iodé, dans l'alcool au tiers, et surtout dans le mélange de Landois (n° 470 *bis*). Coloration par le carmin ammoniacal, dissociation avec des aiguilles. Le bichromate d'ammoniaque s'emploie pour la macération à la dose de 1/300 environ, on peut y ajouter un peu (1/10000 ou 1/15000) d'acide chromique. Les éléments ayant été isolés, Gierke laisse sécher la préparation à l'air, et ajoute du baume et un verre à couvrir.

Pour les coupes, durcir pendant six à dix semaines dans le bichromate d'ammoniaque d'abord à 1,50 p. 100, puis graduellement plus concentré jusqu'à 3 p. 100. Conserver les pièces dans l'alcool. Coupes à main levée, sans inclusion, ou au microtome après inclusion dans la celloïdine. Gierke trouve que les masses comme la paraffine sont à éviter parce qu'elles altèrent les détails délicats; nous pensons cependant que cela dépend un peu de la manière dont on les emploie. Coloration par le carmin ammoniacal, ou par le carminate de soude préparé par le pharmacien Maschke à Breslau, ou par le carmin ammoniacal et le carmin à l'alun (en combinaison ou successivement), ou par l'hématoxyline de Heidenhain.

668. Moelle des Amphibiens (SCHMIDT; *Zeit. f. Naturw.*, 1885, p. 1; *Zeit. f. wiss. Mik.*, 1885, p. 389). — Schmidt trouve que les réactifs durcissants usuels — acide chromique, sublimé, solution de Müller, bichromate de potasse, etc., ne donnent pas de bons résultats avec les Amphibiens; le sublimé s'est montré le moins mauvais de ces réactifs, l'acide chromique, le plus mauvais de tous. Schmidt a obtenu ses meilleurs résultats par la méthode suivante : Il faut tuer les animaux par le chloroforme ou l'éther, enlever la colonne vertébrale, la mettre pendant deux ou trois jours dans l'alcool à 70°. Après ce temps, on peut extraire la moelle par fragments à l'aide de pinces fines. On passe ces fragments par des alcools successifs jusqu'à l'alcool absolu. Puis, benzol, paraffine au benzol, paraffine. Le meilleur colorant est le carmin alcoolique à l'HCl.

Les larves peuvent être fixées avec avantage par un séjour de quelques minutes dans le sublimé chaud, après quoi on achève de les durcir dans l'alcool.

669. Ganglions spinaux de la Grenouille (v. Lenhossek; *Arch. f. Mik. Anat.*, 1886, p. 379). — v. Lenhossek recommande de prendre comme sujet d'étude les septième, huitième, et neuvième ganglions, dont les nerfs se réunissent pour former avec celui du dixième le puissant nerf sciatique. On sacrifie une Grenouille, on ouvre l'abdomen et on enlève les viscères de même que la membrane rétropéritonéale, ou paroi antérieure du grand sac lymphatique de Panizza. On divise d'un coup de ciseaux le cartilage qui relie la neuvième vertèbre au sacrum, on replie le coccyx un peu en arrière, ce qui permet d'introduire la pointe des ciseaux dans le canal vertébral. On ouvre le canal dans toute sa longueur en incisant avec les ciseaux et éloignant les corps des vertèbres qui en forment la paroi antérieure. Les ganglions étant ainsi mis à nu, on les resèque avec leurs racines et leurs nerfs, on enlève en partie leurs capsules fibreuses et les organes calcaires qui les accompagnent, tout en ne pratiquant qu'un nettoyage superficiel, de peur de léser les couches de cellules ganglionnaires externes. On fixe les pièces par une immersion de trois quarts d'heure dans de l'acide osmique à 1 ou 1,5 p. 100; ce réactif est, d'après V. Lenhossek, de beaucoup le plus avantageux à employer pour cet objet. Pour les coupes, on durcit ensuite par le bichromate de potasse suivi d'alcool, on fait les coupes par la celloïdine, et, sans les colorer, on les monte dans la glycérine. C'est la méthode des coupes qui donne les préparations les plus instructives. Si l'on désire contrôler par des dissociations les résultats qu'elle donne, il faut faire macérer un ganglion, fixé par l'osmium, pendant trois à quatre jours ou plus dans un mélange de glycérine et d'acide acétique concentré; — il suffira de vingt-quatre heures de macération si l'on tient la préparation à une température de 35 à 40 degrés.

CHAPITRE XXXVII

AUTRES TISSUS ET AUTRES ORGANES

Nous n'avons dans ce chapitre, pas plus que dans les précédents ou les suivants, l'intention de traiter des divers tissus et des divers organes d'une manière systématique. Ce sujet a été traité magistralement par Ranvier, *dans un livre qui est entre les mains de tous. Nous y renvoyons le lecteur et nous nous bornons à rassembler ici quelques notes sur des détails de technique plus récents que le* Traité *classique de* Ranvier.

TISSUS CONJONCTIF, OSSEUX ET CARTILAGINEUX

670. **Tissu conjonctif.** — Coloration par le violet B (Mayer ; *Sitzb. k. Akad. Wiss.*, LXXXV Bd, 1882, p. 69). — Mayer recommande, pour l'étude de tissus frais, une solution de 1 gramme de violet B (de Bindschedler et Busch à Bâle) dans 300 cc. d'une solution de sel de cuisine à 0,5 p. 100. Dans cette solution les cellules fixes du tissu conjonctif se colorent très rapidement et d'une façon très énergique. Les fibrilles élastiques et les muscles lisses s'y colorent également, mais en prenant d'autres nuances, ce qui permet de les distinguer très facilement.

670 *bis*. **Tissu élastique de la peau** (Unna ; *Monatschr. f. prakt. Derat.*, 1886, n° 6 ; *Zeit. f. wiss. Mik.*, 1886, p. 255). — Durcir des

morceaux de peau dans l'acide osmique, faire des coupes, et les colorer pendant douze à vingt-quatre heures dans la solution suivante :

Dahlia	0,2
Mélange d'alcool et eau à parties égales. .	10,0

Faire dissoudre et ajouter :

Acide nitrique.	2,0
Eau.	18,0
Alcool (95 degrés).	10,0

Après colorotion, on traite par l'acide acétique, cristallisable ou dilué, on lave à l'eau et on monte dans la glycérine, ou, pour les préparations permanentes, dans le baume. Le dahlia ne se fixe que sur les éléments qui ont été imprégnés par l'osmium.

671. Cellules à granulations, « Plasmazellen, Mastzellen ». — En 1874, Waldeyer décrivit (*Arch. f. mik. Anat.*, Bd. XI) entre les faisceaux du tissu conjonctif, outre les cellules plates, les cellules lymphatiques et les cellules adipeuses, d'autres cellules spéciales. Ce sont des cellules grandes, rondes, à grosses granulations; il les nomma « *Plasmazellen* ». Plus tard Ehrlich (*Arch. f. mik. Anat.*, XIII, 1877) étudiant plus à fond ces cellules, est arrivé à distinguer dans le même tissu et dans d'autres organes des cellules à grosses granulations qui paraissaient de prime-abord pareilles aux premières, mais qui sont cependant, comme le montrent leurs réactions, de nature différente (Ehrlich; *Verh. d. Berliner Physiol. Gesell.*, 17 Jan. 1879; *Reichert u. Du Bois Reymond's Arch.*, 1879, p. 166). Ces dernières sont les *Mastzellen* ou cellules à granules, d'Ehrlich; le nom de « Mastzellen » exprimant la croyance que ces cellules dérivent des cellules conjonctives fixes en suite d'une transformation provoquée par une exaltation de leur nutrition.

Nous pouvons dire de ces cellules, d'une manière générale, qu'elles se laissent colorer par la plupart des anilines, et retiennent leur couleur au lavage par les acides ou par l'alcool absolu avec plus de ténacité que les cellules normales des tissus. Ce qui est caractéristique de ces éléments — du moins des véritables *Mastzellen* d'Erlich, c'est qu'ils présentent dans les préparations réussies, le noyau incolore, le protoplasma peu ou point coloré, et dans ce protoplasma les granulations caractéristiques colorées d'une manière intense.

672. Cellules à granulations, « Plasmazellen » (EHRLICH; *Arch. f. mik. Anat.*, 1876, Bd. XIII, p. 263).

Première méthode. C'est une propriété de la solution aqueuse neutre de dahlia de colorer en général le protoplasma et la substance fondamentale des tissus, en laissant les noyaux incolores. Si, après coloration, on traite les tissus par l'eau acidifiée par l'acide acétique, la coloration est extraite de la substance fondamentale et du protoplasma, et est absorbée par les noyaux, et l'on a comme résultat une coloration qui ressemble à celle que donne la teinture normale par l'hématoxyline. S'il y a des cellules « plasmatiques » dans la préparation, elles se distinguent de suite par l'énergie supérieure avec laquelle elles prennent la coloration. Pour conserver les préparations, on les déshydrate par l'alcool absolu et on les monte dans une solution de colophane dans l'essence de térébenthine.

673 (EHRLICH ; *ibid.*) *Deuxième méthode, pour obtenir la coloration spécifique des cellules plasmatiques seules.*

Les tissus doivent être bien durcis dans l'alcool fort (l'acide chromique et les sels chromiques doivent être évités). On colore pendant au moins douze heures dans la teinture suivante :

Alcool absolu. . . . .   50 cc.
Eau . . . .   100 gr.
Acide acétique cristallisable. . . . . . .   12 gr. 5.
Dahlia, assez pour donner une solution presque saturée.

Après coloration, on porte les tissus dans l'alcool, où tous les éléments se décolorent à l'exception des cellules plasmatiques, et l'on monte dans la solution de colophane dans l'essence de térébenthine.

Le degré de coloration qu'on obtient dans l'alcool dépend du degré d'acidité de la teinture. Ehrlich a trouvé que la teinture qui ne contenait que 7,5 cc. d'acide acétique cristallisable donnait une coloration d'intensité moyenne. On peut donc employer des proportions plus faibles d'acide pour les préparations riches en tissu conjonctif, tandis que pour d'autres la formule que nous avons donnée est à préférer.

Les cellules mucipares et adipeuses se colorent quelquefois dans cette teinture.

On peut employer de la même manière (en solution aqueuse avec 7,5 p. 100 d'acide acétique), la primula, le violet d'iode, le violet de méthyle, la purpurine artificielle, la safranine, la fuchsine ; c'est le violet de méthyle qui donne les meilleurs résultats.

674. Cellules plasmatiques (KORYBUTT-DASKIEWICZ; *Arch. f. mik. Anat.*, 1878, Bd. XV, p. 7). — Si l'on conserve des Grenouilles pendant deux mois (d'été) sans nourriture, qu'on les place ensuite dans un réservoir d'eau courante et qu'on les nourrisse bien pendant quatre semaines, on trouvera des cellules « plasmatiques » en abondance. La meilleure manière de faire des préparations permanentes est de fixer des nerfs dans l'acide osmique à 0,5 pour 100, colorer au dahlia d'Ehrlich (formule précédente), au violet de méthyle, à la fuchsine, ou avec une autre couleur d'aniline, déshydrater à l'alcool, et monter dans de la térébenthine. La fuchsine donne de très belles colorations, mais la couleur ne se conserve pas bien. On peut aussi obtenir de bonnes colorations par le carmin ammoniacal légèrement acidulé.

674 *bis*. NORDMANN (*Beitr. s. Kenntniss d. Mastzellen, Inauguraldiss.*, Helmstedt, 1884). — Nordmann trouve qu'il y a utilité à employer une solution de vésuvine contenant 4 à 5 p. 100 d'acide chlorhydrique. Les coupes doivent séjourner quelques minutes dans cette solution, et, après coloration, la préparation peut être déshydratée par l'alcool absolu. Par ce procédé les cellules plasmatiques se colorent avant les noyaux des tissus et gardent leur couleur plus longtemps dans l'alcool absolu.

Dans le travail que nous citons on trouvera une discussion détaillée des réactions microchimiques des cellules plasmatiques.

675. Os et dents non décalcifiés. — Outre l'important procédé de RANVIER pour la préparation de coupes d'os par la voie sèche, qu'on trouvera à la page 297 du *Traité technique* de cet auteur, nous rappelons le procédé d'EHRENBAUM que nous avons donné au n° 285. Ce procédé a l'avantage de permettre de monter les coupes obtenues par usure, si elles sont très fragiles, sans éloigner la masse, qui est transparente et propre à conserver les coupes. Il n'y a qu'à chauffer doucement le porte-objet sur lequel la coupe est collée, ou bien à ajouter quelques gouttes de chloroforme, avant de poser le verre à couvrir.

NEALEY (*Amer. Mon. Mic. Journ.*, 1884, p. 142; *Journ. Roy. Mic.*

Soc., 1885, p. 348) recommande d'employer des portions d'os ou de dents parfaitement fraîches, et de les user sur un tour avec des meules d'émeri. De cette façon on peut préparer une dent en trente minutes, sans que la coupe soit devenue fragile ou ait acquis la moindre tendance à s'enrouler. Les parties molles n'étant pas éloignées par ce procédé, on peut avec avantage soumettre les coupes à l'action des teintures, et obtenir des colorations nucléaires.

676. Os décalcifiés (FLEMMING; *Zeit. f. wiss. Mik.*, 1886, p. 47). — Le procédé de la préparation par usure de coupes d'os non décalcifiés étant toujours délicat et souvent nécessairement très long, Flemming a imaginé une méthode très expéditive permettant de préparer des coupes d'os décalcifié démontrant les lacunes et les canalicules remplis d'air comme dans les coupes faites par usure sur l'os desséché. On fait au rasoir des coupes d'os décalcifié ; on les imbibe d'eau ; on les porte dans l'eau sur une plaque de verre, et on les y étale ; on enlève l'excès d'eau avec du papier buvard, on les recouvre d'une deuxième plaque de verre pour les empêcher de s'enrouler ; on porte le tout dans une assiette et on verse de l'alcool dessus. Après une demi-heure, les coupes se trouvent fixées dans la position aplatie, et l'on peut les transporter dans un flacon d'alcool absolu où on peut les conserver indéfiniment sans qu'elles s'enroulent. Pour les monter, on les lave à l'alcool frais, suivi, si l'on veut, d'éther ; on les étale de nouveau sur une plaque de verre, on les recouvre d'une double couche de papier buvard et d'une plaque de verre un peu pesante, et on les laisse sécher pendant un jour à l'air ou à la chaleur douce d'une étuve. Quand elles sont sèches, on les monte au baume chaud, de la manière suivante. On dépose une goutte de baume fondu sur un porte-objet, et on la laisse s'étaler, puis refroidir. On dépose et on laisse refroidir de même une goutte de baume sur le verre à couvrir. On pose la coupe à monter sur la couche de baume préparée sur le porte-objet, on la couvre du verre à couvrir préparé, on assujettit le verre à couvrir avec une petite pince, et l'on chauffe jusqu'à ce que le baume soit fondu. On obtient ainsi facilement des préparations dans lesquelles le système lacunaire, sans être entièrement injecté d'air dans toutes ses parties, offre cependant dans les endroits les plus réussis des images tout aussi instructives que celles des meilleures préparations faites par usure sur l'os desséché.

677. Coloration de l'os décalcifié et du cartilage. — Outre la *purpurine* et les autres colorants ordinaires qu'on trouvera indiqués dans le *Traité* de RANVIER, nous indiquons les suivants :

L'*éosine* (BUSCH ; *Arch. f. mik. Anat.*, 1877, p. 481). — Des coupes d'os décalcifié d'après la méthode que nous avons décrite au n° 487 peuvent être soumises à la coloration pendant cinq à dix minutes dans une solution aqueuse faible d'éosine. La substance fondamentale et les petites cellules du cartilage demeurent incolores, les noyaux des grandes cellules se colorent en rouge, de même que le périoste, le tissu osseux, et le contenu cellulaire des espaces médullaires. On déshydrate les coupes par l'alcool absolu, et on les monte sans éclaircissement par une essence, dans une solution de baume dans le xylol.

La *safranine* (BOUMA ; *Centralb. f. d. med. Wiss.*, 1883, p. 866). — Bouma emploie la safranine en solution aqueuse de 1/2000 ; il lave les coupes après coloration à l'eau pure ou acidulée. Le tissu osseux et conjonctif se colore en rouge, le cartilage en jaune par suite d'une combinaison chimique de la safranine avec la chondromucine.

Le *violet d'aniline* (BAUMGARTEN; *Med. Centralb.*, 1876, p. 657 ; *Zeit. f. wiss. Mik.*, 1884, p. 377). — Colorer des coupes pendant dix minutes dans une solution de cette couleur, laver pendant dix minutes dans de l'eau acidulée (II ou III gouttes d'acide pour un verre de montre) jusqu'à ce que la coloration bleue passe au violet, puis bien laver à l'eau pure. Le cartilage est bleu ou lilas, le cartilage calcifié violet ou rose, le tissu osseux rouge, la moelle bleu clair. Baumgarten a aussi obtenu des colorations différenciées en colorant par la fuchsine et décolorant par l'alcool ou la glycérine additionnés d'acide chlorhydrique. Le cartilage est alors bleu rougeâtre, le cartilage calcifié bleu foncé, le tissu osseux rouge ou incolore, et tous les noyaux de la préparation rouge carmin.

678. Ligne d'ossification. Origine des corpuscules sanguins rouges (BAYERL : *Arch. f. mik. Anat.*, 1885, p. 35). — On prend des portions de cartilage en voie d'ossification et on les décalcifie dans un mélange à parties égales d'acide chlorhydrique à 1 pour 100 et d'acide chromique à 3 pour 100. On les lave à l'eau pendant plusieurs jours, on les déshydrate, on enrobe à la paraffine, et on débite en coupes. On nettoie les coupes à l'essence de térébenthine, et on les imbibe d'alcool absolu. Puis on colore dans le mélange de carmin au borax et de carmin d'indigo de Merkel (n° 210) ; on lave à l'alcool absolu, on éclaircit à l'essence de girofle, ou mieux à la benzine, l'essence de girofle exerçant une influence oxydante qui nuit à la

permanence de la coloration, et on monte au baume. La matrice du
cartilage et celle du tissu osseux sont colorées en bleu, les cellules
en rouge, et, ce qui est très important, les corpuscules sanguins
rouges sont colorés en un vert pomme tout à fait caractéristique.

MAX FLESCH (*Zeit. f. wiss. Mik.*, 1885, p. 351) recommande particulièrement ce procédé pour l'étude du développement des dents.

SANG.

679. Sang (BŒTTCHER ; *Arch. f. mik. Anat.*, 1877, p. 74). — On
prépare une solution saturée de sublimé corrosif dans de l'alcool à
96°. On mêle 1 volume de sang à 50 volumes de cette solution, on
agite bien, et on laisse reposer de vingt-quatre à quarante-huit
heures Les corpuscules sanguins se trouvent être alors dépourvus
de leur matière colorante. On décante, on reprend le dépôt par
l'alcool pur ; on agite, et on laisse reposer encore vingt-quatre
heures. On décante l'alcool et on lave à l'eau ; ce lavage pourra
être prolongé pendant des jours sans nuire aux corpuscules qui sont
maintenant durcis au point de pouvoir résister parfaitement à
l'action des réactifs. On colore et on monte de la manière qu'on
désire.

680. Sang ; coloration (WISSOWZKY ; *Arch. f. mik. Anat.*, 1876,
p. 479). — Wissowzky fait une solution d'éosine et d'alun par
parties égales dans 200 parties d'alcool. Si l'on traite du sang
d'abord par l'eau et puis par la solution d'éosine, on trouve, après
lavage par l'eau, que les corpuscules rouges ont pris une coloration
rose dans toutes les parties desquelles l'hémoglobine n'a pas été
extraite par l'eau. Les parties qui ne contiennent normalement pas
d'hémoglobine, les noyaux, par exemple, demeurent parfaitement
incolores, et l'on peut les colorer par d'autres teintures, telles que
l'hématoxyline. Les leucocytes ne se colorent point par l'éosine.

v. THANHOFFER (*Centralb. f. d. med. Wiss.*, 1877, p. 881) trouve
que la réaction est bien plus marquée et plus permanente si l'on fixe
préalablement les éléments du sang par de l'osmium à 1 pour 100
(quelques secondes ou quelques minutes). GIERKE (*Zeit. f. wiss. Mik.*,
1884, p. 380) confirme ce résultat, et recommande le traitement
pendant trois minutes par une solution d'osmium à 0,5 pour 100.

681. Moore (*The Microscope*, 1882, p. 73; *Journ. Roy. Mic. Soc.*, 1882, p. 714). — Sécher rapidement du sang en couche mince sur un porte-objet. Colorer pendant trois minutes avec quelques gouttes de la teinture suivante :

Éosine.	1 partie.
Eau.	48 parties.
Alcool.	48 parties.

(On fait dissoudre l'éosine dans l'eau et on ajoute l'alcool.)

On lave à l'eau et on colore pendant deux minutes avec quelques gouttes d'une solution aqueuse de vert de méthylaniline à 1 pour 100. On lave, on sèche et on monte au baume. Résultat : corpuscules rouges, en rouge ; noyaux et leucocytes, en vert bleuâtre.

682. Bizzorero et Torre (*Arch. per le sc. med.*, 1880, p. 390). — Faire dissoudre un peu de violet de méthyle dans de la solution de sel de cuisine à 0,75 p. 100 et s'en servir comme liquide additionnel. Ce liquide conserve la forme des éléments, et colore les noyaux d'une manière intense.

Pour la coloration des *plaquettes* ou « *Blutplättchen* », Bizzozero (*Arch. f. path. Anat. u. Phys.*; *Zeit. f. wiss. Mik.* 1884, p. 389) emploie une solution de 1 partie de violet de méthyle pour 5000 parties de solution saline ; ou bien une solution de violet de gentiane à 1/3000.

683. Toison (*Journ. sc. med. de Lille*, fév. 1885; *Zeit. f. wiss. Mik.*, 1885, p. 398) mélange du sang au liquide additionnel et colorant suivant :

Eau distillée.	160 cc.
Glycérine neutre à 30°	30 cc.
Sulfate de soude pur	8 gr.
Chlorure de sodium pur	1 gr.
Violet de méthyle 5B.	0 gr. 25

(Il faut faire dissoudre le violet dans la glycérine allongée d'une moitié de l'eau ; faire dissoudre les deux sels dans l'autre moitié de l'eau ; mêler les deux solutions, et filtrer à froid.) Les leucocytes sont colorés au bout de cinq à dix minutes ; le maximum de coloration total est atteint au bout de vingt à trente minutes. On a pour résultat les leucocytes colorés en violet, les corpuscules rouges en verdâtre.

684. Harris (*Journ. Roy. Mic. Soc.*, 1885, p. 537). — Déposer une goutte de sang en couche mince sur une lamelle mince. La sécher à l'air, ou la fixer par l'acide chromique à 1/12 p. 100, ou le bichromate de potasse à 0,5 p. 100. Traiter par l'alcool, cinq minutes, laver à l'eau, sécher à l'air. Faire flotter la lamelle sur une solution de « Spiller's purple » (1 p. 100 dans l'eau avec une trace d'alcool), ou sur une solution alcoolique faible de roséine. Après dix minutes de séjour sur la teinture, laver à l'eau, sécher à l'air, monter au baume avec ou sans éclaircissement par l'essence de girofle.

685. Sang; coloration dans les tissus (Bayerl). — Nous avons déjà décrit cette teinture au n° 678.

686. Sang ; préparation des « plaquettes » (Kemp; *Studies f. Biol. Lab. Johns Hopkins Univ.*, May 1886, vol. III, n° 6; *Nature*, 1886, p. 132). — La simple démonstration des plaquettes est chose facile. Il n'y a qu'à déposer sur une lamelle mince une goutte un peu considérable de sang, la laver aussi rapidement que possible par un jet de solution saline normale et la porter aussitôt que possible sous le microscope; les plaquettes, qui ont la propriété de se coller au verre, seront restées en place et seront visibles en grand nombre. Mais elles ne garderont pas longtemps leurs caractères naturels; au bout de peu de temps elles se résoudront en des masses granuleuses amorphes. On peut cependant les conserver avec leurs caractères normaux moyennant une fixation appropriée, ce qu'on obtient en déposant sur le doigt, avant de le piquer, une goutte de solution d'acide osmique.

Pour la coloration de ces éléments, voyez plus haut, n° 682.

GLANDES.

687. Foie; cellules étoilées (Kupffer; *Arch. f. mik. Anat.*, 1875, p. 358). — Faire des coupes d'un foie frais à l'aide du couteau double de Valentin; les laver pendant quinze minutes dans de la solution de sel de cuisine à 0,6 p. 100, ou, ce qui est mieux, dans une solution d'acide chromique à 0,05 p. 100; les porter dans une solution de 1 partie de chlorure d'or, 10000 parties d'eau et 1 partie d'acide chlorhydrique ; les laisser dans cette solution jusqu'à réduction de l'or, ce qui a lieu en général en quarante-huit heures. Monter dans de la glycérine acidulée.

688. Foie ; réseaux nerveux ou élastiques (IGACUSCHI ; *Arch. f. path. Anat.*, XCVII, p. 142 ; *Zeit. f. wiss. Mik.*, 1885, p. 243). — Pour la démonstration des réseaux particuliers observés dans le foie et qui sont interprétés par quelques observateurs comme étant des réseaux nerveux, par d'autres comme étant du tissu élastique, Igacuschi recommande le procédé suivant : — Des morceaux de foie frais ou ayant été traités pendant quelques jours par le liquide de Müller, sont mis pendant huit à douze heures dans une solution de sucre de raisin (Eau, 100 parties ; sucre de raisin, 20 parties ; sel marin, 1 partie) ; puis on les met dans une solution de chlorure d'or à 0,5 p. 100. Après douze à vingt-quatre heures, on remet les pièces de nouveau dans la solution de sucre de raisin, où on les laisse deux à trois heures à la température d'un incubateur, ou, ce qui vaut mieux, douze à quarante-huit heures à la température normale ; ce qui suffit pour effectuer la réduction. Faire des coupes par la méthode de la congélation et les étudier dans la glycérine ou dans de la solution de sel de cuisine ; ou par la méthode de la celloïdine et les étudier dans l'essence de girofle.

689. Glandes salivaires (KULTSCHIZKY ; *Zeit. f. wiss. Zool.*, 1884, p. 99). — Les cellules sécrétantes de la glande salivaire du Cochon d'Inde se colorant très lentement, Kultschizky recommande beaucoup un procédé dû à KUTSCHIN, qui consiste à colorer lentement dans une solution d'hydrate de chloral à 4 p. 100 additionnée d'une faible quantité de picro-carmin. Pour les réactions caractéristiques des différentes sortes de cellules qui se trouvent dans les trois glandes salivaires du Cochon d'Inde, voyez le travail que nous citons.

690. Pancréas (H. GIBBES ; *Quart. Journ. Mic. Sc.*, 1884, p. 184). — H. Gibbes recommande pour la différenciation de certaines cellules qui se trouvent entre les alvéoles, la teinture suivante, qui est du reste très recommandable pour d'autres organes. Des coupes de matériaux bien durcis dans un liquide chromique sont colorées pendant dix minutes dans une solution aqueuse de vésuvine à 10 p. 100 allongée de 1 volume d'eau. On lave à l'eau et on colore dans une

solution de sulfindigotate de soude (carmin d'indigo) jusqu'à ce que
les coupes soient devenues d'un bleu foncé. On lave à l'eau, puis à
l'alcool, et on monte au baume.

691. Lewaschew (*Arch. f. mik. Anat.*, 1886, p. 464.) — Les meilleurs fixateurs seraient l'alcool absolu, ou la solution saturée de
sublimé corrosif. Lewaschew recommande de durcir ensuite à l'alcool, de faire des coupes à la paraffine, de les fixer sur le porte-
objet par le collodion de Schœllibaum et de colorer, de préférence
par l'hématoxyline acide de Ehrlich (n° 138), ou bien par les teintures de Ogata (*Arch. f. Anat. u. Phys.*, *Physiol. Abth.*, 1885,
p. 409).

692. Rein (Heidenhain; *Arch. f. mik. Anat.*, 1874, p. 6). — Ces
méthodes très spéciales pour l'étude des détails de l'épithélium des
Tubuli contorti ne peuvent être utilement détachées de la partie
théorique du mémoire que nous citons.

693. Max Flesch (*Zeit. f. wiss. Mik.*, 1885, p. 352) recommande
le mélange de carmin et de carmin d'indigo de Merkel (n° 210).

694. Glandes mammaires (Max Flesch; *ibid.*). — Pour cet objet,
Max Flesch recommande également la teinture de Merkel. Il est bon
de ne décolorer que relativement peu de temps dans l'acide oxalique
et de laver longuement ensuite dans l'eau.

695. Nissen. — Nous avons donné les méthodes de Nissen dans
notre chapitre des « Méthodes cytologiques », au n° 573.

696. Glandes stomacales (Max Flesch; *Zeit. f. wiss. Mik.*, 1885,
p. 354). — Aucune méthode ne réussit à différencier les diverses
cellules des glandes de l'estomac aussi nettement que la teinture de
Merkel (n° 210).

697. Glandes mucipares (Flemming; *Zeit. f. wiss. Mik.*, 1885, p.
518). — Flemming rappelle que l'hématoxyline est un réactif spécifique pour la mucine. Il recommande, pour la démonstration des
glandes mucipares, de colorer les coupes d'abord par le procédé de
Heidenhain (n° 135), et ensuite par l'hématoxyline de Delafield
(n° 130), ou de Bœhmer (n° 129). Les cellules mucipares se colorent
en violet.

698. (Schiefferdecker ; *Arch. f. mik. Anat.*, 1884, Hft 3). — Le réticulum spécial des cellules mucipares avait été découvert par Schiefferdecker (*loc. cit.*) à l'aide du vert d'aniline (voyez n° 229). Cette réaction a donné lieu à une longue polémique entre Schiefferdecker et List qu'on trouvera dans le *Zeit. f. wiss. Mik.*, 1885, pp. 51, 222 et 223. D'après List (*loc. cit.*, p. 222), ces réticulums se colorent également d'une manière spécifique dans le vert de méthyle à 0,5 p. 100, dans le brun Bismarck de Weigert (n° 158), dans le nitrate de rosaniline, et dans les teintures doubles de List (n°ˢ 231 à 235 . Schiefferdecker (*loc. cit.*, p. 224) maintient que les réticulums colorés par les réactifs de List ne sont pas identiques à celui qu'il a démontré avec son vert d'aniline. Nous renvoyons le lecteur qui désire se former une opinion sur cette question à l'étude des mémoires que nous citons et des objets dont ils traitent.

699. Cellules caliciformes (Flemming ; *loc. cit.*, p. 519). — Flemming fait observer que le contenu de l'épithélium de l'intestin et d'autres organes prend, après fixation par l'osmium ou un mélange osmique et coloration par l'hématoxyline, une coloration spécifique en bleu foncé ou en violet. Le traitement de préparations ainsi fixées par la safranine ou le violet de gentiane d'après la méthode de Flemming (n° 558) produit une réaction analogue et peut-être encore plus démonstrative.

700. Cellules mucipares et caliciformes (Paulsen ; *Zeit. f. wiss. Mik.*, 1885, p. 520). — Paulsen confirme les résultats de Flemming, et fait observer qu'en employant une forte coloration par l'hématoxyline de Delafield (un quart d'heure dans la solution concentrée, ou douze à quinze heures dans une solution allongée), on obtient, outre la coloration des noyaux, une coloration spécifique du réticulum lâche spécial des cellules mucipares et des cellules caliciformes.

701. Cellules glandulaires en général (List ; *Zeit. f. wiss. Mik.*, 1885, p. 514). — List recommande le procédé suivant *pour les coupes* : — Durcir pendant trois jours dans l'acide chromique à 0,25 p. 100, laver à l'eau pendant plusieurs jours, durcir dans l'alcool d'abord faible, puis fort ; faire des coupes à la celloïdine, et les colorer par une teinture à l'aniline, notamment par l'une ou l'autre des teintures que nous avons citées dans le paragraphe 698, ou par la glycérine hématoxylique allongée de Renaut (n° 137). Au lieu d'acide chromique pour le durcissement préliminaire, on peut employer le liquide de Müller; mais il faut alors prolonger la réaction pendant plusieurs semaines. On peut également employer le mélange de Flemming et colorer ensuite avec les mêmes teintures.

Pour les dissociations : — Acide chromique à 0,1 p. 100, huit jours environ, ou solution de Müller, plusieurs semaines, ou acide osmique à 0,5 p. 100, deux à quatre jours, suivi d'un lavage à l'eau de plusieurs jours, et de coloration par l'hématoxyline ou la glycérine hématoxylique de Renaut. Toutes ces méthodes conservent bien et démontrent bien les réticulums spéciaux dont il a été question dans les paragraphes précédents.

CHAPITRE XXXVIII

TUNICIERS, MOLLUSQUES, ARTHROPODES, VERS

702. Tuniciers. — Préparation en générale très facile. Pour les Appendiculariés et les petits Thaliacés nous ne voyons rien de mieux que de fixer par le sublimé acidulé par l'acide acétique : on pourra colorer comme on voudra. Les grands Salpes se fixeront cependant souvent mieux par l'acide osmique ou un mélange chromique, ou par l'acide picro-sulfurique. Les Ascidies, surtout les formes composées à zooïdes rétractiles, offrent plus de difficulté. Nous avons donné, au n° 12, le procédé de SALVATORE LO BIANCO pour tuer les Ascidies avec leurs orifices ouverts. Voici un procédé dû à VAN BENEDEN pour fixer les zooides d'*Amaræcium,* de *Pyrosoma,* etc., dans leur état épanoui normal (nous ne savons si ce procédé a été publié : c'est à l'obligeance de M. C MAURICE que nous en devons la communication). On place les cormes dans de l'eau de mer bien propre, et on les laisse reposer quelques heures pour que les animaux s'étalent. On saisit alors brusquement les cormes et on les plonge aussi rapidement que possible dans de l'acide acétique glacial. On les laisse dans l'acide deux, quatre ou six minutes, selon les dimensions des cormes. Puis on les lave longuement par l'alcool, d'abord à 50°, puis graduellement plus fort, et souvent renouvelé. Il faut avoir soin de ne pas se servir d'instruments d'acier pour sortir les animaux de l'acide, car le contact de l'acide donne lieu à des taches noires. On peut se servir de ses doigts, en ayant soin de les

laver aussitôt après. Nous avons trouvé que par ce moyen on obtient
des animaux en général parfaitement fixés dans l'attitude étalée
normale ; cette méthode a aussi l'avantage de ne causer aucune opacité ni dans le manteau ni dans les tissus.

MOLLUSQUES.

703. Fixation des Mollusques. — Il y a deux groupes de Mollusques dont les espèces peuvent offrir quelques difficultés à l'égard de
la fixation ; ce sont les Lamellibranches et les Gastéropodes.

Les Lamellibranches, lorsqu'on les sort dans l'eau pour les plonger
dans un liquide fixateur, retirent leurs siphons et leur pied, ferment
leurs valves et meurent dans l'état contracté. Si ensuite on emploie la
force pour ouvrir la coquille, on risque de déchirer le manteau et l'on
trouve qu'il est à peu près impossible de faire étaler le pied et les
siphons. De Castellarnau (*La Estacion Zoologica de Napoles*, etc.,
por D. Joaquin M. de Castellarnau y de Lleopart ; Madrid, 1885)
recommande de les faire mourir par la méthode d'Eisig en ajoutant
goutte à goutte, à la surface de l'eau où ils se trouvent, soit de l'alcool,
soit le mélange d'alcool, glycérine et eau de mer de Salvatore Lo
Bianco dont nous avons donné la composition au n° 12. Il faut avoir
soin d'ajouter l'alcool ou le mélange très graduellement et en versant
très peu à la fois, et de ne pas agiter l'eau où les animaux se trouvent ; car il est nécessaire que la diffusion de l'alcool s'opère avec une
grande lenteur. L'opération peut durer plusieurs heures, mais on obtient de bons résultats. Les animaux, avant de mourir, entrent dans
un état de stupeur qui leur ôte la faculté de se contracter ; ils étendent
au contraire, largement leur pied, leurs siphons, branchies et tentacules, et meurent avec la coquille ouverte. Du reste, une fois
l'insensibilité établie, on peut les tuer dans la position étalée en les
jetant dans l'acide picro-sulfurique ou un autre fixateur rapide.

Les mêmes procédés donnent quelquefois de bons résultats pour
les Gastéropodes. Nous avons indiqué, à la fin du n° 12, la manière
de faire mourir les Pulmonés dans l'eau privée d'air.

La quantité énorme de mucus qui existe dans les couches tégumentaires des Gastéropodes est souvent un obstacle à la préparation.
Pour se débarrasser de cette substance on pourra, dans certains cas,
suivre les indications de v Marchi (*Arch. f. mik. Anat.*, 1867,

p. 204), qui a trouvé que si l'on jette un *Limax* vivant dans de la
solution de sel, d'une concentration moyenne, l'animal se débarras-
sera de quantités énormes de mucus, et mourra en quelques heures.

704. Pied des Pulmonés terrestres (Sochaczewer; *Zeit. f. wiss.
Zool.*, 1881, p. 40). — On durcit des portions de pied contenant les
glandes pédieuses dans l'acide osmique à 0,5 p. 100. On rince à l'eau
et on met les pièces pendant quatre à cinq jours dans l'acide chromique à 1 p. 100, ou dans le bichromate de potasse de 4 à 6 p. 100.
On lave dans un mélange de glycérine, alcool et eau, et on porte les
pièces finalement dans l'alcool absolu. Elles acquièrent ainsi une
consistance de cartilage. Coloration double par le picro-carmin et
l'hématoxyline. Les macérations peuvent se faire par l'acide osmique
de 0,02 à 0,05 p. 100, pendant trois à quatre jours; ou par l'acide
chromique à 0,1 p. 100, cinq à six jours.

705. Pied des Prosobranches; glandes pédieuses (Carrière; *A*r*ch.
f. mik. Anat.*, 1882, p. 388). — Tirer doucement vers soi l'animal
vivant et fixé par le pied; le pied s'étire, l'animal se laisse tirer un
peu en dehors de la coquille, et l'on sépare le pied par un coup de
ciseaux. Acide chromique, 1/3 p. 100, six à huit heures; alcool à
50°, puis à 70°; coloration par le picro-carmin, la fuchsine, ou la cochenille (cette dernière surtout pour l'étude des cellules mucipares
et caliciformes); ou bien coloration double par le picro-carmin et la
cochenille; essence de girofle; paraffine (en s'aidant du vide pour
faciliter la pénétration de la paraffine).

706. Gastéropodes; glandes pédieuses (Houssay; *Arch. de Zool.
expér.*, 1883, p. 171-288). — Durcir le pied pendant vingt-quatre à
qnarante-huit heures dans de l'alcool à 50°, faire des coupes et les
colorer au picro-carmin. Passer par l'alcool à 30°, puis colorer dans
une solution de vert de méthyle à 0,1 ou 0,2 p. 100 dans l'alcool
à 60°. Alcool absolu, quelques minutes; essence de girofle, baume.
Les cellules glandulaires sont seules colorées par le vert de méthyle.

707. Pied des Lamellibranches (Fleischmann; *Zeit. f. wiss. Zool.*,
1885, p. 367-451). — Pour démontrer l'absence des prétendus pores
aquifères dans le pied des Lamellibranches, Fleischmann saisit une
Moule au moment où elle a le pied bien étendu et comprime avec
force les valves, de manière à empêcher tout reflux, vers l'intérieur
du corps, des liquides contenus dans le pied. Le pied peut être fixé

en cet état en le tenant pendant quelques minutes dans du sublimé chaud.

707 *bis*. Tɦ. Bᴀʀʀᴏɪꜱ (*Les glandes du pied et les pores aquifères chez les Lamellibranches*, Lille, 1885).—Fixation par l'acide osmique, et de préférence par l'acide chromique à 0,5 ou 1 p. 100, ou par la liqueur de Kleinenberg. Après lavage, la pièce est portée dans de l'alcool de plus en plus fort, de 20° à 70°. Coloration en masse par le carmin boracique ou le picro-carmin. Déshydratation, essence de térébenthine ou chloroforme ; inclusion dans la paraffine.

708. Injection des Acéphales (Fʟᴇᴍᴍɪɴɢ; *Arch. f. mik. Anat.*, 1878, p. 252). — Pour tuer les animaux, il faut les faire geler dans un mélange de glace et de sel de cuisine et les mettre pendant une demi-heure dans de l'eau tiède. Au bout de ce temps, on les trouvera morts, et dans un état propre à l'injection. Le traitement par le chloroforme ou l'éther ne donne pas de bons résultats. On peut attacher la canule dans le cœur; mais il reste toujours la difficulté de fermer les vaisseaux qu'on peut avoir coupés et qu'il est impossible de lier. A cette fin, après avoir posé et lié la canule dans le cœur, on remplit et on couvre tout l'animal de plâtre. Aussitôt que le plâtre est pris, on peut pousser l'injection.

709. Yeux de Gastéropodes (Fʟᴇᴍᴍɪɴɢ ; *Arch. f. mik. Anat.*, 1870, p. 441). — Le problème est ici d'obtenir l'exsertion de l'œil, car il est impossible d'enlever le pédoncule sur un animal vivant sans qu'il se rétracte au moins en partie. Il faut enlever le pédoncule par un coup de ciseaux rapide donné près de la base ; ne pas s'inquiéter de l'invagination de l'œil qui aura certainement lieu, mais jeter le tout dans de l'acide chromique dilué, ou dans du bichromate de potasse à 4 p. 100; après quelque temps le pédoncule s'étendra et l'œil restera évaginé dans la position normale. On peut alors durcir dans le bichromate, l'acide osmique à 1 p. 100, ou l'alcool.

710. Cᴀʀʀɪᴇ̀ʀᴇ (*Zool. Anzeig.*, 1886, p. 221). — Enlever l'œil avec le bout du tentacule, et fixer en l'exposant pendant quelques minutes aux vapeurs d'osmium. Faire des coupes selon les procédés connus. Les coller sur le porte-objet avec le collodion de Schællibaum. Les y colorer par le picro-carmin ; ou bien les dépigmenter en les traitant très soigneusement par l'eau de Javelle *très diluée*, puis colorer au picro-carmin. Carrière n'a pu réussir la dépigmentation que chez l'*Helix pomatia;* il a échoué chez les Prosobranches. Lorsque

l'opération est bien réussie, les tissus se montrent parfaitement conservés. Monter au damar.

711. Yeux des Chitonides (Moseley; *Quart. Journ. Mic. Sc.*, 1885,
p. 40). — Moseley employait principalement des coupes à travers
des coquilles décalcifiées. Après avoir essayé bon nombre des méthodes préconisées de décalcification lente, il est arrivé à ce résultat
que, sous tous les rapports, la décalcification rapide par l'acide nitrique est à préférer. Il place les fragments de coquille, dont les tissus
ont été d'abord durcis dans l'alcool fort, dans 100 à 200 cc. d'eau
distillée, et il ajoute goutte à goutte de l'acide nitrique concentré
jusqu'à ce qu'il se produise un dégagement énergique de gaz, ce qui
arrive en général lorsqu'on a ajouté à l'eau 3 à 4 p. 100 d'acide. Si
la décalcification n'est pas complète au bout de douze heures, on
transporte les objets dans une nouvelle quantité d'eau distillée, et l'on
recommence la décalcification.

712. Yeux des Céphalopodes (Grenacher; *Abhandl. d. naturf. Ges.
Halle a. S.*, Bd. XVI; *Zeit. f. wiss. Mik.*, 1885, p. 244). — Fixer
dans l'acide picro-sulfurique ; ou dans une solution saturée de sublimé
dans l'acide picro-sulfurique ; ce dernier réactif se montre surtout
utile pour *Octopus*, *Eledone*, et *Sepia*, mais ne réussit pas avec les
formes pélagiques (*Loligo*, *Ommatostrephes*, *Rossia*). Dépigmentation
par l'acide chlorhydrique, au lieu de l'acide nitrique dont Grenacher
s'était servi dans ses recherches antérieures. Il recommande aussi
le mélange n° 502. On peut aussi combiner la dépigmentation avec
la coloration au carmin ; on colore par le carmin boracique et on
décolore dans le mélange cité ; le pigment est enlevé à la décoloration plus rapidement que le carmin. Mais ce procédé demande plus
d'habitude. On peut entreprendre la dépigmentation sur des coupes,
mais il vaut mieux le faire sur des fragments de rétine de 2 à 5 millimètres d'épaisseur. Monter les préparations dans l'huile de ricin
(voyez n° 372 *bis*).

713. Epithélium cilié (Engelmann; *Pflüger's Arch.*, 1880, p. 505 et
suiv.). — Intestin de *Cyclas cornea*. Macération dans l'acide osmique à 0,2 p. 100 (après avoir chauffé l'animal pendant quelque temps
à 45° ou 50° C.), ou bien macération dans l'acide borique concentré.
Pour démontrer la couche bacillaire, faire macérer dans l'alcool au
tiers, dans le liquide de Müller, l'acide borique ou l'acide salicylique. Les prolongements intra-cellulaires des cils peuvent être isolés,

par la dissociation avec des aiguilles, de l'épithélium frais de l'intestin d'un Lamellibranche (Anodonte, par exemple) dans du bichromate de potasse à 4 p. 100 ou dans la solution de sel de cuisine à 10 p. 100. Pour obtenir de bonnes images de cet appareil *in situ* dans le corps des cellules, faire macérer pendant pas plus d'une heure dans une solution concentrée d'acide borique ou salicylique. On peut aussi employer l'acide osmique très dilué, par exemple à 0,1 p. 100. Les cellules latérales des branchies se laissent traiter facilement par une solution saturée d'acide borique allongée d'un cinquième d'eau.

Engelmann recommande beaucoup pour ces recherches, qui sont extrêmement délicates, l'éclairage par la lumière verte, qui est plus favorable à la définition microscopique que la lumière ordinaire (voyez Lamansky ; *Arch. f. Ophthalm.*, 1871, p. 123).

Nous ne saurions trop recommander l'étude de ce mémoire d'Engelmann, qui est un modèle de technique intelligente et ingénieuse.

714. Foie des Mollusques (Frenzel ; *Arch. f. mik. Anat.*, 1885, p. 51). — Frenzel n'a pas pu trouver de méthode satisfaisante pour durcir cet organe. Ses meilleurs résultats ont été obtenus par le sublimé, en dissolution soit dans l'eau distillée, soit dans l'eau de mer, soit dans l'alcool faible. Pour l'étude des cellules à l'état frais, il recommande l'eau de mer un peu diluée, ou une solution de sel de cuisine d'au moins 1 p. 100.

715. Coquille. — On peut étudier des tranches minces de coquille non décalcifiée, obtenues par les méthodes d'usure connues, ou, ce qui vaudra souvent mieux, par la méthode à la colophane de Ehrenbaum, que nous avons décrite au n° 285. Pour les coupes de coquille décalcifiée, Moseley, qui a eu beaucoup d'expérience de ce genre de travaux, recommande avant tout le procédé de décalcification que nous avons décrit plus haut (n° 711).

ARTHROPODES.

716. Méthodes normales pour les Arthropodes. — D'après notre expérience, nous sommes conduit à admettre que les méthodes recommandées par Paul Mayer méritent la préférence sur toutes les autres comme méthodes normales pour l'étude des Arthropodes et de tous les organismes chitineux. Il est absolument nécessaire pour ces sortes d'objets de faire usage, dans toutes les opérations de fixation, de coloration et de lavage, de réactifs ayant la plus grande puissance de pénétration qu'il soit possible d'obtenir. Nous recommandons donc de fixer en général avec l'acide picro-sulfurique (*concentré*), à moins qu'il n'y ait des raisons spéciales pour préférer l'acide picro-nitrique ou l'acide picro-chlorhydrique; de laver par l'alcool à 70° ou plus fort, jamais plus faible; et de colorer par la teinture de cochenille de P. Mayer (n° 127), teinture qui nous a donné en général pour ces objets de meilleurs résultats que l'hématoxyline de Kleinenberg.

On a recommandé le sublimé en solution alcoolique comme fixateur pour les organismes chitineux; jusqu'à présent nous n'avons pas eu de bons résultats avec ce réactif. Nous avons eu quelquefois de fort bons résultats avec le perchlorure de fer de Fol (n° 28). Et si l'on désire avoir le choix d'autres teintures que celles que nous avons citées, nous recommanderons d'essayer le carmin alcoolique à l'HCl (n° 124), ou le carmin au borax contenant 60 à 70 p. 100 d'alcool.

Rappelons qu'il est souvent avantageux et même nécessaire d'employer les réactifs à chaud, surtout les liquides de fixation et de lavage.

Certaines formes peuvent bien se fixer par le sublimé. Ce réactif peut, par exemple, être souvent employé avec avantage pour des Copépodes, pour des larves de Décapodes, etc. Quelques Copépodes cependant (*Copilia*, *Sapphirina*) se laissent beaucoup mieux conserver par l'acide osmique (faible); et il en est de même pour les Ostracodes. Dans bien des cas, le traitement par l'acide osmique fournit une différenciation suffisante des éléments des tissus, de sorte qu'il n'est pas nécessaire de recourir à une coloration ultérieure (*Copilia*, *Phyllosoma*).

717. Méthode pour rendre la chitine transparente et perméable. (Looss). — Nous avons donné cette méthode au n° 484.

List (*Zeit. f. wiss. Mik.*, 1886, p. 212) a obtenu de bons résultats avec des Coccides en traitant les animaux (après durcissement) pendant dix-huit à vingt-quatre heures par l'eau de Javelle allongée de 4 volumes d'eau. Après lavage, on peut passer par l'alcool à la paraffine. La chitine est suffisamment ramollie pour permettre de faire de bonnes coupes. On peut colorer en masse avant l'inclusion, par le carmin aluné ou le picro-carmin; il faut pour cela cinq à six jours, mais les colorations sont bonnes. Nous nous demandons pourquoi List n'emploie pas la cochenille de Mayer ?

718, Antennes des Chilognathes. *Méthode de* SAZEPIN (*Mém. Acad. Imp. Sc. St-Pétersbourg*, t. XXXII, n° 9, 1884, pp. 11-12). — La forte pigmentation de la chitine de ces organes est un grand obstacle à la préparation. Ni la potasse ni l'acide nitrique concentré ne peuvent servir pour l'éloigner. Sazepin prend des antennes déshydratées par l'alcool, et les met dans du chloroforme. La réaction est très lente, la chitine devient moins opaque, mais le pigment ne disparaît pas entièrement. Pour en éloigner les dernières traces, il suffit d'ajouter alors au chloroforme une goutte d'acide nitrique fumant, qui les fait entièrement disparaître. Employé de cette manière, l'acide nitrique n'exerce pas d'action nuisible sur les tissus. Il faut agiter de temps à autre le mélange, pour empêcher l'acide de nager à la surface du chloroforme. Il faut vingt-quatre heures pour compléter la réaction. On peut colorer ensuite par l'acide osmique, en se servant d'un mélange de 1 volume de solution d'acide osmique à 1 p. 100 et de 20 volumes d'eau, qu'on laisse agir jusqu'à vingt heures.

Ce n'est là, du reste, qu'un procédé de dépigmentation à utiliser pour l'étude d'organes entiers et pour se procurer des vues d'ensemble; et il n'est pas nécessaire de le mettre en œuvre pour les coupes, qui peuvent se faire d'après les méthodes ordinaires (alcool absolu, un instant; acide picro-sulfurique, un jour; alcool à 75°; carmin aluné, vingt-quatre heures; eau, un jour — (cela ne nous paraît guère un procédé à recommander); — alcool; chloroforme; paraffine).

719. Dépigmentation des yeux en général (DELLA TORRE; *Comptes rendus*, 1883, 1ᵉʳ sem , p. 1806). — Della Torre trouve que l'emploi des acides est nuisible aux tissus et empêche de faire de bonnes coupes. Il recommande en conséquence d'employer le chlore, mais sans dire de quelle manière il le fait agir. Voyez, pour le chlore, nᵒˢ 495, 496.

720. Yeux de Limule (LANKESTER ET BOURNE; *Qu irt. Journ. Mic. Sci.*, 1883, p. 180). — Alcool; térébenthine; paraffine; coupes. Dépigmenter les coupes soigneusement, sous le microscope, par l'acide nitrique de 5 à 10 p. 100. Les monter au baume, les unes après coloration par le carmin boracique, les autres sans coloration. Monter aussi de la même manière des coupes non dépigmentées.

721. Yeux de Mouche et d'autres Arthropodes (HICKSON; *Quart. Journ. Mic. Sc.*, 1885, p. 243). — Exposer le crâne, après en avoir enlevé la paroi postérieure, aux vapeurs d'osmium pendant quarante minutes. Laver pendant quelques minutes dans l'alcool à 60°. Durcir dans l'alcool absolu. Faire des coupes. En dépigmenter un certain nombre de la manière suivante : Les coupes sont fixées sur le porte-objet par l'albumine de Mayer; la paraffine est éloignée par de l'essence de térébenthine, celle-ci est éloignée par de l'alcool absolu, et le porte-objet est renversé au-dessus d'une capsule contenant de l'alcool à 90° auquel on a ajouté quelques gouttes d'acide nitrique fort. Il se produit des vapeurs nitreuses abondantes, et le pigment se dissout. On peut arrêter la réaction au moment voulu en lavant dans l'alcool pur.

Colorer, soit les coupes, soit les yeux en masse, par la teinture à l'hématoxyline que nous avons citée au n° 133.

Pour les dissociations, mettre l'œil ou le nerf optique pendant vingt-quatre heures dans une solution d'hydrate de chloral à 5 p. 100; dissocier avec des aiguilles, et monter à la glycérine. Si l'on fixe les tissus dissociés sur le porte-objet par l'albumine de Mayer, on peut les laver à l'alcool et les colorer en place; on peut aussi les dépigmenter avant de les colorer. Voyez aussi les n°s 495 à 582.

722. Ganglions optiques (VIALLANES; *Ann. Sci. Nat., Zool.*, 1884, art. 4; *ibid.*, 1885, art. 4). — Fixer par un mélange de 1 volume d'acide osmique au centième et 2 volumes d'alcool à 36° B. Jeter les pièces fixées dans l'alcool absolu. Au bout de vingt-quatre heures le durcissement est achevé, sans que la coloration noire due à l'osmium soit devenue trop intense. Colorer par le carmin aluné ou par l'hématoxyline de Kleinenberg. Faire des coupes, et les monter soit au baume, soit à la glycérine.

723. Système nerveux sympathique de Periplaneta (KOESTLER; *Zeit. f. wiss. Zool.*, 1883, p. 572). — Vapeurs d'osmium, quelques minutes. Laver à l'alcool faible. Colorer par le picro-carmin, pendant vingt-quatre heures, dans le vide. Laver et laisser tremper pendant deux heures dans du blanc d'œuf filtré. Coaguler le blanc d'œuf par l'alcool d'abord faible, ensuite absolu, chauffé à 40 C. environ. Eclaircir par l'essence de girofle, enrober dans la paraffine, couper au microtome.

724. Collines de Doyère des Tardigrades (DOYÈRE; *Arch. f. mik.*

Anat., 1865, p. 105). — On prend une vingtaine d'individus de *Milnesium tardigradum* (il est bon d'en prendre un certain nombre, car l'expérience ne réussit pas avec tous les individus) ; on les met dans une éprouvette contenant de l'eau qui a été privée de son air par l'ébullition. On coule à la surface de l'eau une goutte d'huile, de manière à empêcher le contact de l'air extérieur. Au bout de vingt-quatre à quarante-huit heures on trouvera les animaux immobilisés dans un état cataleptique ; la circulation aura cessé, le pigment de la cuticule aura disparu ou se sera ramassé en des plaques qui ne gênent pas l'observation ; tout l'animal sera devenu plus transparent, les nerfs et les muscles se dessineront avec une netteté remarquable. On étudie les animaux dans l'eau qui a été bouillie ; à moins qu'on ne désire étudier les phénomènes de la ressuscitation, auquel cas on prend de l'eau de source.

725. Sarcolemme des Insectes (THANHOFFER ; *Arch. f. mik. Anat.*, 1882, p. 27), — Pour démontrer les deux lamelles du sarcolemme, faire digérer un muscle d'Insecte, soit dans l'estomac d'un animal vivant (ce que l'on peut faire en enveloppant le muscle dans du tulle et en l'introduisant à travers une fistule), soit dans un liquide digestif artificiel). Il faut, dans le premier cas, plusieurs heures, dans le second une demi-heure à une heure, à la température normale du laboratoire en été. Examiner dans du suc gastrique.

726. Foie (« Mitteldarmdrüse », glande de l'intestin moyen) **des Crustacés** (FRENZEL ; *Mitth. a. d. Zool. Stat. Neapel*, 1884, p. 51). — Observation des tissus frais dans le sang de l'animal, ou dans un mélange à parties égales d'eau de mer et d'eau distillée (ce qui équivaut à une solution saline de 1,5 à 2 p. 100 ; la solution saline normale à 0,75 p. 100 est trop faible). L'alcool au tiers, et l'acide acétique ou chromique dilués ne donnent pas de bons résultats. La fixation du foie en vue des coupes est fort difficile. Le meilleur fixateur pour le foie des Décapodes, Amphipodes et Phronimides serait le sublimé en solution aqueuse saturée (dix à trente minutes) suivi d'alcool. Le liquide de Perenyi (n° 21), employé soit seul, soit suivi après cinq à dix minutes par un traitement de même durée par le sublimé, donne de bons résultats. Les autres fixateurs ordinaires, liquides picriques, chromiques, osmiques, etc., sont beaucoup moins bons. Pour les Isopodes cependant il est préférable d'employer un liquide picro-sulfurique, fait en additionnant une solution saturée d'acide picrique d'un peu d'acide sulfurique et en allongeant avec

1 volume d'eau. On laisse agir ce mélange quinze à trente minutes. Alcool; chloroforme; paraffine; coupes fixées au porte-objet par la méthode n° 301; la paraffine est éloignée par le naphte ou la benzine; alcool fort; alcool faible; carmin alcoolique de Grenacher (n° 124), ou carmin au borax, ou hématoxyline; ou bien, coloration double par l'hématoxyline employée en surcoloration et suivie de carmin alcoolique de Grenacher; alcool; essence de girofle; baume.

Pour les détails minutieux de la cytologie microchimique de cet objet, voyez le mémoire original, ou le rapport très étendu dans *Zeit. f. wiss. Mik.*, 1885, p. 100.

727. Intestin des Crustacés (FRENZEL; *Arch. f. mik. Anat.*, 1885, p. 141). — Les réactifs fixateurs ordinaires sont pour la plupart parfaitement inefficaces, à l'exception du liquide de Perenyi (n° 21). Ce liquide fixe bien le caryomitome. Pour l'Écrevisse cependant, Frenzel donne la préférence à l'acide picro-sulfurique (allongé de 2 volumes d'eau); il le laisse agir un quart d'heure, et porte les pièces dans l'alcool à 70°. Le sublimé n'est guère utile que pour les Crustacés marins; il a malheureusement une tendance à faire détacher l'épithélium de l'intestin moyen. Coupes par la paraffine, fixées sur porte-objet par le mucilage n° 298 additionné d'une quantité relativement considérable de glycérine et d'une trace d'alcool. Coloration par le carmin aluné, le carmin alcoolique de Grenacher (n° 124), l'hématoxyline de Bœhmer (n° 129), ou la safranine. Pour l'épithélium de l'intestin moyen, la coloration double que nous avons citée au paragraphe précédent. Monter au baume plutôt que dans les liquides glycériques; les caryomitomes perdant beaucoup en netteté dans ces derniers liquides.

728 Intestin moyen des Insectes (FRENZEL; *Arch. f. mik. Anat.*, 1885, p. 232). — Tous les fixateurs ordinaires, y compris le liquide de Perenyi, se montrent peu satisfaisants pour cet objet. Frenzel recommande de prendre une solution à demi saturée de sublimé dans de l'alcool à 80 p. 100, et de l'additionner d'une goutte d'acide nitrique concentré par 1 cc. ou 2 cc. de la solution. Des fragments de tissu de la grosseur d'un pois doivent y séjourner cinq à dix minutes; durcir ensuite dans de l'alcool contenant du sublimé en solution, et conserver dans l'alcool pur (la durée du traitement par l'alcool au sublimé n'est pas indiquée).

Le but de l'addition de l'acide nitrique dans ce liquide est d'en augmenter la puissance de pénétration, et d'empêcher la formation de composés mercuriques insolubles qui peuvent être précipités dans les tissus en présence de l'ammoniaque ou d'autres alcalis.

729. Phalangides (Rœssler ; *Zeit. f. wiss. Zool.*, 1882, p. 672). — Tuer les animaux dans l'eau bouillante ; il faut laisser donner plusieurs bouillons à l'eau pour bien coaguler l'albumine des tissus ; les passer par l'alcool à 70°, puis à 90°, puis absolu. Inclure par infiltration dans du savon (la préparation de la masse n'est pas indiquée ; voyez n⁰ˢ 264 à 267). Colorer les coupes sur porte-objet avec une teinture alcoolique.

Rœssler avait essayé l'inclusion à la paraffine, qui lui avait donné de mauvais résultats à cause de la fragilité des tissus produite par la pénétration par l'essence de térébenthine ou de girofle. Nous pensons que l'essence de bois de cèdre donnerait peut-être de meilleurs résultats.

730. Coccides (*Orthesia*) (List ; *Zeit. f. wiss. Mik.*, 1886, p. 44). — Comme liquide fixateur pour préparer les viscères des Coccides pour la dissection, List donne la préférence au mélange suivant : Solution à demi saturée de sublimé dans l'eau, additionnée d'une goutte d'acide picro-sulfurique par centimètre cube. On les laisse agir deux à trois minutes, on lave à l'eau, et on passe à la dissection dans la glycérine diluée. Les détails histologiques sont bien conservés, et les organes présentent une remarquable résistance aux aiguilles.

731. Macrotoma plumbea (Sommer ; *Inaug.-Diss.*, 1884, p. 4 ; *Zeit. f. wiss. Mik.*, 1885, p. 234). — Fixer par l'eau bouillante d'après la méthode de Rœssler pour les Phalangides (n° 729), et durcir pendant plusieurs heures dans l'acide picro-sulfurique allongé de 5 volumes d'eau. Passer par l'alcool ; colorer par le carmin aluné, le carmin de Hamann (n° 118 *bis*), ou le carmin-borax. Coupes à la paraffine, après pénétration par le chloroforme.

732. Ovaires de Nèpe et de Notonecte (Will ; *Zeit. f. wiss. Zool.*, 1885, p. 311). — Fixer dans du sublimé un peu concentré, passer par l'alcool faible à l'alcool fort, auquel il est bon d'ajouter un peu de camphre pour faciliter l'extraction du sublimé. Coloration par le carmin au borax.

v. Wielowiejski, qui est arrivé sur ce sujet à des résultats différents de ceux de Will, pense que celui-ci peut avoir été induit en erreur pour avoir lavé ses pièces après fixation dans de l'alcool trop faible. Il fait observer que le traitement par l'alcool faible ou par l'eau d'objets fixés par le sublimé peut facilement donner lieu à des gonflements nuisibles pour certains éléments.

Aphides (WILL), — voyez n° 536.

Testicule des Arthropodes, — voyez n°ˢ 564 et 582.

Embryogénie des Arthropodes, — voyez n°ˢ 534 et suiv.

VERS.

733. **Planaires** (LANG ; *Zool. Anzeig.*, 1878, p. 14 ; 1879, p. 45, 46 *Die Polykladen, etc., Fauna u. Flora d. Golfes v. Neapel*, 1884, p. 30). — L'observation des animaux vivants ne peut guère suffire que pour l'étude des systèmes vasculaires, pour laquelle elle est indispensable, aucune méthode n'ayant été découverte jusqu'ici qui permette d'étudier l'appareil aquifère sur des pièces conservées.

Pour la fixation, Lang emploie presque toujours soit le sublimé pur, soit le liquide n° 33 ou le liquide n° 30. Il est souvent nécessaire d'employer ces liquides à chaud, même bouillants ; on les emploie de la manière indiquée au n° 30. Dans ces derniers temps, Lang a trouvé qu'on peut obtenir des résultats assez satisfaisants par l'alcool employé à chaud.

Lors de ses premières recherches, Lang employait pour la coloration la méthode du picro-carmin et éosine que nous avons décrite au n° 217. Il recommande maintenant (« *Polykladen* ») de laisser les animaux, après fixation et traitement par l'alcool, pendant huit à quatorze jours dans du picro-carmin, puis de laver à l'alcool à 70° jusqu'à ce que l'acide picrique soit en grande partie extrait, de colorer ensuite pendant un à quatorze jours dans du carmin au borax et de décolorer par l'HCl selon la méthode connue. On obtient ainsi une coloration nette des noyaux par le carmin au borax, une coloration des parties extra-nucléaires par le picro-carmin, tandis que le picro-carmin a opéré en même temps une légère macération des tissus qui sert à rendre les contours cellulaires beaucoup plus évidents qu'ils ne le sont sans cela. La cochenille de Mayer rend des services pour l'étude des glandes. Le carmin acétique et le carmin de Beale trouvent aussi leur emploi.

Coupes par la paraffine.

733 *bis.* **Rhabdocœles acœles** (DELAGE; *Arch. de Zool. expér.*, t. IV, sér. 2, 1886; *Zeit. f. wiss. Mik.*, 1886, p. 239). — Delage recommande beaucoup la fixation par l'acide osmique carminé (n° 107 *bis*). Un autre fixateur excellent est la solution concentrée de sulfate de fer. Les animaux (*Convoluta*) y meurent parfaitement étendus. Le liquide de Lang ne réussit pas.

Pour la coloration, Delage recommande l'acide osmique carminé, ou bien l'imprégnation par l'or. — (Acide formique au tiers, deux minutes; chlorure d'or à 1 p. 100, dix minutes; acide formique à 2 p. 100, deux à trois jours dans l'obscurité. — Il est bon de laisser se produire une réduction excessive et de décolorer par une solution de cyanure de potassium à 1 p. 100.)

734. Némertiens. — Les Némertiens sont extrêmement difficiles à fixer. Après une assez longue expérience de ce groupe, nous devons dire que nous n'avons pu trouver aucune méthode qui mène sûrement au but. Nous avons toujours obtenu nos meilleurs résultats en fixant par le sublimé (sol. sat. à froid, avec 1 p. 100 d'acide acétique). Il est bon de couper d'abord la tète de l'animal, et de projeter les morceaux à fixer, qui ne doivent pas être trop longs, aussi rapidement que possible dans la solution de sublimé; c'est un tour de main à apprendre, et qui ne réussit pas toujours. Nous décapitons les animaux, parce que nous avons observé que les contractions sont beaucoup moins énergiques dans les tronçons qui ne sont plus en communication avec les ganglions cérébraux. Nous avons essayé la plupart des fixateurs énergiques, liquides osmiques, chromiques, etc., et nous ne les recommandons pas ; les liquides chromiques et le perchlorure de fer nous paraissent être surtout à éviter, car ils semblent agir comme des irritants, et provoquer des contractions musculaires d'une violence telle que les tissus en souffrent ; les animaux y meurent aussi beaucoup moins vite que dans le sublimé.

DE CASTELLARNAU (« *La Estacion Zool. de Napoles*, » p. 137) dit qu'on peut tuer les Némertiens par la méthode d'Eisig, pour narcotiser graduellement par l'alcool, méthode que nous avons décrite plus haut à propos des Mollusques (n° 703). Nous n'avons pas eu l'idée d'essayer cette méthode. Nous avons essayé le procédé de FOETTINGER à l'hydrate de chloral (n° 12); les espèces sur lesquelles nous avons expérimenté mouraient bien plus ou moins étendues, mais crachaient toujours leur trompe. Castellarnau (*loc. cit.*) dit que quelques espèces de *Cerebratulus*, telles que le *C. margi-*

natus, et le *C. pantherinus* se laissent mieux fixer par un mélange de 7/8 de bichromate de potasse et 1/8 d'acide chlorhydrique. Il n'indique pas la manière d'employer ce mélange.

M. le prof. Du Plessis nous a indiqué l'eau douce chaude, même presque bouillante, comme étant dans bien des cas le meilleur moyen de tuer les Némertiens. Elle conserve bien les tissus.

Pour les colorations, nous pensons qu'il est absolument obligatoire de n'employer que des teintures alcooliques, car les espèces même les plus délicates ne se laissent pénétrer en aucun laps de temps raisonnable par les teintures aqueuses. Nous employons le carmin au borax, ou le carmin alcoolique de Mayer (nº 124 *bis*). L'hématoxyline de Kleinenberg et la cochenille de Mayer donnent en général de moins bonnes préparations, à cause de l'énergie avec laquelle elles se portent sur la mucine qui, en général, existe en si grande abondance dans la peau des Némertiens.

Les coupes se font très bien à la paraffine pour les espèces petites et moyennes, si l'on a soin de faire la pénétration par l'essence de bois de cèdre (le chloroforme se refuse souvent à pénétrer ces objets même après des semaines).

735. Trématodes (Fischer ; *Zeit. f. wiss. Zool.*, 1884, p. 1). — L'*Opisthotrema cochleare* peut être monté *in toto* dans le baume, après traitement par l'alcool absolu, le picro-carmin ou l'hématoxyline ou le carmin ammoniacal, et l'essence de girofle.

Pour les coupes, Fischer recommande une masse d'inclusion faite en dissolvant 15 parties de savon dans 17,5 parties d'alcool à 96°. Cette masse fond à 60° C. environ, pénètre très rapidement, et se solidifie en quelques minntes. On étudie les coupes dans la glycérine.

736. *Méthode de* Looss (*Zeit. f. wiss. Zool.*, 1885, p. 390). — Les grosses cellules sphériques des muscles du pharynx et des ventouses, qui ont été décrites comme cellules ganglionnaires par les auteurs, seraient, d'après Looss, des éléments appartenant au tissu conjonctif. Traitées par le picro-carmin ou le carmin au borax, elles présentent effectivement l'apparence de cellules ganglionnaires ; mais le traitement par le violet de méthyle montre qu'elles possèdent des prolongements qui se mettent en rapport avec les cellules conjonctives. Il faut mettre les objets, fixés et conservés dans l'alcool, dans de l'acide nitrique à 2 p. 100; on les y laisse vingt-quatre heures, on lave pendant deux à quatre heures dans de l'eau courante, on colore dans une teinture préparée en faisant bouillir du violet de méthyle pendant vingt minutes dans de l'eau distillée, et on décolore par l'alcool.

737. Cercaires des Trématodes (SCHWARZE ; *Zeit. f. wiss. Zool.*, 1885 p. 45). — Schwarze trouve que le seul moyen de conserver les tissus des Cercaires est de fixer dans une solution saturée de sublimé, chauffée à 35° ou 40° C.

738. Nématodes (Looss; *Zool. Anzeig.*, 1885, p. 318). — La cuticule extrêmement résistante des Nématodes oppose souvent un très grand obstacle à la pénétration des réactifs. Selon Looss, on peut vaincre cet obstacle en traitant les animaux (ou leurs œufs, qui présentent la même imperméabilité) par l'eau de Javelle ou l'eau de Labarraque, selon la manière que nous avons décrite au n° 484.

739. BRAUN (*Die thier. Parasiten d. Menschen*, etc.; *Journ. Roy. Mic. Soc.*, 1885, p. 897). — Braun recommande de monter des préparations non-colorées de petits Nématodes dans le milieu suivant : — Gélatine, 20 parties ; glycérine, 100 parties ; eau, 120 parties ; acide phénique, 2 parties. On fait fondre ce mélange au moment de s'en servir.

740. Acanthocéphales (Echinorhynques) (SAEFFTIGEN ; *Morphol. Jahrb.*, 1884, p. 121). — La meilleure manière de tuer les animaux est de les mettre dans l'acide osmique à 0,1 p. 100 environ ; ils y vivent longtemps : ils se contractent pendant les premières heures, mais s'étendent complètement avant de mourir. On peut aussi employer l'acide chromique à 0,1 p 100 ; les animaux y vivent plusieurs jours, mais meurent à la fin parfaitement étendus. C'est ce réactif qui vaut le mieux pour l'étude de la sous-cuticule. Les méthodes de la fumée de tabac et du chloroforme, et les fixateurs qui tuent rapidement, comme le sublimé ou les solutions fortes d'acide osmique, donnent des résultats inférieurs à ceux des procédés que nous avons indiqués.

Les tissus se colorent très difficilement ; Saefftigen n'a guère réussi qu'avec le carmin au borax (1), qu'il faut souvent laisser agir très longtemps.

(1) Le *Journ. Roy. Mic. Soc.*, 1885, p. 147, dit « carmin *picro-sulfurique* », erreur que nous tenons à rectifier parce que, comme en effet le carmin est soluble dans l'acide picro-sulfurique, le lecteur pourrait s'imaginer qu'il s'agit d'une nouvelle teinture ainsi préparée.

741. Géphyriens (*Priapulus et Halicryptus*) (Apel; *Zeit. f. wiss. Zool.*, 1885, p. 461). — Apel reçommande de tuer les animaux ou bien en les mettant dans l'eau de mer qu'on porte graduellement à une température de 40° C. environ (pas plus), ou bien en les plongeant brusquement dans de l'eau bouillante où on les maintient un instant. Cette manœuvre ne tue pas les animaux, mais les paralyse et les empêche de se contracter pendant qu'on les soumet à l'action d'un réactif fixateur. Parmi les fixateurs, Apel recommande l'acide chromique à 1/3 p. 100 ; l'acide picro-sulfurique ; le bichromate de potasse, et l'alcool. L'acide osmique ne pénètre pas suffisamment.

Colorer en masse par le carmin de Hamann (n° 118 *bis*). — Colorer les coupes par le carmin acétique (« Essigcarmin ») de Grenacher (nous ne connaissons pas de carmin acétique de Grenacher et nous pensons qu'il y a erreur), ou par le dahlia, l'hématoxyline, ou le picro-carmin.

Coupes par la paraffine, après pénétration par le chloroforme. Le savon à la glycérine donne une masse qui a l'avantage de pénétrer très bien, mais qui nuit aux colorations. Des coupes à la celloïdine servent de contrôle.

742. Géphyriens (De Castellarnau; *La Estacion Zool. de Napoles*, p. 137). — De Castellarnau dit que les *Phascolosoma, Phoronis Hippocrepis, Sipunculus nudus* et *S. tessellatus*, doivent être tués et fixés par l'acide chromique ; et les *Aspidosiphon Mülleri, Bonellia viridis* et *B. fuliginosa* par l'acide picro-sulfurique.

743. Polychètes. — Les Polychètes Tubicoles, à appareil branchial tentaculaire, complexe et contractile, peuvent être tués et fixés rapidement, selon De Castellarnau (*loc. cit.*, p. 139), par le sublimé. De Castellarnau raconte que par ce moyen Salvatore Lo Bianco obtient de magnifiques préparations même de *Spirographis*.

Parmi les Polychètes Errants, les espèces à appareil branchial très contractile, telles que les Eunices et les *Onuphis*, doivent être traitées de la même manière.

La plupart des autres Polychètes et des autres Annélides marins peuvent être convenablement tués, selon de Castellarnau, par la méthode de l'alcool de Eisig (n°s 12 et 703).

Les formes pélagiques très délicates, comme les *Alciope*, les *Alciopina*, les *Vanadis*, se laissent bien tuer et fixer par l'alcool iodé. Salvatore Lo Bianco les met (de Castellarnau, *loc. cit.*, p. 103) pendant une ou deux minutes dans un mélange de 100 parties d'alcool à 70° et de 3 parties d'iode ; on lave à l'alcool à 70° jusqu'à ce que toute la coloration jaune due à l'iode ait disparu.

744. Annélides en général ; narcotisation (Kükenthal ; *Die mikroskopische Technik*, 1885 ; *Z-it. f. wiss. Mik.*, 1886, p. 61). — Mettre les animaux dans un verre cylindrique rempli d'eau à une hauteur de 10 centimètres ; verser sur l'eau une couche d'alcool à 70° de 1 à 2 centimètres d'épaisseur. Après quatre à huit heures on trouvera les animaux narcotisés et l'on pourra les fixer.

745. Vaisseaux sanguins d'Annélides (Kükenthal ; *loc. cit.*). — Ouvrir les animaux et les mettre pendant deux à trois heures dans de l'eau régale (acide nitrique, 4 parties ; acide chlorhydrique, 2 parties). Les ramifications des vaisseaux se trouvent alors être colorées en noir, tout le reste en jaune.

746. Hirudinées (Whitman ; *Methods in Mic. Anat.*, p. 27). — Tuer par le sublimé chaud. Ce réactif tue les Sangsues avec une telle rapidité qu'elles meurent en général sans avoir pu changer la position dans laquelle elles se trouvaient au moment de subir le contact du liquide.

747. Hirudinées ; injection (Whitman ; *Amer. Natural.*, 1886, p. 318). — Il arrive très souvent qu'on obtienne des injections naturelles très parfaites chez des Sangsues qui ont été durcies dans de l'acide chromique faible ou dans un liquide chromique quelconque. Whitman pense que ces injections sont les meilleurs pour l'étude du système circulatoire par la méthode des coupes.

Les Hirudinées (ou autres Annélides) sur lesquelles on désire faire des injections artificielles doivent naturellement être tuées par un procédé qui laisse les tissus dans l'état mou propre à laisser couler l'injection. Jacquet (*Mitth. Zool. Stat. Neapel*, 1885, p. 298) recommande de mettre les Sangsues dans de l'eau contenant une faible quantité de chloroforme ; elles tombent bientôt au fond du vase et y restent immobiles. Il faut les laisser un ou deux jours dans l'eau avant d'injecter.

CHAPITRE XXXIX

ÉCHINODERMES, COELENTÉRÉS, PORIFÈRES, PROTOZOAIRES

CHINODERMESÉ.

748. Holothurides. — Animaux extrèmement difficiles à fixer, parce que, sous l'influence des réactifs, ils se contractent avec une si grande violence que leurs viscères sont arrachés et expulsés par la bouche ou l'anus. DE CASTELLARNAU (*La Estacion Zool. de Napoles*, p. 136) recommande de les saisir par le milieu du corps, de les serrer fortement pour les empêcher de se contracter, et de les plonger pendant un instant dans de l'acide acétique, puis de remplir la cavité du corps d'alcool par injection et de mettre tout l'animal dans de l'alcool. GARBINI (*Manuale per la technica mod. del Microscopio*, p. 155) conseille de narcotiser les Synaptes et les *Cucumaria* en ajoutant de l'éther à l'eau où elles se trouvent, et de les transporter dans de l'alcool à 35°. Pour notre compte, nous croyons que la manière la plus sûre pour faire mourir étalés les Holothurides, c'est de les mettre simplement dans l'eau douce; ils y meurent sans se contracter et avec les tentacules déployés.

749. Astérides (HAMANN; *Beiträge zur Hist. d. Echinodermen*, Hft. 2, 1885, p. 2). — La fixation est ici également très difficile. On peut l'obtenir, les pieds ambulacraires, les branchies et les tentacules restant étendus, en plongeant les animaux dans de l'eau bouillante, et en les portant ensuite dans le liquide fixateur. Mais cette méthode a l'inconvénient que les réactifs ne pénètrent que lentement à l'intérieur du corps, ce qui fait qu'on n'obtient pas une fixation suffisante des organes internes. Hamann conseille plutôt d'injecter l'animal vivant avec le liquide fixateur. On introduit la canule sous la peau de l'extrémité d'un bras et on injecte ainsi le réactif dans la cavité du corps. Les pieds ambulacraires et les branchies sont bientôt distendus par le liquide ; aussitôt que l'injection parait avoir pénétré partout, on jette l'animal dans une certaine quantité du même réactif.

Hamann a obtenu ses meilleurs résultats avec l'acide chromique à 1 p. 100 additionné, si on le veut, de quelques gouttes d'acide osmique à 1 p. 100. Le sublimé est moins recommandable, parce qu'il oblige à une décalcification très longue, tandis qu'avec l'acide chromique cette opération est déjà accomplie, du moins en partie, pendant la fixation. L'acide picro-sulfurique de Kleinenberg donne de très bons résultats.

Les pièces fixées par l'acide chromique doivent être très longuement lavées ; elles peuvent alors être colorées par le picro-carmin de Ranvier, qui est surtout à recommander pour l'étude du système nerveux, vu la netteté avec laquelle il fait apparaître les fibrilles nerveuses. On peut aussi employer le carmin acétique de Hamann (n° 118 *bis*). Hamann a aussi employé l'hématoxyline de Bœhmer ou l'hématoxyline acide de Ehrlich (n° 138) additionnée de 15 p. 100 d'une solution aqueuse d'éosine.

Pour colorer les pièces macérées, vert de méthyle additionné d'acide acétique.

L'étude des *yeux* présente quelque difficulté. Pour les étudier sur des coupes tout en en conservant autant que possible la pigmentation, il faut (*loc. cit.*, p. 19) enlever l'œil par la dissection, le durcir dans un mélange à parties égales d'acide osmique à 1 p. 100 et d'acide acétique à 1 p. 100, et l'inclure dans la gomme glycérinée ou quelque autre masse qui n'exige pas de traitement par l'alcool, réactif qui dissout le pigment, de sorte que les cellules pigmentaires y deviennent parfaitement hyalines. Pour les macérations, alcool au tiers ; le mélange acéto-osmique ne conserve pas les bâtonnets des cellules pigmentées.

750. Astérides et Crinoïdes (DE CASTELLARNAU ; *La Estacion Zool. de Napoles*, p. 135). — Tuer les Astérides et les Crinoïdes par l'alcool à 70°. Les Ophiures, cependant, doivent être tués par l'eau douce si l'on désire éviter de les voir se désarticuler.

751. Larves des Échinodermes (BARROIS). — Nous devons à l'obligeance de M. le Dʳ J. Barrois les indications inédites suivantes, que nous savons être le fruit d'une investigation approfondie des métamorphoses des Échinodermes).

Pluteus. — Il est nécessaire, pour étudier les métamorphoses des Ophiures et des Oursins dans de bonnes conditions, d'obtenir des préparations qui, tout en conservant les avantages présentés par les larves vivantes (netteté des différents organes, intégrité du squelette calcaire, qui est souvent d'une grande importance comme fournissant des points de repère des plus utiles), en ajoutent encore d'autres, et en particulier : 1° la netteté de la région où se forme le jeune Echinoderme, région généralement opaque chez la larve fraîche, et 2° une rigidité suffisante pour permettre d'orienter la larve sous le microscope et de la retourner commodément en tous sens.

Pour obtenir ces préparations, il y a quelques difficultés à surmonter, à cause de la nécessité de conserver le squelette calcaire, tout en obtenant une coloration suffisamment élective. On arrive au but en employant le procédé suivant : — Le *Pluteus* est fixé par une solution froide et saturée de sublimé, dans laquelle on le laisse séjourner deux ou trois minutes; puis on lave à l'eau douce et on colore par la cochenille de Mayer extrèmement diluée, au point d'être à peine colorée; les objets séjournent de douze à vingt-quatre heures dans la teinture, et doivent être surveillés attentivement pour être retirés au moment voulu et conservés dans le baume, ou, ce qui vaut souvent mieux, dans l'essence de girofle ou de bois de cèdre. Ce procédé permet d'obtenir des préparations plus instructives que celles que l'on obtient par les moyens de coloration ordinaires, après décalcification, et aussi plus instructives que l'observation directes d'objets frais. Il convient parfaitement pour l'étude des principaux stades de la métamorphose.

Auriculaires et *Bipinnaires*. — Le procédé que nous venons de décrire est également applicable aux Auriculaires et aux Bipinnaires, et paraît être surtout la meilleure méthode pour l'étude de la métamorphose des Bipinnaires. Pour les premiers stades de la métamorphose des Auriculaires, on peut avec avantage remplacer ces méthodes par la fixation à l'acide osmique suivie de coloration par le carmin de Beale, les préparations étant conservées dans la glycérine.

Larves de Comatules. — Pour le développement embryonnaire de la Comatule, la méthode qui est le plus à recommander consiste à fixer par la liqueur de Lang (n° 30) et à colorer par le carmin au borax dilué. Il est important, pour les préparations qui ne sont pas destinées aux coupes, de n'employer que du carmin au borax dilué, sans cela les embryons se surcolorent et ne se décolorent plus que difficilement.

La narcotisation par l'hydrate de chloral avant la fixation rend de bons services, spécialement pour l'étude des Pentacrines et des jeunes Synaptes issues d'Auriculaires. Sans cette précaution on ne peut guère obtenir que des préparations de larves fermées (Pentacrines) ou entièrement déformées par la rétraction (jeunes Synaptes).

CŒLENTÉRÉS.

752. Cténophores. — Ces animaux se fixent très facilement. On peut employer le sublimé, l'acide osmique ou l'acide chromique. Nous recommandons, surtout pour les petits individus, d'ajouter simplement quelques gouttes d'acide osmique à 1 p. 100 dans l'eau où les animaux se trouvent et de les y laisser jusqu'à ce que les tissus prennent une teinte grisâtre; il n'est guère nécessaire d'employer d'autre coloration. DE CASTELLARNAU (*La Estacion Zool. de Napoles*, p. 135) recommande un mélange de 200 cc. d'acide chromique à 1 p. 100 et de IV à V gouttes d'acide osmique à 1 p. 100. Pour les *Callianira*, SALVATORE LO BIANCO emploie le mélange suivant, que nous citons d'après GARBINI (*Manuale*, etc., p. 154) :

Acide chromique. . . . . 1 partie
Acide pyroligneux.. . . . . 1 —
Sublimé.. . . . . 2 parties

(L'auteur ne dit pas à quel titre sont faites les solutions.)
On laisse les animaux de dix à quinze minutes dans ce liquide.

753. Cténophores (R. HERTWIG; *Jen. Zeit.*, Bd. XIV, p. 313, et *Ueber d. Bau d. Ctenophoren*, à part, 1880, p. 2). — Hertwig traite les Cténophores par le nitrate d'argent d'après la manière que nous avons décrite au n° 189.

Pour les coupes, il imbibe les animaux d'une solution de gomme glycérinée très allongée d'eau, et les y laisse séjourner à l'air jusqu'à ce que la solution ait atteint la consistance d'un sirop épais; puis il enrobe les pièces dans du foie et durcit le tout selon le procédé connu (voyez n° 755).

754. Méduses; fixation. — La fixation offre quelques difficultés pour les formes à tentacules contractiles, qui s'enroulent facilement au contact des réactifs. DE CASTELLARNAU (*La Estacion Zool. de Napoles*, p. 133) recommande de tuer les Méduses par l'acide acétique et de les plonger immédiatement dans un mélange à parties égales d'acide chromique (titre ?) et alcool. Ce procédé donnerait de bons résultats pour les *Oceania*, *Lizzia*, *Bougainvilla*, *Podocoryne*, *Syncoryne*, etc. Nous avons vu obtenir de bons résultats par l'éthérisation ; et aussi par un procédé qui consiste à tuer lentement les animaux en projetant, par petites quantités, du sublimé en nature dans l'eau où ils nagent. Les formes qui n'ont pas des tentacules très contractiles peuvent être facilement fixées par le sublimé ou par un liquide osmique ou chromique. La *Cassiopeia borbonica* demande, selon de Castellarnau, un traitement particulier, qui consiste à traiter les animaux par l'acide osmique jusqu'à ce qu'ils commencent à changer de couleur, puis à les mettre pendant deux à trois jours dans le bichromate de potasse à 5 p. 100, et finalement dans l'alcool.

755. Méduses (O. et R. HERTWIG ; « *Das Nervensystem, etc., d. Medusen,* » 1878, pp. 4, 5). — Fixer par l'acide osmique très dilué, et ne le laisser agir que quelques minutes.

Macération. — On peut fixer suffisamment les éléments cellulaires en les traitant pendant trois minutes par l'acide osmique à 0,05 p. 100, après quoi le traitement par la glycérine seule fournit un degré de macération qui est très souvent suffisant. Mais le procédé que nous avons décrit au n° 475 est meilleur.

On obtient l'isolation des éléments en frappant à petits coups sur la lamelle mince, procédé qui donne de meilleurs résultats que la dissociation par les aiguilles.

Parmi les avantages que présente le liquide macérateur que nous avons indiqué, il faut observer que la réduction de l'acide osmique par les albuminates des tissus est remarquablement activée par la présence de l'acide acétique. Cela est surtout un fait favorable pour l'étude du système nerveux ; car les cellules et les fibrilles nerveuses, réduisant l'osmium plus rapidement que les épithéliums ordinaires, acquièrent une teinte d'un brun verdâtre, qui fait qu'elles se distinguent très nettement des éléments environnants.

Coupes. — Fixer dans l'acide osmique à 0,5 p. 100, cinq à quinze minutes ; colorer par le carmin de Beale dilué, on par le picro-carmin (cette coloration a pour effet d'empêcher les pièces de se noircir outre mesure par l'osmium) ; conserver dans l'alcool faible. Pour l'inclusion, prendre un morceau de foie qui a été durci dans l'alcool, le fendre en deux, pratiquer sur chacune des surfaces de section une cavité qu'on remplit de solution de gomme glycérinée; fixer l'objet à couper dans l'une de ces cavités avec des aiguilles, remettre les deux moitiés de foie en place, et remettre le tout dans l'alcool dilué jusqu'à ce que la gomme ait acquis une consistance permettant de faire des coupes.

756. Siphonophores. — Ce groupe comprend quelques-uns des animaux les plus difficiles à fixer qui existent, comme le sont, par exemple, les Physophores. On a à lutter non seulement contre la contraction et l'enroulement des zooïdes si extraordinairement contractiles, mais encore contre la désarticulation en masse des vessies natatoires et des polypes pêcheurs. Le problème n'est cependant pas insoluble, car la Station zoologique de Naples prépare et met en vente les formes les plus difficiles à préparer, conservées cependant dans un état qui ne laisse rien à désirer, du moins quant aux apparences macroscopiques. A notre grand regret, nous ne pouvons pas donner de détails sur le procédé employé à Naples, dont le secret est gardé. Nous sommes cependant convaincu que la méthode employée n'a rien de mystérieux, et que quiconque, étant bien outillé, se mettrait à étudier avec patience la technique de la conservation de ce groupe, arriverait à y réussir aussi bien que les naturalistes de Naples. Nous avons vu faire, par exemple, de fort jolies préparations de Physophores par le simple emploi de l'éther, administré avec attention.

Nous avons indiqué au n° 12 la méthode de KOROTNEFF.

757. Hydroïdes; formes polypoïdes. — Les animaux doivent se fixer en général par le sublimé concentré et bouillant. On ne les y tient qu'un instant et on passe à l'alcool. Nous avons aussi vu employer l'éther avec succès (Campanulaires). Les Hydres se fixent parfaitement par l'acide osmique. BRECKENFELD (*Amer. Mon. Mic. Journ.*, 1884 p. 49) tue les Hydres en les laissant s'étaler dans une goutte d'eau placée sur un porte-objet qu'il tient ensuite pendant trois à cinq secondes au-dessus du tube d'une lampe à pétrole.

758. Hydres (PFITZNER; *Arch. f. mik. Anat.*, 1883, p. 618). — Durcir dans l'acide chromique faible; enrober dans la masse à l'œuf de Calberla (n° 288); coupes colorées par l'hématoxyline ou la safranine, et montées dans le damar ou la glycérine.

759. Actinies (O. et R. Hertwig ; *Jenaisch. Zeit.*, 1879). — Les Hertwig narcotisent les Actinies par la méthode de la fumée de tabac (n° 12), les fixent en les injectant d'acide chromique à 1 p. 100 additionné de quelques gouttes d'acide osmique et en les plongeant dans le même liquide ; après quoi ils les lavent à l'eau et les conservent dans l'alcool à 75° pour être ensuite colorées et mises en coupes.

Pour les macérations, ils procèdent comme nous l'avons dit au n° 475.

760. Andres ; « *Le Attinie* »,*etc.*; « *Intorno all' Edwardsia Claparedii* ; » De Castellarnau, « *La Estacion Zool. de Napoles* », p. 131 à 133). — Le sublimé corrosif employé à chaud donne de bons résultats. Pour les petites formes, on s'en sert de la manière ordinaire, en en inondant les animaux ; pour les formes plus grandes, il faut l'injecter dans la cavité du corps. A cet effet, on remplit une seringue de verre de la solution, et l'on touche légèrement les bords de la bouche de l'animal avec le bout de la canule. Cet attouchement fait ouvrir la bouche, on injecte le liquide et on en inonde ensuite l'animal.

Le mélange de glycérine et alcool de Salvatore Lo Bianco (n° 12) donne aussi de bons résultats dans quelques cas.

Andres a aussi employé avec succès la narcotisation par la fumée de tabac et par la nicotine ; nous avons également expliqué ces deux méthodes au n° 12.

Il a aussi réussi quelquefois en employant la congélation. Le vase contenant les Actinies est mis dans un récipient contenant un mélange de glace et sel de cuisine, ce récipient étant enveloppé de ouate. Après qu'on a obtenu la congélation, on dégèle le bloc de glace avec les animaux dans de l'alcool ou un acide.

Le chloroforme ne réussit que rarement, parce que la macération s'établit en général avant que la contractilité ait été perdue.

Pour les dissociations, Andres procède ainsi : Fixer par le sublimé ; faire macérer pendant vingt-quatre heures dans l'alcool à 25° ; infiltrer par une solution de gomme arabique, d'abord faible et graduellement plus forte ; durcir la masse dans l'alcool à 90° ; dissocier les coupes avec des aiguilles.

761. Zoanthaires à squelette calcaire. — Fixation souvent très difficile à cause de la grande contractilité des Polypes. Nous conseillons d'essayer de les tuer et de les fixer par l'immersion brusque dans le sublimé, qu'il faudra souvent employer bouillant. De Castellarnau (« *La Estacion Zool. de Napoles,* » p. 132) dit que ce procédé réussit très bien pour les *Dendrophyllia, Antipathes, Astroides, Cladocora* et *Caryophyllia.*

Pour les coupes, nous rappelons qu'on peut employer, outre les méthodes ordinaires qui sont applicables aux pièces décalcifiées, la méthode de von Koch (n° 284), méthode qui, étant applicable aux pièces non décalcifiées et fournissant des préparations qui démontrent à la fois les parties molles et les parties squelettiques *in situ*, rend ici les services les plus précieux.

762. Alcyonaires. — Les Polypes sont aussi extraordinairement contractiles, et la fixation en conséquence très difficile. Nous conseillons le sublimé à chaud, ou bien, pour les études dans lesquelles la bonne conservation histologique n'est pas de première importance, la méthode à l'acide acétique cristallisable de van Beneden (n° 702). Garbini (*Manuale*, p. 151) dit qu'on peut les fixer dans la position étalée en les inondant brusquement d'éther, et en les transportant après quelques minutes dans l'alcool à 35°.

Pour les coupes des formes à squelette calcaire, nous avons le choix entre les méthodes que nous avons indiquées dans le paragraphe précédent.

Wilson (*Mitth. zool. Stat. Neapel.* 1884, p. 3) fixe les Alcyonaires en les plongeant dans un mélange de 1 partie d'acide acétique fort avec 2 parties de solution concentrée de sublimé. Il lave rapidement et met les pièces pendant deux à trois heures dans une solution concentrée de sublimé, en ayant soin d'injecter les animaux avec la solution toutes les fois que cela est possible. Il lave d'abord dans l'eau de mer, puis dans l'eau distillée, et passe par des alcools successivement de plus en plus forts. Il a aussi obtenu de très bons résultats en fixant par une solution faible d'iode dans l'alcool et l'eau de mer; mais l'action de ce réactif est incertaine.

Pour la coloration, il préfère le carmin à l'alun aux autres carmins et à l'hématoxyline ; mais il est nécessaire de colorer rapidement, car le tissu gélatineux du mésoderme souffre du ratatinement, si on l'expose trop longtemps à l'action des teintures aqueuses.

Pour la décalcification, l'acide nitrique ou l'acide chlorhydrique très faible dans l'alcool à 90°.

Pour la macération, le mélange des Hertwig pour les Actinies, n° 475.

763. Zoanthaires et Alcyonaires (Braun ; *Zool. Anzeig.*, 1886, p. 458). — Braun recommande d'ajouter au sublimé employé pour la fixation un peu d'acide osmique. Voici comment il procède pour

Alcyonium palmatum, Sympodium coralloïdes, Gorgonia verrucosa Caryophyllia cyathus et *Palythoa axinellæ*. On laisse les animaux pendant un ou deux jours dans un petit récipient en verre, de sorte qu'ils puissent s'étaler complètement. Puis, on les inonde brusquement d'un mélange de 20 à 25 cc. de solution concentrée de sublimé dans l'eau de mer additionnée avec IV à V gouttes d'acide osmique à 1 p. 100. Après cinq minutes, on enlève le liquide et on le remplace d'abord par de l'eau de mer, puis par des alcools successivement plus forts. Par ce moyen Braun obtient une bonne fixation et une bonne conservation histologique des tissus; il doute, d'après un examen d'un échantillon d'*Alcyonium* fourni par la Station Zoologique de Naples, que les méthodes de narcotisation puissent fournir des pièces bien conservées au point de vue histologique.

La méthode que nous venons d'indiquer donne des résultats également bons avec les Hydres, plusieurs Bryozoaires et plusieurs Rotifères.

764. **Spongiaires**. — La fixation n'offre pas de difficultés du moment qu'il ne s'agit pas de conserver des pièces très volumineuses. On peut employer l'acide osmique, le sublimé, la liqueur de Kleinenberg, etc., ou l'alcool absolu, ce dernier réactif se montrant souvent plus utile que tous les autres. Dans tous les cas, il est bon de transporter les pièces un peu rapidement dans l'alcool relativement fort, car les tissus des Eponges macèrent avec une grande facilité dans les milieux aqueux. Pour cette raison aussi, nous conseillons de n'employer pour la coloration que des teintures alcooliques; nous indiquons la cochenille de P. Mayer comme nous ayant donné d'excellents résultats.

· *Coupes.* — Décalcifier les Éponges calcaires par l'alcool légèrement acidulé d'acide chlorhydrique ; inclure à la paraffine. Désilicifier les Éponges siliceuses par la méthode de P. MAYER (n° 494), si l'on juge que cela est absolument nécessaire. Mais en vue du danger inséparable de cette opération, on fera bien de se passer autant que possible de la désilicification. Nous avons trouvé qu'on peut obtenir des coupes, un peu grossières il est vrai, mais qui servent à l'étude de bien des sujets, en enrobant des Éponges non désilicifiées dans la paraffine, et en faisant des coupes à travers la masse. Les spicules se brisent devant le couteau, d'une manière si nette qu'ils paraissent être coupés. Il va sans dire qu'on fera bien de n'employer que ses plus mauvais couteaux pour cette besogne.

Préparation du squelette. — On nettoie les spicules siliceux en les traitant à chaud par l'acide nitrique ou chlorhydrique concentrés, ou par une forte solution de potasse ou de soude caustique.

Les acides que nous avons nommés sont d'un emploi très efficace, mais il est reconnu qu'ils peuvent attaquer la silice pour peu que celle-ci soit délicate ; ainsi Dezsoe a trouvé que les petits spicules en étoile de l'écorce du *Tethya lyncurium* sont complètement dissous par l'acide chlorhydrique bouillant. La potasse est donc souvent préférable, quoique, d'après notre expérience, elle donne des préparations moins propres. D'après Noll, l'eau de Javelle serait préférable à tous ces réactifs ; nous avons décrit la méthode qu'il recommande au n° 484.

Imprégnation par le nitrate d'argent, — voyez la méthode de Harmer (n° 189).

Embryologie des Éponges, — voyez n°ˢ 551-552.

PROTOZOAIRES.

765. Les Protozoaires sont, en général, faciles à examiner à l'état vivant dans le milieu même dans lequel ils vivent. Certains Infusoires ayant des mouvements très vifs, il est très difficile de les suivre sous le champ du microscope, surtout avec de forts grossissements. On obtient un ralentissement de leurs mouvements, et même on peut les fixer complètement, en les soumettant à une légère compression. Pour cela, on emploie la méthode que nous avons décrite au chapitre des « Méthodes embryologiques » et qui consiste à enlever une partie du liquide recouvert par la lamelle en l'aspirant au moyen d'un petit morceau de papier non collé. Avec un peu d'habitude, on arrive facilement à saisir le moment où l'on doit arrêter l'aspiration du liquide, pour que la compression ne déforme pas trop l'animal. Il suffit de suivre l'Infusoire sous le microscope ; dès qu'on voit ses mouvements se ralentir, on enlève le petit morceau de papier placé sur le bord de la lamelle. Si l'observation se prolonge un peu, on doit de temps en temps déposer une gouttelette d'eau sur le bord de la lamelle,

pour remplacer le liquide qui s'est évaporé et empêcher une compression trop forte des animaux.

L'étude de la structure des Protozoaires peut se faire presque entièrement sous le champ même du microscope, en soumettant ces animaux à l'action de différents réactifs que l'on fait arriver à leur contact par capillarité entre le porte-objet et la lamelle recouvrante. Il est bon de suivre directement l'action du réactif, car souvent tel détail qui devient très apparent au moment où commence à agir le réactif devient méconnaissable au bout de quelque temps et ne peut être observé sur les préparations permanentes.

Les corps qu'on désigne sous le nom de *noyau* et de *nucléole* ou d'*endoplaste* et d'*endoplastule*, jouant un grand rôle dans la morphologie et dans la biologie des Protozoaires, principalement des Infusoires, et ces corps présentant en général les mêmes réactions que les noyaux cellulaires, tous les réactifs fixateurs et colorants des cellules et des noyaux rendront de grands services dans l'étude des Protozoaires. L'un des plus importants est la solution aqueuse de vert de méthyle acidulée par l'acide acétique ; c'est le réactif qui permet de déterminer le mieux et le plus rapidement la présence et la forme du noyau et du nucléole. (BALBIANI et HENNEGUY, *Compt. rend. Soc. de Biologie*, 1881, p. 131.) Nous donnons plus loin les principales méthodes qui permettent d'obtenir des préparations permanentes de Protozoaires, mais jusqu'à présent ces méthodes ne sont pas parfaites, et l'étude des meilleures préparations ne peut remplacer celle des animaux vivants ou soumis à l'action des réactifs sous les yeux mêmes de l'observateur.

Parmi les réactifs qui ne se trouvent pas mentionnés dans les méthodes que nous exposons d'après la description de leurs auteurs, nous citerons des solutions faibles d'alun, de potasse ou de borax qui mettent bien en évidence les stries de la cuticule des Infusoires et l'insertion des cils vibratiles.

766. Coloration des Infusoires vivants (1) (CERTES ; *Comptes rendus Soc. de Biologie*, 1885, p. 197). — Les Infusoires vivants se colorent

---

(1) La coloration des Infusoires à l'état vivant a été trouvée presque simultanément, et d'une façon indépendante, par Brandt (*Verhandl. d. physiol. Ges. Berlin*), 1878, par Certes (*Soc. zool.* 25 janv. 1881) et par Henneguy (*Soc. philom.* 12 fév. 1881).

et peuvent continuer à vivre un certain temps dans une solution
faible de certaines couleurs d'aniline, cyanine, brun Bismarck, violet
dahlia, violet 5 B, chrysoïdine, nigrosine, bleu de méthyléne, malachit-grün, iodgrün, etc., et dans l'hématoxyline. Les solutions
doivent être faites avec le liquide dans lequel vivent les Infusoires :
ces solutions ont un titre très faible variant de 1/10000 à 1/100000.

Le noyau se colore nettement chez l'animal vivant par les solutions
de violet dahlia et de malachit-grün. Le brun Bismarck ne
colore le noyau que de certains Infusoires (*Nychtoterus, Opalina*).
(HENNEGUY.) Le noyau se comporte du reste différemment dans des
espèces quelquefois très voisines.

La double coloration du noyau en vert et du protoplasma en
violet s'obtient par l'emploi simultané du violet dahlia et du malachit-grün.

767. Recherche du noyau des Protozoaires (*Méthode de* MAUPAS,
Comp. rend. Acad. d. Sc., 1879, 1ᵉʳ sem., p. 1276, et 2ᵉ sem., p. 251).
— On fixe les animaux sur un porte-objet au moyen d'une goutte
d'alcool instillée sous la lamelle; on fait arriver ensuite de l'eau,
puis une solution de picro-carmin, et après quelques minutes de
l'acide acétique glacial. En ajoutant de la glycérine, on obtient des
préparations permanentes.

Si, à la place de l'alcool, on expose pendant une minute aux
vapeurs d'une solution d'acide osmique à 1 p. 100 pour fixer, on
doit prolonger l'action du picro-carmin.

768. Division du noyau des Protozoaires. *Méthode de* PFITZNER
(*Morph. Jahrb*, XI, 1885, p. 454). — Les recherches de l'auteur ont
porté sur les Opalines. Celles-ci étant placées, dans une goutte d'eau,
sur un porte-objet et recouvertes d'une lamelle, on dépose sur le bord
de la lamelle une goutte d'une solution concentrée d'acide picrique et
on place la préparation dans une chambre humide pendant plusieurs
jours. On lave à l'eau, puis on colore par le carmin aluné ou par
l'hématoxyline de Delafield (nᵒ 130). Avec le premier réactif colorant,
il faut un ou plusieurs jours; avec le second, quelques heures seulement. On lave plusieurs fois, puis on traite par l'alcool absolu,
l'essence de girofle, le xylol, et on monte dans le baume. Tous les
réactifs employés doivent être déposés avec précaution sur les bords
de la lamelle à couvrir, sous laquelle on les laisse pénétrer graduellement. On ne doit pas chercher à les faire pénétrer brusquement en
les attirant avec du papier buvard, ce qui peut donner lieu à des ra-

tatinements ou à des gonflements. L'eau de lavage fait exception à cette règle, et peut être employée en abondance. On obtient une coloration élective de la chromatine et des « nucléoles ».

769. Méthode de Pelletan (*Journ. de Microg.* II, 1878, p 171). — Une goutte d'acide osmique à 1 p. 100 est ajoutée, sur une lame de verre, à l'eau renfermant des Infusoires, des Rotateurs et des algues inférieures. On expose la préparation à un courant d'air qui entraine les vapeurs de l'acide osmique et fait disparaître par évaporation la majeure partie de l'eau. On fait arriver très lentement dans la préparation de la glycérine étendue ou on monte dans l'eau phéniquée à 1 cent. d'acide phénique cristallisé. On peut colorer les animalcules par différents réactifs, en particulier par le chlorure d'or de 1 à 4 p. 500. On expose la préparation à la lumière et on lave à l'eau distillée. On peut éclaircir les animalcules, s'ils sont trop colorés, avec une goutte d'acide formique très dilué, ou monter la préparation dans la glycérine.

770. Méthode de Certes (*Comp. rend. de l'Acad. d. Sc.*, 1er sem. 1879, p. 433). — L'auteur fait usage d'une solution d'acide osmique à 2 p. 100. Le point important est de faire agir le réactif promptement et avec une certaine force. On expose, pendant dix à trente minutes, aux vapeurs d'acide osmique, les Infusoires déposés sur une lame de verre. Pour les Infusoires très contractiles, on dépose une goutte du réactif sur la lamelle elle-même, avant d'en recouvrir la goutte d'eau qui les renferme. On doit éviter tout déplacement de la lamelle de verre, et pour cela on soutire avec du papier Joseph, le liquide qui se trouve en excès. On lute deux bords opposés de la lamelle avec de la paraffine ou du baume de Canada, puis on fait arriver le liquide colorant.

L'éosine et le picro-carminate donnent les meilleurs résultats. CERTES emploie le mélange suivant :

> Glycérine. . . . . ⎫
> Eau . . . . ⎬ *aa* 1 partie.
> Picro-carmin. . . . . ⎭

On fait arriver lentement le mélange ; pour cela on place dans une chambre humide les préparations lutées ainsi qu'il est dit ci-dessus et on dépose une goutte de glycérine carminée sur le bord de chaque préparation. L'eau s'évapore lentement et, au bout de vingt-quatre heures, se trouve remplacée par la glycérine pure. On remplace par le même procédé la glycérine diluée par la glycérine concentrée.

771. Méthode de Du Plessis (Indiquée dans le *Traité d'anat. comp.* de Vogt et Yung, p. 92). — Les Infusoires sont tués avec une solution de sublimé corrosif dans l'eau distillée à 1 pour 500, dont on ajoute une goutte à celle qui renferme les animaux. Puis on laisse évaporer à siccité, on examine si les individus ne sont pas crevassés, auquel cas on recommence, on colore au carmin neutre, au brun Bismarck, à la couleur d'aniline connue dans le commerce sous le nom de *bleu de nuit* ou enfin à la teinture de cochenille. On déshydrate par l'alcool absolu, on clarifie au moyen d'une goutte d'essence de girofle, enfin on conserve dans le baume de Canada. Ce procédé donne de magnifiques résultats et des préparations permanentes.

772. Méthode de Géza Entz (*Zool. Anz.*, n° 96, 1881, p. 575). — Pour fixer les Infusoires, l'auteur emploie de préférence le liquide de Kléinenberg; quelques gouttes de ce liquide sont ajoutées à un verre de montre contenant de l'eau avec des Infusoires. Au bout d'une à deux minutes, on enlève le liquide et on lave la préparation pendant environ une demi-heure avec de l'alcool pas trop fort. On peut monter les objets dans un mélange à parties égales de glycérine et d'eau, mais il vaut mieux les colorer au préalable. Au sortir de l'alcool on traite pendant dix à vingt minutes par le picro-carmin. Pour les formes munies d'une carapace, telles que *Euglena spirogyra*, *Phacus*, *Peridina*, il faut plusieurs heures pour obtenir la coloration. On lave à l'eau jusqu'à ce qu'on ait enlevé l'acide picrique.

773. Méthode de Korschelt (*Zool. Anz.*, n° 109, 1882, p. 217). — Les Infusoires sont fixés sur le porte-objet au moyen d'une goutte d'acide osmique à 1 pour 100, déposée sur le bord de la lamelle et aspirée du côté opposé. On lave de la même manière par l'eau, l'alcool à 70°, l'alcool à 90° et de nouveau par l'eau. La préparation est colorée par une goutte de picro-carmin de Weigert, qu'on laisse agir, dans la chambre humide, pendant une demi-heure à deux heures. On lave par les alcools à 70°, 90° et absolu, on éclaircit par l'essence de girofle et on monte dans le baume.

Pour les Amibes, une solution d'acide chromique à 2 pour 100, agissant pendant deux à trois minutes, convient mieux que l'acide osmique.

LANDSBERG (*Zool. Anz.*, n° 114, 1882, p. 336) fait subir aux Infusoires les mêmes traitements que Korschelt, mais il préfère prendre chaque fois les organismes séparément avec un tube capillaire et les porter successivement dans une goutte des différents réactifs. Il faut avoir soin qu'il y ait une gouttelette de liquide à l'extrémité inférieure du tube capillaire avant de placer celle-ci à proximité de l'objet pour le saisir, afin d'éviter la violence de l'irruption du liquide dans le tube. Pour l'*Actinosphærium*, Landsberg recommande la glycérine à la place de baume comme liquide conservateur.

774. Méthode de Blanc (*Zool. Anz.*, n° 129, 1883, p. 22). — Pour fixer, l'auteur emploie une solution picro-sulfurique, ayant la composition suivante :

Solution d'acide picrique concentrée. .	100 vol.
Acide sulfurique.	2 —
Eau.	600 —

Ce liquide sert pour les larves d'Echinodermes, de Méduses et de Porifères ; pour les Rhizopodes et les Infusoires, on ajoute deux ou trois gouttes d'acide acétique à 1 pour 100, par 15 cc. de liquide. L'acide acétique est ajouté pour faire mieux ressortir les noyaux et les nucléoles. Blanc fixe sous la lamelle couvre-objet. Il lave avec l'alcool à 80°, suivi de l'alcool à 90° et de l'alcool absolu. Il colore avec la solution de safran (n° 146), puis lave à l'alcool à 80° jusqu'à ce que la couleur soit suffisamment enlevée, et traite ensuite par l'alcool absolu et l'essence de girofle.

L'auteur recommande cette méthode pour la conservation d'un grand nombre d'organismes microscopiques et en particulier des Nématodes marins, la matière colorante étant suffisamment pénétrante pour traverser leurs épais téguments chitineux.

775. Méthode de Brass (*Zeit. f. wiss. Mik.*, I, 1884, p. 39). — Brass emploie pour fixer les organismes unicellulaires le liquide suivant :

Acide chromique.	1 partie.
Chlorure de platine..	1 —
Acide acétique.	1 —
Eau.	400 à 1000 parties.

Pour les Protozoaires qui sont rendus opaques par des matériaux nutritifs, Brass a adopté la méthode suivante : les animaux sont placés dans le liquide de Kleinenberg pendant trois à quatre minutes, puis dans l'eau bouillante pendant quelque temps. On les met ensuite dans de l'eau avec une petite quantité d'ammoniaque, où ils reprennent leurs dimensions et leur forme naturelles ; on neutralise l'ammoniaque par un peu d'acide acétique et on colore par le carmin boracique ou le carmin ammoniacal. On lave et on examine dans la glycérine diluée. Les objets ainsi traités deviennent très transparents.

Brass a obtenu aussi de bons résultats avec une solution de sublimé.

776. Méthode de Fol (*Lehrbuch*, p. 102). — Fol n'est arrivé à bien fixer des Infusoires marins délicats (*Tintinnodea*) qu'en employant le perchlorure de fer. (Voyez n° 28.) Lorsque les animaux sont tombés au fond du vase, on jette l'eau et on ajoute de l'alcool à 70°. Pour enlever des tissus les sels de fer, il faut laver avec de l'alcool contenant quelques gouttes d'acide chlorhydrique. Pour colorer les objets, on ajoute quelques gouttes d'une solution d'acide gallique (à 1 pour 100) à l'alcool. Au bout de vingt-quatre heures, on remplace l'alcool acidulé par de l'alcool pur.

777. Méthode de Cattaneo (*Bollettino scientifico*, n°s 3 et 4, 1883). — L'auteur soumet les Infusoires à l'action des réactifs sur le porte-objet, suivant le procédé de Korschelt. Les fixateurs les meilleurs sont, d'après lui, le chlorure de palladium en solution aqueuse à 1-3 p. 100; le chlorure double d'or et de cadmium à 1 pour 100. Le chlorure de sodium en solution de 20 à 30 pour 100 peut conserver des Protistes d'eau douce sans les déformer. L'iodure de mercure et de potassium en solution à 1-2 pour 100 rend des services dans l'étude de la structure protoplasmique.

Le sublimé en solution à 5 p. 100 et l'acide osmique à 1 p. 100 sont de bons fixateurs ; le premier permet facilement la coloration ultérieure ; le second gêne au contraire cette coloration, et noircit fortement les objets au bout d'un certain temps si l'on n'a pas la précaution de bien laver.

Au second rang, Cattaneo place, comme agents fixateurs, l'acide picrique, l'acide chromique, le liquide de Kleinenberg, le bichromate de potasse.

L'alcool, l'acide citrique et le jus de citron fixent bien les Infusoires, mais ne permettent pas de conserver les préparations.

Comme colorants, le violet de méthyle, le violet de gentiane et le bleu de Lyon ne donnent pas de bons résultats; ils donnent une coloration uniforme. Le rouge Magenta et la fuchsine valent mieux, parce qu'ils colorent le noyau avec plus d'intensité que le proto-plasma ; la nigrosine et l'hématoxyline sont encore meilleurs ; mais les réactifs colorants les plus recommandables sont le carmin ordi-naire et le picro-carmin.

Cattaneo conserve ses préparations dans la glycérine ou l'essence de girofle.

778. Méthode de Saville Kent et de Berthold (*Manual of the Infu-soria; Journ. of R. Mic. Soc.*, 1883, p. 451). — Pour la préparation des organismes inférieurs, Infusoires et algues, les auteurs préfèrent à l'acide osmique une solution d'iodure de potassium, de couleur jaune tirant sur le brun.

779. Méthode de Waddington (*Journ. R. Microsc. Soc.*, III, 1883, p. 185). — Pour bien mettre en évidence les cils des Infusoires, l'au-teur les fixe par quelques gouttes d'une solution de tannin, ou par une trace d'une solution alcoolique d'acide sulfureux.

780. Infusoires flagellés. *Méthode de* Fisch (*Zeit. f. wiss. Zool.*, 1885, p. 47). — Pour observer ces organismes sans aucune colora-tion, l'auteur les tue au moyen d'une solution d'acide osmique à 0,05 p. 100. Pour obtenir des préparations colorées, il fixe avec de l'alcool ou de l'acide chromique très étendu, puis il colore avec l'hématoxyline, ou avec du carmin de Beale ou de Grenacher.

781. Méthode de Künstler (*Journ. de Microgr.*, 1886, p. 17 et p. 58). — Pour fixer les Cryptomonadiens, Künstler emploie des solutions d'acide osmique très concentrées. Dans quelques centimètres cubes d'eau on met un gramme d'acide osmique en cristaux ; la solution doit prendre une coloration citrine et, au fond du flacon, il reste ordinairement quelques parties solides en excès. Les Flagellés sont déposés sur une lame de verre avec une goutte d'eau; on ajoute rapidement une goutte d'acide osmique, les animalcules s'altérant vite dans une petite quantité d'eau. Pour colorer, on laisse évaporer un peu l'acide osmique, puis on place à côté une très petite goutte-lette de réactif colorant, avec une aiguille on établit la communication. On peut fermer la préparation, sans l'addition d'aucun liquide conservateur, à la paraffine, puis à la cire pour empêcher l'évaporation. Il faut avoir soin préalablement de laisser évaporer l'acide osmique d'une manière suffisante (quoique pas trop), sans quoi la préparation noircirait.

Pour obtenir de bonnes colorations, il faut que la matière colorante arrive lentement par diffusion jusqu'aux Flagellés. Il vaut mieux mettre en contact avec la goutte renfermant les animalcules fixés, une très petite goutelette de réactif en solution concentrée. On laisse la préparation dans une chambre humide pendant douze à vingt-quatre heures. On obtient des préparations permanentes en faisant arriver de la glycérine très lentement par diffusion.

APPENDICE

782. **Nettoyage de lamelles et porte-objets neufs** (Hanaman;
Amer. Natural, XII, p. 573). — Les traiter par un mélange de 8
parties de bichromate de potasse et 1 partie d'acide sulfurique
fort. Il faut user de précaution en faisant le mélange, à cause de la
chaleur et des vapeurs qui se dégagent.

Seiler *(Journ. Roy. Mic. Soc.* 1880, p. 508) recommande de
placer les lamelles et porte-objets *neufs* pendant quelques heures
dans une solution contenant 2 parties de bichromate, 3 d'acide
sulfurique et 25 d'eau. On les lave ensuite à l'eau, on laisse égoutter
et l'on essuie avec un linge.

Fol (*Lehrb.*, p. 132) prescrit ou bien une solution contenant 3
parties de bichromate, 3 d'acide sulfurique et 40 d'eau; ou bien simplement l'acide nitrique dilué.

H. Gibbes *(Journ. Roy. Mic. Soc.*, 1880, p. 392) les met pendant
une heure ou deux dans de l'acide sulfurique fort, lave à l'eau
jusqu'à ce que l'eau de lavage ne donne plus de réaction acide,
puis lave à l'alcool.

Garbini *(Manuale*, p. 31) les laisse pendant un jour dans de l'acide
sulfurique au dixième, puis lave à l'eau et ensuite à l'alcool.

Behrens (*Zeit. f. wiss. Mik.*, 1885, p. 55) les traite d'abord par
l'acide nitrique concentré, puis successivement par l'eau, l'alcool et
l'éther.

783. **Nettoyage de lamelles et porte-objets employés.** — Ici, il faut

d'abord enlever le baume ou la résine damar, ou le vernis qui a servi à luter les préparations faites dans un milieu aqueux, et pour cela, il faut commencer par détacher la lamelle du porte-objet. On pourra faciliter cette opération en laissant tremper les préparations dans de l'essence de térébenthine; mais il faut alors un temps très considérable, plusieurs semaines, et même après ce temps on ne réussira pas toujours à détacher les lamelles sans les briser.

Les lamelles ayant été détachées, SEILER (*loc. cil.*) recommande de les mettre pendant quelques jours dans un mélange d'alcool et d'acide chlorhydrique à parties égales, puis de les traiter par la solution de bichromate que nous avons indiquée au paragraphe précédent.

Un moyen très pratique pour débarrasser les porte-objets de baume, de résine damar, ou de certains luts, c'est de les arroser d'eau et de les racler avec un couteau.

JAMES *(Journ. Roy. Mic. Soc.*, 1886, p. 548) recommande de les traiter par un mélange à parties égales de benzine, d'essence de térébenthine et d'alcool.

784. Gomme pour coller les étiquettes sur le porte-objet. — On sait qu'il est extrêmement difficile d'assurer l'adhésion permanente des étiquettes de papier au verre; les mucilages simples de gomme arabique ne méritent aucune confiance à cet égard, et les diverses modifications qui ont été proposées ne paraissent guère plus efficaces. Le *Journal of the Chemical Society* déclare qu'on arrive au but avec la préparation suivante : — On fait dissoudre 100 grammes de gomme arabique dans 250 cc. d'eau, et l'on ajoute 2 grammes de sulfate d'alumine cristallisé, dissous dans 20 cc. d'eau.

FOL *(Lehrb.*, p. 148) recommande de préparer le porte-objet en y étalant une couche de gélatine au chlorure d'aluminium dissoute dans l'acide acétique, qu'on laisse sécher avant de poser l'étiquette.

785. Mélange pour lubréfier les microtomes à glissement (KOROTNEFF). — D'après notre expérience, il est très important pour le bon fonctionnement des microtomes à glissement qu'ils soient huilés de manière à offrir le moins possible de frottement. Nous avions toujours employé à cet effet l'huile d'horlogerie la plus fine que nous pouvions nous procurer. Nous avons récemment appris à connaître, grâce aux bienveillantes indications de M. le Dr Korotneff, un lubréfiant bien supérieur. C'est un mélange d'huile de ricin et d'huile d'amandes, dans les proportions voulues pour corriger l'excès de

viscosité de l'huile de ricin (M. Korotneff n'a pas pu nous indiquer
plus exactement les proportions à employer). Ce mélange a non
seulement l'avantage de diminuer le frottement des surfaces de
glissement beaucoup plus que ne le fait l'huile animale la plus
raffinée, mais encore celui d'oxyder beaucoup moins le bronze, et de
ne pas devenir collant sous l'action de l'air. Il semble aussi que la
poussière s'y attache moins.

786. Picro-carmin. *Mode de préparation employé dans le laboratoire d'Histologie du Collège de France.* — Nous devons la formule
suivante à l'obligeance de M. VIGNAL :

Eau	1,000
Acide picrique	20
Carmin	10
Ammoniaque	50

Mettre dans un flacon bouché et laisser pendant deux ou trois mois
dans un endroit chaud. Puis laisser pourrir dans un grand cristallisoir ; lorsque le liquide est évaporé jusqu'à ne plus occuper que
les 4/5 du volume primitif, enlever les cristaux d'acide picrique
qui sont au fond du vase. Laisser sécher, puis dissoudre dans un
peu d'eau chaude. Filtrer et examiner au microscope si le carmin
est bien dissous. Dans le cas où il ne l'est pas, ajouter de l'eau et
de l'ammoniaque et laisser pourrir de nouveau ; puis refaire la
même opération que précédemment.

Lorsque le carmin est combiné, faire sécher la liqueur à l'étuve
et la réduire en poudre.

Un gramme de poudre dissous à chaud dans cent grammes d'eau
donne le picro-carmin. On y ajoute un petit cristal de thymol au
moment où l'on fait dissoudre la poudre, pour éviter le développement des moisissures.

FIN

TABLE

ALPHABÉTIQUE DES NOMS D'AUTEURS

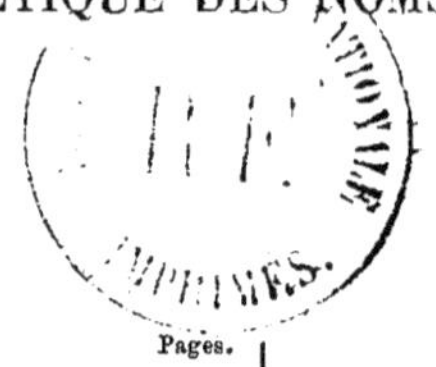

A

Pages.

ADAMKIEWICS, coloration spécifique des centres nerveux. 390
AGASSIZ et WHITMAN, embryologie des Poissons osseux. 307
ALFEROW, imprégnations par l'argent. 141
ALTMANN, méthodes de fixation. . . 28, 31
— préparation par corrosion.. 282
ANDEER, liquide décalcifiant. 285
ANDRES, étude des Actinies. 436
— narcotisation par la nicotine. 16
— « Schnittstrecker » 177
APEL, étude des Géphyriens. 428
ARCANGELI, carmins de. 93
ARNOLD, hématoxyline de. 107
AUBERT, styrax.. 244
— ténacités relatives des mastics. 247

B

BABER, picro-carmin. 84
BABES, méthodes cytologiques. . . . 336
— safranine de. 129, 336
BALBIANI, embryologie des Phalangides.. 311
— noyau vitellin.. 334
— spermatogenèse de Sélaciens et Mammifères... 342
BALBIANI ET HENNEGUY, vert de métyle. 126

Pages.

BALFOUR et FOSTER, embryologie des Oiseaux. 300
BALFOUR, embryologie des Araignées. 311
BARFF, boroglycéride. 235
BARRETT, coupes de l'œil entier . . . 365
— préparation de la rétine.. . 364
BARROIS J., métamorphoses des Echinodermes. 431
BARROIS Th., pied des Lamellibranches. 415
BASTIAN, chlorure d'or.. 144
BAUMGARTEN, coloration du cartilage et du tissu osseux.. . 404
— recherche de mitoses dans les tubercules. . 335
BAYERL, coloration des corpuscules sanguins dans les tissus.. 404
— étude de la ligne d'ossification 404
— liquide décalcifiant. 284
BEALE, carmin de 79
— coloration de la moelle. . . . 385
— gelée à la glycérine 237
— liquide digestif.. 280
— masses d'injection . . 269, 270, 271
— mastic au caoutchouc. 249
BECKWITH, imprégnations de nerfs par l'or.. 370
BEHRENS, nettoyage de lamelles et porte-objets.. 449
— luts et vernis. 246
— vernis à l'ambre.. 250

Pages

BELL mastic de 248
BELA-HALLER, liquide macérateur.. . 279
BELLONCI, recherches sur le nerf optique.. 383
BENCZUR, coloration de centres nerveux.. 386
— teinture d'alizarine. 113
BENDA, hématoxyline de WEIGERT. . 369
— spermatogenèse des Mammifères.. 342
BENEDEN (VAN), œuf d'*Ascaris*. . . . 313
— préparation des Ascidies composées. 412
— embryogénie du Lapin. 396, 397
— embryogénie des Ténias. . 315
BERNHEIMER, préparation de la rétine. 363
BERLINER-BLAU, régénération de l'hématoxyline de WEIGERT. 368
BETZ, carmin à l'ammoniaque 78
— durcissement des centres nerveux.. 378
— inclusion des centres nerveux. . 384
BIANCO (S. LO), fixation d'animaux contractiles . . . 17, 18, 413
— — fixation de Cténophores. 433
— — fixation de Polychètes. 428
— — mélange pour narcotiser les animaux. 17
BICKFALVI, liquide digestif.. 281
BIZZOZERO, macérations d'épithéliums. 348
— picro-carmin 86
— recherche des mitoses dans les tissus 335
— et TORRE, préparation du sang.. 406
BJELOUSSOW, masse d'injection. . . . 268
BLANC, coloration au safran. . . 115, 444
— étude des Infusoires. . . . 444
— étude des Nématodes marins. 444
BLAUE, coupes d'épithéliums. 348
BOBRETSKY, embryologie des Lépidoptères. 310
— méthode de fixation. . . 45
BŒHM, chlorure d'or. 145
BŒHMER, hématoxyline. 106
BŒHN, carmin de 81
BŒTTCHER et HERMANN, méthode de coloration 123, 327
BŒTTCHER, préparation du sang. . 405
BOLL, imprégnation des centres nerveux par l'or. 390
BOLLES LEE, carmin aluné et acide osmique.. 88
— collage de coupes en séries 204

BOLLES LEE, essence de cèdre pour pénétration. . . 170, 217
— étude des Némertiens . 425
BORN, inclusion dans la paraffine . . 168
— et WIEGER, méthode pour coller les coupes 207
BOUMA, coloration du cartilage . . . 404
BRADY, liquide au chloral. 225
BRANDT, gelée à la glycérine 237
BRASS, carmin alcoolique. 98
— étude des Infusoires 444
— inclusion à la paraffine . 169, 174
— masse d'inclusion 182
— préparation de la paraffine . . 181
BRAUN, préparation de Nématodes. . 427
— Zoanthaires et Alcyonaires . . 437
BRECKENFELD, fixation des Hydres . 435
BREMER, plaques motrices. 356
BRŒSICKE, méthode d'imprégnation . 149
BRÜCKE, liquide digestif.. 281
— masse d'injection. 261
BRUN, coloration combinée 160
BUDGE, masse d'injection 273
BUSCH, coloration double 157
— coloration du cartilage. . . . 404
— méthodes de décalcification.. . 283
BÜTSCHLI, inclusion à la paraffine. . 170

C

CALDWELL, méthode pour coller les coupes. 205
CALBERLA, colorations combinées . . 158
— embryogénie des Cyclostomes.. 308
— inclusion au blanc d'œuf . 198
— induline 133
— liquide additionnel et conservateur 235
— liquide macérateur. . . . 277
— vert de méthyle. 125
CAPPARELLI, matière amyloïde. . . . 131
CARNOY, acide sulfureux comme fixateur des noyaux. . . 322, 332
— expériences de contrôle en cytologie. 338
— liquide additionnel 231
— maturation de l'œuf d'*Ascaris*. 314
— mastic au baume de tolu. . 251
— méthodes cytologiques. . . 332
— méthodes de fixation. 37, 49, 50 314, 322, 332

Pages.

CARNOY, solution physiologique de
sel de cuisine 221
— vert de méthyle. 125
CARPENTER, luts et vernis 246
CARRIÈRE, chlorure d'or 350
— corpuscules tactiles . . . 350
— dissociations du tissu nerveux. 395
— glandes pédieuses des Prosobranches 414
— méthode de dépigmenta-
tion 415
— yeux de Gastéropodes . . 415
CARTER, masse d'injection 258
CASTELLARNAU (de) fixation des Astérides et Crinoïdes. 431
— — des Cténophores. 433
— — des Géphyriens. 428
— — des Holothurides 430
— — des Méduses. . . 434
— — des Mollusques. 413
— — des Némertiens. 425
— — de Polychètes . 428
— Zoanthaires à squelette
calcaire. 436
CATTANEO, étude des Infusoires. . . 445
— méthodes de fixation . . . 33
CERTES, étude des Protozoaires. . 440, 442
CIACCIO, cornée 356
— imprégnation par le chlorure
d'or et de cadmium . . . 356
— plaques motrices. 356
« C. M. J. », solution de damar . . . 243
COHNHEIM, chlorure d'or 143
COLE, inclusion par congélation . . . 201
— médium conservateur. . . . 233
— styrax. 244
COOK hématoxyline de 108
CURSCHMANN, vert de méthyle. . . . 126
CYBULSKY, terminaisons nerveuses. . 349
CZOKOR, cochenille. 100
— mastic de térébenthine . . . 249

D

DAVIES, masse d'injection 258
DEANE, médium conservateur . . 232, 237
DECKER, « Schnittstrecker » 177
DÉCLAT, sirop phéniqué. 224
DEECKE, durcissement du cerveau
entier 382
— enrobage des centres nerveux. 384
DELAFIELD hématoxyline de. 106

Pages

DELAGE (YVES), études des Rhabdo-
cœles 425
— carmin à l'acide os-
mique 86
DENISSENKO, durcissement du cervelet 380
— rétine 362
DEZSŒ, Éponges siliceuses. 439
DIMMOCK, sur l'acide carminique . . 72
DIPPEL hématoxyline de. 112
DOGIEL, préparation de l'iris 360
DOWDESWELL, teinture pour les spermatozoïdes. 340
DOYÈRE, étude des Tardigrades . . . 420
DUNHAM, éclaircissement des coupes. 193
DU PLESSIS, carmin à la chaux . . . 91
— fixation des Némertiens . 426
— méthodes de fixation . . 51
DUTILLEUL, carmin picro-boraté. . . 96
DUVAL, carmin et bleu d'aniline. . . 154
— centres nerveux, coloration. . 385
— durcissement de l'encéphale
entier 380
— embryologie des Oiseaux . . 301
— inclusion de centres nerveux. 384
— inclusions au collodion . . . 187
— nitrate d'argent. 140
— spermatogenèse des Mollusques. 342

E

EDINGER, hématoxyline de Weigert . 367
EHRENBAUM, méthode d'inclusion . . 196
— os et dents non-décal-
cifiés. 402
EHRLICH, action des teintures. . . . 65
— cellules plasmatiques . . . 400
— coloration de nerfs *intra
vitam* 373
— dahlia, et autres teintures
d'aniline 130
— hématoxyline de. 110
— liquide de. 335
EIMER, coloration de spermatozoïdes . 339
— études cytologiques 320
EISIG, fixation d'animaux contractiles 413
— fixation par la solution de
Merkel 33
— narcotisation par l'alcool . . 17
ELOUI, éosine 133
EMERY, carmin alcoolique. 97
— masse d'injection 271
— méthodes de fixation 42
ENGELMANN, étude de l'épithélium cilié 416

Pages.

Entz (Géza), étude des Infusoires . . 443
Erlicki liquide d'. 58
Errera, nigrosine. 129
Eulenstein lut d'. 249
Exner, durcissement des centres ner-
veux. 378, 383

F

Farrant, médium conservateur . . . 232
Fisch, étude des Infusoires. 446
Fischer, corpuscules tactiles 349
— plaques motrices. 355
— teintures d'éosine 132
— étude des Trématodes . . . 426
Flechsig, chlorure d'or. 145
— méthode de l'or pour cen-
tres nerveux 388
Fleischmann, pied des Lamellibranches. 414
Flemming, acide chromo-acétique . . 25
— — chromo-acéto-osmique 26, 27
— — picro-osmique 43
— agents fixateurs pour la
cytologie 25, 26, 27, 319, 321
— cellules caliciformes . . . 410
— critique de l'emploi des
sels de chrome en cyto-
logie. 320
— division de l'œuf des Echinodermes. 333
— glandes caliciformes. . . 410
— — mucipares. . . . 409
— inclusion au savon. . . . 184
— injection de Mollusques
acéphales. 415
— liquide de. 26, 27
— — comme durcissant 56
— mélanges fixateurs. 25, 26, 27
43, 319, 321
— méthodes cytologiques 318, 319
320, 321
— — de coloration en
cytologie . . . 123, 328, 329
— préparation de la rétine . 336
— — du tissu osseux
décalcifié . . 403
— solution de damar. . . . 243
— vessie de la Salamandre . 359
— yeux de Gastéropodes . . 415
Flesch (Max), colorations combinées. 155

Pages.

Flesch (Max) coloration des centres
nerveux. . 385
— — — spécifique de
centres ner-
veux . . . 388
— — étude du développement
des dents 405
— — étude du rein.. 409
— — glandes mammaires . . 409
— — — stomacales . . 409
— — limaçon. 366
— — mélange fixateur et durcissant. 26, 56
— — modification du procédé de coloration de
Weigert par l'héma-
toxyline. 367
Floegel, méthode pour coller les
coupes. 206
Foettinger, méthode de narcotisation.. 17
— préparation de la paraffine pour inclusions.. 181
Fol, albumine pour coller les coupes. 208
— baume de Canada. 241
— collage de coupes 208, 210
— collage d'étiquettes sur le verre 450
— colorations combinées 158
— décalcification. 284
— gélatine pour coller les coupes.. 210
— gelée à la glycérine.. 238
— étude des Infusoires. 445
— inclusion dans le vide.. . . . 172
— liquide décalcifiant. 284
— masses d'injection. 259, 263, 264, 266
— mélange-chromo acéto-osmique.. 27
— méthode de narcotisation. . . . 18
— méthodes de fixation. . . 27, 29, 34
— nettoyage des porte-objets et lamelles. 449
— perchlorure de fer pour coloration.. 147
— perchlorure de fer pour fixation. 34, 445
— picro-carmin.. 83
— reconstruction au moyen de
coupes.. 292
— ribesine.. 116
— styrax.. 245
Foster et Balfour, embryologie
des Oiseaux. 300
— — — masses d'in-
clusion... 182
Francotte, carmin à l'acide borique. 96
— inclusion dans le vide. . 173
— « Schnittstrecker ».. . . 177

Pages

FRENZEL, foie des Crustacés 421
— foie des Mollusques. 417
— inclusion dans la paraffine. 174
— intestin des Crustacés . . . 422
— intestin des Insectes. . . . 422
— masse d'inclusion 182
— méthodes pour coller les coupes. 207, 209
FREUD, imprégnation des centres nerveux par l'or.. 388
FREY, masse d'injection. 265
— sérum iodé artificiel 223
FROMMANN, vert de méthyle.. . . . 126

G

GAGE, liquide additionnel 230
— méthode pour coller les coupes. 205
— picro-carmin. 83
— et SMITH, « Schnittstreker ». . 177
GANNAL solution de. 225
GARBINI, colorations combinées. . . 160
— fixation des Alcyonaires.. . 437
— narcotisation d'Holothurides. 430
— nettoyage de lamelles et porte-objets. 449
GAULE, méthode pour coller les coupes. 210
GELPKE, hématoxyline de WEIGERT. . 369
GERLACH, embryologie des Oiseaux . 302
— imprégnation des centres nerveux par l'or. . . . 390
— inclusion à la gélatine. . . 186
— masse d'injection 258
GIACOMINI, montage de coupes de centres nerveux. . . . 392
— préparation à sec de l'encéphale entier. 393
— préparation du cerveau. . 383
GIBBES, carmin au borax. 90
— carmin et carmin d'indigo. . 152
— colorations combinées 154, 160, 161
— nettoyage de lamelles et porte-objets. 449
— pancréas (coloration du). . . 408
GIERKE, carmin à l'ammoniaque. . . 78
— coloration des centres nerveux. 387
— étude de la névrologie . . . 397
GIESBRECHT, inclusion à la paraffine.. 171
— méthode pour coller les coupes. 205
— « Schnittstrecker » . . . 177

Pages.

GILSON, acide osmique iodé 345
— acide sulfureux comme fixateur pour les noyaux 322
— liqueur conservatrice 229
— — — cytologique. 322
— liquide dissociateur 344
— — fixateur 343, 344
— méthodes cytologiques . . . 322
— — de fixation. 51
— spermatogenèse des Arthropodes 343
GOLGI, coloration des centres nerveux. 371
382, 398
— corpuscules de. 358
— nerfs à myéline 371
— préparation du cerveau 382
GORONOWITSCH, embryologie des Poissons osseux 307
GRAM, coloration de Microbes dans les tissus 337
GRENACHER, carmin alcoolique 97
— — aluné. 87
— — au borax neutre 90
— — — alcoolique 95
— dépigmentation. 287
— hématoxyline dite de. . 106
— huile de ricin comme milieu conservateur. . 239
— purpurine de. 114
— yeux de Céphalopodes . 416
GRIESBACH, colorations combinées. . 159
— masses d'injection . . . 273
— rose Bengale. 133
— vert d'iode. 127
— vert de méthyle 126
GROBBEN, embryologie de *Moina* . . 312
GRUENHAGEN, coloration de nerfs à myéline 369
— hématoxyline de 109
GSCHEIDLEN, préparation de muscles lisses 359

H

HÆNTSCH, liquide de. 236
HALLER (BELA), liquide macérateur . 279
HAMANN carmin de. 92
— étude des Astérides 430
HAMILTON, durcissement du cerveau .
— inclusion des centres nerveux 384
— — par congélation. 201
HANAMAN, nettoyage de lamelles et porte-objets 449

Pages.

HARMER, imprégnation d'animaux marins. 141
HARRIS, colorations combinées . . . 160
— préparation du sang. . . . 407
HARTIG, masse d'injection. 265
HARTING, liquide de. 37
— liqueur conservatrice. . . . 226
— mastic 249
HATSCHEK, embryologie de *Polygordius*. 313
HEIDENHAIN, bleu d'aniline. 130
— carmin de. 81
— étude du rein 409
— hématoxyline de. . . . 108
HENLE et MERKEL, chlorure de palladium pour centres nerveux. . . . 391
HENNEGUY, carmin aluné. 110
— embryologie de *Helix* . . 309
— embryologie des Poissons osseux. 305
— étude des Infusoires, 440, 441
HENNEGUY et VIGNAL, microtome à bascule. 164
HÉNOCQUE, chlorure d'or 144, 349
HERMANN et BŒTTCHER, méthode de coloration. 123
HERTWIG, embryologie de la Grenouille. . 304
— — du Triton . . . 305
— étude des Actinies. 436
— — des Cténophores 433
— — des Méduses . . 434
— fumigation de tabac. . . . 16
— inclusion à la gomme, 194, 433, 434
— liquide macérateur 279
— nitrate d'argent pour animaux marins. . . . 140, 141
— ovules de la Grenouille . . 333
HESCHL, matière amyloïde. 131
— vert de méthyle. 126
HEURCK (VAN), milieu conservateur . 230
— styrax 244
HEYDENREICH, vernis à l'ambre . . . 250
HEYS, baume de Canada. 241
HICKSON hématoxyline de. 108
— liquide macérateur. . . . 277
— yeux des Arthropodes . . . 420
HIS, embryologie des Oiseaux. . 31, 302
— imprégnation de la cornée . . 352
— méthode de fixation 31
HOFFMANN, inclusion dans le vide . . 173
HOGGAN, perchlorure de fer. 147
— procédé pour imprégnations. 140
— anneaux histologiques . . 138

HOOL, toluène pour inclusions. . . . 169
HOUSSAY, glandes pédieuses des Gastéropodes 414
HOYER, carmin à l'ammoniaque . . . 77
— carmin de. 82
— carmin sulfurique. 96
— masse d'injection, 258, 262, 264, 265 273
— médium conservateur . . 232, 262
— nitrate d'argent 140
— picro-carmin. 77, 82
HUXLEY et MARTIN, carmin à l'ammoniaque 77
— — masses d'inclusion 182
HYATT, méthode d'inclusion 195

I

IGACUSCHI, méthode de l'or pour le foie 408
IJIMA, embryologie des Planaires . . 315

J

JACOBS, inclusion par congélation . . 205
JACQUET, injection de Sangsues . . . 429
JÆGER, liquide de. 236
JAMES, nettoyage de lamelles et porte-objets 450
JELGERSMA, coloration des centres nerveux 387
JENSON, spermatogenèse des Invertébrés et Sélaciens 342
JOLIET, inclusion à la gomme. . . . 194
JOSEPH, masse d'injection. 268
JURGENS, matière amyloïde 131

K

KADYI, inclusion au savon 184
KAISER, gelée à la glycérine. . . . .
— inclusion à la gélatine. . 185, 186
KEMP, conservation des « plaquettes » de Bizzozero.. 407
KENT, S., étude des Infusoires. . . . 446
KINGSLEY, gomme-laque pour coller les coupes. 205
— inclusion dans la paraffine. 168
KITTON, lut au bitume de Judée . . . 248
— styrax. 244
KLEBS, inclusion à la gélatine. . 185, 186
KLEIN, études sur le noyau cellulaire. 320

Pages.

KLEIN, imprégnation de la cornée . . 351
— mélange fixateur. 25
KLEINENBERG, colophane. 443
— embryologie du Lombric. 313
— hématoxyline de . . . 111
— liquide de 41
— liquide de, comme fixateur en cytologie. . 321
— masses d'inclusion . . 182
KLEMENSIEWICZ, picro-carmin 85
KOCH, v., méthode d'inclusion 196
KŒLLER, embryologie des Oiseaux. . 302
KŒLLIKER, ovules de la Lapine. . . 296
KŒSTLER, système nerveux sympathique de *Periplaneta*. 420
KOGANEI, préparation de l'iris 361
KOLLMANN, embryologie des Poissons, 30, 307
— mélange fixateur 30
KOROTNEFF, inclusion à la paraffine . 175
— lubréfiant pour les microtomes 450
— prép. des Siphonophores. 17, 435
KORSCHELT,, étude des Infusoires. . . 443
KORYBUTT-DASZKIEWICZ, cellules plasmatiques 402
KRAUSE corpuscules de. 350
— durcissement des centres nerveux 379
— inclusion des centres nerveux 384
— molybdate d'ammonium . . 148
— plaques motrices 358
— préparation de la rétine. . . 363
KRAUSS, nitrate d'argent 139
KRONECKER, sérum artificiel 223
KUHNE, mélange macérateur 280
KUKENTHAL, narcotisation d'Annélides. 429
— vaisseaux sanguins d'Annélides 429
KUHNT, nerfs à myéline 370
KULTSCHIZKY, corpuscules tactiles. . 350
— glandes salivaires. . . 408
KUNSTLER, étude des Infusoires. . . . 446
KUPFFER, cylindre de l'axe 372
— embryologie des Poissons osseux. . . . 307
— — des Reptiles. . 302
— étude du foie. 407
KUTSCHIN, hydrate de chloral et picrocarmin. 408

Pages.

L

LAMANSKY, lumière verte pour l'éclairage microscopique. 417
LANDOIS, mélange macérateur. . . . 278
— méthodes d'imprégnation . . 148
LANDOLT, macération de la rétine. . . 363
LANDSBERG, étude des Infusoires. . . 444
LANG, colorations combinées. 155
— étude des Planaires. 424
— méthodes de fixation 37, 38
— liquide de 37
LANGERHANS, corpuscules tactiles. . 439
— macération du tissu musculaire. 355
— médium conservateur. . 233
LANGHANS, coloration double par l'hématoxyline. 105
LANKESTER et BOURNE, yeux de Limule. 419
LAVDOWSKY, éosine. 132
— limaçon. 366
— liquide conservateur au chloral 225
— — macérateur . . . 277
— myrtillus. 116
— picro-éosine. 133
LAWRENCE, gelée à la glycérine. . . 237
LEBER, bleu de Prusse 147
— méthodes d'imprégnation, 147, 148
LEE, voyez « BOLLES LEE ».
LEGAL, carmin picro-alunique 89
LEGROS, nitrate d'argent 139
LENHOSSEK (v.) ganglions spinaux de la Grenouille. 398
LEWASCHEW, étude du pancréas . . . 409
LEWIS (B.), centres nerveux, coloration. 386
— centres nerveux (durcissement des) 375, 381
— centres nerveux, (demiéclaircissement de coupes de) . . . .
— centres nerveux (masses 395 d'inclusion pour) 384
— préparations des centres nerveux par compression. 396
LIST, alcool au tiers pour macérations. 276
— cellules glandulaires. 410
— — mucipares. 410
— colorations combinées, 157, 158, 159, 160
— étude des Coccides. 223
— ramollissement de la chitine . . 418
LOCY, embryologie de l'*Agelena*. . . . 311
LŒWE, préparation du cristallin. . . . 353
LŒWIT, chlorure d'or 143
LONGWORTH, corpuscules de Krause. . 355

Pages.

Looss, éclaircissement de la chitine . 281
— étude des Nématodes. 427
— étude des Trématodes. 426
Lugol solution de 50
Luys, coloration de centres nerveux. . 387

M

Manfredi, chlorure d'or. 145
— imprégnation par l'or. 145, 358
Marchi, corpuscules de Golgi. . . . 358
— préparation de Mollusques. 413
Mark, collodionnage de coupes fragiles. 179
— embryologie de la Limace . . 309
— gomme-laque pour coller les coupes. 205
Martinotti, coloration des centres nerveux. 387
— colorations doubles. . 157
— picro-nigrosine. . . 129, 387
Marsh, dépigmentation et blanchiment. 286
— liquide décalcifiant 284
— lut de gélatine. 247
Mason, durcissement de centres nerveux. . . . . . · 383
Masquelin, spermatogenèse des Sélaciens, etc 340
Maupas, étude des Infusoires 441
Maurice et Schulgin, embryologie des Tuniciers. 308
Mayer (Paul), albumine pour coller les coupes.. 208
— brun Bismarck. 128
— carmin alcoolique 97, 98
— coloration du tissu conjonctif. 309
— cochenille. 101
— dépigmentation et blanchiment 285
— méthode pour coller les coupes. 205
— méthodes de fixation. . 41, 42, 49
— picro-carmin. 84
— procédé de désilicification. 285, 438
— Andres et Giesbrecht, « Schnittstrecker ». 177
Mayer S., violet B. 130, 399
Mays, imprégnation par l'or. 356
— terminaisons nerveuses dans les muscles 356
Mayzel, brun Bismarck 128
Merkel, chlorure de palladium pour centres nerveux. 391

Pages.

Merkel, corpuscules tactiles 349
— demi-éclaircissement de coupes de centres nerveux . 395
— inclusions à la celloïdine. . 187
— liquide durcissant 32
— mélange de carmin boracique et carmin indigo 153
— molybdate d'ammonium . . 148
— solution de. 59
Meyer, liqueurs conservatrices. . . . 231
Michelson, corpuscules de Pacini. . 350
Milnes Marshall, embryologie des Plagiostomes. 307
Minot, carmin picrique. 94
— hématoxyline 109
— méthode pour coller les coupes 206
211
Mitchell hématoxyline de 107
Mitrophanow, imprégnation par l'or 347
Moleschott et Piso Borme, liquide macérateur. 276
Moleschott, potasse caustique pour macérations 277
Mondino, nerfs à myéline. 372
Moore, préparation du sang. 406
Moseley, yeux des Chitonides . . . 416
Müller, masse d'injection. 271
— solution de, pour macérations 278
— liquide de. 57
— nitrate d'argent. 139
Muson, liquide au chloral. 225

N

Nealey, os et dents, non décalcifiés . 402
Neelsen et Schiefferdecker, agents éclaircissants. 216, 217, 219
Nesteroffsky, chlorure d'or 145
Nissen, glandes mammaires. 409
— noyaux des cellules lactogènes 337
Noll, liquides corrosifs. 281
— médium conservateur 231
— squelette d'Éponges siliceuses. 439
Nordmann, cellules plasmatiques . . 402

O

Odenius, liquide macérateur. 280
— poils tactiles 351
Oellacher, embryologie du Crapaud 305
Oppitz, nitrate d'argent. 139

Pages.

Orth, carmin au lithium 91
— carmin picrolithique 152
— violet d'aniline. 130
Osborn, inclusion des centres nerveux. 385
— montage de coupes des centres
nerveux 391
Owen, liqueur conservatrice. 229

P

Pacini corpuscules de. 350
— liqueurs conservatrices. . 226, 227
— liqueur de 37
Pagenstecher liqueur de. 50
Pansch, masse d'injection. 273
Partsch, cochenille. 100
Patten, embryologie des Phryganides 310
Paulsen, cellules caliciformes et mucipares 410
Pergens, picro-carmin 85
Perls carmin de. 92
Peremeschko, méthodes cytologiques 318
Perenyi, méthode embryologique. 30, 321
— méthodes de fixation et de
coloration. 30, 321
Pfitzer, nigrosine. 129
Pfitzner, colorations combinées. . . 161
— étude des Hydres. 435
— — des Infusoires . . . 441
— méthode de coloration
pour les noyaux. . . . 330
— safranine de. 129
— solution de damar. . . . 243
Pisenti, carmin aluné. 88
Piso Borme et Moleschott, liquide
macérateur. 276
Pelletan, étude des Infusoires . . . 442
Platner, spermatogenèse de l'*Helix*. 334
— « Nebenkern » de l'*Helix* . 334
Poelzam, inclusion au savon 185
Polaillon, perchlorure de fer. . . . 147
Pouchet, dépigmentation. 286
Pritchard solution de. 286
Pritchard Urban, liquide de . . . 56
— limaçon. 365
Prudden hématoxyline dite de . . . 107

Q

Quekett liquide de. 224

R

Rabl, embryologie des Gastéropodes. 309
— liquides fixateurs. 25, 32
— méthodes cytologiques. . . . 331
Rabl-Ruckhard, embryologie des
Poissons osseux 307
Ransom, imprégnation d'animaux marins. 141
Ranvier, acide chlorhydrique pour
décalcification 284
— alcool absolu, préparation . 48
— alcool au tiers pour macérations . 276
— — — pour fixa-
tions . . 47
— carmin à l'ammoniaque . . 77
— carmin neutre. 82
— chlorure d'or, 145, 348, 351, 352,
355
— chlorure d'or et acide formique.. . 145, 348, 349, 351
— chlorure d'or et jus de citron. 355
— corps muqueux de Malpighi
— corpuscules de Golgi . . . 356
— — tactiles. . . . 349
— coupes d'épithéliums. . . . 347
— hématoxyline de 107
— imprégnation de la cornée. 352
— masses d'injection, 255, 260, 270,
271
— ménisques tactiles 348
— méthodes de fixation . . . 47
— nerfs à myéline. 371
— nerfs intra-épidermiques. . 348
— nitrate d'argent. . . . 137, 139
— os non décalcifiés. 402
— picro-carmin. 83
— plaques motrices 355
— poils tactiles. 351
— purpurine 113
— quinoléine.. 133
— rétine 362. 363
— sérum iodé. . . . 222, 275, 276
— vessie de la Grenouille . . 360
— et Vignal, mélange fixateur 23
Recklinghausen, nitrate d'argent, 138, 140
Reich, nitrate d'argent 140
Reichenbach, embryogénie de l'Ecrevisse 311
Renaut, colorations combinées . . . 161
— hématoxyline 110

Pages.

RENAUT, hématoxyline éosique. . . . 156
— imprégnation de la cornée . 352
RENSON, spermatogenèse des Mammifères 341
REZZONICO, nerfs à myéline 371
RICHARD, méthode de narcotisation . 17
RICHARDSON, colorations combinées . 155
— méthode d'enrobage. . . 164
RIPART et PETIT liqueur de. . . 49, 230
ROBIN, masses d'injection, 253, 254, 255
263, 265, 266, 269, 270, 271, 273, 274
ROBINSKI, nitrate d'argent 140
RŒSSLER, étude des Phalangides . . 423
ROLLETT, Carminroth. 92
— coupes de muscles striés . . 354
— imprégnation de la cornée . 352
— inclusion par congélation. . 202
— liquide macérateur. 278
ROUGET, nitrate d'argent 139, 140
RUCKHARD (RABL.), embryogénie des Poissons osseux 307
RUGE, inclusion au blanc d'œuf. . . 200
RUNGE, inclusion au blanc d'œuf . . 198
RUTHERFORD, durcissement du cerveau 281
— picro-carmin. 84
RYDER, glande hermaphrodite des Lamellibranches 345

S

SACHS, plaques motrices 358
SAEFFTIGEN, étude des Echinorhynques 427
SAHLI, baume de Canada 242
— colorations spécifiques des centres nerveux. 389
— durcissement des centres nerveux 377, 378
SALENSKY, inclusion au savon 185
SANKEY, coloration des centres nerveux 386
SARASIN, embryogénie des Reptiles . 303
SARGENT, dépigmentation. 386
SATTLER, nitrate d'argent. 139
SAZEPIN, antennes des Chilognathes . 419
— dépigmentation 286
SCHÆLLIBAUM, mélange pour coller les coupes. 204
SCHENK, méthode de fixation 51
SCHIEFFERDECKER, agents éclarcissants, 216
217, 218, 219
— cellules mucipares. 410
— colorations combinées. . . . 159

SCHIEFFESDECKER dissociation du tissu nerveux . 396
— imprégnation des centres nerveux par le chlorure de palladium. . 391
— — par l'or 391
— inclusions à la celloïdine. 187
— masses d'injection. 272
SCHLEICHER, méthodes cytologiques . 319
SCHMIDT, moelle des Amphibiens. . . 397
SCHNEIDER carmin de. 92
SCHULGIN, embryogénie des Tuniciers. 308
— masses d'inclusion . 181, 182
SCHULTLZE (F. E) coupes d'épithéliums. 347
— embryogénie des Eponges 316
— macérations d'épithéliums 347
— méthode de durcissement 60
— « Schnittstrecker ». 177
SCHULTZE (MAX), acétate de potassium (liquide conservateur). . . . 225
— liquide macérateur. 280
— macération de la rétine. . . . 363
— sérum iodé. 222
SCHWALBE, dissociation de muscles lisses. 359
SCHWARZE, conservation de Cercaires. 427
SCHWEIGGER-SEIDEL, carmin de . . . 92
SCOTT et OSBORN, embryogénie du Triton. 305
SEAMAN, gelée à la glycérine. . . . 238
SEILER, baume de Canada. 242
— carmin et carmin d'indigo. . . 152
— masses d'inclusion. 182
— méthode pour monter au baume. 228
— nettoyage de lamelles et porte-objets. 449, 450
SELENKA, embryogénie des Echinodermes. 316
— inclusion au blanc d'œuf. . . 200
— orientation d'objets dans la paraffine. 167
— refroidissement de la masse. . 174
SOCHACZEVER, pied des Pulmonés. . 414
SOLGER, décoloration par l'eau oxygénée. 333
SOLLAS, inclusion à la gélatine. 185, 201
— inclusion par congélation. . . 201
SOMMER, étude de *Macrotoma plumbea*. 423
SPEE (Graf) inclusion dans la paraffine. 174
— — préparation de la paraffine. 181
STEPHENSON, milieu conservateur. . . 239
STIEDA, études sur les agents éclaircissants. 216

Pages

STIEDA mastic blanc. 251
STILLING, dissociation des tissus ner-
    veux. 395
STIRLING, agents macérateurs . . . 277
    — coloration de centres nerveux. 386
    — colorations combinées 154, 157, 158
    161
STOHRK, coloration combinée. . . . 157
STRAHL, embryogénie des Reptiles. . 302
STRASBURGER, méthodes cytologiques. 331
    — vert de méthyle. . . . 126
STRASSER, masse d'inclusion. . . . 182
STRICKER, inclusion à la gomme. . . 194
    -- masse d'inclusion. 182
SUMMERS, méthode pour coller les
    coupes. 205
SWAEN et MASQUELIN, spermatoge-
    nèse de Sélaciens, etc. 340

T

TAFANI, limaçon. 366
    — picro-aniline. 130
TAIT, LAWSON, tournesol. 116
    — — chou rouge 116
TANGL, carmin aluné. 88
TEICHMANN, masse d'injection. . 266, 273
THANHOFFER, v. préparation du sang. 405
    — sarcolemme des Insectes 421
THIN, dissociation de la rétine. . . . 363
THIERSCH, carmin à l'acide oxalique. 96
    — — au borax 96
    — carmin d'indigo 115
    — masses d'injection. 258, 262, 263
    265
THOMA, inclusion au blanc d'œuf . . 200
    — — à la celloïdine . . . 191
THRELFALL, méthode pour coller les
    coupes. 210
THWAITES liquide de. 224
TIZZONI, carmin aluné 88
    — coupes d'épithéliums 347
    — recherche de mitoses dans les
    tissus 334
TOISON, préparation du sang 406
TOLOTSCHINOFF, vessie de la Gre-
    nouille. 359
TOURNEUX et HERMANN, nitrate
    d'argent. 140

U

ULIANIN, embryologie d'*Orchestia*. . 312
UNNA, tissu élastique de la peau. . . 399
URBAN-PRITCHARD liquide de. . . . 56
USKOFF, méthodes cytologiques. . . 331
    — méthode de fixation. 29
USSOW, embryologie des Céphalopodes 308

V

VALETTE SAINT-GEORGE (V. LA), étude
    du « Nebenkern » 334
VEJAS, coloration des centres ner-
    — veux. 387
VIALLANES, chlorure d'or. 144
    — ganglions optiques des
    Insectes 420
    — histolyse des Diptères. . 311
    — inclusion au collodion. . 191
VIGNAL, préparation du picro-carmin. 451
VIGNAL et RANVIER, mélange fixateur. 23
VILLE, masse d'injection. 256
VIRCHOW HANS, action de la lumière
    sur les objets chromiques 25

W

WADDINGTON, étude des Infusoires. . 446
    — gomme arabique pour
    coller les coupes . . 207
WALDEYER, limaçon. 365
    — liquide décalcifiant . . . 283
WATNEY, coloration double par l'hé-
    matoxyline. 105
WEIGERT, brun Bismarck. 128
    — coloration spécifique de cen-
    tres nerveux. 366, 389
    — — par la fuchsine
    acide (« Saeure-
    fuchsine ») . . 389
    — durcissement des centres
    nerveux. 377
    — hématoxyline de. . . 109, 368
    — méthode pour monter les
    coupes en séries. . . . 211
    — picro-carmin. 84
    — procédé de coloration des
    nerfs par l'hématoxyline. 366
WEDL, orseille.. 115

Pages

WEISKER, inclusion au savon. 1
WEISS, réactif pour matière amyloïde. 131
WICKERSHEIMER, liqueur conservatrice. 231
WIEGER, méthode pour coller les
coupes. 207
WHITMAN, embryologie des Amphibiens. . . . 305
—   —   de la Clepsine. 312
—   —   des Poissons
osseux. . . 307
—   étude des Hirudinées . . 429
—   méthode de fixation . . . 33
WIELOWIEJSKI, traitement d'objets
fixés par le sublimé. 423
WILL, embryologie des Aphides. . . . 310
— ovaires de *Nepa* et *Notonecta*. 423
WILSON, étude des Alcyonaires. . . 437

Pages.

WISSOWSKY, coloration des éléments
du sang. 405
WOLFF, imprégnation par l'or. . . 357, 360
— méthode de fixation. 29
— plaques motrices. 357
— vessie de la Grenouille. . . . 360
WOODWARD carmin attribué à . . . 364
—   carmin au borax 90
WITT, préparation de la gomme-laque 251

Z

ZIEGLER mastic de 251
ZUPPINGER, coloration de cellules ganglionnaires. 38

TABLE ALPHABÉTIQUE DES MATIÈRES

Pages.

A

Acanthocéphales 427
Acétate d'alumine 225
Acétate de carmin 92
Acétate de potassium, liquide conser-
    vateur. 225
Acétate d'urane 51
Acide acétique, comme décalcifiant . 283
  — — comme durcissant 61
  — — comme fixateur. 44
  — — comme fixateur pour les
    noyaux 319, 321
  — — pour macérations. . . . 279, 398
Acide arsénieux, liquide conservateur. 225
Acide borique, pour macérations . . 416
Acide carbonique, comme anesthésique. 18
Acide carminique. 71, 72
Acide chlorhydrique, comme décalci-
    fiant 283, 284
  — — pour dépigmentation. . 287, 416
  — — comme dissolvant de la nu-
    cléine 338
  — — comme fixateur pour les
    noyaux 319, 323
Acide chromique, propriétés. . . . 23
  — — (action de la lumière sur les
    tissus durcis par l'). . . . 24
  — — comme décalcifiant. . . 283, 284
  — — comme durcissant. . . . 55, 58
  — — comme fixateur 28
  — — comme fixateur pour les
    noyaux 320
  — — pour macérations. 278

Pages.

Acide chromique et alcool, comme dur-
    cissant. . 56
  —   — pour fixations. 25
Acide chromo-acétique 25
Acide chromo-acéto-osmique. . . . 26, 27
Acide chromo - chlorhydrique, pour
    décalcification 284
Acide chromo-formique. 25
Acide chromo-nitrique 30
  — — avec bichromate de potasse. 30
  — — pour décalcification. 284
Acide chromo-osmique 26
Acide chromo-platinique, pour la fixa-
    tion des Infusoires. 444
Acide fluorhydrique, pour désilicifica-
    tion. 285
Acide formique, comme fixateur. . . 44
  — — comme fixateur pour les
    noyaux 319
Acide lactique, comme décalcifiant. . 283
Acide nitrique, pour corrosions. . . 281
  — — comme décalcifiant. . . 283, 284
  — — pour dépigmentation, 286, 416, 419,
    420
  — — comme durcissant 56
  — — comme durcissant des centres
    nerveux 394
  — — pour fixations. . . . . 28 à 30
  — — pour fixations en cytologie, 321, 331
    333
  — — pour macérations. . . . 280, 355
  — — et alcool, pour décalcification. 284
Acide nitrique et chlorate de potasse,
    pour macérations. 280
Acide osmique, comme durcissant . . 56

Pages.

Acide osmique, comme fixateur 10, 11, 12, 21 à 23
— — — en cytologie. 320
— — pour centres nerveux. . . 383
— — pour macérations. 279
— — pour préparations par corrosion. 282
Acide osmique et alcool, pour fixer . 23
Acide osmique iodé. 345
Acide oxalique, pour macérations . . 280
Acide phénique, comme agent conservateur. 224
— ... pour la conservation de la rétine. 364, 365
— — comme éclaircissant . . . 219
Acide phosphorique, comme décalcifiant 283
Acide picrique, comme colorant. . 120, 134
— — comme décalcifiant. . . . 283
— — comme durcissant 61
— — comme fixateur. . . . 39 à 43
— — comme fixateur en cytologie 321
— — ses sels, en cytologie . . . 321
Acide picro-chlorhydrique. 42
Acide picro-chromique 43
Acide picro-nitrique 42
Acide picro-osmique 43, 44
Acide picro-sulfurique. 41
— — pour décalcification. . . . 284
— — comme fixateur en cytologie 321
— — avec sublimé corrosif. . . 38
Acide pyroligneux, comme décalcifiant 283
— — comme durcissant. . . . 61
Acide salicylique, pour macérations. . 416
Acide sulfureux, comme fixateur pour les noyaux 322, 332
— — pour l'étude des Infusoires. 446
Acide sulfurique, comme fixateur . . 31
— — pour macérations 280
Accœles (Rhabdocœles). 425
Actinies, narcotisation et fixation.. 15 à 18
— méthodes d'ANDRES 436
— — des HERTWIG. . . . 436
Agents décalcifiants. . . . . 283 à 285
Agents durcissants. . . . . . 55 et suiv.
Agents éclaircissants 214
— — emploi 214
— — choix 215
— — classification.. . . . 215 à 217
— — expériences de NEELSEN et SCHIEFFERDECKER, 216 à 219
— — divers. 216
Agents fixateurs. . . . . . 10 et suiv.
— — leur classification. 11

Pages.

Agents fixateurs, pour études cytologiques.. . . . 319 et suiv.
— — pour l'embryologie . 291
Albumine, pour coller les coupes. . . 208
— (inclusions à l'). . . . . 198 à 201
Albuminoïdes (réactions micro-chimiques des) 338
Alciope, Alciopina. 428
Alcool absolu, préparation. 47
— — — comme éclaircissant. . 220
Alcool, pour anesthésier les animaux . 17
— comme liquide conservateur. . . 225
— comme durcissant. 61
— comme fixateur . . . . . . 46 à 49
— comme fixateur cytologique.. . . 321
Alcool acidulé. 49
Alcool à la créosote. 224
Alcool au tiers. 47
Alcool dilué, pour macérations . . . 276
Alcool iodé, comme durcissant, 61, 378, 383
Alcool méthylique, comme conservateur. 224
Alcool sulfureux, comme fixateur pour les noyaux.. . . . . . 322, 324, 332
Alcyonaires.. 437
Alcyonium. 438
Alizarine. 113, 386
Alumine, acétate.. 225
Alun, comme agent conservateur. . . 224
— comme fixateur. 50
Amphibiens (centre nerveux des). 397, 398
— (embryologie des).. . . . 303 à 305
Amphioxus. 355
Amphipodes (embryologie des). . . . 312
Ammoniaque (bichromate d'), comme durcissant.. 58
— (chromate neutre d'). 59
— (molybdate d'). 52
Amyloïde (matière). 131
Anesthésie, méthodes pour la produire chez les animaux contractiles. . . . . 15 et suiv.
— chez les Tardigrades. . . 421
Aniline « blue-black ». 119, 134
— — pour centres nerveux.. 386, 387
Aniline (couleurs d') en général. 117 et suiv.
Aniline (dérivés de l'). 117, 119
Annélides. 428, 429
Antennes des Chilognathes 419
Anthracène, dérivés. 118
Antipathes. 437
Aphides (embryologie des). 310
« Arabine » de WADDINGTON, pour coller les coupes. 207
Araignées (embryologie des) 311

Pages.

Argent (nitrate d'), comme fixateur . 51
— — pour imprégnations. 135 et suiv.
— (autres sels d') 141
Arsénite de potassium. 225
Arthropodes (embryologie des). 310 à 312
— (spermatogenèse des).. 343
— (testicules des). 332, 343
— (yeux des). 419, 420
Ascaris (embryologie des). . . . 313, 314
— (œufs d').. . . . . 313, 314
Ascidies.. . . . . 18, 412
Asphyxie des animaux contractiles. . 18
— des Tardigrades. 421
Aspidosiphon. 428
Astérides. . . . . 430 à 432
Astroides. 437
« Auréoline », pour dépigmentation . 287
Auriculaires.. 432
Aurine. 121
Axolotl, œufs. 304
Axonge. 182, 273

B

Bains-marie, pour inclusions 172
Batraciens, centres nerveux . . . 283, 385
Baumes . . . . 240 et suiv.
Baume de Canada. 241, 243
— — — comme bordure. . 250
Baume de Tolu.. . . . . 245, 251
Bengaline. 124, 133
Benjoin 245
Benzaurine. 121
Benzol, comme éclaircissant 220
Beurre de cacao, pour inclusions. 182, 183
364
Bichlorure de mercure, comme fixa-
teur. . . . . 35 à 38
— — (liquides conservateurs
au). . . . . . . 226 à 230
— — avec acide picro-sulfurique 38
Bichromate d'ammoniaque, comme dur-
cissant. 58
— — comme fixateur en cytolo-
gie 320, 321
Bichromate de potasse, comme durcissant. 57, 58
— — pour fixations 30, 31
— — pour macérations. 278
« Biebricher Scharlach ». . . . 121, 131
Bipinnaires.. 432
Bitume de Judée. 248
« Blackley blue ». 119

Pages.

Blanc de baleine, pour inclusions. . . 182
Blanc d'œuf (inclusions au), 198 à 200, 202
354
— — (injections au) 268
Blanchiment . . . . 285 à 287
Blatte (embryogénie de la). 310
Bleu d'aniline 120, 130
— — pour cellules ganglionnaires. 386
— — et safranine 160
Bleu lumière. 120, 133
— de Lyon. 120, 133
— de méthylène. . . 119, 129. 373, 389
— — pour centres nerveux . 389, 390
— noir. 119
— de nuit 120
— de Parme. 120, 130
— de Prusse pour imprégnations. 147
— — pour injections, 254, 260, 262, 270
271
— de quinoléine. 120, 130
— de toluidine.. 120
Bordeaux 122
Bordeaux R 122, 131
Bordures au baume et au damar. . . 250
— à la gélatine 247
— à la paraffine 250
— à la térébenthine 249
Boroglycéride 235
Bougainvillia. 434
Brun Bismarck. 120, 128
— — pour l'étude des Infusoires. 441
— — et vert d'aniline 160
— — et vert de méthyle. . . . 159
« Brunswick black ». 248, 249
Bufo (embryogénie de) 305

C

Callianira 433
Campanulaires. 435
Caoutchouc, pour coller les coupes. . 210
Carbonate de potassium, comme dissolvant de la nucléine. . 338
— — (liquide conservateur au) . 225
Carmin. . . . . 71 et suiv.
— acétique. 92
— à la chaux. 91
— à l'acide borique. 93
— — chlorhydrique. . . 97, 98
— — osmique 86
— — picrique 93
— — salicylique. 93
— — sulfurique 96

Pages.

Carmin à l'alun d'ARCANGELI 93
— — de CZOKOR 100
— — de GRENACHER 87
— — de HENNEGUY 88
— — de PARTSCH 100
— — de PISENTI 88
— — de TANGL 88
— — de TIZZONI 88
Carmin à l'alun, avec acide acétique . 88
— — — osmique . 88
— — — picrique . 89
— — comme colorant cyto-
logique 327
Carmin à l'ammoniaque 76
— — de BEALE . . . 79
— — de BETZ . . . 78
— — de GIERKE . . 78
— — de HOYER . . 77
— — de HUXLEY et
MARTIN . . 77
— — de RANVIER . . 77
— au borax, de GIBBES 90
— — — alcoolique de GRENA-
CHER 95
— — — alcoolique de THIERSCH 96
— — — neutre de GRENACHER 90
— — — simple de WOODWARD 90
— au lithium 91
— boracique et picro-carmin . . . 151
— de BEALE 79
— de BŒHN 81
— de DELAGE 86
— de HAMANN 92
— de HEIDENHAIN 81
— de HOYER 82
— de LEGAL 89
— de PERLS 92
— de RANVIER 82
— de ROLLET 92
— de SCHNEIDER 92
— de SCHWEIGGER-SEIDEL 92
— (dit) de WOODWARD 364
— oxalique 96
— picro-alunique 89
— picro-lithique 152
— et acide picrique 152
— et carmin d'indigo 152
Carmin d'indigo 114, 115, 152, 153
— — pour cartilage et tissu
osseux 404
Cartilage 403, 404
Caryokinèse, voyez « Cytologie » et
« Mitoses ».
Caryophyllia 437, 438
Cassiopeia 434

Pages.

Celloïdine, propriétés 187
— (inclusions à la) . . . . . 187 à 194
— — méthode de ROLLETT . . . 354
Cellule, voyez « Cytologie ».
— embryogène 334
Cellules à granulations, ou « plasmatiques » ou « Mastzellen » 400
— — méthodes d'EHRLICH . . . 401
— — — de KORYBUTT-DA-
SZKIEWICZ . . . 402
— — — de NORDMANN . . 402
— caliciformes 410
— ganglionnaires, isolation . . 395, 396
— glandulaires . . . . . . 409 à 411
— lactogènes 337
— mucipares 409, 410
Centres nerveux . . . . 374 et suiv.
— — coloration par l'alizarine, 113, 386
— — colorations générales . . . 385
— — — spécifiques, méthode
d'ADAMKIEWICS . . . 390
— — — — — de BOLL . . . 390
— — — — — de FLECHSIG . 388
— — — — — de FLESCH . . 388
— — — — — de FREUD . . 388
— — — — — de SAHLI . . 389
— — — — — de WEIGERT . 366
389
— — coupes . . . . . . 374 et suiv.
(voyez aussi « Centres nerveux, Durcissement ». et
« Centres nerveux, Inclu-
sion »).
— — demi-éclaircissement des
coupes 394
— — des Amphibiens . . . 397, 398
— — de Reptiles et Batraciens, 383, 398
— — dissociation des tissus, méthode de CARRIÈRE . 395
— — — — — de GIERKE . 397
— — — — — de LENHOSSEK 398
— — — — — de LEWIS . . 396
— — — — — de SCHIEFFER-
DECKER . . 396
— — — — — de STILLING . 395
— — durcissement, par congélation 375
— — — par les réactifs, 375 et suiv.
— — — méthode de BETZ . . . 378
— — — — de DENISSENKO . 380
— — — — de DERCKE . . . 382
— — — — de DUVAL 380
— — — — d'EXNER 383
— — — — de GIACOMINI, 383, 393
— — — — de GOLGI 382

Pages.

Centres nerveux, durcissement; méthode de HAMILTON. 380
— — — de KRAUSE . . . 379
— — — — de B. LEWIS, 375, 381
— — — — de MASON. 383
— — — — de RUTHERFORD . 381
— — imprégnation, par le chlorure de palladium. . . 391
— — — par l'or 390
— — inclusion. . . . . 383 et suiv.
— — montage des coupes, 391 et suiv.
— — — — méthode de GIACOMINI 392
— — — — — d'OSBORN . . 391
— — — — — de WEIGERT . 211
— — préparations à sec, de GIACOMINI . . . 393
— — — par compression . . . 396
Céphalopodes (yeux des). 416
— (embryologie des). 308
Cercaires des Trématodes 427
Cerveau, voyez « Centres nerveux ».
Cervelet, voyez « Centres nerveux ».
Chaleur (fixation par la). 45
Chilognathes (antennes des). 419
Chitine, procédé pour la rendre perméable. 281, 282
Chitonides (yeux des). 416
Chlore, pour dépigmentation et blanchiment 285, 286
Chloral, pour anesthésier les animaux. 17
— (liquides conservateurs au). 224, 225
— pour la préparation de la rétine. 364
— pour macérations. . . . 277, 420
— (sirop au) 224
— et picro-carmin. 408
Chloroforme, comme éclaircissant . . 220
— pour anesthésier les animaux. 16, 17
— pour dépigmentation . . . 286, 419
— pour inclusions à la paraffine. 170, 171
— pour inclusions au collodion. . 191
Chlorure de calcium, liquide conservateur. 225
Chlorure d'or, comme fixateur. . . . 33
— — comme fixateur cytologique. 321
— — en coloration combinée . . 161
— — et safranine ou vert d'iode. 161
— d'or et de cadmium, de potassium, et de sodium. . . 146
Chlorure d'or (imprégnation par), méthode de BASTIAN. . . . 144
— — de BŒHM. 145
— — de BREMER 356
— — de CIACCIO 356
— — de COHNHEIM. . . 143

Pages.

Chlorure d'or (imprégnation par), méthode de CYBULSKY. . 146, 349
— — de FLECHSIG . 145, 388
— — de FREUD. 388
— — de GERLACH . . . 390
— — de HÉNOCQUE. 144, 349
— — d'IGACUSCHI . . . 408
— — de LŒWIT. 143
— — de MANFREDI. 145, 358
— — de MAYS 356
— — de MITROPHANOW . 347
— — de NESTEROFFSKY. 145
— — de RANVIER. . 145, 348
349, 351, 352, 355
— — de REDDING. . . . 146
— — de ROLLETT. . . . 352
— — de SACHS 358
— — de WOLFF. . . 357, 360
— pour centres nerveux, méthode de FLECHSIG . . . 388
— — de FREUD. 388
— — de GERLACH et de SCHIEFFERDECKER et autres . . 390 391
— — pour l'étude des Infusoires. 445
— — propriétés 33
Chlorure de palladium 33
— — comme durcissant. 60
— — pour centres nerveux. . . 391
— — pour les Infusoires. . 33, 445
Chlorure de platine. 32
— — comme durcissant 59
— — et acide chromique 32
Chlorure de sodium, pour macérations. 276
— — solution physiologique . . 221
— — et alcool pour macérations. 276
Chlorure de zinc, comme durcissant . 60
— — — pour les centres nerveux 394
Chou rouge. 116
Chromate d'ammoniaque, pour durcissements. 59
— — pour fixations. . . 31
Chromate de plomb, pour imprégnation. 148
Chromatine (réactions de la) 326, 338, 339
Chrome (sels de), comme fixateurs pour les noyaux. 320
Chryséoline 121
Cire et huile, pour inclusions 182
— végétale, pour inclusions. . . . 183
Cladocora 437
Clepsine (embryologie de la). 312
Cocaïne 18
Coccides (étude des). 423
Cochenille. 99
— de CZOKOR. 100

Pages.

Cochenille de MAYER. 101
— de PARTSCH.. 100
Cœlentérés. 433, 438
— (embryologie des). 316
Coings (mucilage de), pour coller les
coupes. 207
Collage de coupes en séries, voyez
« Coupes en séries ».
Collage d'étiquettes sur le verre. . . 450
Collodion (inclusions dans le). 187 et suiv.
— pour coller les coupes. 204, 211, 392
— méthode de GAGE. . . . 205
— — SCHÆLLIBAUM. 204
— — SUMMERS . . . 205
— et paraffine, inclusion double. 194
Collodionnage de coupes fragiles. . . 179
Colophane, pour inclusions 196
— (solution de). 243
Coloration, de centres nerveux. 385 et suiv.
— méthode de BŒTTCHER et
HERMANN. 327
Colorations combinées. . . . 150 et suiv.
— cytologiques. . . . 326 et suiv.
— en général. 4
— nucléaires en cytologie. 326, 327
— spécifiques de centres ner-
veux . . . . . 388 et suiv.
— spécifiques de noyaux 327 et suiv.
— sur porte-objet. 5, 8
Comatules (larves de). 432
Congélation (masses à) 201, 202
Conjonctive (préparation de la). . . . 350
Copépodes. 418
Copilia 418
Coquille des Mollusques. . . 196, 416, 417
Coralline. 119
Cornée, imprégnation par l'or, méthode
de CIACCIO 356
— préparation 351, 352, 356
Corpuscule accessoire, ou « Nebenkern » 334
Corpuscules de PACINI. 350
— de GOLGI 358
— tactiles. 349
Corrosion (méthodes de) 281
— (préparation par), méthode
d'ALTMANN 282
Couleurs à l'aniline (méthodes de coloration par les). . . 327 à 329
— de la houille, classification. 117
à 122, 124
Coupes (collodionnage de). 179
— en chaîne 177
— (enroulement de) 175
— en séries en général. . . . 1, 2, 8

Pages.

Coupes en séries, méthodes pour coller. . . . . 203 et suiv.
— (nettoyage de) 177
— par la méthode de la congélation. 201, 202
Crapaud (embryologie du). 305
Créosote, comme agent conservateur. . 224
— comme éclaircissant. 219
— pour dépigmentation 286
Crinoïdes. 431, 432
Cristallin, durcissement. 353
— macération. 280
Crocéine. 122
Crustacés (Copépodes, larves de Déca-
podes, Ostracodes). . . . 418
— (embryologie des). . . 311-312
— (foie des). 421
— (intestin des). 422
Cténophores 433
Cucumaria. 430
Curare. 318
Cuivre (sulfate de), comme durcissant. 59
Cyanine. 133, 441
— pour coloration de spermatozoïdes. 339
Cyanure de potassium, comme dissolvant de la nucléine. 338
Cyclostomes (embryologie des). . . . 308
Cylindres-axes. 370, 372, 373
Cytodiérèse, voyez « Karyokinèse ».
Cytologie (méthodes de coloration en)
326 et suiv.
— (méthodes de fixation en)
de BABES. . . . 336
— — de BALBIANI. 334, 342
— — de BAUMGARTEN. 335
— — de BENDA. . . . 342
— — de BIZZOZERO. . 335
— — de BŒTTCHER et
HERMANN. . . 327
— — de CARNOY. 314, 322
332, 338
— — de DUVAL. . . . 342
— — de FLEMMING. . 328
329, 333
— — de GILSON . 322. 343
— — de HERTWIG . . 333
— — de HERMANN . . 327
— — de JENSON . . . 342
— — de KLEIN. . . . 320
— — de PLATNER. . . 334
— — de RENSON . . . 341
— — de STRASBURGER 331
— — de SWAEN et
MASQUELIN. . 340
— — d'USKOFF. . . . 331

Pages.

(Et voyez aussi les paragraphes consacrés à l'embryologie et à la spermatogenèse).

D

Dahlia 119, 130, 334, 441
— pour cellules plasmatiques. 401, 402
Damar (ou Dammar, ou d'Ammar) résine de) 242, 243
— solution de « C. M. J. » . . 243
— — de FLEMMING 243
— — de PFITZNER 243
— et baume 243
— comme bordure 250
Décalcification . . . . 283 et suiv.
— par l'acide picro-chlorhydrique. 43
Décapodes (larves de) 418
Dendrophyllia 437
Dents, étude de leur développement . . 405
— non décalcifiées (coupes de) . . . 402
Dépigmentation 285
— méthode de CARRIÈRE 415
— méthode de GRENACHER . . 287, 416
— par le chloroforme 419
Déshydratation des préparations . . . 2, 7
Désilicification 285
Digestion, comme méthode pour l'étude du noyau . . . 338, 339
— (liquides pour la) 280, 281
Diptères (histolyse des) 311
Dissociation d'organes nerveux. 395 et suiv.
Durcissements . . . . 53 et suiv.

E

Eau créosotée 224
— distillée, comme liquide additionnel 221
— de JAVELLE pour corrosions. 281, 282
— — pour les Nématodes. 427
— de LABARRAQUE pour corrosions . . . 281
— — pour les Nématodes . . 427
— oxygénée, pour blanchiment . . . 333
— — pour dépigmentation . . 286
— phéniquée 224
— régale, pour la préparation d'Annélides 429
Échinodermes 430, 431
— (embryologie des) . . 316, 431

Pages.

Échinodermes (œufs des) 333
Échinorhynques 427
« Echtgelb » 120, 131
« Echtroth » 121
Ecrevisse, embryologie 311
Embryologie, agents fixateurs 291
— des Amphibiens . . . . . 303 à 305
— des Amphipodes 312
— des Aphides 310
— des Araignées 311
— des Ascarides 313, 314
— des Céphalopodes 308
— de la Clepsine 312
— des Cyclostomes 308
— des Diptères 311
— des Echinodermes 316, 431
— de l'Écrevisse 311
— des Éponges 316
— des Gastéropodes 309
— des Lépidoptères 310
— des Lombrics 313
— des Mammifères 294
— de Moïna rectirostris 312
— des Oiseaux . . . . 28, 298 à 302
— des Phalangides 311
— des Phryganides 310
— des Plagiostomes 307
— des Planaires 315
— des Poissons osseux . . 30, 305 à 307
— de Polygordius 313
— des Reptiles 302, 303
— des Ténias 315
— des Tuniciers 308
— méthodes générales . . 290 et suiv.
Encéphale, voyez « Centres nerveux. »
Encéphale entier, préparations à sec de GIACOMINI 393
Encre de Leonardi 131
Enrobage (méthodes d') . . . 162 et suiv.
— dans le papier 164
— dans du foie 164, 435
— dans la moelle de sureau . . . 164
— dans des masses liquides. 165 et suiv.
Eosine 121, 132
— d'ELOUI 133
— de FISCHER 132
— de LAVDOWSKY 132, 133
— pour corpuscules sanguins. 405, 406
— pour l'étude du cartilage . . . 404
— et dahlia 159
— et vert d'aniline 159
— et vert d'iode 158
— et vert de méthyle 159
— et violet de méthyle 159
Epithéliums . . . . 347 et suiv.

Pages.

Épithéliums (recherche de mitoses dans les) 334
Epithélium cilié 416
Eponges. 438
— (embryologie des). 316
Erythrosine 132
Essence d'absinthe 216
— d'anis étoilé 216
— de baume de Copahu 216
— de bergamote. 216, 218
— de bois de cèdre pour éclaircir.. . . . . 216, 217
— — — pour inclusions. 170
et 217
— de bois de santal 219
— de cajeput. 216
— de cannelle. 216, 218
— de cardamome 216
— de carvi. 216
— de cassia. 216
— de citron 216
— de coriandre 216
— de cubèbe 216
— de cumin 216
— d'écorces d'orange 216
— — de cascarille . . . 216
— de fenouil 216
— de fleurs de millefeuille . . . 216
— de Gaultheria 216
— de genévrier 216
— de girofle. 216, 218
— de lavande. 216
— de menthe crépue 216
— d'origan. 216, 219
— de romarin. 216
— de sassafras 216
— de térébenthine. 219
Essences éclaircissantes, expériences
de NEELSEN et SCHIFFERDEC-
KER. . . . 216, 217, 218, 219
— (propriétés de diverses). 214, 215
Ether pour produire l'anesthésie. 17, 318
Ethérisation. 17, 318
Etiquettes (collage des). 450
Etuves pour inclusions 172
Eunice 428

F

Fécondations artificielles 294
Figures karyokinétiques, voyez « Cyto-
logie ».
Fixation (généralités sur la). 9, 10

Pages

Fixation (pratique de la) 13
— des animaux marins 15
— d'animaux très contractiles. 15, 19
Fixateurs, classification. 11
Fixateur, v. aussi « Agents fixateurs ».
Flagellés. 446
Foie, cellules étoilées 407
— réseaux nerveux ou élastiques . 408
— des Crustacés. 421
— des Mollusques. 417
Fuchsine 119, 130, 131
— pour coloration des spermatozoïdes 340
Fuchsine, acide (« Säurefuchsine »). 119, 373
— — pour centres nerveux. 389

G

Ganglions spinaux 398
Garance. 113
Gastéropodes (embryologie des) . . . 309
— (fixation des). 413
— pied et glandes pé-
dieuses. 414
— (yeux de). 415
Gélatine, masses d'inclusion. . . 185, 186
— pour coller les coupes en
séries. 210, 392
— pour luter les préparations . 247
Gelées à la glycérine . . . . . 236 à 238
Gelée à la glycérine de BEALE. . . . 237
— — de BRANDT. . . 237
— — de BRAUN . . . 427
— — de FOL. 238
— — de KAISER . . . 238
— — de LAWRENCE . 237
— — de SEAMAN. . . 238
Géphyriens 428
Glandes mammaires, méth. de FLESCH. 409
— — — de NISSEN. 409
— mucipares. 409, 410
— salivaires. 408
— stomacales. 409
Glu marine 249
Glycérine. 233, 234
— extraréfringente 234
— gélatinée de BRAUN. 427
— gélatinée, médiums conservateurs. . . . . 236 à 239
— et alcool, liqueurs conservatrices. 235, 236
« Goldorange » 120
« Gold-size » 249

Pages.

Gomme arabique, pour coller les coupes. 206, 207
— (inclusions à la) 194
— masses à congélation. . 201, 202
— à l'alun de chrome pour coller les coupes 207
— pour coller les étiquettes . . 450
Gomme-copal, pour inclusions. . . . 196
Gomme-laque, (inclusion à la). . . . 195
— — pour coller les coupes. 205 et 211
Gorgonia 438
Grenouille (œufs de la). . . 303, 304, 305
— ovules 333
« Grünstichblau » 120
Gutta-percha, pour coller les coupes . 209

H

Halicryptus. 428
Helix (embryologie de l'). 309
Hématoxyline 103
— comme colorant cyto-logique. 327
— au chlorure d'aluminium 112
— d'Arnold. 107
— de Bernheimer . . . 363
— de Bœhmer. 106
— de Cook 108
— de Delafield 106
— d'Ehrlich 110
— dite de Grenacher 106, note
— de Grünhagen. . . . 369
— de Heidenhain. . . . 108
— de Hickson. 108
— de Kleinenberg . . . 111
— de Minot. 109
— de Mitchell. 107
— de Pfitzner 330
— dite de Prudden. 106, note
— de Ranvier 107
— de Renaut. 110
— de Weigert. 109, 366, 388
Hématoxyline, dichroïsme des colora-tions. 105
— et acide picrique. . . 151
— et éosine. . . . 156, 157
— et rosaniline. 157
— et sulfate de soude pour les noyaux. 330
— et vert d'iode. . . . 157
— éosique. 156
Hirudinées. 429

Pages.

Histolyse des Diptères 311
« Hofmann's Grün » 127
Holothurides. 430
Houille (couleurs de la) . . . 117 et suiv.
Huile de ricin, comme milieu conser-vateur. 239
— — et blanc de baleine. . 182
— — pour lubréfier les mi-crotomes. 450
— d'olive et cire. 182
— — comme éclaircissant. . . 291
— — pour injection. . . 273, 282
Hydrate de chloral, comme agent con-servateur. . 224, 225
— — pour anesthésier les animaux. . . 17
— — pour fixation de la rétine 364
— — pour macérations. 277 et 420
— — sirop 224
— — et picro-carmin. . 408
Hydres, méthode de Breckenfeld. . 435
— — de Pfitzner. . . . 435
Hydroïdes. 435

I

Imprégnations d'animaux marins par l'argent 141
— du cerveau par le su-blimé. 382
— du foie par l'or. . . . 408
— par l'argent (voyez « Ni-trate d'argent »).
— par le chlorure d'or 142 et suiv.
— par le chlorure de pal-ladium. 60, 391
— (généralités sur les). . 135
Imprégnations (voyez aussi « Chlorure d'or, Chlorure de palladium, Bleu de Prusse, Osmium, Nitrate d'argent, Perchlorure de fer, etc. »). . . . .
Inclusions en général . . . . 162 et suiv.
Inclusion dans le vide. 173
— masse à l'albumine
— — de Calberla. . 198 et 199
— — de Rollett. . 202
— — de Ruge. . . . 200
— — de Runge. . . 198
— — de Selenka. . 200
— — au beurre de cacao. 182, 183

Pages.

Inclusion, masse au blanc de baleine
   de KLEINENBERG 182
— de FOSTER et BALFOUR.. 182
— masse à la celloïdine,
— — de DUVAL. 187
— — de SCHIEFFERDECKER. 187
— — de MERKEL. 187
— — de THOMA. 191
— — de ROLLETT. . . 191, 354
— — de VIALLANES. . . . 191
— masse à la cire de STRICKER. 182
— — de FOSTER et
    BALFOUR. 182
— — à la cire végétale.. . 183
— — au collodion (voyez
   « Masses à la cel-
   loïdine », ci-dessus).
— — à la colophane, de
    EHRENBAUM. . . . 196
Inclusion, masse à congélation
— de COLE . . . 201
— de HAMILTON. 201
— de JACOBS . . 202
— de ROLLETT . 202
— de SOLLAS . . 201
— au collodion. 192
— à la gélatine, de GERLACH . 186
— de KAISER . . 186
— de KLEBS . . 185
— de SOLLAS . . 201
— à la gomme, de STRICKER . 194
— de HERTWIG 443, 434
— de JOLIET . . 194
— à la gomme-copal,
  de v. KOCH. 196
— à la gomme-laque,
  de HYATT.. 195
— à la paraffine, de BRASS. . 181
— — de FOETTINGER. 181, 182
— — de FRENZEL. . . . 181
— — de FOSTER et BAL-
   FOUR 182
— — de SCHULGIN. . 181, 182
— — de Graf SPEE.. . . 181
— au savon, de FLEMMING. . 184
— — de KADYI . . . 184
— — de POELZAM . . 185
— — de WEISKER . . 184

Indigo 114
— artificiel. 119
Induline. 133
Injections. 253
— masse à l'albumine de JOSEPH. 268
— — acajou à la glycérine,
  de ROBIN. . . . 271

Pages.

Inclusion, masse blanche, de FREY. . 265
— — — de HARTIG. 265
— — — de TEICHMANN. 266
— — bleue à la gélatine,
— — — de FOL.. . . . 263
— — — de HOYER . . 262
— — — de BRÜCKE. . 261
— — — de RANVIER . 260
— — — de ROBIN 254, 255
— — — de THIERSCH. 262
— — — à l'eau de MÜLLER. 271
— — — de RANVIER. 271
— — — au collodion , de
   SCHIEFFERDECKER. 272
— — — à la glycérine,
   de BEALE. . 270, 271
— — — — de RANVIER . . 270
    de ROBIN. . . . 270
— — — à la métagélatine,
   de FOL. 266
— — — à la gomme arabique
   de BJELOUSSOW. 268
— — brune, à la benzine,
   de BUDGE 273
— — — au collodion,
   de SCHIEFFERDECKER. 272
— — — à la gélatine, de FOL. 266
— — — — de ROBIN. 254
— — — à la glycérine,
    de ROBIN. 271
— — — à la gomme,
   de BJELOUSSOW 268
— — cadmium à la métagélatine
   de FOL. . . . 266
— — — à la gélatine,
   de ROBIN. . . 255
— — — à la glycérine,
   de ROBIN . . . 271
— — carmin, à l'albumine, de
    JOSEPH. 268
— — — à l'eau, d'EMERY. 271
— — — à la gélatine,
— — — de CARTER. . 258
— — — de DAVIES . . 258
— — — de FOL. . . . 259
— — — de GERLACH . 258
— — — de HOYER . . 258
— — — de RANVIER . 255
— — — de ROBIN. . . 254
— — — de THIERSCH. 258
— — — de VILLE. . . 256
— — à la gélatine glycérinée,
   de ROBIN . . . 254
— — à la glycérine,
   de BEALE . . . 269

Injections, masse carmin à la glycérine
de ROBIN ... 269
— — à la gomme,
de BJELOUSSOW. 268
— — à la métagélatine,
de FOL. 266
— — cuivre, à la gélatine, ou à la
gélatine glycérinée, ou à
la glycérine, de ROBIN. 254
— — jaune, à la gélatine,
de FOL 264
— — — de HOYER. . 264, 265
— — — de ROBIN 255
— — — de THIERSCH .. 263
— — — à la glycérine,
de ROBIN 271
— — — à la gomme-laque,
de HOYER. ... 273
— — — à la gomme arabique,
de BJELOUSSOW . 268
— — — à la métagélatine,
de FOL 266
— — noire, à la gélatine, de FOL. 266
— — — à la gomme arabique,
de BJELOUSSOW . 268
— — — à la gomme-laque,
de HOYER. ... 273
Injections, masse noire, à la métagélatine de FOL. . 266
— — rouge au collodion,
de SCHIEF-
FERDECKER. 272
— — — à l'eau, de
BRÜCKE.. 272
— — — à l'albumine,
à l'eau, à la gélatine, à la glycérine,
à la gomme, etc., voyez « Injections, masse carmin », ci-dessus . .
Injections, masse verte, à la gélatine,
de HOYER . 265
— — — de ROBIN 254, 255
— — — de THIERSCH 265
— — — à la gélatine
glycérinée de
ROBIN . . . 255
— — — à la glycérine,
de ROBIN . 271
— — — à la gomme
arabique de
BJELOUSSOW 268
— — — à la gomme-
laque, de
HOYER . . 273
Injections, véhicule à l'axonge. . . . 273
— — à la benzine. . . 273

Injections, véhicule au blanc de baleine. 273
— — à la cire, de GRIES-
BACH 273
— — au collodion. .. 272
— — à l'empois d'ami-
don, de PANSCH. 273
— — à la gélatine, de
ROBIN. 253
— — à la gélatine glycé-
rinée, de ROBIN 254
— — à la glycérine, de
ROBIN 269
— — à la gomme ara-
bique 268
— — à l'huile. 273
— — à l'huile de lin, de
TEICHMANN .. 273
— — à la métagélatine,
de FOL 266
— — à la térébenthine,
de ROBIN ... 273
Injections, suivies de corrosion ... 282
— naturelles. 274
— — d'Annélides .. 429
— — d'Hirudinées .. 429
— de Mollusques acéphales. . 415
— de Sangsues 429
Infusoires, coloration sur le vivant . 440
— méthodes diverses 439
(v. aussi « Protozoaires »)
Insectes, ganglions optiques. 420
— intestin. 422
— (v. aussi « Arthropodes »
et « Embryologie ».)
Iode, comme durcissant. 61
— pour la fixation d'Infusoires. . 446
— solution fixatrice (solution de
LUGOL). 50
Iris, préparation 361

J

Jaune (masse), voyez « Injections ».
Jus de citron, pour chlorure d'or. . . 355

K

Karyokinèse, recherche des figures,
voyez « Mitoses (recherche de) »,
« Cytologie », etc.

Pages.

L

Lacerta (œufs de) 303, 179
Lamelles, méthodes de nettoyage. . . 449
Lamellibranches, préparation 413, 415, 416
　　　　　　　　　　　　　　　417
　　　　　　— 　　produits sexuels . . 345
Lapine (ovules de) 294
Lécithine, (réactions de la) 338
Lépidoptères (embryologie des) . . . 310
« Lichtblau » 120
Limaçon (oreille-interne), méthode
　　　— 　— de M. Flesch. 366
　　　— 　— de Lavdowsky 366
　　　— 　— d'Urban Pritchard. 365
　　　— 　— de Tafani 366
　　　— 　— de Waldeyer 365
Limax (embryologie de la) 309
Limule (yeux de). 419
Liqueur de Calberla. 235
　　— 　de Cole. 233
　　— 　d'Ehrlich. 335
　　— 　de Deane. 232
　　— 　de Farrant. 232
　　— 　de Gilson. 229
　　— 　de Goadby 228
　　— 　de Haentsch. 236
　　— 　de Harting. 226
　　— 　de Hoyer. . . . . 232, id.
　　— 　de Jaeger. 236
　　— 　de Langerhans. 233
　　— 　de Meyer. 231
　　— 　de Noll. 231
　　— 　d'Owen. 229
　　— 　de Pacini. 226. 227
　　— 　de Ripart et Petit. . . 49, 230
　　— 　de Wickersheimer. . . . 231
Liqueur, voyez aussi « Liquide » « Médium » et « Solution ».
Liquidambar. 244
Liquide conservateur à l'acide arsé-
　　　　　nieux. 225
　　— 　conservateur de Gilson. . . 325
　　— 　　— 　de Brass pour
　　　　　　la fixation des
　　　　　　Infusoires . . 444
　　— 　　— 　d'Erlicki, pour
　　　　　　fixations. . . 31
　　— 　　— 　— pour durcis-
　　　　　　sements. . . 58
　　— 　　— 　de Flemming,
　　　　　　pour fixations 26, 27
　　— 　　— 　— pour durcis-
　　　　　　sements. . . 56

Pages.

Liquide conservateur de Gannal. . 225
　　— 　　— 　de Kleinen-
　　　　　　berg. . . . 41
　　— 　　— 　de Kleinen-
　　　　　　berg, comme
　　　　　　fixateur en
　　　　　　cytologie . . 321
　　— 　　— 　de Lang. . . . 37
　　— 　　— 　de Lugol . . . 50
　　— 　　— 　de Müller,
　　　　　　pour fixations 31
　　— 　　— 　— pour durcis-
　　　　　　sements. . . 57
　　— 　　— 　de Perenyi,
　　　　　　comme fixa-
　　　　　　teur. . . . 80
　　— 　　— 　— comme fixa-
　　　　　　teur en cy-
　　　　　　tologie . . 321
　　— 　　— 　de Pritchard-
　　　　　　Urban. . . 56
　　— 　　— 　de Quekett. . 224
　　— 　　— 　de Schultze
　　　　　　(acétate de
　　　　　　potassium). . 225
　　— 　　— 　de Thwaites. 224
　　— 　macérateur de v. Lenhossek 398
Liquide, voyez aussi « Liqueur », « Médium », et « Solution ».
Liquides additionnels. . . . 221 et suiv.
　　— 　conservateurs. . . . id. 　id
　　— 　de pénétration pour inclusions
　　　　à la paraffine. 168
　　— 　digestifs. 280
　　— 　indifférents, leur composition. 221
　　— 　mercuriques, voyez « Su-
　　　　blimé » et « Bichlorure ».
　　— 　mercuriques conservateurs . 226
　　　　　　　　　　　et suiv.
Lizzia. 434
Lombric (embryologie du). 313
Lubréfiant pour les microtomes. . . 450
Lut de gélatine. 247
Luts et vernis. . . . . . . 242 et suiv.
　　　　　v. aussi « Mastic ».
Luts, ténacité relative. 246

M

Macérations et corrosions, etc. 275 et suiv.
　　— 　liquide de V. Lenhossek. 398
Macération du tissu musculaire strié. 355
　　— 　　— 　　— lisse. 359
Macrotoma plumbea. 423

Pages.

Magenta. 119
— pour coloration de spermatozoïdes. 340
Mammifères (embryologie des). . . . 294
— (spermatogenèse des). 340, 341
443
« Manchester Brown » 128
« Marine glue » 249
Mastic à l'ambre.. 250
— au baume de Tolu. 251
— de Bell.. 258
— blanc de Ziegler.. 251
— au blanc de zinc. 251
— au caoutchouc. 249
— à la cire à cacheter. 251
— à la gutta-percha 249
— à la térébenthine. 249
Mastics, ténacité relative.. 246
Médium de Beale 237
— de Brandt.. 237
— de Cole. 233
— de Deane. 232, 237
— de Farrant. 232
— de Fol.. 238
— de Hoyer. 232
— de Kaiser. 238
— de Langerhans. 233
— de Lawrence.. 237
— de Noll. 231
— de Seaman.. 238
Médium, voyez aussi « Liqueur », « liquide ».
Méduses. 434
— méthodes des Hertwig. . . 434
Mélange de Brass pour la fixation
des Infusoires.. 444
— chromo-osmique, comme durcissant. 56
— fixateur de Gilson. . . 344, 345
— de Korotneff pour lubréfier
les microtomes. 450
— picro-chromique.. 43
— — osmique.. 43
Ménisques tactiles. 348
Mercure, voyez « Bichlorure » et « Sublimé ».
Méthodes générales. . . . . . 1 et suiv.
— cytologiques . . . 317 et suiv.
voyez aussi « Cytologie, méthodes ».
— embryologiques. . . 290 et suiv.
Méthyle (dérivés du) 118
Méthylène (bleu de). 119, 124, 129, 373, 389
Mitoses (recherche de), méthode
de Babes. 336
de Baumgarten . . 335

Pages.

Mitoses (recherche de), méthode
de Bizzozero . . . 335
— de Flemming.. . . 329
— de Tizzoni.. . . . 334
Microtomes 163
— (mélange lubréfiant pour).. 450
Moelle, voyez « Centres nerveux ».
Moïna (embryologie de). 312
Mollusques. . . . . 413 et suiv.
— acéphales (injection des). 415
— (coquille des). . 196, 416, 417
— (épithélium cilié des) . . 416
— (fixation des). 413
— (foie des). 417
Molybdate d'ammonium. . . 52, 148, 388
Monobromure de naphthaline 239
Mouche (yeux). 420
Mucilage de coings, pour coller les
coupes. 207
Muscles lisses, terminaisons nerveuses. 359
— striés (coupes de). 354
— — dissociation. . . . 280, 354
— — (terminaisons nerveuses
dans) voyez « Plaques
motrices ».
— et tendons . . 354 et suiv.
Myrtillus. 116

N

Naphthaline (dérivés de la) . . . 117, 121
— (monobromure de). . . 239
— rose de. 120
Narcotisation . . . . 15 et suiv.
— d'Annélides. 429
— de Campanulaires. . . . 435
— d'Holothurides.. 430
« Nebenkern » (démonstration du) . . 334
Nématodes, méthode de Blanc. . . . 444
— — de Braun. . . . 427
— — de Looss 427
Némertiens. 425
Nèpe (ovaires de). 423
Nerfs à myéline . . . . 366 et suiv.
— — méthode de Beckwith. 370
— — — de Ehrlich. . 373
— — — de Freud . . 388
— — — de Golgi . . 371
— — — de Grünha-
gen. . . . 369
— — — de Kuhnt . . 370
— — — de Kupffer. 372
— — — de Mondino. 372
— — — de Ranvier. 371

Pages.

Nerfs à myéline, méthode de Tizzoni   370
—   —   — de Weigert.   366
— intra-épidermiques   348
— terminaisons dans les muscles lisses.   359 et suiv.
— méthode de Flemming . . .   359
—   —   Gscheidlen . . .   359
—   —   Ranvier. . . .   360
—   —   Tolotschinoff.   359
—   —   Wolff.   360
— dans les muscles striés, voyez « Plaques motrices ».
— dans le museau du Bœuf . . .   349
— dans les tendons.   358
Névroglie (étude de la)   397
Nicotine (narcotisation par la). . . 16, 18
Nigraniline.   119
Nigrosine 119, 129
— pour centres nerveux. . . .   387
Nitrate d'argent, comme fixateur. . .   51
—   — comme fixateur pour les cellules. . . .   321
—   — (imprégnations par). 136 et suiv.
—   — (imprégnation p a r) méthode d'Alferow.   141
—   — de Duval.   140
—   — de Harmer.   141
—   — de Hertwig . . 140, 141
—   — des Hoggan. . . 138, 140
—   — de Hoyer.   140
—   — de Krauss   139
—   — de Legros   139
—   — de Müller.   139
—   — d'Oppitz   139
—   — de Ranvier. . . 137, 139
—   — de Recklinghausen. 138 140
—   — de Reich   140
—   — de Robinski   140
—   — de Rouget . . . 139, 140
—   — de Sattler.   139
—   — de Thanhoffer. . .   139
Nitrate d'argent et éosine.   161
Noir d'aniline, noir de Collin. . . .   119
— pour centres nerveux .   386
Noir Brunswick.   248
Noir Collin, pour centres nerveux . .   386
Notonecte, ovaires.   423
Noyau, voyez « Cytologie ».
— vitellin.   334
— cellulaires, fixateurs pour l'étude des). . . .   319
—   — autres méthodes, voyez « Cytologie».

Pages.

Noyau de cellules lactogènes.   337
Nucléine (dissolvants de la).   338
— (réactions de la). 326, 338

O

Oceania   334
Œil, coupes du bulbe entier   365
Œuf, voyez « Embryologie » et « Cytologie ».
Oiseaux (embryologie des) 28, 298. et suiv.
Ongles.   348
Onuphis.   431
Ophiures.   426
Opisthotrema. 120, 124, 131
« Orange III ».   365
Oreille interne   115
Orseille   115
— de Wedl.   121
Orseilline   423
Orthesia.   403
Os décalcifiés.   403
— non-décalcifiés.   402
Osmium, comme fixateur. . . . 10, 11, 20
— pour imprégnations. 148, 149, 282
— pour centres nerveux. . . .   383
— propriétés   20
Osmose, manière d'en atténuer les effets.   6
Ossification (ligne d').   404
Ostracodes.   418
Oxygène, pour dépigmentation et blanchiment. 285, 286

P

Pæonine.   121
Palladium (chlorure de), comme durcissant. . . .   60
—   — voyez aussi, « Chlorure de Palladium ».
Palythoa.   438
Pancréas, méthode de H. Gibbes . . .   408
—   — de Lewaschew. .   409
Paraffine (choix de la). . . . 175, 178, 180
— (masses de) . . . . 180 et suiv.
— pour border les préparations. 250
— (préparation de la).   181
— et axonge.   182
— et cérésine.   181
— et cire   182
— et suif   182

Paraffine et vaseline. 182
    voyez aussi « Inclusions ». .
Pentacrines. 453
Perchlorure de fer comme fixateur . . 34
  —   — pour imprégnations. 147
  —   — pour Infusoires. . . 445
  —   — propriétés. 34
Periplaneta, système nerveux sympa-
    thique. 420
Permanganate de potasse, comme
              fixateur. 51
  —   — comme macé-
             rateur 51, 278
Phalangides 423
  — (embryologie des). 311
Phascolosomes 428
« Phénicienne » (la). 120, 128
« Phenylenbraun ». 120
Phoroglucine, pour décalcification . . 285
Phoronis. 428
Phosphate bisodique, comme dissol-
    vant de la nucléine. 338
Phryganides (embryologie des). . . . 310
Phthaléines 118
Picro-aniline. 130
Picro-carmin. 82
  — — comme liquide additionnel 230
  — — de BABER. 84
  — — de BIZZOZERO. 86
  — — de FOL. 83
  — — de GAGE 83
  — — de HOYER. 82, 85
  — — de KLEMENSIEWICZ . . . 85
  — — de MAYER 84
  — — de PERGENS 85
  — — de RANVIER 83
  — — de RUTHERFORD 84
  — — de VIGNAL 451
  — — de WEIGERT 84
  — — avec hydrate de chloral. . 408
  — — et couleurs d'aniline
        (GIBBES) 154
  — — et éosine 515
  — — et hématoxyline. 154
  — — et vert d'iode. . . . 154, 155
  — — et vert de méthyle 155
  — — pour la moelle. 385
Picro-éosine 133
Picro-nigrosine, pour centres nerveux. 129
                et 387
Plagiostomes (embryologie des) . . . 307
Planaires (embryologie des) 315
  — (étude des) 424
Plaques motrices. . . . . . 355 et suiv.
  — · — méthode de BREMER. 356

Plaques motrices, méthode de CIACCIO. 356
  —. — — de FISCHER. 355
  —. . — — de KRAUSE. 358
  —. — — de MAYS . . 356
  —. — — de RANVIER 355
  — — — de SACHS. . 358
  — — — de WOLFF . 357
Platine (chlorure de), comme durcis-
    sant. 59
Pluteus 432
Podocoryne. 434
Poils 348
  — tactiles 351
Poissons osseux (embryol. des) 305 et suiv.
Polychètes. 428
Polygordius (embryologie des). . . . 313
Ponceau. 122
Ponceau RR. 131
Porifères. 438
  — (embryologie des). . . 316, 439
Porte-objets, méthodes de nettoyage . 449
Potasse, comme dissolvant de la nu-
    cléine. . . · 338
  — pour corrosions. 281
  — caustique pour macérations. . 277
Potasse (bichromate de), comme dur-
    cissant. 56
    voyez aussi « Bichromate de po-
    tasse » et « Liquide de Müller ».
Potasse (permanganate de), comme fixa-
             teur. . . . 51
  —   —   — comme ma-
             cérateur 51, 278
Potassium (carbonate, acétate de) . . 225
  — (proto-iodure de). 239
Préparation par la voie humide et par
    déshydratation. 1, 7
  — préalable. 2, 3
  — ultérieure. 2, 4, 5, 6
Priapulus. 428
Primerose. 121
  —. soluble. 132
Primula. 119, 130
Proto-iodure de potassium. 239
Protozoaires. . . . . 439 et suiv.
  — coloration sur le vivant. 440
  — méthodes de BLANC . . 444
  — — de BRASS. 444
  — — de CATTANEO 445
  — — de CERTES 442
  — — de (GEZA) ENTZ. . . 443
  — — de FISCH 446
  — — de FOL 445
  — — de HENNEGUY. . . . 441
  — — de KORSCHELT . . . 443

Pages.

Protozoaires, méthode de Künstler.. 446
— — de Landsberg. 444
— — de Maupas... 441
— — de Pelletan.. 442
— — de Pfiztner.. 441
— — de Saville Kent. 446
— — de Waddington. 446
Purpurine. 113
— de Grenacher. 114
— de Ranvier 113
— (couleur d'aniline). . . . 130
Pyrosine B. 132

Q

Quinoléine. 133

R

Rauvarienne. 121
Reconstruction d'objets au moyen de
coupes. 292
Réfraction (indices de), des éclaircissants. 217
Rein, méthode de Flesch 409
— — de Heidenhain. . . . 409
Reptiles (embryologie des) 302
— centres nerveux. 383
Résine damar. 242, 243
Résines . . . . 240 et suiv.
Résorcine (dérivés de la). 118
Rétine, coloration 363
— coupes. 363, 364, 365
— dissociation. 363
— fixation. 362, 364, 365
— méthode de Barrett . . 364, 365
— — de Bernheimer. . . 363
— — de Dennissenko . . 362
— — de Flemming. . . . 363
— — de Krause. 363
— — de Landolt. 363
— — de Ranvier.. . 362, 363
— — de Schultze. 363
— — de Thin.. 363
Rhabdocœles 425
Ribésine. 116
— et éosine. 158
Rocelline. 121
Rosaniline (dérivés de la). 118
Rose Bengale. 133
Rose Bengale et vert d'iode. 159
Rose B à l'eau. 132

Pages.

Rose de naphthaline. 121
Roséine. 119
— en colorations combinées... 160
— pour corpuscules sanguins... 407
Rouge d'aniline. 119
Rubidine. 121
Rubine. 119

S

« Sæurefuchsine ». 119
— pour centres nerveux. 389
« Sæuregelb » 120, 131
Safran (teinture de). 115, 444
Safranine.. . . . 118, 119, 124, 129, 130
— méthodes de Babes pour
l'employer. 336
— pour l'étude du cartilage. 404
— et bleu de méthylène pour
centres nerveux. 390
Salamandre, entretien et observation
des larves. 318
— spermatogenèse. 340
Salivaires (glandes) « Voyez Glandes ».
Salive artificielle de Calberla. . . 277
Sang, méthode de Bizzozero et Torre 406
— — de Bœttcher. 405
— — de Harris. 407
— — de Kemp. 407
— — de Moore. 406
— — de v. Thanhoffer. . 405
— — de Toison. 406
— — de Wissowsky. . . . 405
— coloration dans les tissus. . . 407
— plaquettes de Bizzozero. . 406, 407
Sangsues. 429
Sarcolemme des Insectes. 421
Savon, masses d'inclusion. 183
— masse alcoolique de Flemming 184
— — de Kadyi. . 184
— — glycérique de Poelzam. 185
Sel, solution de, comme liquide additionnel. 221
— solution physiologique. 221
Sélaciens, embryologie.. 307
— spermatogenèse. . . . 340, 342
Sérum, sérum iodé. 222, 223, 276
— de Kronecker. 223
— iodé artificiel. 223, 276
Siphonophores. 17, 435
Sipunculus. 428
Sirop au chloral. 224
— phéniqué. 224

Sirop simple, comme liquide additionnel.   224
Solferino.   119
Solution de GANNAL.   225
— de LUGOL.   50
— de MERKEL.   32
— physiologique de sel. . . .   221
Solution, voyez aussi « Liqueur »,
   « Liquide ».
Soude caustique, pour corrosions. . .   281
— — pour macérations. .   277
Spermatogenèse . . . . . .   339 et suiv.
— des Arthropodes. . .   343
— des Lamellibranches.   345
— des Mammifères.   340, 341
                                342
— des Mollusques.   334, 342
— des Sélaciens. . .   340, 342
Spermatozoïdes (étude des).   339
— méthode de DOWDESWELL   340
— — d'EIMER   339
« Spiller's purple » pour corpuscules
   sanguins.   407
Spirogpaphis   428
Spongiaires   438
Styrax.   244
Sublimé (imprégnation du cerveau
   par le).   382
— liqueurs conservatrices, 226 et suiv.
— solutions fixatrices. .   35 et suiv.
— et acide picro-sulfurique . .   38
Suif et paraffine.   182
Sulfate de cuivre, comme durcissant .   59
— — pour imprégnations   148
Sulfate de soude, pour l'étude du
   noyau.   330
Sulfocyanure d'ammonium ou de potas-
   sium.   277
Sympodium.   438
Synaptes.   430
Syncorine.   434

T

Tabac (narcotisation par le).   16
Tannin, pour l'étude des Infusoires. .   446
— solution conservatrice. . . .   230
Tardigrades (étude des).   420
Teintures. . . . .   62 et suiv.
— aqueuses et alcooliques . . .   4
— cytologiques.   326
Tendons (terminaisons nerveuses dans).   358
Ténias (embryologie des).   315

Terminaisons nerveuses, voyez « Nerfs ».
Testicules des Mammifères .   340 et suiv.
Tethya   439
Tissu conjonctif, teinture par le
   violet B.   399
— épithélial 334, 347
— osseux, voyez « Os ».
— osseux (coloration du). . .   403, 404
Toluène, pour pénétration.   169
Toluidine   118
— (dérivés de la)   118
Tournesol   116
Trématodes   426
Triton (œufs du).   305
Tropæoline O.   118
— OOO. 121, 131
Tubercules (recherche de mitoses dans)   335
Tuniciers   412
— (embryologie des).   308

U

Urane (acétate d') comme fixateur. .   51

V

Vaseline et paraffine.   182
Vanadis.   428
Vernis à l'ambre.   250
— à la cire à cacheter.   251
— à la gomme-laque.   251
— au noir Brunswick. . . .   248, 249
Vers.. . . . .   124 et suiv.
— (embryologie des). . .   312 et suiv.
Vert d'aniline, pour cellules mucipares.   410
                                  159
Vert d'iode, vert de méthyle. . .   125, 127
Vert lumière.   120
Vert de méthyle. 120, 124, 125
— — comme liquide additionnel.   231
— — comme colorant cytologique.   326
— — pour cellules mucipares. .   410
— — pour l'étude des Infusoires.   440
— — et rosaniline.   160
Vésicule embryogène.   334
Vessie de la Grenouille. 359, 360
— de la Salamandre.   359
Vésuvine. 120, 128
— et carmin d'indigo.   408
— pour cellules plasmatiques. . .   402
— pour le pancréas.   408
Vinaigre salicylique.   231

Pages.

Violet B 120, 130
  — — pour le tissu conjonctif. . 399
  — d'aniline. 130
  — — en colorations combinées . 160
  — pour cartilage et tissu osseux. 404
  — de gentiane. 120
  — — pour les plaquettes du sang. 406
  — d'iode. 130
  — de méthyle. 120
  — — pour corpuscules sanguins. 406
  — de méthylamine, violet de Paris. 120
Violets de Hofmann. 119

X

Xilidinponceau. 122
Xylol, pour éclaircir les coupes de
  centres nerveux. 395

Pages

Xylol, comme éclaircissant en général. 220

Y

Yeux des Arthropodes. 419, 420
  — des Astérides. 431
  — de Céphalopodes. 416
  — de Chitonides. 416
  — de Gastéropodes. 415

Z

Zinc (chlorure de), comme durcissant, 60, 394
Zoanthaires, méthode de BRAUN . . . 437
  — à squelette calcaire. . . . 436

TABLE DES MATIÈRES

Pages.

PRÉFACE DE M. RANVIER V
AVANT-PROPOS . . . . V-II

PREMIÈRE PARTIE
MÉTHODES GÉNÉRALES ET RÉACTIFS

CHAPITRE PREMIER

INTRODUCTION. 1

CHAPITRE II

MÉTHODES DE FIXATION 9

CHAPITRE III

AGENTS FIXATEURS : ACIDES MINÉRAUX ET LEURS SELS 20

CHAPITRE IV

AGENTS FIXATEURS : CHLORURES 32

CHAPITRE V

AGENTS FIXATEURS : ACIDES ORGANIQUES. 39

CHAPITRE VI

AGENTS FIXATEURS : CHALEUR, ALCOOL ET AUTRES 43

484   TABLE DES MATIÈRES.

CHAPITRE VII

Pages.

RÉACTIFS DURCISSANTS 53
    Acides minéraux. 55
    Sels chromiques. 56
    Chlorures. 59
    Acides organiques 61
    Alcool et iode 61

CHAPITRE VIII

DES TEINTURES 62

CHAPITRE IX

DU CARMIN 71

CHAPITRE X

CARMINS AQUEUX, AMMONIACAUX 76
    Solutions ammoniacales simples 76
    Solutions ammoniacales avec glycérine et alcool 79

CHAPITRE XI

CARMINS AMMONIACAUX NEUTRALISÉS ; PICRO-CARMIN 81

CHAPITRE XII

AUTRES CARMINS AQUEUX, NEUTRES ET ACIDES 87
    Carmins boraciques aqueux 89
    Autres carmins aqueux 91

CHAPITRE XIII

CARMINS ALCOOLIQUES ; AU BORAX, AUX ACIDES OXALIQUE, SULFURIQUE,
CHLORHYDRIQUE 95

CHAPITRE XIV

TEINTURES DE COCHENILLE 99

CHAPITRE XV

TEINTURES D'HÉMATOXYLINE 103
    Solutions aqueuses 106
    Solutions glycériques 109
    Solutions alcooliques 111

CHAPITRE XVI

Pages.

COULEURS VÉGÉTALES : GARANCE, CARMIN D'INDIGO, SAFRAN, ORSEILLE, CHOU
ROUGE, MYRTILLUS, RIBÉSINE 113

CHAPITRE XVII

DES COULEURS DE LA HOUILLE 117

CHAPITRE XVIII

VERTS DE MÉTHYLE ET D'IODE, BRUN BISMARCK, NIGROSINE, SAFRANINE, BLEU
DE MÉTHYLÈNE, DAHLIA, BLEU D'ANILINE, BLEU DE PARME, PICRO-ANILINE,
VIOLET D'ANILINE, ÉOSINE, ROSE BENGALE, INDULINE, QUINOLÉINE, RÉACTIFS
DE LA MATIÈRE AMYLOÏDE ET AUTRES COULEURS D'ANILINE 125

CHAPITRE XIX

DES IMPRÉGNATIONS. 135
  Argent 136
  Or 142
  Autres méthodes d'imprégnation 147

CHAPITRE XX

COLORATIONS COMBINÉES 150
  Combinaisons ayant pour base le carmin 151
  Combinaisons ayant pour base l'hématoxyline 156
  Autres combinaisons. 158

CHAPITRE XXI

MÉTHODES D'INCLUSION : PARAFFINE ET MASSES SEMBLABLES, SAVON, GÉLATINE 162
  Formules des masses d'inclusion : paraffine et mélanges de
    paraffine 180
  Masses au savon 183
  Gélatine.. 185

CHAPITRE XXII

COLLODION (CELLOÏDINE), GOMME, GOMME-COPAL, etc 187
  Autres masses solides à froid et solidifiables par évapora-
    tion. 194

CHAPITRE XXIII

INCLUSION A L'ALBUMINE ET MÉTHODES DE CONGÉLATION. 198
  Méthodes de congélation 201

CHAPITRE XXIV

Pages.

MÉTHODES POUR COLLER LES COUPES EN SÉRIES SUR LE PORTE-OBJET 203

CHAPITRE XXV

AGENTS ÉCLAIRCISSANTS. 214

CHAPITRE XXVI

LIQUIDES ADDITIONNELS ET CONSERVATEURS 221
    Liquides mercuriques. 226
    Autres liquides 230
    Glycérines gélatinisées : gelées à la glycérine 236
    Résines 240

CHAPITRE XXVII

LUTS ET VERNIS 246

CHAPITRE XXVIII

INJECTIONS ; MASSES A LA GÉLATINE 253
    Masses au carmin 255
    Masses bleues 260
    Autres couleurs 263

CHAPITRE XXIX

INJECTIONS ; AUTRES MASSES 268
    Masses glycériques à injecter à froid. 269
    Masses aqueuses. 271
    Masses au collodion 272
    Autres masses. 273

CHAPITRE XXX

MACÉRATIONS ET CORROSIONS ; DIGESTION ; DÉCALCIFICATION, DÉSILICIFICATION
ET DÉPIGMENTATION 275
    Liquides digestifs artificiels. 280
    Corrosion 281
    Décalcification. 283
    Désilicification. 285
    Dépigmentation, blanchiment. 285

DEUXIÈME PARTIE

MANIPULATIONS SPÉCIALES ET EXEMPLES

CHAPITRE XXXI

Pages.

MÉTHODES EMBRYOLOGIQUES. 290
    Mammifères. 294
    Oiseaux. 298
    Reptiles. 302
    Amphibiens 303
    Poissons. 305
    Tuniciers 308
    Mollusques 308
    Arthropodes 310
    Vers. 312
    Échinodermes 316
    Cœlentérés. 316

CHAPITRE XXXII

MÉTHODES CYTOLOGIQUES 317
    Spermatozoïdes et spermatogenèse. 339

CHAPITRE XXXIII

ORGANES TÉGUMENTAIRES. 347

CHAPITRE XXXIV

MUSCLES ET TENDONS, LEURS TERMINAISONS NERVEUSES. 354
    Muscles striés 355
    Terminaisons nerveuses dans les tendons. 358
    Tissu musculaire lisse. 359

CHAPITRE XXXV

RÉTINE, OREILLE INTERNE, NERFS. 362
    Rétine. 362
    Oreille interne. 365
    Nerfs 366

CHAPITRE XXXVI

CENTRES NERVEUX. 374
    Durcissement 375

Pages.

Inclusion 383
Coloration 385
Montage des coupes 391
Autres procédés 393

CHAPITRE XXXVII

Autres tissus et autres organes 399
   Tissus conjonctifs, osseux et cartilagineux 399
   Sang 405
   Glandes 407

CHAPITRE XXXVIII

Tuniciers, Mollusques, Arthropodes, Vers 412
    Tuniciers 412
    Mollusques 413
    Arthropodes 417
    Vers 424

CHAPITRE XXXIX

Échinodermes, Cœlentérés, Porifères, Protozoaires 430
    Échinodermes 430
    Cœlentérés 433
    Protozoaires 439

APPENDICE 449

Table alphabétique des noms d'auteurs 453
Table alphabétique des matières 465

ERRATA

Page 116, avant-dernière ligne, au lieu de « gousses », lisez « baies ».
Page 139, ligne 21, au lieu de « Krause », lisez « Krauss ».
Page 155, ligne 26, au lieu de « Turbellaires », lisez « Turbellariés ».
Page 210, titre du § 304, lisez : **Gélatine et alun de chrome** (Fol, etc.).
Page 348, ligne 3, au lieu de « Blanc », lisez « Blaue ».
Page 402, ligne 7, au lieu de « Korybutt-Daskiewicz », lisez « Korybutt-Dasz-kiewicz ».
Page 430, au sous-titre du chapitre, lisez « ÉCHINODERMES ».

Paris. — Imprimerie G. Rougier et Cⁱᵉ, rue Cassette, 1.